W0261204

GRUNDRISS DER ENTWICKLUNGSGESCHICHTE DES MENSCHEN

GRUNDRISS DER ENTWICKLUNGS-GESCHICHTE DES MENSCHEN

VON

DR. MED. IVAR BROMAN
O. Ö. PROFESSOR DER ANATOMIE AN DER UNIVERSITÄT LUND

ERSTE UND ZWEITE AUFLAGE

MIT 208 ABBILDUNGEN IM TEXT UND AUF 3 TAFELN

SPRINGER-VERLAG BERLIN HEIDELBERG GMBH
1921

Additional material to this book can be downloaded from http://extras.springer.com

ISBN 978-3-642-89576-0 ISBN 978-3-642-91432-4 (eBook)
DOI 10.1007/978-3-642-91432-4

URSPRÜNGLICH ERSCHIENEN BEI J.F. BERGMANN-VERLAG 1921

SOFTCOVER REPRINT OF THE HARDCOVER 1ST EDITION 1921

UNIVERSITÄTSDRUCKEREI H. STÜRTZ A. G., WÜRZBURG

VORWORT

Als mein Hand- und Lehrbuch „Normale und abnorme Entwicklung des Menschen" erschienen war, bekam ich — gleichzeitig mit vielen freundlichen Anerkennungen — sowohl von deutschen wie auch von skandinavischen Kollegen die Aufforderung, ein kleineres normal-embryologisches Lehrbuch folgen zu lassen.

Wenn ich jetzt durch die Veröffentlichung dieses Grundrisses dem erwähnten Wunsche nachkomme, so tue ich dies in der Hoffnung, dadurch eine Lücke in unserer Lehrbuchliteratur auszufüllen.

Dieser Grundriss stellt nämlich — so viel ich weiss — das erste in deutscher Sprache veröffentlichte kleinere Lehrbuch dar, worin die menschliche Organogenie ganz und gar auf Grund von Beobachtungen an menschlichen Embryonen geschildert wird.

Wie man früher mal die menschliche Anatomie zum grossen Teil nach Untersuchungen an Tieren schrieb, so hat man noch in unserer Zeit die menschliche Entwicklungsgeschichte nicht unbeträchtlich auf Untersuchungen an Tierembryonen basieren müssen. Erst vor 1—2 Dezennien war nämlich die letztgenannte Wissenschaft so weit fortgeschritten, dass eine Schilderung der menschlichen Organogenie ganz und gar auf Beobachtungen an menschlichen Embryonen erfolgen konnte. Bis heute hat man aber im allgemeinen damit fortgefahren, in den Lehrbüchern mehrere Entwicklungsstadien des Menschen durch entsprechende von Säugetieren darzustellen, und zwar geschieht dies oft ohne dass auseinandergehalten wird, was bei Tieren bezw. was wirklich beim Menschen beobachtet worden ist.

Der vorliegende Grundriss stellt grösstenteils einen Auszug aus meinem obenerwähnten grösseren Lehrbuch dar. Nur die Progenie hat eine beträchtlichere Umarbeitung erfahren, um in Einklang mit der modernen Vererbungslehre gebracht zu werden. Die Kapitel über Vererbung, Entstehung neuer Biotypen, Erklärung der Rekapitulationsphänomene in der Ontogenie und Falsche Erblichkeit sind vollständig neu geschrieben.

Auch im übrigen sind aber, soweit möglich, die Fortschritte der menschlichen Ontogenie entsprechend berücksichtigt.

Dass ich meine eigene Erfahrungen über die menschliche Entwicklung seit dem Niederschreiben des grossen Lehrbuches noch habe beträchtlich erweitern können, verdanke ich mehreren praktischen Ärzten, die mein Untersuchungsmaterial stetig durch neue wertvolle Embryonen (davon mehrere operativ gewonnen und tadellos fixiert) bereicherten. Hierfür bin ich in erster Linie folgenden Herren zum grossen Dank verpflichtet: Prof. Dr. Essen-Möller, Lund, Oberarzt, Dr. med. Gröné, Malmö, Oberarzt, Dr. Löfberg, Malmö, Privatdozent Dr. med. Olow, Lund, Dr. med. Sjöberg, Landskrona, Dr. med. Hansson, Simrishamm, Oberarzt Dr. Hedlund, Kristianstad, Dr. med. T. Rietz, Karlstad, Dr. E. Rietz, Ronneby, Prof. Dr. Dahlgren, Gotenburg, Dr. H. Holmdahl, Gotenburg, Dr. Emilsson, Malmö, Dr. Jeppsson, Tommelilla und Dr. Bolmstedt, Eslöf.

Die Abbildungen stammen alle aus meinem grossen Lehrbuche, aus welchem ich die — wie ich glaube — instruktivsten für den Grundriss ausgewählt habe. Dass keine neue Klischees speziell für den Grundriss gemacht zu werden brauchten, hat es möglich gemacht, denselben verhältnismässig sehr reichlich zu illustrieren, ohne den Preis dadurch zu erhöhen.

Beim Korrekturlesen habe ich wertvolle Hilfe von Frau Erna Sjöström, geb. Ruser, gehabt.

Lund, den 10. Januar 1921.

Ivar Broman.

INHALTS-VERZEICHNIS.

I. Progenie oder Vorentwicklung.

II. Blastogenie oder primitive Embryonalentwicklung.

III. Organogenie oder Organentwicklung.

EINLEITUNG.

Die **Entwicklungsgeschichte** des Menschen zerfällt in zwei grosse Hauptabteilungen, **Phylogenie** und **Ontogenie.**

I. Die **Phylogenie** oder Stammesgeschichte sucht den Stammbaum der ersten Menschen zu zeichnen. Sie stellt — mit anderen Worten — die Schöpfungsgeschichte des Menschengeschlechts dar.

Wir nehmen heutzutage allgemein an, dass die ersten Menschen nicht plötzlich, sondern allmählich entstanden sind und zwar als höhere Entwicklungsformen von Säugetieren, welche wiederum selbst von einer langen Reihe immer einfacher organisierter Tiere stammten.

Für die Richtigkeit dieser sogenannten Deszendenztheorie sprechen besonders stark die Befunde der vergleichenden Anatomie und der Anthropologie[1]), welche darlegen, dass die noch lebenden Tiere — von den einzelligen Tieren (Protozoen) ab bis zu den höchststehenden Menschen hinauf — wie eine Serie von immer höher organisierten Entwicklungsstadien gebaut sind. Wo diese Serie lange unterbrochen erschien und grössere Lücken zeigte, sind dieselben von der Paläontologie (der Wissenschaft von den ausgestorbenen Organismen) schon zum grossen Teil ausgefüllt worden.

Wir haben also mehrere Gründe, anzunehmen, dass die jetzt lebenden Tiere alle von einfach organisierten Vorfahren stammen und dass einige auf diesem primitiven Anfangsstadium stehen geblieben sind, während andere sich höher entwickelt haben. Von den letztgenannten haben sich einige nur relativ sehr langsam weiterentwickelt, und zwar verschieden langsam, so dass sie sich jetzt noch auf verschiedenen niederen Entwicklungsstufen befinden. Andere dagegen haben sich relativ schnell weiterentwickelt und (den verschiedenen Lebensbedingungen gemäss) nach verschiedenen Richtungen hin spezialisiert. Sie stellen die höher organisierten Formen der jetzt lebenden Tiere dar.

II. Die **Ontogenie** oder individuelle Entwicklungsgeschichte des Menschen beschreibt die Entwicklung eines menschlichen Individuums von den beiden dasselbe bildenden Geschlechtszellen ab bis zum erwachsenen Menschen hinauf.

---

[1]) Menschenkunde.

Je nachdem diese Entwicklung vor oder nach der Geburt stattfindet, kann man die Ontogenie in

1. eine **embryonale Ontogenie** oder **Embryologie** und
2. eine **postembryonale Ontogenie** sondern.

Von anderem Gesichtspunkte ab kann man die Ontogenie in folgende drei Abteilungen sondern:

A. **Progenie** oder Vorentwicklung. Sie beschreibt die Entwicklung und den Bau der reifen Geschlechtszellen samt dem Prozess der Befruchtung.

B. **Blastogenie** oder primitive Embryonalentwicklung. Sie beschreibt die Furchung des befruchteten Eies, die Ausbildung der Keimblätter, der Eihüllen und des primitiven Embryonalkörpers.

C. **Organogenie** oder Organentwicklung. — Diese schildert sowohl

1. die Formentwicklung (Morphogenese) wie
2. die histologische Entwicklung (Histogenese) der verschiedenen Organe des Körpers.

Vergleicht man die Embryonalentwicklung des Menschen mit derjenigen eines anderen Wirbeltieres, so findet man, dass die jüngeren Entwicklungsstadien der beiden Spezies einander mehr oder weniger gleich sind, während die älteren Entwicklungsstadien derselben voneinander immer mehr abweichen.

Die vergleichende Embryologie zeigt also, dass die Entwicklung verschiedener Tiere anfangs in denselben Hauptbahnen fortschreitet. Diese Übereinstimmung könnte nun ganz einfach davon herrühren, dass die frühzeitigeren Entwicklungsstadien die notwendigen Vorstadien der späteren darstellen.

Diese Erklärung genügt in vielen Fällen und zwar, wenn die Entwicklung (wie z. B. bei den Pflanzen) den kürzesten Weg zum Endziel fortschreitet. Sie befriedigt aber nicht in denjenigen Fällen, wenn (wie bei den höheren Tieren) die Ontogenese oft einen mehr oder weniger grossen Umweg macht um das Endziel zu erreichen.

Wenn z. B. beim menschlichen Embryo mehrere Organe auftreten, welche nie funktionsfähig werden und später wieder mehr oder weniger vollständig verschwinden („Rudimentäre Organe"), während sie bei niederen Tieren noch wichtige Dauerorgane darstellen, so deutet dies darauf hin, dass die Ontogenie eines Geschöpfes von der Phylogenie desselben beeinflusst werden kann.

Es ist dies — sagen wir — die Vererbung, welche den höheren Organismus dazu zwingt, bei der Ausbildung seiner Organe eine Reihe von Entwicklungsformen zu wiederholen, welche die Organe seiner Vorfahren durchlaufen haben.

Man pflegt diese Annahme auch folgendermassen kurz auszudrücken: „Die Ontogenie ist eine abgekürzte und mehr oder weniger stark veränderte Rekapitulation der Phylogenie".

Dieser Satz [1]) ist aber nicht so aufzufassen, als sollten in der Ontogenie z. B. des Menschen die Endstadien der Vorfahren rekapituliert werden. Offenbar sind es nämlich nur gewisse Stadien aus der Ontogenese der Vorfahren, die noch heute wiederholt werden (NAEF 1917, 1919, BROMAN 1919).

Einige der phylogenetisch ältesten Organe behalten während der ganzen Phylogenie ihre ursprüngliche Funktion und Bedeutung bei. Andere werden in höheren Entwicklungsstadien durch neue, bessere Organe ersetzt. Andere wiederum bleiben in der Entwicklung stehen und werden funktionslos.

Solche Organe, welche in dieser oder jener Weise funktionell überflüssig geworden sind, können sekundär entweder wieder verschwinden oder auch zu neuen Zwecken verwendet werden.

Im ersteren Falle findet man sie beim menschlichen Embryo entweder gar nicht, oder nur als rudimentäre Organe wieder, von welchen einige schon während des Embryonallebens vollständig zurückgebildet werden, andere dagegen als rudimentäre Dauerorgane zeitlebens persistieren. Obwohl — wie erwähnt — physiologisch ohne Bedeutung, können solche Organe unter Umständen bedeutungsvoll werden, indem sie für Geschwulstbildungen und anderen krankhaften Veränderungen Ausgangspunkt bilden können.

In vielen Fällen werden nun, wie erwähnt, die überflüssig gewordenen Organe für ganz neue Funktionen adaptiert. Sie unterliegen also einem Funktionswechsel, der ihnen wieder Existenzberechtigung gibt.

Nicht immer verläuft die Entwicklung eines Individuums in allen Beziehungen normal. Von der normalen Ontogenie können wir also eine abnorme Ontogenie abtrennen.

Die abnorme Ontogenie führt zu mehr oder weniger ausgesprochenen Anomalien und Missbildungen des betreffenden Individuums. Sie wird daher auch Missbildungslehre, **Teratologie** genannt.

Diejenigen Störungen, welche die Entwicklung eines Individuums dazu zwingen, die Bahnen der normalen Ontogenie zu verlassen, um zu denjenigen der abnormen zu übergehen, können nicht nur während des Embryonallebens und während der postembryonalen Entwicklungszeit, sondern auch schon vor der betreffenden Befruchtung auftreten.

Je früher eine solche Störung auftritt, desto schwerer wird im allgemeinen — bei im übrigen gleichen Verhältnissen — die dadurch hervorgerufene Missbildung.

Dieselbe Störung kann also sehr verschiedene Missbildungen hervorrufen. Umgekehrt können aber auch verschiedene Störungen eine und dieselbe Missbildung veranlassen.

Die betreffenden Störungen können in innere und äussere Missbildungsursachen geteilt werden.

I. Innere Missbildungsursachen sind solche, „die in den Geschlechtszellen schon enthalten sind, welche also dem befruchteten Ei eine anormale Entwicklungsrichtung geben" (E. SCHWALBE, 1906).

Diese Missbildungsursachen, welche in der Erbmasse lokalisiert und also echt erblich sind, rufen beim Menschen die meisten Missbildungen hervor.

---

[1]) Das sog. „biogenetische Grundgesetz".

II. Äussere Missbildungsursachen sind solche, die erst nach der Befruchtung auftreten. Sie können A. physikalische oder B. chemische Ursachen sein. Beim Menschen kommen sie wahrscheinlich nur selten vor.

Je nach den verschiedenen Wirkungen der Missbildungsursachen können wir die Missbildungen in

A. Hemmungsmissbildungen,
B. Progressive Missbildungen und
C. Regressive Missbildungen teilen.

A. **Hemmungsmissbildungen** entstehen, wenn die Entwicklung nur gehemmt wird und an einem normalen Übergangsstadium zeitlebens stehen bleibt.

B. **Progressive Missbildungen** entstehen, wenn die Entwicklung aus den normalen Bahnen abgelenkt wird und sich in abnormen Bahnen weiter fortsetzt.

C. **Regressive Missbildungen** entstehen, wenn einmal angelegte Organe oder Organteile sekundär eine abnorme Rückbildung erfahren.

I.

Progenie oder Vorentwicklung.

Die Geschlechtszellen.

Ontogenie der menschlichen Geschlechtszellen.

Im 2. Embryonalmonat treten die Geschlechtszellen als grössere, rundliche, hellere Zellen zwischen den kleineren, zylindrischen Epithelzellen im Keimepithelwulst (vgl. unten) auf.

Sobald sich dieser Keimepithelwulst zu einem Hoden oder zu einem Eierstock umzubilden beginnt, kann man die betreffenden Geschlechtszellen Ursamenzellen bezw. Ureier benennen. Hervorzuheben ist aber, dass sie einander beide noch zur Verwechslung ähnlich sind. Die Ursamenzellen können also nur dadurch von den Ureiern unterschieden werden, dass man sie in einer typischen Hodenanlage (vgl. unten) findet.

Spermiogenese.

Die Entwicklung der Ursamenzellen zu befruchtungsfähigen Spermien kann in zwei Hauptabschnitte gesondert werden, nämlich in

1. die Entwicklung der Ursamenzellen zu den zelligen Vorformen der Spermien, zu den Spermiden[1]) (Spermiocytogenese), und
2. die Umwandlung der wie gewöhnliche Zellen aussehenden Spermiden in die fadenförmigen Spermien (Spermiohistogenese).

1. Spermiocytogenese.

Die Keimstränge der jungen Hodenanlage, welche von den zahlreichen kleineren indifferenten Keimepithelzellen (Stützzellen oder Follikelzellen) und von den grösseren Ursamenzellen zusammengesetzt sind, bilden sich schon während der Embryonalzeit zu den Tubuli seminiferi contorti des Hodens aus. Hierbei vermehren sich (durch Teilungen) die beiden oben erwähnten Zellarten stark, ohne jedoch im übrigen nennenswerte Veränderungen zu erleiden.

Erst kurz vor der Pubertät entstehen aus den Ursamenzellen auch **Spermiogonien.** Diese sind etwas kleinere Zellen als die Ursamenzellen, von welchen sie ausserdem durch ihr noch helleres Protoplasma gekennzeichnet sind. Durch wiederholte Teilungen gehen aus den zuerst gebildeten Spermiogonien solche erster, zweiter, dritter etc. Ordnung hervor.

Die Spermiogonien letzter Ordnung wachsen stark und stellen nach beendigtem Wachstum die sogenannten **Spermiocyten erster Ordnung** dar (vgl. Fig. 4, S. 13).

---

[1]) Oder „Spermatiden".

Die Spermiocyten 1. Ordnung bilden kein gewöhnliches Spirem, sondern sammeln ihre Chromatinfäden einseitig (Synapsis-Stadium). Gleichzeitig verbinden sich die homologen Chromosomen paarweise miteinander (Chromosomen-Konjugation). Aus jedem Chromosompaar geht eine ringförmige oder viereckige Bildung, eine sog. Vierergruppe (Tetrade) hervor.

Die Zahl der Tetraden ist also nur halb so gross wie diejenige der Chromosomen.

Jeder Spermiocyt 1. Ordnung teilt sich nun unter Halbierung der Tetraden in zwei Spermiocyten 2. Ordnung und diese teilen sich alsbald in je zwei Spermiden.

Diese beiden letzten Teilungen der männlichen Geschlechtszellen werden Reifungsteilungen genannt. Während derselben wird die ursprüngliche Chromosomenzahl halbiert.

Die Spermiden sind dadurch charakterisiert, 1. dass ihre Kerne gewöhnlich nur 12 Chromosomen (DUESBERG, 1906) besitzen, während die menschlichen Zellen im allgemeinen 24 Chromosomen haben (FLEMMING)[1]; und 2. dass ihre Centriolen nicht innerhalb des Idiozoms, sondern an der Seite desselben unmittelbar unter der Zellwand liegen.

Die Spermiden können sich nicht mehr teilen. Sie wandeln sich durch komplizierte Prozesse in Spermien (= männlichen Gameten) um.

Gleichzeitig mit der ersten Entstehung der Spermiogonien, der Spermiocyten und der Spermiden wachsen die indifferenten Keimepithelzellen zu den zylindrischen Fusszellen oder vegetativen Hodenzellen (BENDA) heran. Diese Zellen, welche auch unter dem Namen „Sertoli'sche Zellen" bekannt sind, sitzen (gleich wie die Ursamenzellen) der Membrana propria der Hodenkanälchen mit breiter Basis unmittelbar auf. Radiär ragen sie bis zur Lichtung vor.

In den freien Enden der Sertoli'schen Zellen tauchen die jungen Spermiden regelmässig ein und bleiben hier während des grössten Teils der Spermiohistogenese sitzen. Es liegt daher nahe anzunehmen, dass die Sertoli'schen Zellen während dieser Zeit (wenn die germinativen Hodenzellen von den Blut- und Lymphgefässen möglichst weit entfernt liegen) die Nahrungszufuhr zu den Spermiden vermitteln, und dass es das Nahrungsbedürfnis ist, welches die Spermiden veranlasst, in die erwähnte intime Verbindung mit den Sertoli'schen Zellen zu treten (Trophotaxis-phenomen). Diese Zellen werden daher auch allgemein „Nährzellen" (PETER) genannt.

2. Spermiohistogenese.

Bei den jungen menschlichen Spermiden findet man die Centriolen unter der Zelloberfläche als zwei anfangs kugelförmige Körnchen. Ihre Verbindungslinie liegt senkrecht zur Zellwand, an die also nur das eine („distale") Centriol anstösst.

Von diesem distalen Centriol wächst sehr früh ein feines, bewegliches Fädchen aus der Zelle heraus (vgl. Fig. 1 *d*), welches die erste Anlage des Spermienschwanzes darstellt und bald eine beträchtliche Länge erreicht.

Der kugelförmige Kern nimmt etwa die Zellmitte ein.

In der Nähe der Centriolen liegt im Protoplasma ein grauer, rundlicher Ballen, das von MEVES sog. **Idiozom** (Fig. 1 *d*). Ausserdem finden sich im Protoplasma zerstreut zahlreiche Körnchen, sog. **Plastosomen**[2]) (MEVES).

Bald nach dem Auswachsen des Schwanzfädchens beginnen die Centriolen auf den Kern zu verlagert zu werden und ihre Form zu verändern (Fig. 1 *d*–*l*). Wenn das proximale (dem Kern zunächst liegende) Centriol die Kernwand erreicht, verwächst es mit derselben.

Das distale Centriol gestaltet sich zuerst zu einem stumpf kegelförmigen Gebilde um, welches bald in ein vorderes Knöpfchen und einen hinteren Ring zerfällt. Durch das Lumen des Ringes steht das Schwanzfädchen mit dem abgsprengten Knöpfchen in Verbindung.

Das Schicksal des Idiozoms ist bei den menschlichen Spermatiden noch nicht genauer verfolgt worden. So viel können wir aber als sicher betrachten, dass das Idiozom zu dem vorderen Kernpol wandert,

---

[1]) Nach von WINIWARTER (1912) sollen aber die männlichen Geschlechtszellen vor den Reifungsteilungen 47 Chromosomen und nach denselben 24 bezw. 23 besitzen. Die eine Hälfte der Spermiden, die nur 23 Chromosomen besitzt, soll männlich geschlechtsbestimmend sein.

[2]) Dieselben wurden früher Mitochondrien genannt.

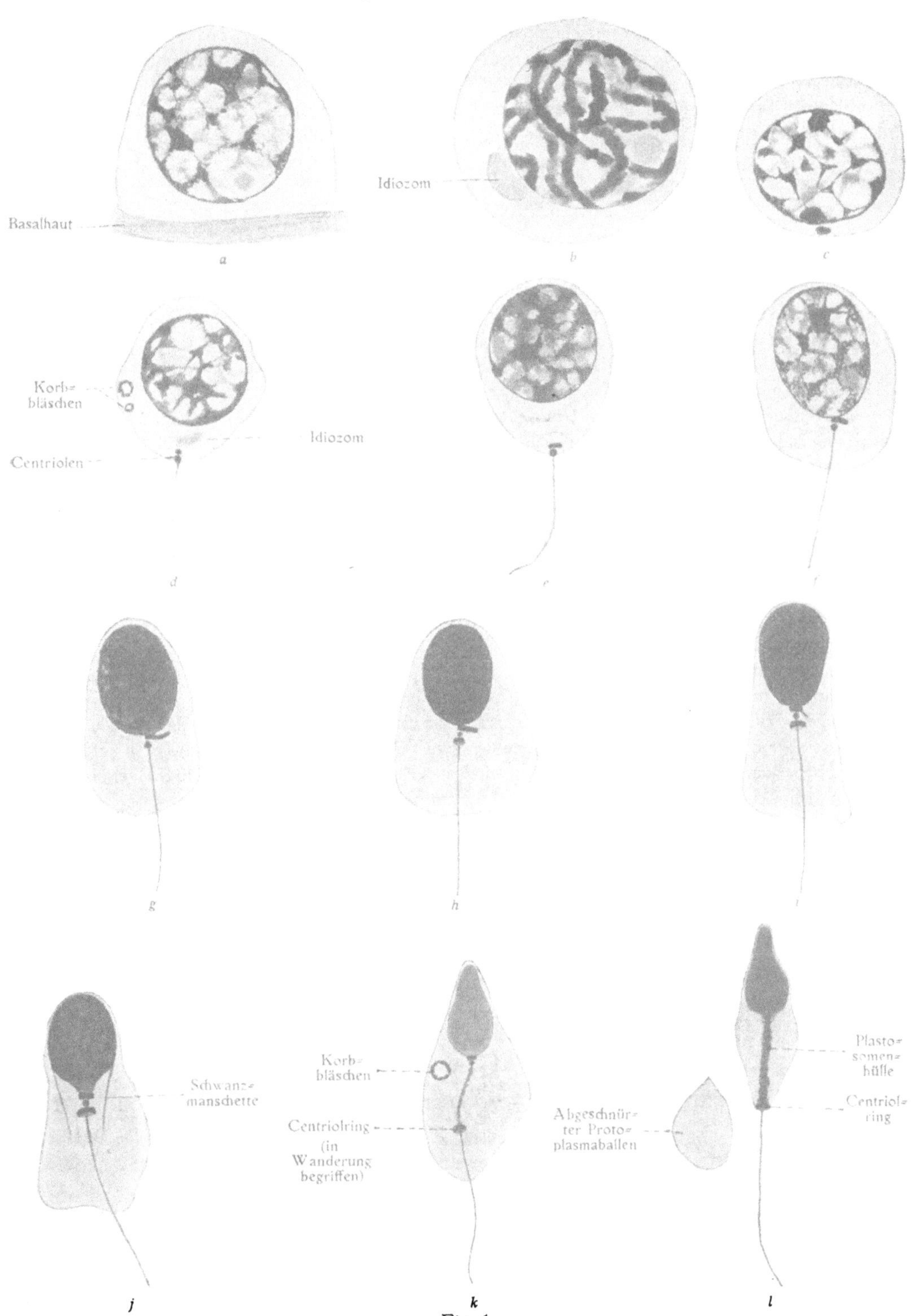

Fig. 1.
Verschiedene Entwicklungsstadien männlicher Geschlechtszellen. $\frac{3000}{1}$. *a* Spermiogonie letzter Ordnung. *b* Spermiocyt erster Ordnung. *c* Spermiocyt zweiter Ordnung. *d—l* Spermiden, sich in Spermien umwandelnd.

um sich hier zu fixieren, und dass seine Hauptpartie später den vorderen Kernteil mützenähnlich umhüllt und sich zu der sogenannten Kopfkappe („Perforatorium") des fertigen Spermiums ausbildet.

Nach der Befestigung des Schwanzfadens am hinteren Kernpol (durch Vermittlung von den Centriolen) wird der Kern exzentrisch verlagert und zwar derart, dass die idiozombekleidete Partie am meisten peripher im Zellkörper zu liegen kommt.

In den folgenden Stadien wird das Chromatingerüst und der Kernsaft im Kerninnern immer dichter, bis der Kern schliesslich ein ganz homogenes Aussehen gewinnt. Hand in Hand hiermit findet eine Verkleinerung des Kernvolumens, sowie eine Abplattung und Umformung des ganzen Kernes statt. Auf diese Weise bildet sich der Spermidenkern in den Spermienkopf um.

Bald beginnt der aus einem Teil des distalen Centriols hervorgegangene **Ring** am Schwanzfaden kaudalwärts entlang zu wandern (Fig. 1 *j—l*, Seite 7). Nachdem er eine Strecke von etwa 4 μ zurückgelegt hat, bleibt er liegen.

Der Schwanzfaden verdickt sich nun und zwar dadurch, dass er durch eine besondere Hülle umgeben wird.

Nur die kaudalste Partie (etwa 2 μ lang) des ursprünglichen Schwanzfadens bekommt keine Hülle. Sie bleibt daher dünner als die übrige Schwanzpartie und stellt das sog. „Retzius'sche Endstück" des fertigen Spermiums dar (vgl. Fig. 2).

Kopfwärts von derjenigen Stelle, wo der Centriolring liegen geblieben ist, sammeln sich nun die Plastosomen um den Schwanzfaden herum (vgl. Fig. 1 *l*). Sie verschmelzen hier miteinander zu einem Spiralfaden, dessen Windungen durch eine spärliche Zwischensubstanz miteinander zu einer Spiralhülle verbunden werden.

Die Zellsubstanz zieht sich weiter nach hinten zurück, sodass der Spermienkopf — wie es scheint — ganz ausserhalb des Protoplasmas zu liegen kommt. Wahrscheinlich behält aber der Kopf eine sehr dünne (und daher unsichtbare) Protoplasmahülle.

Zuletzt wird eine beträchtliche Menge des Protoplasmas in Gestalt eines Ballens (oder mehrerer) von dem jungen Spermium abgeschnürt. Die übrige Protoplasmapartie bildet eine äussere Hülle um die Centriolderivate und die zwischen denselben liegende Spiralhülle herum.

Diese abgeschnürten Protoplasmaballen werden zum Teil von den Sertoli'schen Zellen aufgenommen und resorbiert, zum Teil werden sie zusammen mit den fertigen Spermien aus den Hoden herausbefördert.

In den letzten Stadien der Spermiogenese wird die persistierende Partie des proximalen Centriols in zwei **Körnchen** (vgl. Fig. 2) zerlegt, welche durch je einen feinen Faden mit dem aus dem distalen Centriol stammenden Knöpfchen in Verbindung treten (Broman, 1902).

Wie viel Zeit eine neu entstandene menschliche Spermide braucht, um sich in ein reifes Spermium umzuwandeln, wissen wir noch nicht. Es liegt aber die Vermutung nahe, dass es Monate dauert.

Bau der normalen menschlichen Spermien.

Die Spermien des Menschen gehören zu den kleineren Spermien der Wirbeltiere. Sie haben eine Totallänge von nur etwa 50 μ.

Sie bestehen aus einem kurzen, breiten Kopf und einem langen, dünnen Schwanz, welcher unter Vermittlung von einem sehr kurzen Halsstück an dem Kopfhinterende befestigt ist.

Der **Kopf** ist abgeplattet und zwar vorne besonders stark. Von der Fläche gesehen hat er die Gestalt eines Ovals, von der Kante gesehen hat er Birnenform. Das dickere Ende ist gewöhnlich quer abgestutzt und nach hinten gerichtet.

Etwa die vorderen zwei Drittel des aus dem Spermidenkern gebildeten Kopfes sind von einer dünnen, aber resistenten **Kopfkappe** umgeben. Diese stammt vom Spermiden-Idiozom und stellt das schneidende Perforatorium des Spermiums dar.

Das **Halsstück** hat nur eine Länge von etwa 0,4 μ. Dasselbe besteht 1. aus zwei miteinander und mit dem Kern eng verbundenen Körnchen; 2. aus zwei subtilen Fäden, welche diese (aus dem proximalen Spermatidencentriol stammenden) Körnchen mit dem Schwanz verbinden; 3. aus einer hellen protoplasmatischen Zwischensubstanz (zwischen den Centriolfäden) und 4. aus einer gewöhnlich dünnen Protoplasmahülle.

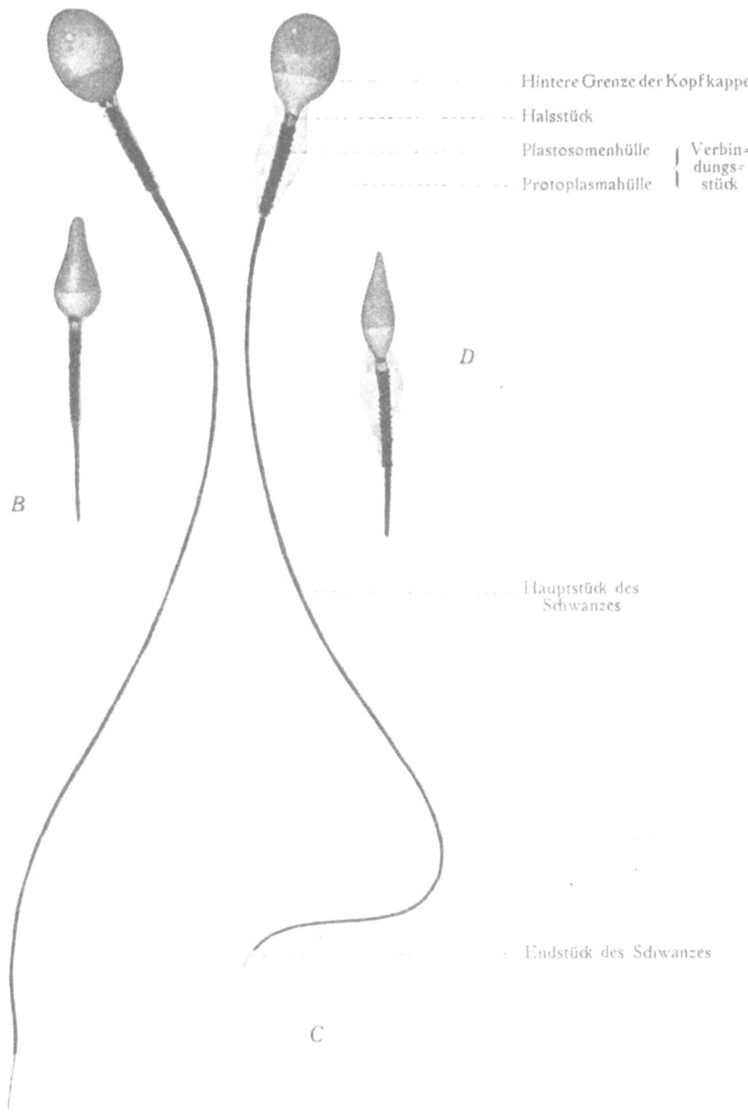

Fig. 2.
Normale menschliche Spermien. *A* und *C* von der Fläche, *B* und *D* (Kopfenden) von der Kante gesehen. (Nach BROMAN, 1902.) $\frac{3000}{1}$.

Das **Verbindungsstück** umfasst den Bereich des hinteren Centriols. Wie die Spermiohistogenese gelehrt hat, liegt nämlich das Centriolkorn an der vorderen, der Centriolring an der hinteren Grenze des Verbindungsstückes. Von dem Centriolkorn geht der dünne Achsenfaden nach hinten aus und setzt sich durch den Centriolring hindurch bis zum hinteren Schwanzende fort.

Um den Achsenfaden herum liegt im Bereiche des Verbindungsstückes die aus Plastosomen gebildete Spiralhülle. Auf diese lagert sich aussen die gewöhnlich dünne Protoplasmahülle.

Das **Hauptstück** des Schwanzes besteht nur aus dem Achsenfaden und einer einzigen, homogen aussehenden Hülle desselben. Diese Hülle des Hauptstückes, welche als ein Ausscheidungsprodukt des Achsenfadens gebildet worden ist, ist vorne am dicksten und nimmt nach hinten allmählich an Dicke ab.

Hinten endigt sie wie quer abgeschnitten an der hinteren Grenze des Hauptstückes.

Die hinten von dieser Grenze gelegene „nackte" Achsenfadenpartie stellt das „Endstück" des Spermienschwanzes dar.

Physiologische Bemerkungen.

Nachdem sich die jungen Spermien aus dem Verbande mit den Sertoli'schen Zellen gelöst haben, können sie monatelang in Hoden, Nebenhoden und Samenleiter verweilen, ohne ihre Befruchtungsfähigkeit zu verlieren.

In männlichen Leichen hat man noch am dritten Tage nach dem Tode sich bewegende Spermien gefunden (F. Strassmann, 1895). Im Brutschranke können ejakulierte Spermien bei Körpertemperatur über 8 Tage lebend erhalten werden (Ahlfeld, 1880). Anzunehmen ist auch, dass die in den Uterus und die Tuben hineingelangten Spermien sich hier wenigstens 8—10 Tage lebend und befruchtungsfähig erhalten können.

Sogar in der weiblichen Scheide, deren sauer reagierendes Sekret für die Spermien schädlich ist, können die Spermien tagelang ihre Bewegungsfähigkeit bewahren.

Im allgemeinen nimmt man an, „dass die Befruchtungsfähigkeit so lange besteht, als die Bewegungsfähigkeit ungeschwächt erhalten bleibt" (Waldeyer 1901—1903).

Durch peitschende, wellenförmige Bewegungen des Schwanzes schwimmen die menschlichen Spermien vorwärts etwa wie Froschlarven. Die Geschwindigkeit der Spermienbewegung hat Henle zu etwa 3,6 mm in der Minute taxiert.

Vor der Ejakulation liegen die Spermien — soviel wir wissen — immer unbeweglich. Wichtig ist die Tatsache, dass sie unter Umständen auch **nach** der Ejakulation eine zeitlang unbeweglich liegen können, obgleich sie noch bewegungsfähig sind. Wahrscheinlich ist dies der Fall, wenn die betreffende Spermapartie nicht mit Prostatasekret vermischt ist.

Hervorzuheben ist, dass nicht alle menschlichen Spermien das oben beschriebene Aussehen haben. So findet man z. B. im normalen Sperma zahlreiche (etwa 10%) Samenfäden, deren hinterer Kopfpol nicht quer abgestutzt, sondern wie ein kurzer Stiel ausgezogen ist. Im übrigen stimmen sie mit den gewöhnlichen Spermien vollkommen überein. Ihrer Häufigkeit wegen haben Meves und ich diese Spermienform als eine normale Spermienvarietät aufgestellt.

Aber auch stärker von der Norm abweichende Spermien sind im menschlichen Sperma zu finden, und zwar treten sie hier, wie ich habe zeigen können, physiologisch auf (BROMAN, 1902).

Abnorme Spermien.

Die beim Menschen vorkommenden abnormen Spermien habe ich folgendermassen klassifiziert: „A. Spermien, welche nur durch die Kopfgrösse von den normalen differieren (Riesen- und Zwergspermien);

B. Spermien, welche einen einfachen Kopf, aber zwei[1]) oder mehrere Schwänze haben;

C. Spermien, mit zwei oder mehreren Köpfen. Diese Spermien können entweder ein- oder mehrschwänzig sein; und

D. Spermien, welche zwar normalgross und einfach sind, aber durch eine abnorme Form von den normalen Spermien abweichen".

Die erstgenannten drei Kategorien lassen sich alle aus abnorm verlaufenden Reifungsteilungen herleiten.

Die nächsten Ursachen von der Entstehung der normal grossen und einfachen atypischen Spermien entziehen sich dagegen zum grossen Teil unserer Beobachtung. In vielen Fällen beruht die atypische Entwicklung wahrscheinlich darauf, dass bei der letzten Reifungsteilung eine ungleiche Verteilung der Idiozomsubstanz oder der Plastosomen stattfindet. In anderen Fällen entsteht die Abnormität wohl dadurch, dass schädliche Einwirkungen die Geschlechtszellen erst in späteren Stadien treffen.

Fast alle Spermienteile können sich abnorm entwickeln.

Dieselben Abnormitäten, welche die einzelnen Teile eines einfachen, normal grossen Spermiums zeigen können, sind auch bei den atypischen Spermien der ersten drei Hauptgruppen zu finden. Zwischen allen vier Hauptgruppen von atypischen Spermien gibt es also allmähliche Übergangsformen.

Über die **Bedeutung der atypischen Spermien** wissen wir nichts Sicheres. So viel lässt sich aber behaupten, dass Spermien, welche die nötigen Eigenschaften (normale Schwimm- und Perforationsfähigkeit, normale Reizbarkeit etc.), um ein Ei zu befruchten, besitzen, aber deren Vererbungsträger abnorm sind, ein abnormes Produkt erzeugen müssen.

Oogenese.

Die ersten weiblichen Geschlechtszellen, die sog. Ureier oder Oogonien erster Ordnung, sind schon im 2. Embryonalmonat zu erkennen. Wie schon oben hervorgehoben wurde, sind sie aber den Ursamenzellen so ähnlich, dass sie nur dadurch von diesen unterschieden werden können, wenn man sie in einer typischen Eierstockanlage findet.

In dieser liegen die Ureier relativ spärlich unter den zahlreichen, kleineren Follikelepithelzellen eingebettet.

Die Ureier stellen relativ grosse (10—16 μ) helle Zellen von kugliger Gestalt dar. Etwa in der Zellmitte liegt ein grosser Kern, dessen Gerüst weitmaschig ist und von einem reichlichen, farblosen Kernsaft ausgefüllt wird. Wahre Nukleolen fehlen. — Im Zelleib jedes Ureies liegen wahrscheinlich ein Centriolenpaar und zahlreiche Plastosomen eingebettet.

Je nach dem zu verschiedener Zeit verschiedenen Verhalten der sich entwickelnden Eizellen kann die Oogenese in drei Perioden, 1. eine Vermehrungsperiode, 2. eine Wachstumsperiode und 3. eine Reifungsperiode geteilt werden.

Die Vermehrungsperiode.

Solange die Ureier und die Follikelepithelzellen grosse zusammenhängende Keimepithelmassen bilden, vermehren sich die Ureier durch wiederholte Teilungen. Auf diese Weise entstehen aus denselben mehrere Generationen von Oogonien.

---

[1]) Die zweischwänzigen, einköpfigen Spermien gehören zu den gewöhnlichsten der stärker atypischen, menschlichen Spermien (1—2 auf 1000 normale).

Gleichzeitig hiermit werden die grossen Keimepithelmassen durch Bindegewebe in immer kleinere Zellengruppen zerlegt. Zuletzt besteht jede Keimepithelgruppe nur aus einer einzigen Oogonie und einer einfachen Schicht Follikelepithelzellen umher. Diese Keimepithelgruppe wird Primärfollikel, die im Zentrum derselben liegende Oogonie, Primordialei genannt.

Die Entstehung der Primärfollikel beginnt während der letzten Embryonalmonate und soll schon im 3. Lebensjahre beendigt sein. Nach dieser Zeit entstehen auch keine Oogonien mehr.

Das ist aber auch nicht vonnöten. Denn die Eianlagen sind schon zu dieser Zeit so zahlreich, dass, wenn sie alle reif würden und befruchtet werden könnten, eine einzige Frau fast genügte, um eine Millionenstadt zu bevölkern.

Die Wachstumsperiode.

Die neugebildeten Primärfollikel haben eine Grösse von etwa 45 μ.

Einzelne der zuerst gebildeten beginnen schon während der letzten Fetalzeit zu wachsen; andere folgen in späteren Entwicklungsstadien oder beim erwachsenen Weibe allmählich nach. Eine grosse Zahl gehen schon als Primärfollikel zu grunde.

Die Vergrösserung der Primärfollikel betrifft sowohl das Primordialei wie die diese umgebenden Follikelzellen. Dies jedoch in verschiedener Weise. Das Primordialei bleibt nämlich einfach und wächst durch reiche Aufnahme von Nahrungsmaterial (Dotter) zu einem sogenannten **Vorei** (WALDEYER) oder einer **Oocyte I. Ordnung** an, während die Follikelzellen sich durch wiederholte Mitosen stark vermehren. Die von diesen Zellen gebildete, ursprünglich einschichtige Hülle wandelt sich hierbei in eine mehrschichtige, dicke Hülle um.

Wenn diese Hülle eine gewisse Dicke erreicht hat, entsteht in derselben eine anfangs kleine Lücke, welche von einer dünnen, serösen Flüssigkeit, dem **Liquor folliculi,** gefüllt ist. Die betreffende Lücke entsteht dadurch, dass einige Follikelzellen aufgelöst werden. Später vergrössert sie sich stark, indem die angrenzenden Follikelzellen immer mehr Follikelflüssigkeit absondern.

Durch die Sekretion der Follikelflüssigkeit wird der Druck im Follikellumen immer höher. Die ursprünglich spaltförmige Lücke bestrebt sich darum Sphärenform anzunehmen, und der ganze Follikel sieht bald wie eine Blase aus. Von diesem Stadium ab benennen wir die Follikel Sekundärfollikel oder GRAAF'sche Follikel.

Die von den Follikelepithelzellen gebildete Blasenwand buchtet an einer Stelle, wo das Vorei eingeschlossen liegt, in das Lumen hügelförmig ein. Diese einbuchtende Wandpartie heisst **Cumulus ovigerus** (vgl. Fig. 3).

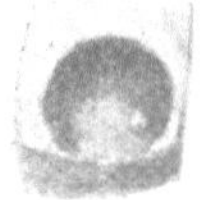

Fig. 3. Geöffneter Sekundärfollikel mit Cumulus ovigerus. — Natürliche Grösse. — Nach STRASSMANN (1903) aus v. WINCKELS Handbuch.

In diesen wächst das Vorei zu seiner ansehnlichen, definitiven Grösse (etwa 150 μ) an. Das Eiprotoplasma nimmt hierbei mässige Mengen von Nahrungsmaterial (Dotter) in sich auf, die in demselben gleichmässig verteilt werden. Der bläschenförmige Kern vergrössert sich ebenfalls und in demselben tritt ein grosser Nucleolus auf. Um den Kern herum liegen im Protoplasma zahlreiche Körnchen, von welchen einige Dotterkörnchen, andere Plastosomen sind. Ausserdem findet sich hier ein Idiozom mit zwei Centriolen (GURWITSCH).

Die das Vorei zunächst umgebenden Follikelepithelzellen verlängern sich zylindrisch und ordnen sich zu einer radiären Hülle, die sog. **Corona radiata** an.

Das Auftreten dieser Bildung kann als ein Zeichen der nahenden Reifungsperiode betrachtet werden.

Die Reifungsperiode.

Diese Periode ist besonders durch zwei kurz nacheinander folgende, eigenartige Mitosen, die sogenannten Reifungsteilungen, charakterisiert.

Diese Reifungsteilungen der weiblichen Geschlechtszellen stimmen gewissermassen mit denjenigen der männlichen Geschlechtszellen überein. Durch dieselben wird nämlich die Chromosomzahl des Eikerns auf die Hälfte reduziert.

Die beiden Reifungsteilungen der weiblichen Geschlechtszellen führen dagegen nicht, wie diejenigen der männlichen, zur Bildung von 4 miteinandar gleichwertigen, befruchtungsfähigen Zellen, sondern zu 4 ungleichwertigen Zellen, von welchen nur die eine, das **Reifei** (= die weibliche Gamete), befruchtungsfähig ist. Die 3 übrigen, Richtungskörperchen oder Polzellen benannt, stellen rudimentäre Eier dar, welche, auch wenn sie zufälligerweise von Spermien befruchtet werden sollten, regelmässig zu grunde gehen.

Die Richtungskörperchen sind im Verhältnis zu den Oocyten sehr klein, weshalb es den Anschein hat, als stosse die Oocyte nacheinander zwei kleine Körperchen aus, während sie selbst unverändert erhalten bliebe. In der Tat verändert sich auch der **Zelleib** der Oocyte sehr wenig.

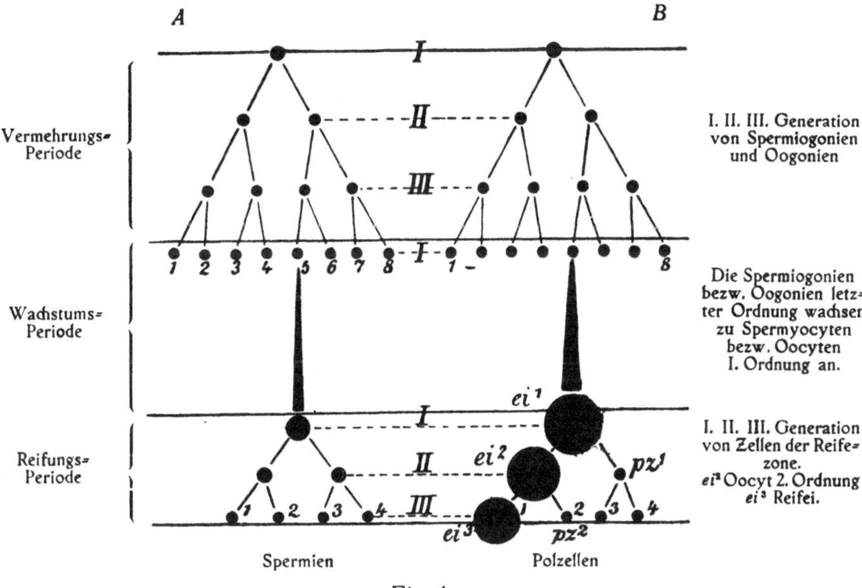

Fig. 4.

Stammbaum der Zellgenerationen, welche bei der Samenbildung (*A*) und bei der Eibildung (*B*) aneinander folgen. Nach BOVERI und HERTWIG aus Hertwigs Lehrb. d. Entwicklungsgesch. 8. Aufl.

Dagegen erfährt der Oocytenkern während dieser Teilungen eine merkliche Veränderung, indem er bedeutend kleiner wird und seine Chromosomenzahl — wie erwähnt — halbiert[1]).

Die beiden Reifungsteilungen des menschlichen Eies finden nach THOMSON (1919) schon im Eierstock statt, und zwar, wenn dasselbe noch im Cumulus ovigerus eingebettet liegt. Bei anderen Säugetieren, z. B. bei der Maus (SOBOTTA) ist dies nur mit der ersten Reifungsteilung der Fall.

Der grosse, bläschenähnliche Kern der Oocyte I. Ordnung rückt bei der Maus von der Zellmitte ab dicht unter die Zellmembran. Hier wandelt sich das Kernchromatin in Chromosomen um, die um eine achromatische Spindel herum gruppiert werden. Die Spindel stellt sich radial unter der Zelloberfläche ein. An der Stelle, wo die Spindel mit ihrer peripheren Spitze anstösst, wölbt sich das Protoplasma hügelartig empor (vgl. Fig. 5 *B*).

---

[1]) Nach von WINIWARTER sollen die weiblichen Geschlechtszellen vor den Reifungsteilungen 48 und nach denselben je 24 besitzen.

In den kleinen Hügel rückt die (sich jetzt im Dyasterstadium befindliche) Kernteilungsfigur zur Hälfte hinein. Der Hügel schnürt sich dann zusammen mit der erwähnten Hälfte der Kernteilungsfigur von der Oocyte ab (Fig. 5 *C*).

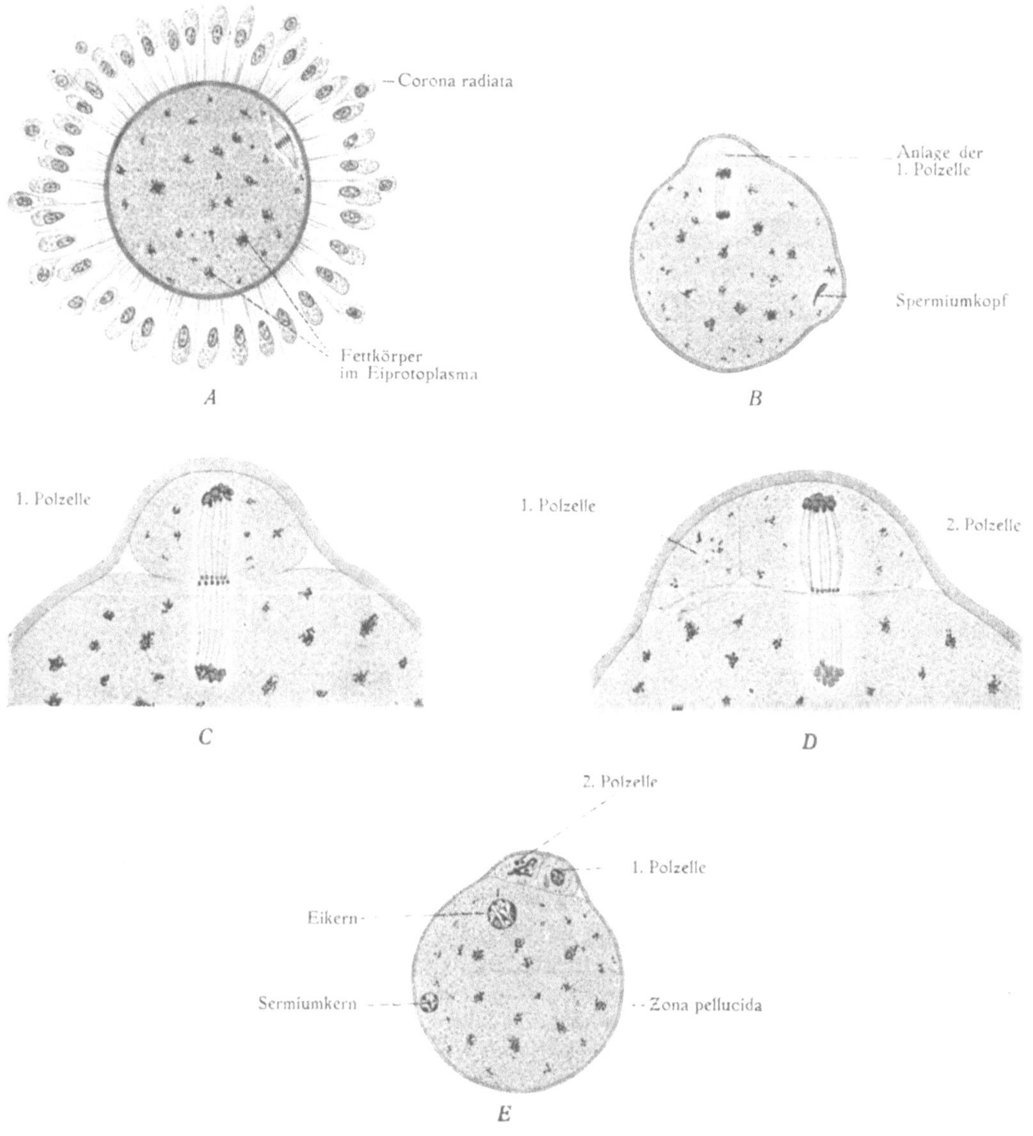

Fig. 5.

Ei-Reifungsteilungen bei der Maus. Nach SOBOTTA (1895). *A* Schnitt durch ein Follikelei mit Corona radiata. Rechts oben im Ei der erste Richtungsspindel. *B—E* Schnitte durch Tubareier in verschiedenen Stadien der Reifungsteilungen. Vergrösserung: *A, B* und *E* $\frac{500}{1}$, *C* und *D* $\frac{1500}{1}$.

Die Oocyte I. Ordnung hat sich auf diese Weise in eine grosse (Eimutterzelle oder) Oocyte 2. Ordnung und eine kleine Polzelle (I. Ordnung) geteilt.

Gleichzeitig hiermit verliert der diese beiden Zellen umschliessende Cumulus ovigerus seine zelluläre Verbindung mit der Follikelwand und schwimmt jetzt in der Follikelflüssigkeit frei umher. Diese Flüssigkeit hat sich jetzt so stark vermehrt, dass die Follikelblase sie kaum mehr fassen kann. Diejenige Blasenwandpartie, welche die Peripherie des Eierstocks erreicht hat, und wo die zunehmende Spannung die nutrierenden Gefässe zum Schwinden bringt, berstet endlich, und durch die etwa stecknadelgrosse Rissstelle spritzt die Follikelflüssigkeit mit der Eimutterzelle in die Peritonealhöhle heraus.

Von hier aus wird die Eimutterzelle in die Tube hineingesaugt. Erst hier findet bei der Maus die letzte Reifungsteilung statt, wodurch die Eimutterzelle nach Abschnürung der zweiten Polzelle sich in das befruchtungsfähige Reifei umwandelt. Gleichzeitig teilt sich wahrscheinlich die erste Polzelle in zwei Tochterzellen. Sowohl diese wie die zweite Polzelle können sich nicht mehr teilen und gehen bald zu grunde.

Auch das Reifei kann sich unter normalen Verhältnissen nicht mehr teilen und fällt ebenfalls dem Untergang anheim, wenn es nicht binnen einer gewissen Zeit (einer Woche oder weniger) von einem Spermium befruchtet wird.

Die nächste Ursache der Teilungsunfähigkeit des Reifeies (und der 3 Polzellen) ist vielleicht darin zu suchen, dass nach der letzten Reifungsteilung die Centriolen dieser Zellen zu grunde gehen.

Wir nehmen nämlich an, dass die Centriolen den kinetischen Apparat der Zellen im allgemeinen darstellen und dass sie speziell bei der mitotischen Zellteilung eine bedeutungsvolle Funktion ausüben.

Bau des menschlichen Reifeies.

Das im Cumulus ovigerus eines nahezu sprungreifen Sekundärfollikels gelegene Reifei ist etwa sandkorngross (0,1 mm) und also mit blossen Augen sichtbar. Trotzdem wurde dasselbe erst im Jahre 1827 (und zwar von C. E. v. BAER) entdeckt, was bemerkenswert erscheint, da die mikroskopisch kleinen Spermien schon seit 1677 bekannt waren.

Obwohl das menschliche Ei im Vergleich mit den dotterreichen Eiern gewisser anderer Tiere (z. B. der Vögel) sehr klein erscheint, ist es doch im Verhältnis zu den anderen Zellen des menschlichen Körpers sehr gross. Das Ei stellt also auch beim Menschen die grösste Zelle des Körpers dar.

Hervorzuheben ist, dass die Vögeleier nicht nur wegen ihres grösseren Dotterreichtums das menschliche Ei an Grösse übertreffen, sondern auch dadurch, dass ihre Hüllen (speziell die Eiweisshülle) so dick sind. Dem menschlichen Ei entspricht nämlich nur das **Gelbei** der Vögel.

Eihüllen fehlen indessen nicht ganz dem menschlichen Ei. Dasselbe ist nämlich von einer elastischen, hellen Hülle, die sog. Zona pellucida umgeben, welche nach WALDEYER eine primäre Eihülle darstellt, d. h. von dem Ei selbst gebildet worden ist.

Die Zona pellucida tritt bei etwa 70 μ grossen Oocyten auf (v. EBNER) und erhält sich nach der Befruchtung des Eies mindestens bis zum Ablaufe der Furchung. Sie ist recht dick und radiär gestreift und wird daher auch Zona radiata benannt. Die Streifung wird von feinen Porenkanälen veranlasst, durch welche Fortsätze der Follikelzellen bis zum Ei vordringen (RETZIUS).

Die Zona pellucida ist (wenigstens bei älteren Oocyten) vom Ooplasma (= Eiprotoplasma) durch einen kleinen Spaltraum (den perivitellinen Spaltraum) getrennt, der es dem Ooplasma möglich macht, sich innerhalb der Zona zu drehen.

Wie schon oben erwähnt, gehört das menschliche Ei zu denjenigen, deren Dotter relativ spärlich und im Ooplasma gleichmässig verteilt ist.

Die Dotterkörnchen bestehen grösstenteils aus Eiweisstoffen verschiedener Konsistenz (vom Zähflüssigen bis zum Festen) und aus fettartigen Substanzen (darunter echte Fetttropfen).

Dass das menschliche Ei mit so wenig Dotter auskommen kann, hängt natürlich davon ab, dass die Embryonalentwicklung im Uterus verläuft, von wo der Embryo die für seine Entwicklung nötige Nahrung bekommt.

Abnorme Eier.

Gleich wie es abnorme Spermien gibt, existieren auch abnorme Eier, wenn diese **auch weniger** studiert sind.

So hat man menschliche Eier mit **Riesenkernen** (STOECKEL, und v. SCHUMACHER, 1909) und mit **doppelten Kernen** (STOECKEL, H. RABL, v. SCHUMACHER u. a.) gesehen.

Über die Entstehung solcher Eier liegen noch keine sicheren Beobachtungen vor. Anzunehmen ist aber, dass sie in ähnlicher Weise wie die entsprechenden Spermienformen aus abnorm verlaufenden Mitosen hervorgehen.

Die zweikernigen Eier werden von vielen Autoren als „wahre Zwillingseier" bezeichnet. Dieselben nehmen nämlich an, dass solche Eier zu eineiigen Zwillingen Anlass geben.

Dies braucht indessen nicht — wenigstens nicht immer — der Fall zu sein. Denn wenn O. ZUR STRASSEN (1898) ein zweikerniges Ascarisei mit einem einfachen Ascarisspermium befruchtete, entstand hieraus ein einfacher Riesenembryo anstatt Zwillinge, und wenn bei gewissen Insekten zweikernige Eier mit zwei Spermien (mit bezw. ohne Geschlechtschromosom) befruchtet werden, so sollen daraus gynandromorphe Individuen (und nicht Zwillinge) gebildet werden.

Über die Bedeutung der bisher beobachteten abnormen Eier wissen wir also nichts Sicheres. Sehr wahrscheinlich ist es aber, sowohl dass es eine grosse Zahl noch nicht entdeckter Abnormitäten bei menschlichen Eiern gibt, wie auch dass abnorme Eier, wenn sie befruchtet werden zu verschiedenen abnormen Produkten Anlass geben können.

Physiologische Bemerkungen.

Früher nahm man fast allgemein an, dass die Ausbildung der Sekundärfollikel erst zur Zeit der allgemeinen Geschlechtsreife anfing. Nach E. RUNGE (1906) sind aber schon bei reifen Embryonen regelmässig Sekundärfollikel entwickelt. Und in den Kinderjahren fährt diese Bildung von Sekundärfollikel normalerweise fort. Anzunehmen ist aber trotzdem, dass die menschlichen Eier normalerweise erst zur Zeit der Pubertät (also im 14—17. Jahre) durch Berstung der Sekundärfollikel das Ovarium verlassen können.

Nach der Entleerung des Follikels wird die Höhle desselben **zunächst** von einem Blutkoagel (aus bei der Follikelberstung zerrissenen Gefässen stammend) wenigstens teilweise gefüllt. Auf diese Weise entsteht an der Stelle des Follikels das sog. Corpus rubrum. Bald vergrössern bezw. vermehren sich aber die Wandzellen des Follikels und füllen so allmählich die frühere Follikelhöhle aus, Hand in Hand damit, dass das Blutkoagel resorbiert wird. Die eigentlichen, d. h. die epithelialen Follikelzellen bilden sich hierbei zu sogenannten **Luteinzellen** aus, indem in ihrem Protoplasma Fett und gelbes Pigment (Lutein) erscheinen. Das **Corpus rubrum** wird in einen **Corpus luteum** umgewandelt. Zwischen den Luteinzellen wachsen aus der bindegewebigen Kapsel (der sog. **Theca folliculi**) des Follikels Bindewebszüge hinein, welche das Gerüst des Corpus luteum bildet und demselben Blutgefässe zuführt.

Wenn nun keine Befruchtung des ausgestossenen Eies erfolgt, so wird das Corpus luteum nicht gross („Corpus luteum spurium s. menstruationis") und verschwindet in wenigen Wochen fast spurlos, indem es durch Bindegewebe ersetzt wird. Wenn dagegen Schwangerschaft eintritt, so wächst das Corpus luteum zu einem Umfang an, welcher denjenigen des reifen Sekundärfollikels bedeutend übertrifft. Ein solches „Corpus luteum verum" erhält sich partiell sehr lange und kann noch nach Jahren durch eine deutliche Narbe an der Oberfläche des Ovariums seine frühere Lage markieren.

Wenn die Corpora lutea als solche zu grunde gehen, werden sie verkleinert und durch gefässarmes Bindegewebe ersetzt. Sie erscheinen dann auf dem Querschnitte als weissglänzende Körper und werden daher nun „Corpora albicantia" genannt.

Das Gewebe des Corpus luteum hat grosse Ähnlichkeit mit demjenigen gewisser endokrinen Drüsen, d. h. Drüsen mit innerer Sekretion (z. B. der Nebennieren, des vorderen Hypophysenlappens etc.). Man hat daher auch dem Corpus luteum eine innere Sekretion zuschreiben wollen und zwar von Stoffen, welche die Uterusschleimhaut beeinflussen und die Insertion des Eies in die Uteruswand ermöglichen (BORN).

Für die Richtigkeit dieser Annahme spricht die Tatsache, dass die Corpora lutea nur bei solchen Tieren vorkommen, welche eine feste Eiinsertion im Uterus besitzen. Bei den eierlegenden Tieren kommen keine Corpora lutea zur Ausbildung.

Dass beim Kaninchen die Corpora lutea vera für die Eiinsertion im Uterus tatsächlich bestimmend sind, haben FRÄNKEL und COHN (1902) experimentell festgestellt.

Nach denselben Autoren ist es wahrscheinlich, dass die Corpora lutea spuria die menstruellen Veränderungen der Uterusschleimhaut auslösen.

Die beiden Ovarien eines 3jährigen Mädchens sollen nach SAPPEY (1876) zusammen mehr als 800000 Eizellen enthalten. Bei einem 18jährigen Mädchen findet man nach HENLE in beiden Ovarien höchstens etwa 70000. Und bei einer etwa 50jährigen Frau sind keine Eier mehr zu finden (WALDEYER).

Wenn wir nun in Betracht nehmen, dass bei jeder Frau aller Wahrscheinlichkeit nach höchstens etwa 300—500 Eizellen jemals reif werden und als solche die Ovarien verlassen, so versteht sich von selbst, dass die oben angedeutete starke Reduktion der Eierzahl durch intraovariale Zerstörung der Eier stattfinden muss.

Eine solche Zerstörung der Eier in den Ovarien ist auch leicht histologisch zu konstatieren. Die unreifen Eier mit den sie umgebenden Follikelepithelzellen sterben ab, degenerieren und werden — nach stattgefundener Resorption der Zellenreste — durch Bindegewebe ersetzt.

Hervorzuheben ist, dass nach HELLIN diese Follikelatresie beim Menschen und den uniparen Säugetieren viel mehr ausgesprochen ist, als bei den multiparen Säugetieren. Die stark ausgesprochene Follikelatresie soll also als die nächste Ursache der verminderten Fruchtbarkeit zu betrachten sein.

Bei einigen Frauen führt nun diese physiologische Follikelatresie schneller, bei anderen langsamer zu vollständiger Vernichtung aller Eier. Wenn das letzte Ei zu grunde gegangen ist, tritt die **Menopause** oder das **Klimakterium** der Frau ein, d. h. ihre Menstruationen hören auf. Dieses tritt gewöhnlich in einem Alter von 45 Jahren ein. Schon einige Jahre vorher wird aber im allgemeinen die Fruchtbarkeit mehr oder weniger herabgesetzt; eine Tatsache, welche vielleicht darin ihre Erklärung findet, dass die Albuginea des Ovariums wohl jetzt allzu dick geworden ist, um das Bersten jedes reifen Sekundärfollikels zu gestatten.

Die Pubertät des Weibes tritt gewöhnlich in der heissen Zone der Erde zwischen dem 11. und 14. Jahre, in der gemässigten Zone zwischen dem 13. und 16. Jahre und in der kalten Zone zwischen dem 15. und 18. Jahre ein.

Ausser durch das Klima wird indessen das Auftreten der Pubertät auch durch verschiedene andere Faktoren (Rasse, Stand, Lebensweise) beeinflusst.

Als das wichtigste äussere Pubertätszeichen ist die aus dem Uterus stammende, monatlich wiederkehrende Blutung, die **Menstruation** zu betrachten. Sie ist nämlich in der Regel mit dem Austreten eines befruchtungsfähigen Eies aus dem einen Ovarium, mit der sog. **Ovulation**, verbunden.

Sicher ist es nach WALDEYER, dass die Menstruation durch die Ovulation bedingt wird. Frauen, deren Ovarien nicht zur vollen Entwicklung kamen, oder angeboren gänzlich fehlten, oder denen sie operativ gänzlich entfernt wurden, menstruieren nicht. Das Aufhören der Menstruationen gegen Ende der vierziger Jahre bei den Frauen beruht auf dem Ausfallen der Ovulation.

Die Menstruation stellt nach mehreren Autoren das Analogon der tierischen **Brunst** dar, die stets mit der Ovulation des betreffenden Tieres zeitlich zusammenfallen soll.

Die Befruchtung.

Die intracellulären Befruchtungsphenomene, so wie sie sich speziell beim Menschen abspielen, sind noch nicht bekannt.

Aller Wahrscheinlichkeit nach finden sie aber in hauptsächlich derselben Weise statt wie bei den Tieren.

Beim Menschen wird durch den Beischlaf die Spermaflüssigkeit in der oberen Vaginalpartie abgelagert. Die eigentliche d. h. intracellulare Befruchtung findet dagegen wahrscheinlich erst auf dem Eierstock oder im Ampullarteil des Eileiters statt.

Der Weg, den ein Spermium also zurückzulegen hat, um von der *Ejakulationsstelle* zu der *Befruchtungsstelle* zu kommen, ist etwa 4000 mal länger als das Spermium selbst. Diese Strecke ist also verhältnismässig sehr gross und bildet schon an und für sich ein beträchtliches Befruchtungshindernis.

Sowohl *der nach aussen gerichtete Flimmerstrom des Uterus und der Tuben, sowie die* zahlreichen *Schleimhautfalten derselben stellen* aber ausserdem *bedeutende Hindernisse für das schnelle Vordringen der Spermien dar.* Anzunehmen ist daher, dass *beim Menschen,* auch im günstigsten Falle, *mehrere Stunden zwischen der Kopulation und der eigentlichen Befruchtung vergehen.*

Selbstverständlich wird die zwischen Begattung und Befruchtung verlaufende Zeit mehr oder weniger verlängert, wenn die Ovulation mehr oder weniger spät nach der Begattung stattfindet.

Anzunehmen ist also, *dass die menschlichen Spermien wenigstens eine Woche lang das Ei im Eileiter abwarten können, ehe die Befruchtung stattfindet.*

Warum schwimmen nun die Spermien nicht alle nach abwärts durch die äussere Vaginalöffnung heraus, anstatt den mühsameren Weg nach aufwärts zum Ei zu betreten?

Diese Frage lässt sich befriedigend beantworten, nur wenn wir annehmen, dass *die menschlichen Spermien gleich wie z. B. die Froschspermien taktisch reizbar sind.*

So ist es meiner Meinung nach glaubhaft, dass die menschlichen Spermien in grösserer Menge in die Uterushöhle hineinkommen, weil sie von dem saueren Vaginalschleim repelliert (*negative Chemotaxis*), aber von dem alkalischen Uterusschleim attrahiert (*positive Chemotaxis*) werden (Broman, 1904).

In den Uterus hineingekommen, werden sie wahrscheinlich durch den nach auswärts gerichteten Flimmerstrom auf den richtigen Weg geführt. Nach Verworn (1895) sind die menschlichen Spermien nämlich aller Wahrscheinlichkeit nach *positiv rheotaktisch,* d. h. sie haben die Neigung, immer *gegen den Strom zu schwimmen.*

Nur die schlechter schwimmenden Spermien oder diejenigen, deren taktische Reizbarkeit abnorm ist, werden wahrscheinlich vom Flimmerstrom fortgeschwemmt.

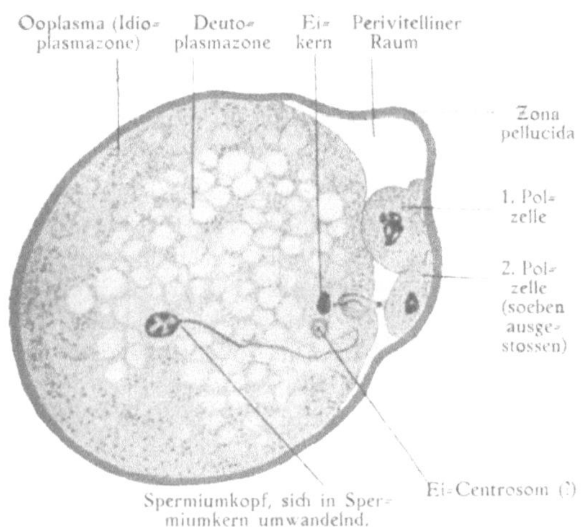

Fig. 6.

Fledermaus-Ei mit eingedrungenem Spermium. Nach Van der Stricht (1909).

Wenn die Spermien zuletzt *in die Nähe des Eies* gelangt sind, wird ihre Bewegungsrichtung wahrscheinlich wieder von chemischen Reizen beeinflusst, indem *sie von den Stoffwechselprodukten des unbefruchteten Eies attrahiert* werden (Verworn, 1895).

Eine ähnliche attrahierende Wirkung scheint im allgemeinen auch das erstkommende Spermium auf das Ei auszuüben, obwohl sich dies in anderer Weise kundgibt. Wie zuerst Fol (1879) bei der Befruchtung der Seesterneier beobachtete, streckt nämlich das Eiprotoplasma dem ersten tief in die Eihülle eingedrungenen Spermium einen hügelförmigen Fortsatz, den *Empfängnishügel* („cone d'attraction), entgegen, der nach der Befruchtung wieder zurückgezogen wird.

Mit diesem Empfängnishügel verbindet sich der Spermiumkopf und dringt bald in denselben ein. Halsstück, Verbindungsstück und, mehr oder weniger vollständig, auch die übrigen Schwanzpartien folgen nach, und *wenn der*

Empfängnishügel zurückgezogen wird, findet man das ganze Spermium in dem Eiprotoplasma liegen (Fig. 6). Die sog. Imprägnation hat stattgefunden.

Seitdem nun eines der unter Millionen, was Schwimmfähigkeit und taktische Reizbarkeit anbetrifft, allerbesten Spermien in das Eiprotoplasma eingedrungen ist, wird bei den kleinen, dotterarmen Eiern das Eindringen von ferneren Spermien verhindert.

Im allgemeinen erreicht wohl die Natur diese Wirkung ganz einfach dadurch, dass das Ei nach dem Eindringen des ersten Spermiums taktisch so umgestimmt wird, dass es auf die nächstkommenden Spermien abstossend wirkt (BROMAN, 1901).

Bastardierungshindernis.

In ähnlicher Weise abstossend wirkt wahrscheinlich schon das unbefruchtete Ei auf die meisten **artungleichen Spermien.** Schon durch diese Annahme lässt sich die Tatsache erklären, dass in der Natur eine Bastardbefruchtung so selten vorkommt, obgleich z. B. im Meere an manchen Stellen unzählige Scharen von Spermien und Eiern der verschiedensten Tiere umeinander gemengt sind. Nur wenn zwei Tierarten miteinander sehr nahe verwandt und serologisch übereinstimmend sind (wie z. B. Pferd und Esel), können unter Umständen zwei Individuen derselben sich fruchtbar begatten. Hierfür scheint es im allgemeinen auch nötig zu sein, dass die Chromosomenzahl der einen Tierart mit derjenigen der anderen übereinstimmt.

Unfruchtbarkeit der Bastarden.

Die bekannte Tatsache, dass tierische Bastarden oft unfruchtbar sind, erklärt sich nach den interessanten Untersuchungen von POLL (1910) dadurch, dass sie im allgemeinen nicht imstande sind, vollständig reife Geschlechtszellen hervorzubringen. Bei verschiedenen Bastarden bleibt die Spermiogenese bezw. Ovogenese auf verschiedenen Entwicklungsstadien stehen.

Di- und Polyspermie.

Nur wenn ein dotterarmes Ei[1]) narkotisiert (O. und R. HERTWIG) oder krankhaft verändert ist, gestattet es im allgemeinen das Eindringen von noch einem (Dispermie) oder mehr Spermien (Polyspermie), und das Resultat einer solchen Befruchtung wird gewöhnlich nur ein mehr oder weniger unregelmässiges Zellhäufchen, das bald abstirbt.

Die eigentliche intrazellulare Befruchtung

ist die von einem eingedrungenen Spermium ausgelöste Anregung eines Eies, sich durch wiederholte Teilungen zu einem neuen Individuum zu entwickeln.

Die intrazellularen Befruchtungsphenomene spielen sich nach dem Eindringen des befruchtenden Spermiums ab und endigen mit dem Abschluss der ersten Furchung des Eies.

Um diese Phenomene recht zu verstehen, müssen wir uns zuerst erinnern, dass die reifen Geschlechtszellen (sowohl Ei wie Spermium) beide gewissermassen defekte Zellen darstellen. Was die Zahl der Chromosomen an-

[1]) Anders verhalten sich die grossen, dotterreichen Eier (z. B. der Haifische, Reptilien und Vögel). Hier ist nämlich, wie RÜCKERT (1899) u. a. gezeigt haben, das Eindringen von mehreren (50 oder mehr) Spermien in jedes Ei die Regel. Auch in solchen Fällen wird jedoch die eigentliche, intrazellulare Befruchtung regelmässig nur von einem einzigen Spermium ausgeführt.

betriffft, sind sie im Vergleich mit den Körperzellen beide nur als Halbzellen zu betrachten. Weiter fehlen dem Eie die für eine Mitose nötigen Centriolen, und das Spermium besitzt nicht genügend Protoplasma, worin seine Centriolen eine Mitose leiten könnten.

Unter diesen Defekten stellen speziell der Centriolmangel des Eies und der Protoplasmamangel des Spermiums Hemmungseinrichtungen dar, welche die beiden Geschlechtszellen für weitere Entwicklung gegenseitig auf einander anweisen. Je für sich sind ja nämlich sowohl Reifei wie Spermium zu baldigem Untergang verurteilt.

Über das Schicksal des Schwanzes des im Ei eingedrungenen Spermiums wissen wir noch nicht viel. Gewisse Partien desselben werden vielleicht im Eiprotoplasma aufgelöst. Andere (z. B. die Spiralhülle) werden in Körner (Plastosomen) zerlegt und im Eiprotoplasma zerstreut.

Am besten verfolgt ist das Schicksal des Spermiumkopfes und des (die Centriolkörner enthaltenden) Halsstückes. Diese beiden Spermiumpartien erfahren eine gemeinsame Drehung um 180°, so dass die zuerst peripheriewärts liegenden Centriolkörner des Spermiums zentralwärts, also gegen das Eizentrum zu, rotiert werden.

Der Spermiumkopf nimmt Zellsaft auf und quillt stark an. Hierbei nimmt er allmählich das Aussehen eines gewöhnlichen Zellkerns an. Von nun ab wird er auch Spermiumkern genannt.

Der Spermiumkern ist eine Zeit lang an seiner geringeren Grösse von dem Eikern zu unterscheiden. Bald gleicht sich aber dieser Unterschied aus, und der Spermiumkern wird früher oder später dem Eikern zur Verwechslung ähnlich.

Sowohl Spermiumkern wie Eikern haben die Fähigkeit, sich amöboid zu bewegen und wandern auf diese Weise gegen einander und gegen das Eizentrum hin.

Hier verschmelzen sie bei einigen Objekten sofort mit einander zu einem grösseren Kern.

Bei anderen Objekten, z. B. bei der Maus (SOBOTTA), bleiben sie dagegen noch eine Zeit lang von einander getrennt und verschmelzen erst im Monasterstadium der ersten Mitose (Fig. 7 *F* u. *G*).

Wenn die beiden Geschlechtskerne sich einander genähert haben, entsteht zwischen den beiden Centriolen des Spermiums eine spindelförmige Bildung von, wie es scheint, relativ steifen Fasern. Indem diese Fasern an Länge zunehmen, zwingen sie die Centriolen dazu, sich von einander zu entfernen. Auf diese Weise entsteht die sog. achromatische Spindel, deren beide Pole von den Centriolen dargestellt werden.

Gleichzeitig hiermit werden die beiden Kernmembrane aufgelöst und die Chromatinkörner sowohl des Spermiumkerns wie des Eikerns sammeln sich zu Chromosomen (Fig. 7 *B*—*E*).

Die Chromosomen werden durch elastische Fasern mit den beiden Spindelpolen verbunden und um die Spindelmitte herumgelagert (Monasterstadium). Zu bemerken ist hierbei, dass jedes Chromosom mit beiden Polen durch je eine Faser verbunden wird.

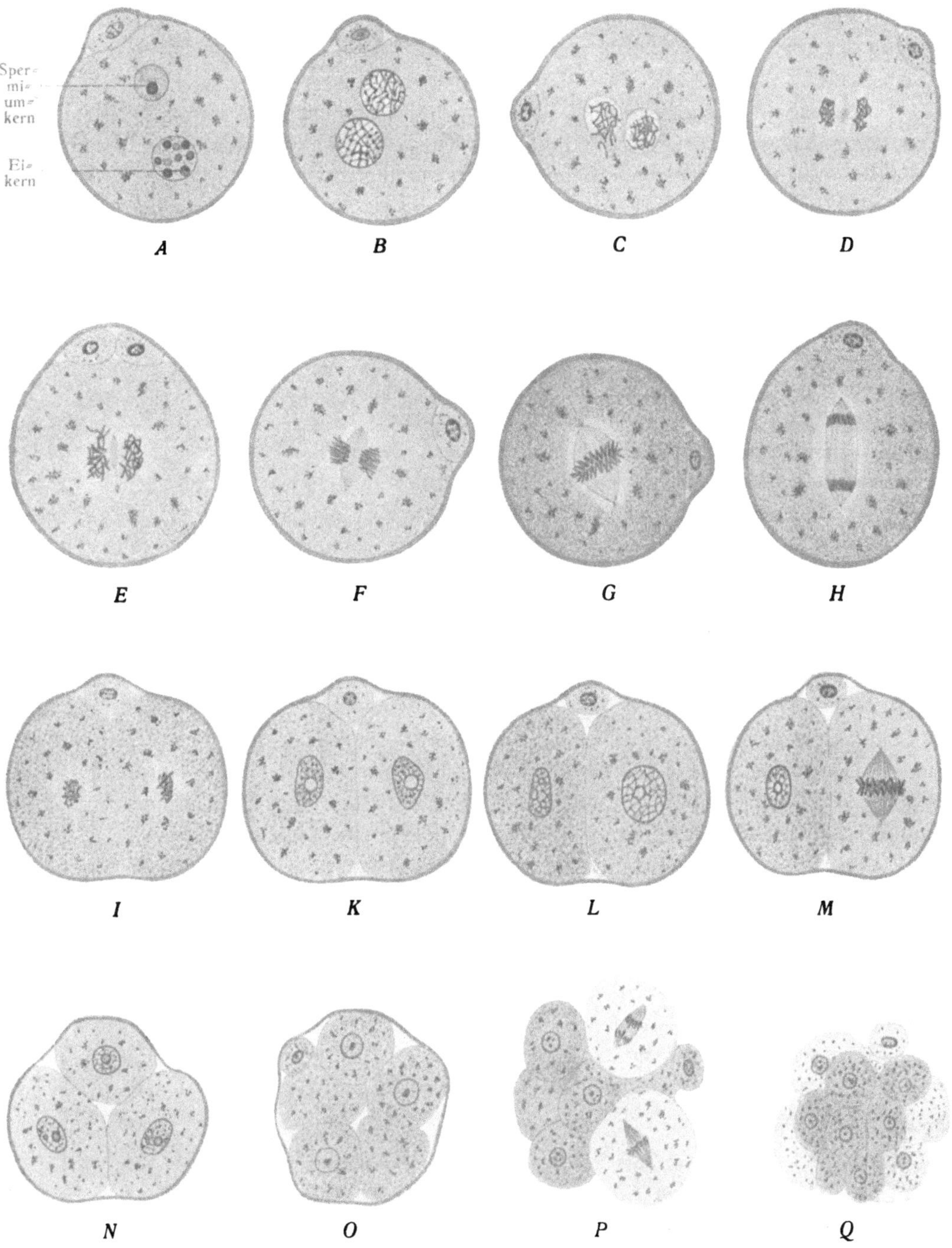

Fig. 7.
Intrazellulare Befruchtungs- und Furchungsphenomene bei der Maus. Schnitte durch befruchtete Tubareier in verschiedenen Entwicklungsstadien. $\frac{500}{1}$. *K* = Endstadium der Befruchtung. *L*—*Q* Verschiedene Furchungsstadien. Nach SOBOTTA (1895).

In einem nächsten Stadium wird jedes Chromosom (gewöhnlich der Länge nach) halbiert, und die beiden Chromosomhälften werden durch Kontraktion der erwähnten elastischen Fasern nach den beiden Spindelpolen hin verschoben (Dyasterstadium, Fig. 7 *H*).

Die jetzt an jedem Spindelpol liegende Chromosomengruppe stammt also zur Hälfte vom Spermiumkern, zur Hälfte vom Eikern her. Anfangs besteht jede Gruppe zwar nur aus Halbchromosomen. Diese wachsen aber bald zu Ganzchromosomen heran. Zuletzt wandelt sich jede Chromosomengruppe in einen Tochterkern um (Fig. 7 *I—L*).

Gleichzeitig hiermit entstehen aus jedem Centriol durch Teilung zwei Centriolen; die achromatische Spindel verschwindet und das Protoplasma schnürt sich in der Mitte ab. Die erste **Furchung** hat stattgefunden, d. h. die beiden ersten Embryonalzellen sind gebildet.

Wenn nicht die Chromosomenzahl sich während der Reifungsteilungen halbiert hätte, so hätte sie sich nicht — wie jetzt der Fall ist — für jede Tierart konstant halten können, sondern würde sich bei jeder neuen Generation in geometrischer Progression vermehrt haben.

Mehrere Tatsachen[1]), auf welche wir hier nicht eingehen können, beweisen, dass die Chromosomenzahl für das Auslösen der Zellteilung im allgemeinen keine wesentliche Bedeutung haben kann; und dass also die Anregung zur Teilung und weiteren Entwicklung, welche das Spermium dem Ei gibt, nicht darin liegen kann, dass das Spermium die Chromosomenzahl des Eies zu der für die Tierart typischen Zahl vermehrt.

Was enthält aber dann das Spermium, womit dasselbe die Embryonalentwicklung anregen kann?

Ist es vielleicht eine chemische Substanz, die — in derselben Weise wie z. B. eine Magnesiumsalzlösung bei der künstlichen Parthenogenese — die Furchung des Eies veranlässt? Oder wird diese nur durch die Perforation der Eihülle hervorgerufen in ähnlicher Weise wie Froscheier, die mit einer Nadel angestochen werden?

Wir können diese Fragen noch nicht definitiv beantworten. Mehrere Beobachtungen deuten darauf hin, dass das eingedrungene Spermium wirklich das Ei sowohl physikalisch wie chemisch[2]) beeinflusst.

Das Wesentliche in der entwicklungserregenden Wirkung des Spermiums scheint indessen — nach den Ausführungen von BOVERI — normalerweise nicht hierin zu liegen, sondern darin, dass das Spermium **lebenskräftige Centriolen** in das Ei mitbringt, die sich zu den beiden ersten Furchungspolen ausbilden und also wahrscheinlich das „eigentliche Triebwerk" für die Embryonalentwicklung repräsentieren.

Normale Parthenogenesis („Jungfernzeugung").

Bei gewissen wirbellosen Tieren (Würmern und Arthropoden) kommt eine (wahrscheinlich sekundäre) Rückbildung der zweigeschlechtlichen Zeugung derart vor, dass die Eizelle befähigt wird sich auch ohne Verbindung mit einem Spermium (also unbefruchtet) zu einem neuen Individuum zu entwickeln.

---

[1]) Vgl. hierüber BROMAN: Normale und abnorme Entwicklung des Menschen. Wiesbaden 1911. S. 46.

[2]) Bei gewissen Tieren genügt ein Sperma-Extrakt, um Eifurchungen hervorzurufen.

Dieser Vorgang, die sog. Parthenogenesis, welcher den betreffenden Tieren zur Erhaltung ihrer Art gewisse Vorteile bringt, scheint indessen immer nur mit sexueller Fortpflanzung gemischt vorzukommen.

Die gezwungen-parthegonetischen Eier stossen nur je ein Richtungskörperchen aus, und die Chromosomenzahl ihrer Kerne wird nicht halbiert.

Bei der normalen Parthenogenese behalten aller Wahrscheinlichkeit nach die **Eicentriolen** ihre Lebenskraft und Teilungsfähigkeit. Eine Befruchtung ist daher hier nicht unumgänglich nötig.

Bei der künstlichen Parthenogenese werden wahrscheinlich die alten inaktiven Eicentriolen durch das betreffende Reizmittel wieder belebt und zu erneuter Wirksamkeit gebracht.

Bei den Wirbeltieren (mit Einschluss des Menschen) sind nach Bonnet (1900) bisher keine wahren parthenogenetischen Vorgänge beobachtet worden.

Zweck der Befruchtung.

Obgleich wir als wahrscheinlich annehmen, dass es die Spermiumcentriolen sind, welche dem Eie den Antrieb zur Embryonalentwicklung geben, meinen wir jedoch nicht, dass das Einführen lebenskräftiger Centriolen in das Ei das wesentliche Ziel der Befruchtung sein sollte.

Im Gegenteil betrachten wir diese Centriolenzufuhr nur als ein wichtiges **Mittel** zur Befruchtung. Das eigentliche Ziel der Befruchtung sehen wir in der Mischung (Amphimixis) der in den beiden Geschlechtszellen eingeschlossenen Vererbungsträger.

Dieses setzt voraus, dass die Mischung der Erbfaktoren zweier verschiedener Individuen für die Nachkommen in irgend welcher Weise nützlich ist.

Dass dieses wirklich auch der Fall sein muss, daraufhin deutet unter anderem die Tatsache, dass bei vielen hermaphroditischen Tieren Schutzeinrichtungen existieren, welche Selbstbefruchtung verhindern und also zu einer Kreuzung zwischen verschiedenen Individuen zwingen.

Dass die Mischung der Erbfaktoren (Gene) zweier verschiedener Individuen zu neuen Eigenschaftskombinationen führen kann, ist leicht zu verstehen.

Schwieriger ist es wohl einzusehen, in welcher Weise das stetige Entstehen neuer Eigenschaftskombinationen nützlich sein kann. Über diesen Punkt gehen auch die Meinungen verschiedener Autoren stark auseinander.

Die meisten Autoren sind der Ansicht, dass die Kreuzung eben die Aufgabe hat, individuelle Variationen zu veranlassen. Dank der Kreuzung entstehen neue Individuen, deren Eigenschaften weder mit denjenigen des Vaters noch mit denjenigen der Mutter vollständig übereinstimmen. Einige von diesen Individuen können in gewissen Beziehungen besser als die Eltern ausgerüstet werden, andere gleich so gut oder schlechter. Die letztgenannten gehen wohl allmählich im Kampf ums Dasein zu grunde und nur die besseren Individuen können im allgemeinen fortleben und sich fortpflanzen. Die lebende Welt befindet sich im stetigen Fortschreiten, und einer der wichtigsten Faktoren für ihre Vervollkommnung ist die durch die Befruchtung herbeigeführte Qualitätsmischung (Boveri).

Solange die Lebewesen noch **einzellig** sind, kann eine solche Qualitätsmischung einfach dadurch erreicht werden, dass ein Individuum ganz und gar mit einem anderen verschmilzt (Konjugation der Protozoen).

Bei den **vielzelligen,** höheren Tieren (Metazoen) ist eine so intime Mischung denkbar nur unter Vermittelung von speziellen Zellen, die je für sich alle wichtigeren Qualitäten des betreffenden Metazoenindividuums repräsentieren.

Bei der Entstehung der Metazoen bildeten sich daher besondere, sog. Geschlechtszellen aus, welche die Fähigkeit bekamen, sich von denjenigen Individuen, in welchen sie gebildet waren, loszumachen, um sich zum Anfangsstadium eines neuen Individuums zu vereinigen.

Da es nun für die Variationsbreite bedeutungsvoll war, dass nicht zwei allzu nahe verwandte Geschlechtszellen (z. B. zwei in einem und demselben Individuum entstandene Geschlechtszellen) Gelegenheit hatten, ihre Erbfaktoren mit einander zu mischen, so wurden die Geschlechtszellen in zwei verschiedenen Richtungen hin differenziert: einige bildeten sich zu Eiern, andere zu Spermien aus. Zuletzt wurden diese beiden Geschlechtszellarten zu verschiedenen Individuen verlegt, wodurch ein Verschmelzen allzu nahe verwandter Geschlechtszellen unmöglich gemacht wurde.

Die Entstehung verschiedenartiger Geschlechtszellen (Spermien und Eier) und die Entstehung verschiedener Geschlechter sind also — nehmen wir an — sekundäre Erscheinungen, die im Interesse der Qualitätsmischung und um die Variationsmöglichkeiten zu vermehren zustande gekommen sind.

Über die Lokalisation der Erbfaktoren in den Geschlechtszellen.

Diejenigen Eigenschaften, welche ein Kind von seinem Vater erbt, müssen natürlich im **Spermium** enthalten sein.

Wir nehmen an, dass das Spermium (oder ein Teil davon) ein „vollständiges, gleichsam in die Sprache der Moleküle übersetztes Abbild von dem ganzen Wesen des Vaters (soweit dieses auf das Kind übergehen soll) enthalten" muss.

Da nun das Ei dem Spermium an Masse hundert- bis millionenfach überlegen ist, aber trotzdem der Einfluss der Mutter auf die Konstitution des Kindes im allgemeinen nicht grösser ist als derjenige des Vaters, so wird es wenig wahrscheinlich, dass die ganze Eimasse Träger der mütterlichen erblichen Anlagen sein sollte.

Dagegen wäre es von diesem Gesichtspunkt aus nicht undenkbar, dass das ganze Spermium, wenn dasselbe vollständig in das Ei eindringt, von väterlichen Vererbungsträgern zusammengesetzt sein könnte.

Wahrscheinlich ist, dass die väterliche Erbmasse in dem vom Spermidenkern stammenden Spermiumkopf und im Verbindungsstück, speziell in der aus Plastosomen stammenden Spiralhülle des Spermiumschwanzes lokalisiert ist. Diese Spermiumteile sind nämlich im reifen Ei durch entsprechende Partien (Eikern und Eiplastosomen) repräsentiert, binnen welchen wir also die mütterliche Erbmasse zu suchen haben.

Bis vor kurzem war man fast allgemein der bestimmten Ansicht, dass nur der Eikern und der Spermiumkopf (Spermiumkern) als Träger erblicher Eigenschaften betrachtet werden könnten. Diese Anschauung „ist zunächst hauptsächlich dadurch entstanden, dass bei Befruchtung und Teilung des Eies der Kern allein verfolgbar blieb, während das durch den Samenfaden eingeführte Protoplasma als differentes Element zu verschwinden schien. — Bei dem berechtigten Einfluss, den die Sichtbarkeit der Dinge auf Deutung und Spekulation ausübt, kann es daher nicht wundernehmen, dass zahlreiche Autoren auch heute noch an dem „Vererbungsmonopol" des Kerns festhalten" (MEVES 1908).

Hiezu kommt, dass die Chromosomen sich in Ei- und Samenzelle **äquivalent** gegenüberstehen, dass sie vor der Befruchtung eine Reduktion erfahren und dass sie auf die aus dem befruchteten Ei hervorgehenden Zellen in gleicher Weise verteilt werden.

Die Chromosomen entsprechen mit anderen Worten durchaus den Forderungen, welche wir an eine vererbungstragende Substanz („Erbsubstanz") zu stellen gewohnt sind. Diese Forderungen sind nämlich:

1. dass väterliche und mütterliche Erbsubstanz sich äquivalent gegenübersteht,
2. dass eine Summierung der Erbsubstanz verhütet wird und
3. dass die Erbsubstanz auf die aus dem befruchteten Ei hervorgehenden Zellen gleichwertig verteilt wird.

Dadurch, dass die Kernsubstanz diese Forderungen erfüllt, wird es in der Tat im höchsten Grade wahrscheinlich, dass die Chromosomen Erbsubstanz darstellen. Aber es wird dadurch nicht bewiesen, dass die Kernsubstanz die einzig existierende Erbsubstanz ist.

Im Gegenteil scheinen mehrere in den letzten Jahren ausgeführte experimentelle Untersuchungen dafür zu sprechen, dass die Vererbung auch mehr oder weniger vollständig auf protoplasmatischer Basis beruhen kann.

So z. B. konnte FISCHEL (1903) feststellen, dass, wenn man am befruchteten, aber noch ungefurchten Ctenophorenei einen bestimmten Teil des Protoplasmas entfernte, bei den sich entwickelnden Larven eine oder mehrere Rippen ausfielen, und dass bei Ausschaltung anderer bestimmter Protoplasmateile andere bestimmte Körperteile der Larven unentwickelt blieben.

Diese und andere ähnliche Untersuchungen, z. B. von WILSON (1904) an Molluskeneiern, führten zu dem Schluss, dass in den Eiern der betreffenden Tiere **mehrere Protoplasmaarten** vorhanden sind, welche zur Bildung bestimmter Organe bestimmte Beziehungen haben.

LOEB (1903) ist auch der Ansicht, „dass, was an Präformation des Embryo im Ei vorhanden ist, nicht im Kern, sondern im Protoplasma des Eies zu suchen ist".

Sehr annehmbar finde ich die Hypothese, dass es die Plastosomen sind, welche die protoplasmatische Vererbungssubstanz repräsentieren.

Diese Bildungen scheinen nämlich nicht nur im reifen Ei und Spermium (BENDA), sondern auch in allen anderen Zellen des werdenden Körpers vorhanden zu sein (MEVES), und zwar scheinen sie und ihre Differenzierungsprodukte (Stäbe oder Fäden) hier das materielle Substrat der verschiedenartigen Funktionen darzustellen, die die zuerst gleichartigen Embryonalzellen bei der Sonderung des Embryonalleibes in verschiedene Organe und Gewebe übernehmen (MEVES, 1908).

Auch die Plastosomen entsprechen offenbar den Forderungen, welche wir an eine Erbsubstanz stellen, wenn dies auch in etwas anderer Weise und nicht so deutlich wie die Kernsubstanz.

Nicht der ganze Kern, sondern nur die stark färbbare Substanz desselben, das Chromatin, wird im allgemeinen als die Erbsubstanz des Kerns betrachtet.

Nach R. FICK (1907) ist es sogar nicht glaubhaft, dass alles Chromatin als Erbsubstanz zu betrachten ist. Dieser Autor ist nämlich der Ansicht, dass das Chromatin **auch vegetative Funktionen** zu erfüllen hat, und dass die aus den Chromatinkörnern zusammengesetzten Chromosomen nur teilweise als Vererbungsträger zu betrachten sind.

In den menschlichen Geschlechtszellen sind die Chromosomen alle von derselben Form und Grösse.

Die meisten Autoren sind aber trotzdem der Ansicht, dass die verschiedenen Chromosomen einer reifen Geschlechtszelle für die Vererbung von verschiedener Bedeutung sind, so dass verschiedene Chromosomen derselben verschiedene Gene (= Erbfaktoren) beherbergen.

Jedes Chromosom enthält wahrscheinlich eine beträchtliche Zahl von Genen, die mit einander mehr oder weniger eng verbunden sind. Durch diese Annahme lässt es sich erklären, dass bei gewissen genauer studierten Objekten diejenigen Ausseneigenschaften, die „gekoppelt" sind d. h. immer zusammen auftreten, ebenso viele Gruppen bilden, wie die reifen Geschlechtszellen Chromosomen haben (MORGAN).

Die geschlechtsbestimmenden Gene befinden sich wahrscheinlich alle in einem einzigen Chromosom, das daher Geschlechtschromosom genannt wird. Dasselbe enthält auch viele andere Gene, die mit dem Geschlecht zwar nichts direktes zu tun haben, aber doch Ausseneigenschaften hervorrufen, die gewöhnlich an dem einen Geschlecht gebunden sind.

Bei den Säugetieren (einschliesslich beim Menschen) sollen die Reifeier alle je ein Geschlechtschromosom besitzen; dagegen soll nur die Hälfte der Spermien ein solches Chromosom enthalten.

Wenn nun das Ei durch ein Spermium ohne Geschlechtschromosom befruchtet wird, wird das Geschlecht des betreffenden Individuums männlich; dagegen wird es weiblich, wenn es von einem Spermium mit Geschlechtschromosom befruchtet wird.

Über das Verhalten der Chromosomen der befruchteten Eizelle zu den Chromosomen der aus ihr entstehenden Embryonalzellen, gehen die Meinungen verschiedener Autoren stark auseinander.

Nach der Individualitäts- und Kontinuitätshypothese

stellen die Chromosomen eine Art selbständiger, individueller Organismen (BOVERI) dar, welche während der Endstadien einer Mitose nur scheinbar verschwinden, in Wahrheit sich aber (im sogenannten „Ruhekern") erhalten (C. RABL) und in den Anfangsstadien der folgenden Mitose wieder als ganz dieselben Chromosomen-Individuen sichtbar werden.

Nach dieser Hypothese bilden die Chromosomen der zuletzt gebildeten Zelle eines Körpers mit den Chromosomen der ersten Embryonalzellen desselben Körpers ein Continuum, indem sie aus diesen Chromosomen nur durch mehrfache Längsspaltungen (mit dazwischen liegenden Wachstumsperioden) entstanden sind; und zwar sollen in **allen** Zellen des erwachsenen Körpers die eine Hälfte der Chromosomenzahl von den ursprünglich väterlichen, die andere Hälfte von den ursprünglich mütterlichen Chromosomen der befruchteten Eizelle abstammen.

Abnorme Befruchtung.

Die Befruchtung kann abnorm verlaufen und zwar auf Veranlassung von sowohl inneren wie äusseren Ursachen.

Zu den inneren Ursachen rechne ich abnormen Bau (vgl. S. 11 u. 16) oder abnorme Zahl (vgl. S. 19) der sich vereinigenden Geschlechtszellen.

Als äussere Ursachen wären anzunehmen Einflüsse mechanischer, chemischer oder thermischer Art, welche die inneren Befruchtungsgänge stören könnten.

Es lässt sich denken, dass solche Störungen den Ablauf der inneren Befruchtungsvorgänge entweder ganz verhindern oder in abnorme Bahnen leiten könnten und dass sie also entweder zu einer Vernichtung des Keimes oder zur Entstehung von Missbildungen führen könnten. Sicheres hierüber wissen wir aber nicht.

Vererbung.

So lange wir noch glaubten, dass die Eigenschaften der Eltern durch die Vererbungsträger ihrer Geschlechtszellen auf die Kinder direkt überführt werden könnten, erschien das Problem der Vererbung relativ einfach. Waren doch die Eigenschaften beider Eltern in alle Körperzellen des Kindes durch die Chromosomen transportiert!

Wir wissen aber jetzt, dass diese ganze Anschauungsart grundfalsch ist. Die experimentelle Vererbungslehre hat nämlich bewiesen, dass die Eigenschaften als solche gar nicht vererbt werden können.

Nur die Erbfaktoren oder Gene sind es, die vererbt werden, und diese bestimmen nicht alleine die werdenden Ausseneigenschaften. Je nach den verschiedenen Kombinationen der Gene, und je nach den verschiedenen Aussenverhältnissen, worunter diese wirken, werden die Ausseneigenschaften des neuen Individuums verschieden. Der Phänotypus (= Erscheinungstypus) eines Individuums ist also eine Art Laborationsprodukt von Erbfaktoren und Milieu-Verhältnissen.

Bei dieser Laboration sind indessen im allgemeinen die Erbfaktoren für das Endresultat am bedeutungsvollsten.

Alle zusammengenommenen stellen die Erbfaktoren eines Individuums die sog. genotypische Konstitution (oder kürzer: den Genotypus) desselben dar.

Aus dem obenstehenden geht schon hervor, dass zwei genotypisch übereinstimmende Individuen gar nicht phänotypisch übereinstimmend zu sein brauchen. Denn die während ihrer Entwicklung wirksamen Milieuverhältnisse können das Endresultat nach verschiedenen Richtungen hin modifiziert haben. So z. B. bekommt die normalerweise rotblühende Rasse der Primula sinensis weisse Blumen, wenn sie bei höherer Temperatur (30—35°) kultiviert wird. Die Nachkommen derart modifizierter Individuen werden aber in gewöhnlicher Temperatur wieder ebenso rotblumig wie diejenigen der permanent rotblühenden Individuen. Solche erworbene Eigenschaften (sog. „Modifikationen") sind nämlich gar nicht erblich.

Andererseits brauchen zwei phänotypisch ähnliche Individuen gar nicht genotypisch übereinzustimmen. Sie können verschiedenen Biotypen angehören, die einander nur während der Entwicklung genähert haben. So z. B. gibt es eine bei gewöhnlicher Temperatur weissblühende Rasse von Primula sinensis, die mit der weissen Modifikation der rotblühenden Rasse leicht verwechselt werden könnte.

Leider ist nur der Phänotypus eines Individuums direkt untersuchbar. Von dem Genotypus desselben können wir uns nur dann einen einigermassen sicheren Begriff machen, wenn wir in der Lage sind, seine Nachkommen (am liebsten in mehreren Generationen) zu untersuchen.

Aber auch dann ist die Feststellung der genotypischen Konstitution (und also des Zeugungswertes) eines kompliziert gebauten Individuums nur teilweise möglich. Denn die Nachkommen solcher (sich bei jeder Be ruchtung kreuzenden) Individuen sind alle durch stetige Neukombinationen von Genen hervorgegangen, und bei solchen Neukombinationen können viele Gene in einer gewissen Generation effektlos werden, obwohl sie noch vorhanden sind und sich in einer späteren Generation wieder geltend machen können.

Die moderne Erblichkeitslehre ist seit MENDEL (1865) grösstenteils auf Untersuchungen von Bastarden basiert. Indem man Individuen, welche betreffs einzelner Eigenschaften differierten, gekreuzt und die betreffenden Eigenschaften bei mehreren Generationen der Bastarden genau untersucht hat, ist man zu überaus wichtigen Ergebnissen über die Beziehungen der Gene sowohl unter sich wie zu den Ausseneigenschaften gekommen.

Aber auch die genauere Untersuchung der Nachkommen von selbstbefruchtenden Individuen hat die Vererbungswissenschaft mächtig gefördert. Die geniale Idee W. JOHANNSEN's (1903), die sog. reinen Linien auseinanderzuhalten, ist sogar für mehrere Grundbegriffe dieser Wissenschaft grundlegend geworden.

Bei einer konstant selbstbefruchtenden Pflanze haben die reifen Geschlechtszellen (die Gameten) alle dieselbe genotypische Konstitution. Sowohl die männlichen wie die weiblichen Gameten haben je die ganze Erbmasse (= die Summe der verschiedenen Erbfaktoren) in einfacher Dosis. Wenn sie dann bei der Befruchtung paarweise verschmelzen, so bekommt jede befruchtete Eizelle (= Zygote) die Erbmasse des betreffenden Biotypus in doppelter Dosis. Solche Zygoten [1]) werden Homozygoten genannt, weil ihre genotypische Konstitution gleichartigdoppelt ist. Die Nachkommen einer solchen Homozygote bilden zusammen mit ihr eine „reine Linie", innerhalb welcher „volle Erblichkeit" herrscht. Denn sie haben alle genau dieselbe genotypische Konstitution.

Die verschiedenen Individuen einer „reinen Linie" können indessen trotzdem, wenn sie sich unter verschiedenen Milieuverhältnissen entwickeln, phänotypisch verschieden werden. Solche Verschiedenheiten sind aber nur „Modifikationen", die wie erwähnt nicht erblich sind.

Innerhalb einer Art gibt es im allgemeinen mehrere „reine Linien"; und in der Natur kommen die Repräsentanten verschiedener reinen Linien meistens mit einander zu Beständen (Populationen) gemengt vor.

Wenn man nun innerhalb einer solchen Population eine durch mehrere Generationen hindurch gehende Auslese (Selektion) vornimmt, indem man die betreffs gewisser Ausseneigenschaften allerbesten Individuen aussucht und für sich weiterzüchtet, so lässt sich zweifelsohne die betreffende Population dadurch verbessern. Die Verbesserung besteht aber nur darin, dass man die beste „reine Linie" reinzüchtet d. h. von den weniger guten isoliert.

Dagegen ist eine Selektion innerhalb einer reinen Linie vollständig wirkungslos. Denn die genotypische Konstitution kann ja dadurch nicht verändert werden.

Gewisse Pflanzen, welche normalerweise Selbstbefruchter sind, können sich auch gegenseitig befruchten oder, wie wir sagen, miteinander gekreuzt werden. Wenn man nun zwei Individuen verschiedener reiner Linien kreuzt, so entstehen Zygoten, deren Erbmasse ungleichdoppelt wird, und die daher Heterozygoten genannt werden.

Es ist dies aber nicht so aufzufassen, als sollten die Erbfaktoren, die von der einen reinen Linie stammen, alle ungleich denjenigen sein, die von der anderen reinen Linie gekommen sind. Denn grösstenteils sind sie miteinander identisch. Nur ein einziges Faktorenpaar ist z. B. ungleichdoppelt. Solche Heterozygoten werden einfache Heterozygoten genannt. Betreffs der Mehrzahl ihrer Eigenschaften sind solche Individuen noch Homozygoten.

[1]) Hervorzuheben ist, dass man unter dem Namen Zygote nicht nur die befruchtete Eizelle, sondern auch das ganze daraus entstehende Individuum versteht.

Wenn nun einfache Heterozygoten, die betreffs verschiedener Faktorenpaare heterozygotisch sind, gekreuzt werden, so entstehen zweifache Heterozygoten; und wenn diese sich wiederum mit anderen Heterozygoten kreuzen, werden die Nachkommen mehrfache Heterozygoten.

Bei den höheren Tieren (einschliesslich beim Menschen) sind selbstverständlich alle Individuen mehrfache Heterozygoten; was natürlich nicht hindert, dass sie alle noch betreffs der ganz konstanten Eigenschaften (z. B. der Art-Eigenschaften) Homozygoten sind.

Wenn Individuen verschiedener Arten miteinander gekreuzt werden, entstehen noch mehr komplizierte Heterozygoten. Für solche hat man früher den Namen Bastarden (oder bei Pflanzen: Hybriden) reserviert. Nunmehr nennt man aber auch einfachere, ja sogar ganz einfache Heterozygoten Bastarden.

Wenn man die chemische Konstitution eines zusammengesetzten Stoffes analysieren will, so muss man es bekanntlich mit verschiedenen anderen Stoffen kombinieren. In etwa derselben Weise lässt sich die genotypische Konstitution eines Individuums prüfen, indem man dasselbe mit anderen Individuen kreuzt.

Die betreffende Prüfung lässt sich aber nur dann einigermassen leicht ausführen, wenn man sie auf einzelne, prägnante Eigenschaften beschränkt.

Kreuzt man eine rotblühende Mirabilis jalapa mit einer weissblühenden, so bekommen die Nachkommen alle rosagefärbte Blumen. Diese neue Blumenfarbe bleibt aber in der folgenden Generation nicht konstant. Nur 50% der Nachkommen bekommen dieselbe wieder; die übrigen „mendeln" zurück zu den Farben der Grosseltern und zwar bekommen 25% die rote und 25% die weisse Blumenfarbe wieder.

Es ist dies das einfachste Beispiel des MENDEL'schen Spaltungsgesetzes. Das Wiedererscheinen der ursprünglichen Farben rot und weiss beruht darauf, dass die diese Farben hervorrufenden Gene, die bei der ersten Kindgeneration (F_1 = ersten Filialgeneration) kombiniert waren und daher eine intermediäre Farbe hervorriefen, bei der Gametenbildung wieder von einander isoliert werden.

Die Hälfte sowohl der männlichen wie der weiblichen Gameten von F_1 bekommt also den Erbfaktor für rot und die andere Hälfte den Erbfaktor für weiss; und bei der Bildung der zweiten Kindgeneration F_2 können sich diese, wie das folgende Schema *A* zeigt, in drei verschiedenen Weisen kombinieren.

In diesem Falle waren die beiden Erbfaktoren für rot bezw. für weiss äquipotent, das heisst sie konnten sich, wenn sie kombiniert wurden, beide geltend machen. Sehr oft ist dies aber nicht möglich, sondern der eine Faktor ist dominant d. h. er unterdrückt die Wirkung des anderen. Der letztgenannte Faktor wird dann recessiv genannt. Im Schema *B* sind die recessiven Faktoren, wenn sie mit den Dominanten-Faktoren kombiniert sind, binnen Paranthes gestellt um damit zu bezeichnen, dass sie dann phänotypisch unmerklich sind. Solche recessive Erbfaktoren stellen dann sog. latente Anlagen dar, die in einer folgenden Generation wieder zum Vorschein kommen können, wenn der betreffende Heterozygot sich mit einem ähnlichen Heterozygoten kreuzt (vgl. Schema *B*, F_2).

Daraus erklärt sich das Risiko der Verwandten-Ehen in Familien mit recessiven Krankheitsanlagen.

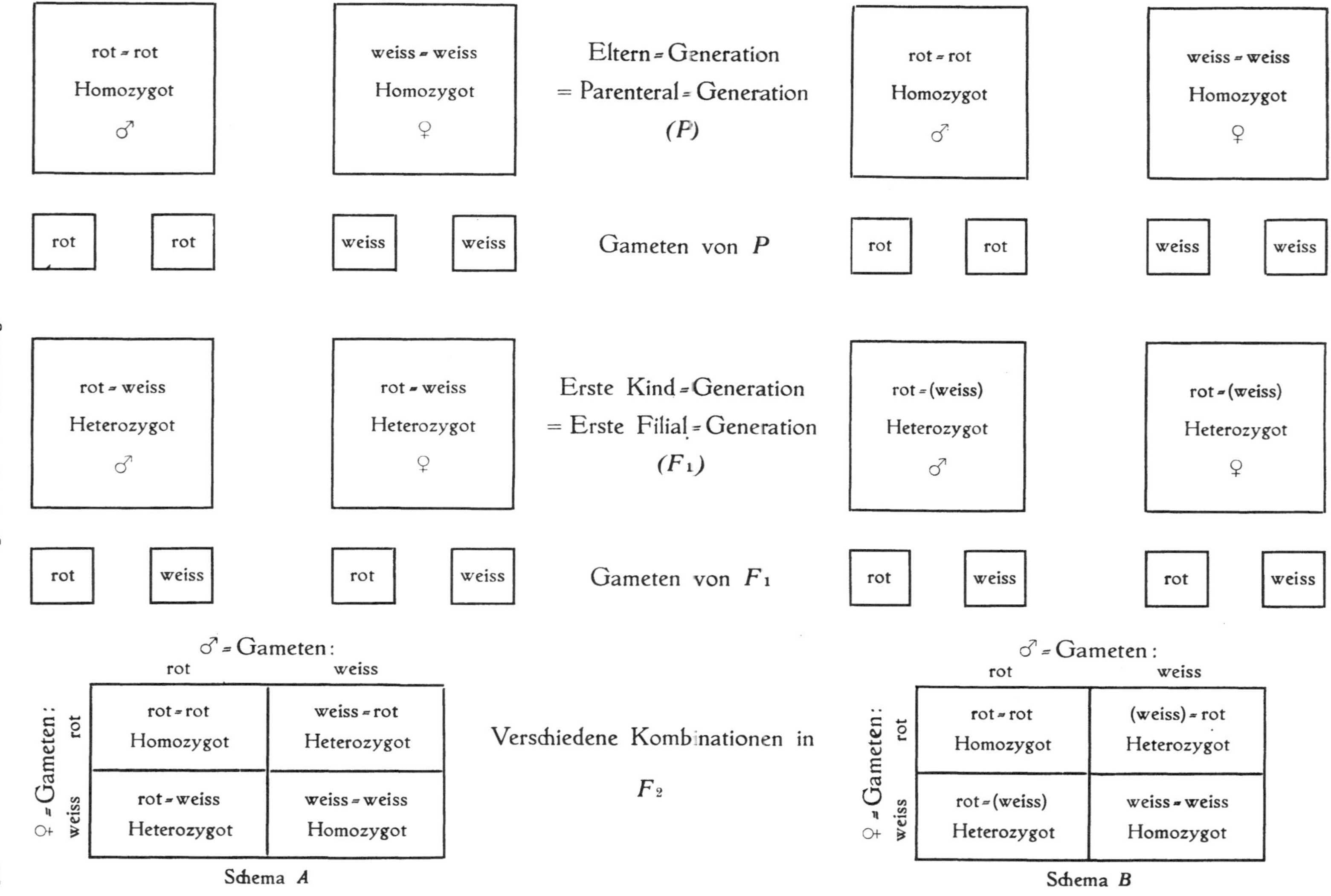
rot = rot
Homozygot
♂
weiss = weiss
Homozygot
♀
Eltern = Generation
= Parenteral = Generation
(P)
rot = rot
Homozygot
♂
weiss = weiss
Homozygot
♀
rot
rot
weiss
weiss
Gameten von P
rot
rot
weiss
weiss
rot = weiss
Heterozygot
♂
rot = weiss
Heterozygot
♀
Erste Kind = Generation
= Erste Filial = Generation
(F_1)
rot = (weiss)
Heterozygot
♂
rot = (weiss)
Heterozygot
♀
rot
weiss
rot
weiss
Gameten von F_1
rot
weiss
rot
weiss
♂ = Gameten:
rot
weiss
♀ = Gameten:
rot
weiss
rot = rot
Homozygot
weiss = rot
Heterozygot
rot = weiss
Heterozygot
weiss = weiss
Homozygot
Schema A
Verschiedene Kombinationen in F_2
♂ = Gameten:
rot
weiss
♀ = Gameten:
rot
weiss
rot = rot
Homozygot
(weiss) = rot
Heterozygot
rot = (weiss)
Heterozygot
weiss = weiss
Homozygot
Schema B

Die Dominanz eines Erbfaktors kann von äusseren Verhältnissen unabhängig sein. Nicht selten kann aber auch die Dominanz durch solche abgeschwächt, ja sogar vollständig aufgehoben werden.

Wenn zwei- bis mehrfache Heterozygoten mit zwei bis mehreren dominanten bezw. recessiven Erbfaktoren gekreuzt werden, so entstehen in der F_2-Generation eine grosse Zahl von Kombinationsmöglichkeiten. Nicht selten gehen aus solchen Kreuzungen neue Biotypen hervor, die die guten Eigenschaften mehrerer früherer Biotypen in sich vereinigen. In dieser Weise hat die Pflanzenveredelung während der letzten Jahrzehnte mächtige Fortschritte gemacht.

Dreifache Heterozygoten bilden 8 verschiedene Gametenarten und diese können in 64 verschiedenen Weisen mit einander kombiniert werden. Von 64 F_2-Individuen sind bei Dominanz zwar nur 8 phänotypisch verschieden; aber genotypisch unterscheiden sich nicht weniger als 27 voneinander. Bei zehnfacher Heterozygie können in der F_2-Generation 1024 phänotypisch und etwa 60000 genotypisch verschiedene Individuen entstehen.

Wenn wir nun bedenken, dass die Menschen meistens mehr als 25fache Heterozygoten sind — was etwa 1 Billion verschiedene Kombinationsmöglichkeiten gibt —, so verstehen wir, warum zwei Menschen selten einander zur Verwechslung ähnlich werden. Genotypisch ganz übereinstimmend können wohl nur einige Zwillinge sein; und sogar diese können auf Grund verschiedener Milieu-Verhältnisse mehr oder weniger stark differieren.

Dass miteinander verwandte Individuen die grössten Aussichten haben, genotypisch relativ sehr übereinstimmend zu sein, ist selbstverständlich. Aus dem Obenstehenden geht aber hervor, dass nahe Verwandte unter Umständen auch genotypisch sehr verschieden werden können. Andererseits kann aber auch der Zufall machen, dass Individuen, die gar nicht verwandt sind, sowohl genotypisch wie besonders phänotypisch übereinstimmend werden. Es sind wohl die sogenannten „Doppelgänger" manchmal [1]) in dieser Weise zu erklären.

Hervorzuheben ist, dass es die Erbfaktoren sind, welche „mendeln" und nicht die Ausseneigenschaften. Unter Umständen kann zwar eine gewisse Ausseneigenschaft von einem einzigen Erbfaktor hervorgerufen werden. Nicht selten zwingt aber ein einziger Erbfaktor mehrere Ausseneigenschaften hervor; und noch gewöhnlicher ist es vielleicht, dass eine einzige Ausseneigenschaft durch das Zusammenwirken mehrerer Erbfaktoren hervorgerufen wird (NILSSON-EHLE).

Solche zusammenwirkende Gene können sich gegenseitig verstärken. Andererseits gibt es aber auch antagonistische Gene, die ihre Wirkung hemmen (abschwächen bezw. ganz aufheben) können.

Gewisse ungünstige Gen-Kombinationen können mehr oder weniger starke Abnormitäten hervorrufen, die, wenn sie lebenswichtige Organe betreffen, sogar zum frühzeitigen Absterben des Embryos führen. In anderen Fällen entstehen missgebildete, aber noch lebensfähige Individuen; und in wiederum anderen Fällen werden die Individuen selbst wohlgebildet, es fehlt ihnen aber die Fähigkeit reife Geschlechtszellen auszubilden und sie werden daher steril.

---

[1]) Oft können sie ja nahe verwandt sein ohne es zu wissen (!)

Gewisse an sich verschiedene Gene sind, wie oben (S. 26) angedeutet wurde, gewöhnlich gekoppelt, d. h. sie gehen bei der Gametenbildung fast immer zusammen in die eine Gamete über. Diese „Koppelung" kann indessen mehr oder weniger fest sein, d. h. gewisse Gene trennen sich bei der Gametenbildung fast nie, während andere dies viel öfter tun.

Man erklärt dies durch die Annahme, dass die gekoppelten Gene in demselben Chromosom lokalisiert sind, und zwar dass sie desto fester gekoppelt sind, je näher sie einander in dem betreffenden Chromosom liegen.

Wenn diese Annahme richtig ist, so lässt sich, wie schon oben (S. 26) angedeutet wurde, die geschlechtsgebundene Erblichkeit ganz einfach dadurch erklären, dass gewisse Gene, die sonst mit dem Geschlecht nichts zu tun haben, in dem Geschlechtschromosom und zwar in enger Verbindung mit den geschlechtsbestimmenden Genen lokalisiert sind.

Entstehung neuer Biotypen.

Schon oben (S. 31) wurde erwähnt, dass oft neue Biotypen bei der Kreuzung von mehrfachen Heterozygoten entstehen können. Bei den zahlreichen Kombinationsmöglichkeiten der Erbfaktoren kann es sogar merkwürdig erscheinen, dass dies nicht noch öfter geschieht. Dass dies nicht der Fall ist, erklärt sich aber dadurch, dass viele neue Kombinationen entweder zum frühzeitigen Absterben oder zur mehr oder weniger vollständigen Sterilität des Individuums führen.

Neue Biotypen können aber auch in prinzipiell ganz anderer Weise, nämlich durch sogenannte Mutationen entstehen. Die Mutationen stellen plötzliche Veränderungen der genotypischen Konstitution dar, welche von Kreuzungen vollständig unabhängig sind. Mutationen können also sogar bei den Homozygoten einer reinen Linie auftreten. Offenbar hängen sie meistens von unregelmässig verlaufenden Reifungsteilungen ab, die die genotypische Konstitution der Gameten mehr oder weniger stark verändern.

Bei solchen Reifungsteilungen bekommt nicht selten die eine Tochterzelle etwas zu viel und die andere Tochterzelle etwas zu wenig von dem Chromatin der Mutterzelle. Gewisse Gameten bekommen — mit anderen Worten — einige Gene zu viel und gewisse andere Gameten ebensoviele Gene zu wenig; die erstgenannten sind einer Gewinnmutation, die anderen einer Verlustmutation unterworfen worden.

Verlustmutationen können vielleicht auch dadurch entstehen, dass gewisse Gene einer vollwertigen Gamete (aus unbekannten Ursachen) zu grunde gehen.

Wenn sich nun zwei Gameten, die z. B. dieselbe Verlustmutation erlitten haben, zu einer Zygote vereinigen, so wird die genotypische Konstitution derselben eine ganz andere als diejenige der Eltern; und es entsteht also — wenn der betreffende Gen-Verlust weder die normale Entwicklung noch das Leben verhindert — ein neuer Biotypus.

Gewöhnlich weichen solche durch Mutation entstandenen Biotypen nur unbedeutend von den ursprünglichen ab; was wohl einfach dadurch erklärt wird, dass stärkere Gen-Veränderungen im allgemeinen lätal sind.

Erklärung der Rekapitulationsphänomene in der Ontogenie.

Es wurde oben angedeutet, dass verschiedene Individuen einer Art, auch wenn sie — wie die Menschen — mehrfache Heterozygoten sind, betreffs der meisten Erbfaktoren doch noch Homozygoten sind. Besonders diejenigen Gene, welche die konstanten Art-eigenschaften hervorrufen, bleiben wohl meistens in allen fertilen Gameten bestehen. Dieselben Entwicklungsstadien, die sie bei unseren Vorfahren hervorbrachten, zwingen sie noch heute bei uns selbst hervor. So erklären sich die Rekapitulations-Phänomene in der Ontogenie (vgl. oben S. 2) ganz einfach daraus, dass es identische Gene sind, die bei Vorfahren und Nachkommen wirksam sind.

Bei der Entstehung neuer Biotypen können gewisse Gene entweder vollständig verloren gehen oder sich stärker bezw. schwächer als früher geltend machen. Die alten Gene können unter Umständen die Entwicklung bis zu einem gewissen Stadium in den alten Bahnen fortleiten um erst nachher von den neuen Genen derart beeinflusst zu werden, dass gewisse schon aufgebaute Organe entweder (mehr oder weniger vollständig) atrophieren oder ganz umgebaut werden. Hierin liegt, glaube ich, die Erklärung der sonst ganz rätselhaften „rudimentären Embryonalorgane", funktionswechselnden Organe und anderer Umwege der Ontogenie.

Falsche Erblichkeit.

Die wahre Vererbung betrifft nur die genotypische Konstitution und kann als Anwesenheit gleicher Erbfaktoren in Eltern und Nachkommen definiert werden.

Alle die Gepräge des Phänotypus, die durch dieselben Milieu-Verhältnisse (während der Entwicklung) verschiedener Generationen hervorgerufen werden, sind als Beispiele falscher Erblichkeit zu bezeichnen. Hierher gehören auch die durch Tradition geübten Fertigkeiten eines Individuums.

Infektionen (z. B. von Syphilis- und Tuberkelbakterien) und Intoxikationen, die während der Ontogenie von den Eltern auf die Kinder übergehen, stellen auch Beispiele falscher Erblichkeit dar.

Dagegen kann eine gewisse Disposition für (bezw. Resistenz gegen) Infektionen und Intoxikationen ganz oder teilweise auf der genotypischen Konstitution beruhen und also echt erblich sein.

Wenn dagegen ein Individuum während des Uterinlebens von der kranken Mutter schlecht ernährt wird und daher gegen dieselbe Krankheit weniger widerstandsfähig wird, so ist diese Krankheitsdisposition wiederum ein Beispiel falscher Erblichkeit.

II.

Blastogenie oder primitive Embryonalentwicklung.

Eifurchung.

Unter diesem Namen bezeichnet man die unmittelbar nach der Befruchtung folgenden Mitosen des Spermoviums, durch welche dieses in ein Klümpchen kleinerer Zellen zerlegt wird.

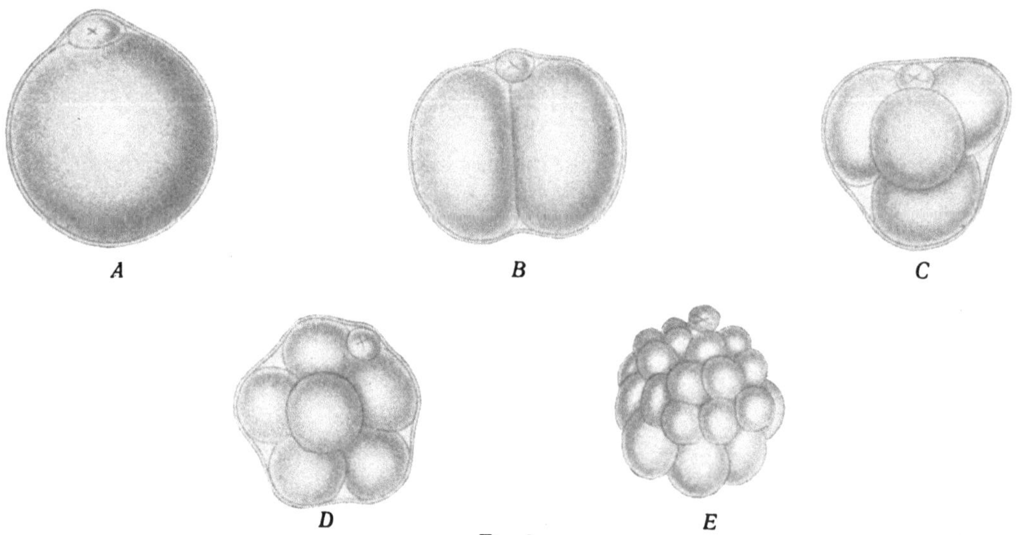

Fig. 8.

Rekonstruktion der Furchungszellen der Maus. $\frac{500}{1}$. Nach SOBOTTA (1895). Die doppelte Kontur bedeutet die Zona pellucida, die mit × bezeichneten Zellen die Polzellen. *A* befruchtetes Tubar-Ei zur Zeit der Vorkerne (Spermiumkern und Eikern); *B* die beiden ersten Furchungszellen; *C* 4 Furchungszellen; *D* Stadium der 8 Furchungszellen; *E* Morula-Stadium. (Die Zona pellucida ist jetzt zugrunde gegangen.)

Der Name „Furchung" stammt von der Zeit her, wo man noch nichts von Zellen und Zellteilungen wusste und nur die an der Ei-Oberfläche auftretenden, bei gewissen grösseren Eiern makroskopisch sichtbaren Furchen (zwischen den Zellen) beobachtet hatte.

Über den Verlauf des Furchungsprozesses speziell beim Menschen wissen wir noch gar nichts. Aller Wahrscheinlichkeit nach findet er aber in hauptsächlich derselben Weise statt, wie bei den anderen höheren Säugetieren.

Die inneren Befruchtungsphenomene finden, wie schon (S. 19) erwähnt, in der ersten Zellteilung oder Furchung ihren Abschluss.

Die durch diese Teilung aus dem Spermovium entstandenen beiden **Furchungszellen** oder Blastomeren wachsen nicht wie gewöhnliche Tochterzellen, ehe sie sich weiter teilen, zu der Grösse der Mutterzelle an, sondern teilen sich nach unbedeutender Vergrösserung mitotisch in je zwei Tochterzellen. Aus den so gebildeten 4 Furchungszellen entstehen durch wiederholte Mitosen (ebenfalls ohne dazwischenliegende ausgeprägte Wachstumsperioden) 8, 16, 32 etc. immer kleinere Furchungszellen, die ein kompaktes, maulbeerähnliches Zell-Klümpchen, die sogenannte **Morula**, bilden (vgl. Fig. 8 *A*—*E*).

Durch diese Furchungen wird also die Zellengrösse allmählich von der Riesengrösse des Spermoviums etwa zu der Normalgrösse der menschlichen Zellen im allgemeinen heruntergebracht.

Die nächste Ursache, dass zwischen den Eifurchungen keine bedeutenderen Wachstumsperioden auftreten, ist wohl darin zu suchen, dass das Ei während dieser Periode von aussen her nur sehr wenig Nahrung bekommt.

Seine Furchung macht nämlich das Ei ganz oder teilweise durch, während es den Eileiter durchwandert, und hier kann es ja nur durch die vom Ovarium mitgebrachte Nahrung bezw. unter Vermittlung von der Tubarflüssigkeit ernährt werden.

Vielleicht wird die Vergrösserung auch ein wenig dadurch behindert, dass das Ei während der Furchung noch von hemmenden Eihüllen umgeben ist. Die aus den festsitzenden Follikelzellen gebildete Corona radiata hat wohl hierbei nichts zu bedeuten, denn sie schwindet gewöhnlich schon vor der zweiten Furchung. Dagegen scheint die Zona pellucida unter Umständen fast bis zum Ende des Morulastadiums Bestand haben zu können.

Die Wanderung des Eies durch die Tube ist vollständig passiv. Sie wird entweder durch die Kontraktionen der Tubarmuskulatur (SOBOTTA), oder durch die uterinwärts flimmernden Tubarepithelzellen veranlasst. Wahrscheinlich nimmt diese Durchwanderung „zum mindesten 3—4 Tage in Anspruch" (KEIBEL und ELZE, 1908).

Die beschriebene Ernährung des sich furchenden Eies in der Tube kann nicht beträchtlich sein, denn die in den Uterus hineingelangte Morula ist nur unbedeutend grösser als das unbefruchtete Reifei.

In die Uterushöhle hineingelangt, frisst sich das menschliche Ei, wahrscheinlich in derselben Weise wie Graf SPEE beim Meerschweinchen beschrieben hat, in die Uterusschleimhaut ein.

Entstehung der Keimblätter.

Sobald die Morula sich in der Uterusschleimhaut eingenistet hat, bekommt sie reichlichere Nahrung und fängt dann an schneller zu wachsen.

Die peripheren Zellen der Morula bilden sich zu sogenannten Trophoblastzellen aus, welche die Fähigkeit besitzen, das nächstliegende mütterliche Gewebe zu zerstören und zu resorbieren. Auf Kosten dieses Gewebes vergrössert sich nun die Morula und zwar besonders die Trophoblastzellenschicht.

Gleichzeitig wird nach STRAHL und BENEKE (1910) an mehreren Stellen innerhalb der Morula Flüssigkeit ausgeschieden, so dass die Zellen auseinander weichen müssen, und die **Morula** mehrere kleine Höhlungen, sogenannte Furchungshöhlen bekommt.

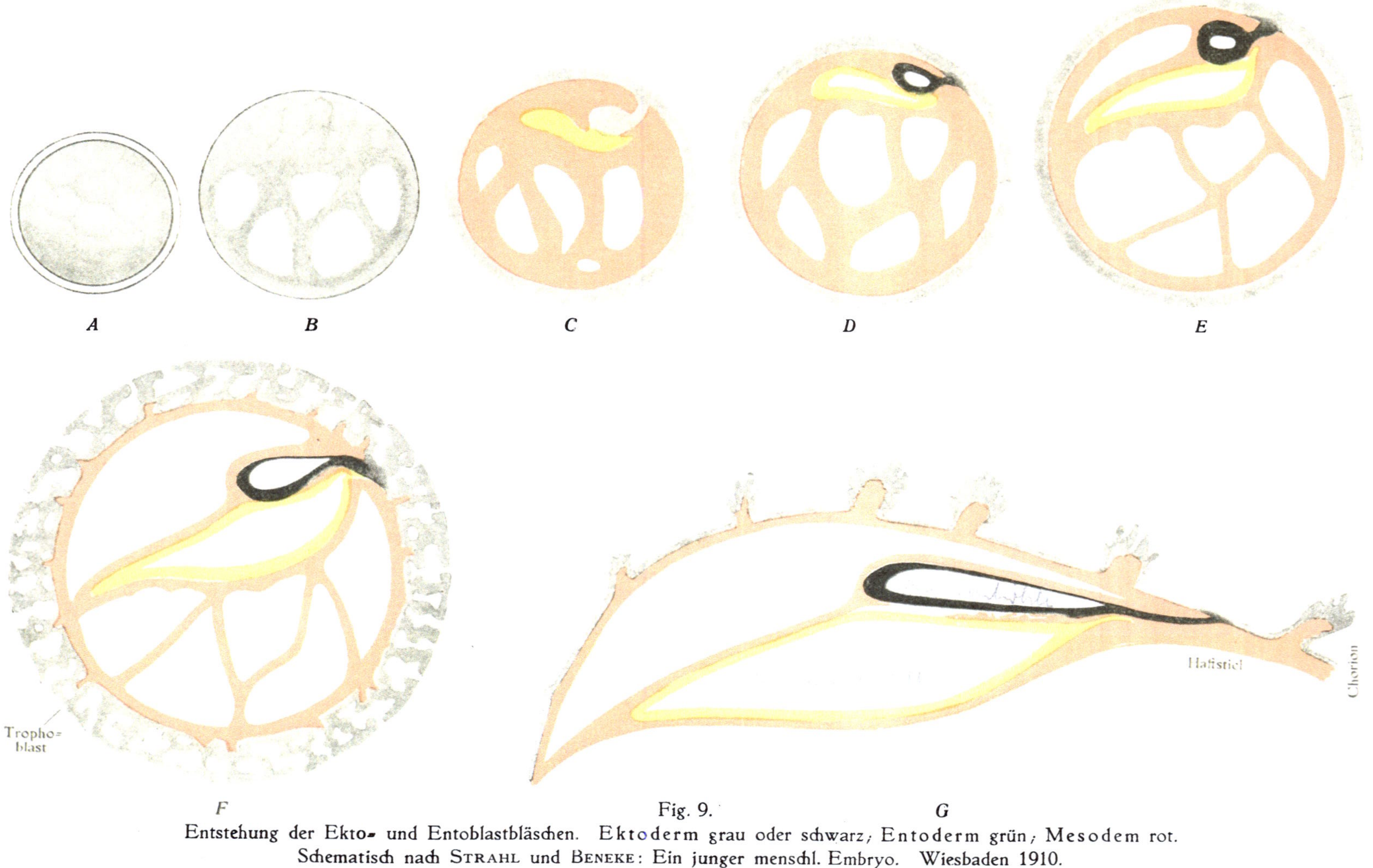

Fig. 9.
Entstehung der Ekto- und Entoblastbläschen. Ektoderm grau oder schwarz; Entoderm grün; Mesodem rot.
Schematisch nach STRAHL und BENEKE: Ein junger menschl. Embryo. Wiesbaden 1910.

An einer Seite bleibt die Morula kompakt, den sogenannten Embryonalknoten bildend. (Fig. 9 *B* oben.)

Der Embryonalknoten differenziert sich bald in zwei Zellenkomplexe, einen Ektodermknoten (Fig. 9 *C* grau), der die Verbindung mit der Trophoblastschicht noch eine Zeitlang behält, und einen Entodermknoten (grün), der zentral vom Ektodermknoten liegt.

In dem Innern dieser beiden Knoten entstehen bald durch Dehiszenz je eine Höhlung. Die beiden Knoten wandeln sich also in Bläschen um (Fig. 9 *D*).

Die Höhlung des Ektodermbläschens wird Markamnionhöhle, diejenige des Entodermbläschens Urdarmhöhle genannt.

Die zwischen diesen beiden Höhlungen liegende Zellmasse, welche anfangs nur aus Ekto- und Entoderm besteht, stellt die primitve Embryonalanlage dar.

Etwa gleichzeitig mit der Entstehung von Ekto- und Entodermknoten differenziert sich die übrige innere (die Furchungshöhlen umschliessende) Zellmasse in lockeres Gewebe, das sogenannte primäre Mesoderm. (Fig. 9 *C*—*G*, rot).

Indem die im Mesoderm liegenden Furchungshöhlen immer grösser werden, gehen ihre Zwischenwände allmählich zugrunde. Aus den zahlreichen kleinen Furchungshöhlen wird hierbei zuletzt eine einheitliche, relativ grosse Höhle, die wir ausserembryonales Cölom oder Exocölom nennen. Die Morula hat sich in eine Blase, die Blastula, umgewandelt.

Bei der Entstehung des Exocöloms bleibt das Ektodermbläschen durch einen Haftstiel mit der Blastulawand in Verbindung. (Fig. 9 *G*).

Zu dem Ektoderm im weiteren Sinne ist auch das Trophoblast zu rechnen.

Ektoderm, Entoderm und Mesoderm stellen die 3 sog. Keimblätter des sich entwickelnden Eies dar.

Das Mesoderm füllt die Zwischenräume zwischen den übrigen Keimblättern aus. Man findet es sogar zwischen dem Trophoblast und dem Ektodermbläschen, sobald diese sich von jenem durch Zugrundegehen des (beim Menschen) soliden Ammionganges losgemacht hat (vgl. Fig. 10 *A*).

Bei der Ausbildung des Exocöloms wird das Mesoderm gesondert, 1. in ein peripheres Blatt, das die Innenseite des Trophoblasts auskleidet, und 2. in eine zentrale Masse, die eine gemeinsame Hülle sowohl um Ektodermbläschen wie Entodermbläschen bildet.

Diese Sonderung tritt indessen, wie schon angedeutet, nicht ringsum auf, sondern die betreffende Hülle bleibt an einer Stelle mit dem peripheren Mesodermblatt in Verbindung (vgl. Fig. 9 *G* u. 10 *A*).

Die betreffende Verbindung ist ursprünglich breit, wird aber bei fortgesetztem Vordringen des Exocöloms immer schmäler, so dass das Ektodermbläschen vom Trophoblast grösstenteils frei wird. Zuletzt wird auf diese Weise die betreffende Mesodermverbindung auf einen **Haftstiel** reduziert, der die Embryonalanlage und zwar das werdende untere Embryonalende mit dem Trophoblast verbindet.

Entstehung der Eihäute.

Die Trophoblastschicht bildet zusammen mit dem ihre Innenseite austapezierenden Mesodermblatt die äussere Eihaut, das sog. Chorion oder Zottenhaut (weil sie später an ihrer Aussenseite Zotten bekommt).

Im Bereiche der Embryonalanlage wachsen die Ektodermzellen in die Höhe, während sie in den übrigen Wandpartien des Ektodermbläschens niedrig werden. Diese dünne Wandpartie des Ektodermbläschens stellt zusammen mit ihrer dünnen mesodermalen Bekleidung die Anlage der inneren Eihaut, des sog. Amnion (oder Schafhaut) [1]) dar.

Die Amnionhöhle enthält schon von Anfang an eine schwach gelbliche alkalische Flüssigkeit, die von dem Amnionepithel abgesondert wird. Anfangs nur sehr spärlich vorhanden, vermehrt sich diese Amnionflüssigkeit später beträchtlich, Hand in Hand damit, dass das Amnion grösser wird.

Indem nun zunächst diese Vergrösserung des Amnions schneller als diejenige des Chorions erfolgt, kommt die Aussenfläche des Amnions bald in Berührung mit der Innenfläche des Chorions und verschmilzt mit dieser. (Vgl. Fig. 10 *A* und *B*).

Auf diese Weise verschwindet schon am Ende des 2. Embryonalmonats (STRAHL) das Exocölom mit Ausnahme von einer relativ kleinen Partie desselben, die eine Zeitlang im Nabelstrang persistiert (vgl. unten!).

Aus dem hier erwähnten geht schon hervor, dass das Amnion in frühzeitigen Stadien die Embryonalanlage eng bekleidet, während es in späteren Stadien durch die reichlichere Flüssigkeit relativ weit vom Embryo getrennt ist.

Die Amnionflüssigkeit, entsteht, wie erwähnt, als Sekretionsprodukt des Amnionepithels (MANDL 1905, 1906, BONDI, 1905). Sie besteht grösstenteils aus Wasser, dem geringe Mengen von Eiweissstoffen und Salze beigemengt sind. Ausserdem enthält die Amnionflüssigkeit in späteren Stadien abgestossene Epithelien und Haare und gelegentlich, wenn der Fetus uriniert hat, Harnbestandteile.

Bei der Geburt beträgt die Menge der Amnionflüssigkeit durchschnittlich $^1/_2$—1 Liter. Bemerkenswert ist, dass sie etwa um die Mitte der Schwangerschaft nicht nur relativ, sondern sogar absolut reichlicher ist. Sie kann zu dieser Zeit oft bis zu 2 Liter betragen.

Die Bedeutung der Amnionflüssigkeit ist eine sehr wichtige. Eine allseits gleichmässige, normale Embryonalentwicklung ist nämlich nur dann möglich, wenn der junge Embryo ringsum von Flüssigkeit umgeben ist und also nirgends von einer drückenden Unterlage belästigt wird. Ausserdem ist aus den Verhältnissen bei niederen Tieren anzunehmen, dass zu einer gewissen Entwicklungsperiode die normale Entwicklung eine bestimmte Orientierung zur Schwerkraft voraussetzt (SCHULTZE u. a.), und diese Orientierung wird dem Embryo möglich, nur wenn er in einer Flüssigkeit frei schwimmt.

Die Amnionflüssigkeit schützt aber nicht nur den Embryo vor Druck und anderen mechanischen Insulten, sondern sie bewahrt auch die Nabelschnur und die Plazenta vor einseitigem Druck seitens des Fetus und „verhindert so Zirkulationsstörungen in diesen wichtigen Organen" (BUMM).

---

[1]) So benannt, weil sie im Altertum zuerst beim Opfern trächtiger Schafe erkannt wurde.

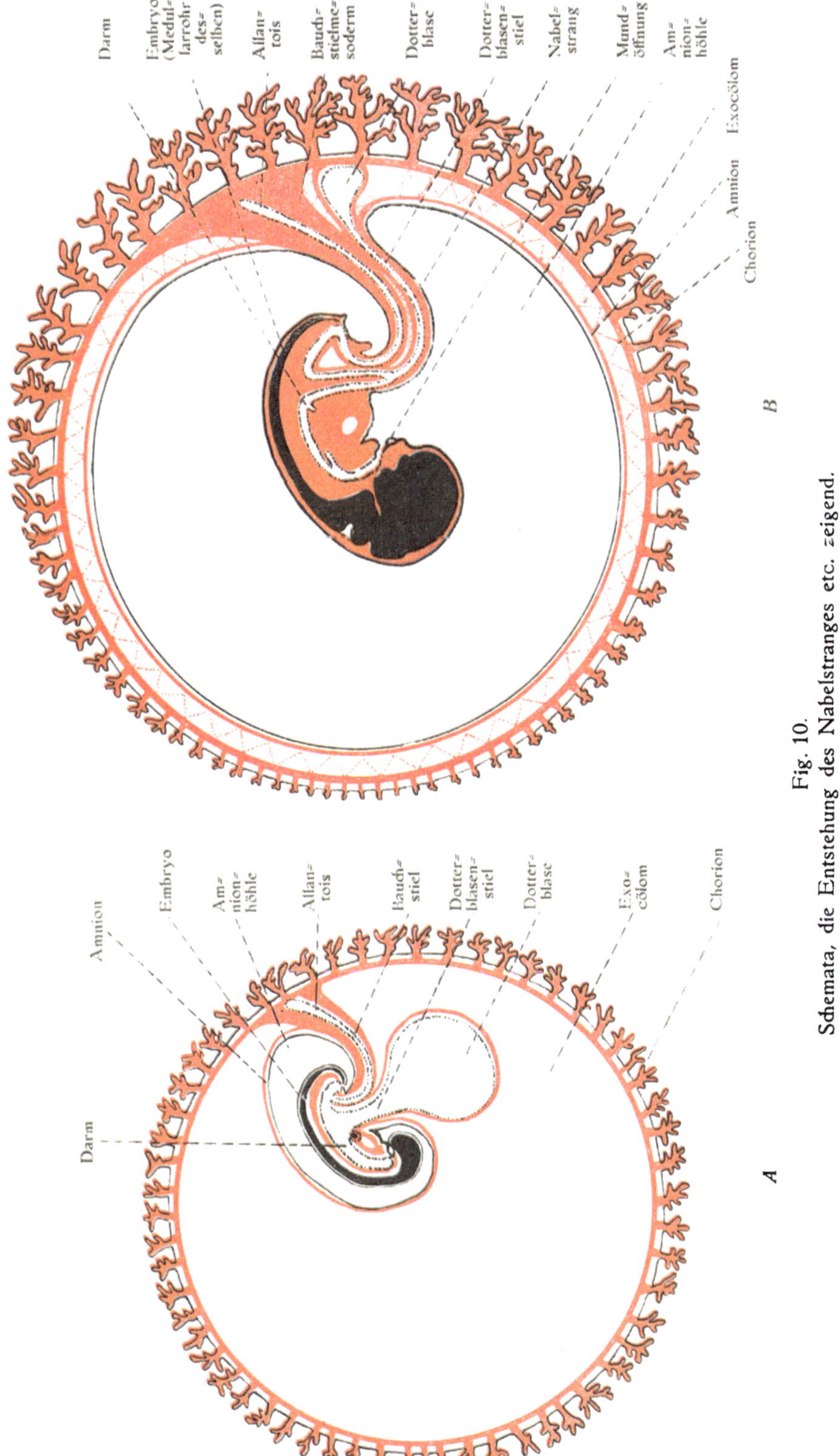

Fig. 10.
Schemata, die Entstehung des Nabelstranges etc. zeigend.
E k t o d e r m schwarz; M e s o d e r m rot; E n t o d e r m schwarz punktiert.

Ausserdem spielt die Amnionflüssigkeit eine wichtige Rolle in der Mechanik der Geburt, indem sie, ehe die Eihäute noch eingerissen sind, die allmähliche Erweiterung der Geburtswege vermittelt.

Abnorme Fruchtwassermengen.

Polyhydramnie oder Hydramnion. Unter diesem Namen versteht man eine übermässige Ansammlung von Amnionflüssigkeit, die in den extremen Fällen bis zu 30 Liter (SCHNEIDER) betragen kann.

Die Ursache dieser Abnormität liegt am häufigsten in Kreislaufstörungen (venöse Stauungen). Diese können aber sowohl im Körper der Mutter wie im Eie selbst (im Embryo, im Nabelstrang oder in der Plazenta) lokalisiert sein.

Oligohydramnie. Umgekehrt kann auch eine ungenügende Ansammlung von Amnionwasser vorkommen. In diesem Falle bleibt das Amnion auch in späteren Entwicklungsstadien dem Embryo eng anliegend.

Selbstverständlich kann das Amnion unter diesen Verhätnissen den Embryo nicht mehr vor Druck schützen; ja, wenn der Embryo schneller als das Amnion wächst, übt sogar das Amnion selbst auf den Embryo Druck aus. Unter dem Einfluss dieses Druckes können mehr oder weniger ausgedehnte Verwachsungen zwischen Embryo und Amnion eintreten.

Es darf also nicht wundernehmen, dass Oligohydramnie und die damit kombinierte abnorme Enge des Amnions zu den wichtigsten Missbildungsursachen gehören.

Um die weitere Ausbildung und die Relationen des Amnion begreiflich zu machen, müssen wir hier eine kurze Beschreibung über die

Entstehung des Nabels und des Nabelstranges

vorausschicken.

Schon oben (S. 37) wurde erwähnt, dass die zwischen der Amnionhöhle und der Urdarmhöhle gelegene Gewebspartie die primitive Embryonalanlage darstellt. Dieselbe sieht zuerst wie eine längliche Platte (vgl. Fig. 24) aus, an deren peripheren Rändern das Amnion inseriert.

In der Folge erfährt aber die Embryonalplatte eine Umformung und zwar derart, dass sie nachher wie eine ventralwärts offene längliche Blase aussieht (vgl. Fig. 25—28).

Hand in Hand mit der Entstehung dieser Embryonalblase werden die Insertionsränder des Amnions auf die Ventralseite der Embryonalanlage hin verschoben und einander (wenigstens relativ) näher gebracht. Auf diese Weise entsteht aus dem ursprünglich peripheren Rand der Embryonalplatte der Hautnabel. Unter diesem Namen verstehen wir also die Kommunikationsstelle der Embryonalblase mit dem Amnion.

Gleichzeitig mit der Ausbildung der Embryonalblase und des Hautnabels sondert sich die Entodermblase in zwei Partien, nämlich:

1. eine intraembryonale Partie, die die entodermale Darmanlage darstellt, und
2. eine extraembryonale Partie, welche die Dotterblase bildet.

Darmanlage und Dotterblase bleiben indessen innerhalb des Hautnabels mit einander in Verbindung.

Diese Verbindungsstelle, welche anfangs — besonders in der Längsrichtung der Embryonalanlage — relativ sehr weit ist (vgl. Fig. 28 *B*), benennen wir Darmnabel.

Derselbe verkleinert sich bald, so dass er schon am Ende der 3. Embryonalwoche nur ein sehr kleines, kreisrundes Lumen besitzt.

Die anfangs sehr kurze Verbindung zwischen der Darmanlage und der Dotterblase beginnt gleichzeitig stark in die Länge ausgezogen zu werden, sie bildet dann den sog. Dotterblasenstiel oder Dottergang (vgl. Fg. 34, Taf. I).

Bei der Umbildung der Embryonalplatte in die Embryonalblase wird auch der mesodermale Haftstiel, welcher das kaudale Ende der Embryonalplatte mit dem Chorion verband (vgl. S. 37), auf die Bauchseite der Embryonalanlage verschoben. Von nun ab können wir also diesen Haftstiel mit dem Namen Bauchstiel bezeichnen.

In diesen Bauchstiel wächst nun sehr frühzeitig ein aus der hinteren Darmpartie entstehendes Divertikel, die sog. Allantois [1]) oder der primitive Harnsack, hinein (vgl. Fig. 23 *B*). Die dieser Bildung folgenden Gefässe verzweigen sich in der mesodermalen Partie des Chorion, mit welchem sie also die Embryonalgefässe in Verbindung setzen.

Die erwähnten, im Bauchstiel verlaufenden Allantoisgefässe oder, wie wir sie in späteren Stadien benennen, Umbilikalgefässe, stellen die sehr bedeutungsvollen Gefässe dar, welche den Plazentarkreislauf vermitteln.

Andere Gefässe, welche dem Dotterblasenstiel folgen, verbinden die in der Dotterblasenwand verlaufenden Gefässe mit den Embryonalgefässen; sie vermitteln den bei gewissen Tieren frühzeitiger entstehenden Dottersackkreislauf.

Bauchstiel, Dotterblase und Dotterblasengang liegen ursprünglich frei in dem Exocölom (vgl. Fig. 10 *A*).

Bei der starken Vergrösserung des Amnion verschwindet aber, wie schon erwähnt, das Exocölom grösstenteils, und die oben erwähnten Bildungen werden entweder zwischen verschiedenen Abteilungen des Amnion oder zwischen Amnion einerseits und Chorion andererseits in lockerem Mesodermgewebe (Mesenchym) eingebettet (vgl. Fig. 10 *B*).

Hierbei entsteht aus dem Bauchstiel (mit seinem Inhalt) und dem Dotterblasengang, welche beide von einer gemeinsamen Amnionscheide umhüllt werden, der Nabelstrang (Funiculus umbilicalis).

Nur in der proximalen (d. h. dem Embryo nächstliegenden) Partie des Nabelstranges bleibt eine Zeitlang ein Teil des Exocöloms bestehen. Dieser Exocölomteil bleibt mit dem intraembryonalen Cölom in Verbindung und stellt den Bruchsack des sog. physiologischen Nabelbruches dar. In diesen Bruchsack dringt nämlich in der 4. Embryonalwoche eine Darmschlinge hinaus, um sich hier während einiger Wochen weiter zu entwickeln.

Amnion.

Nach dem Verschwinden des Exocöloms tapeziert also das Amnion die ganze Innenseite des Chorions aus und bildet ausserdem die äussere Hülle des Nabelstrangs. Am Hautnabel geht das Amnion in die embryonale Körperhaut über (vgl. Fig. 10 *B*).

Die dünne Mesodermschicht des Amnion bleibt gefässlos und wandelt sich in fibrilläres lockeres Bindegewebe um, das mit demjenigen des Chorions und des Nabelstranginhaltes verschmilzt.

Ausbildung des Chorion.

Schon oben (S. 38) wurde erwähnt, dass wir unter dem Namen Chorion die äussere Eihaut verstehen, welche von der Trophoblastschicht und dem dazu gehörenden Mesodermblatt gebildet wird.

---

[1]) Allantois = die wurstförmige Haut, von ihrer Form bei den Wiederkäuern.

Der Trophoblast ist ursprünglich an der Oberfläche glatt und besteht aus mehreren Schichten von Epithelzellen mit anfangs deutlichen Zellgrenzen.

Kurz nach dem Eindringen des Eies in die Uterusschleimhaut beginnt aber der Trophoblast balkenartige Sprossenbildungen, sog. Primärzotten oder Primärvilli, in das mütterliche Gewebe hineinzusenden.

Die Primärzotten sind ganz mesodermfrei. Das die Innenseite des Trophoblastes auskleidende Mesoderm dringt aber bald in die Zotten hinein und wandelt sie so in sog. Sekundärzotten oder eigentliche Chorionzotten um.

Gleichzeitig mit dem Eindringen der mesodermalen Zottenachsen vergrössern und verzweigen sich die Chorionzotten in alle Richtungen.

Die Zottenachsen differenzieren sich zu embryonalem Bindegewebe und nehmen bald Verzweigungen von den Allantoisgefässen in sich auf.

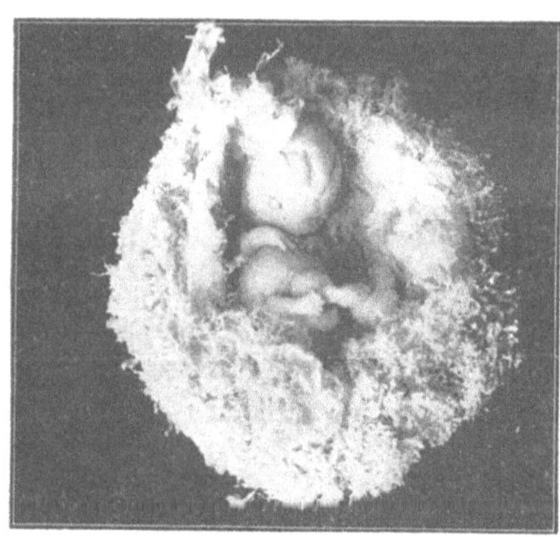

Fig. 11.
Abortivei aus dem Anfang des 3. Embryonalmonats; geöffnet. Durch die Öffnung sieht man den 25 mm langen Embryo von vorn und etwas von rechts. Natürliche Grösse.

Die Chorionvilli treten zuerst auf der Eioberfläche allseitig auf (vgl. Fig. 11). Von Anfang an scheinen sie aber an derjenigen Eiseite etwas grösser zu sein, die am tiefsten in der Uterusschleimhaut eingebettet wurde. An dieser Stelle ist natürlich die Nutrition des Eies am reichlichsten. An dieser Stelle entwickelt sich daher auch der Embryonalknoten.

Mit dem Embryo bleibt diese Partie der Eioberfläche unter Vermittlung von dem Bauchstiel in direktester Verbindung. Die Chorionvilli dieser Seite bekommen daher die ersten und die grössten Verzweigungen der Allantoisgefässe. Es darf also kein Wunder nehmen, dass diese Chorionzotten ihren Vorsprung vor den anderen stetig vergrössern können, und dass gerade sie persistieren, wenn die anderen zugrunde gehen.

Die Atrophie der anderen Chorionzotten beginnt schon am Ende des 1. Embryonalmonats und wird in dem 2. Embryonalmonat so vollständig, dass nachher an der betreffenden grösseren Partie der Eioberfläche keine Zotten mehr makroskopisch zu erkennen sind [1]).

Die auf diese Weise zottenfrei gewordene Chorionpartie benennen wir Chorion laeve.

Die noch mit Zotten besetzte Chorionpartie wird Chorion frondosum benannt; sie stellt den embryonalen Anteil des Mutterkuchens, die sog. Placenta fetalis dar.

Ehe wir zu der Beschreibung des mütterlichen Anteils des Mutterkuchens übergehen können, müssen wir eine Schilderung über den

Bau der Uterusschleimhaut vor, bei und nach der Ei-Implantation

vorausschicken.

[1]) Diese normale Zottenatrophie kann unter Umständen abnorm verlaufen, indem sie an grösseren oder kleineren Strecken unterbleibt. Auf diese Weise können grössere oder kleinere akzessorische Plazenten (Nebenplazenten und Placentae succenturiatae) entstehen.

Nach HITSCHMANN und ADLER (1908) befindet sich die Schleimhaut des Corpus uteri bei einem geschlechtsreifen Weibe nie in vollständiger Ruhe. Wucherung und Rückbildung lösen einander stetig ab und bilden zusammen den sog. menstruellen Zyklus.

Der menstruelle Zyklus ist 28 Tage lang und besteht aus vier Abschnitten oder Perioden, diese sind:

I. die intermenstruelle Periode oder das Menstruations-Intervall (14 Tage),
II. die prämenstruelle Periode (6 - 7 Tage),
III. die eigentliche Menstruation (3—5 Tage), und
IV. die postmenstruelle Periode (4—6 Tage).

I. Während der intermenstruellen Periode befindet sich die Schleimhaut des Corpus uter nahezu in Ruhe. Sie ist nur etwa 2 mm dick.

Gegen Ende dieser Periode nimmt aber die Uterusschleimhaut langsam an Dicke zu.

II. Die prämenstruelle Periode ist durch intensive Wucherung und Schwellung der Schleimhaut charakterisiert.

Ende dieser Periode schwillt die Schleimhaut sehr stark an, indem ihre Blutgefässe und zwar besonders die Kapillaren sich strotzend mit Blut füllen. Die Dicke der Schleimhaut kann jetzt bis 8 mm und mehr betragen.

Diese prämenstruelle Periode stellt „den physiologisch wichtigsten Teil des menstruellen Zyklus" dar. Sie bildet „nämlich eine Art Vorbereitung für die Aufnahme eines befruchteten Eies"[1]).

III. An dem Höhepunkt der Schleimhautschwellung tritt die eigentliche Menstruation, d. h. die Menstruationsblutung ein. Die strotzende Füllung der Gefässe führte nämlich zu zahlreichen kleinen Blutaustritten, die sich bald vergrössern und konfluieren und zuletzt das Oberflächenepithel hier und da abheben und zerreissen.

Auf diese Weise kann das Menstruationsblut in das Uteruscavum abfliessen.

Mit dem Eintritt der Menstruationsblutung tritt rasch eine Abschwellung der ganzen Schleimhaut ein. Die Rückbildung der Implantations-Vorbereitungen beginnt also mit der eigentlichen Menstruation.

IV. Während der postmenstruellen Periode wird die Wiederherstellung der verletzten Schleimhaut vervollkommnet. Die Drüsen werden wieder eng und mehr gerade und die geblähten Stromazellen kehren zu der Form gewöhnlicher Bindegewebszellen zurück.

Im Anfang der intermenstruellen Periode hat wahrscheinlich eine Kohabitation die grössten Aussichten, befruchtend zu werden.

Betreffs des zeitlichen Zusammenhanges zwischen Ovulation und Menstruation nehmen ANCEL und VILLEMIN (1907) an, dass die Ovulation durchschnittlich 12 Tage vor der Menstruation erfolge. Man nimmt aber nunmehr an, dass der Follikelsprung gelegentlich „an jedem beliebigen Tage des menstruellen Zyklus erfolgen könne" (GROSSER, 1909).

Die Implantation des Eies in der Uterusschleimhaut erfolgt wahrscheinlich im allgemeinen kurz vor dem Eintritt einer Menstruation. Die betreffende Menstruationsblutung bleibt dann gewöhnlich aus.

Unmittelbar nach der Implantation, deren Dauer auf etwa einen Tag veranschlagt wird (PFANNENSTIEL), liegt das Ei innerhalb der kompakten Stromaschicht in einer kleinen Höhle, der sog. Eikammer eingeschlossen.

Die Eingangsöffnung dieser Höhle wird wahrscheinlich sofort durch ein Blutcoagulum provisorisch und bald nachher durch Verwachsung der Öffnungsränder definitiv verschlossen.

Die Implantation geschieht zumeist irgendwo an der oberen Hälfte der hinteren oder vorderen Uteruswand (HOLZAPFEL). Wie schon oben (S. 42) angedeutet, bestimmt die Implantation die werdende Lage der Plazenta.

---

[1]) Mit dieser Periode ist nach GROSSER die Brunst der Säugetiere am nächsten zu vergleichen.

Decidua.

Die Schleimhaut des graviden Uteruskörpers wird Membrana decidua (= die hinfällige Haut) oder schlechtweg Decidua benannt, weil sie bestimmt ist, bei der Geburt fast vollständig ausgestossen zu werden.

Je nach ihren verschiedenen Relationen zu dem implantierten Ei bekommen die verschiedenen Deciduapartien verschiedene Namen (vgl. Fig. 13).

Die grössere Partie der Decidua, welche unmittelbar nach der Implantation keine direkte Beziehungen zu dem Ei besitzt, wird Decidua vera benannt. Diejenige Deciduapartie, welche unterhalb des Eies (d. h. peripher vom Eie) liegt, wird Decidua basalis, und diejenige, die oberhalb des Eies (d. h. zwischen dem Eie und der Uterushöhle) liegt, Decidua capsularis (vgl. Fig. 12) benannt.

Die schon während der prämenstruellen Periode differenzierten beiden Schleimhautschichten, die oberflächliche, kompakte und die tiefe, spongiöse Schicht, werden nach der Impregnation noch stärker ausgebildet und hierbei noch deutlicher von einander gesondert. Sie werden jetzt mit dem Namen Decidua compacta bezw. Decidua spongiosa bezeichnet (vgl. Fig. 18).

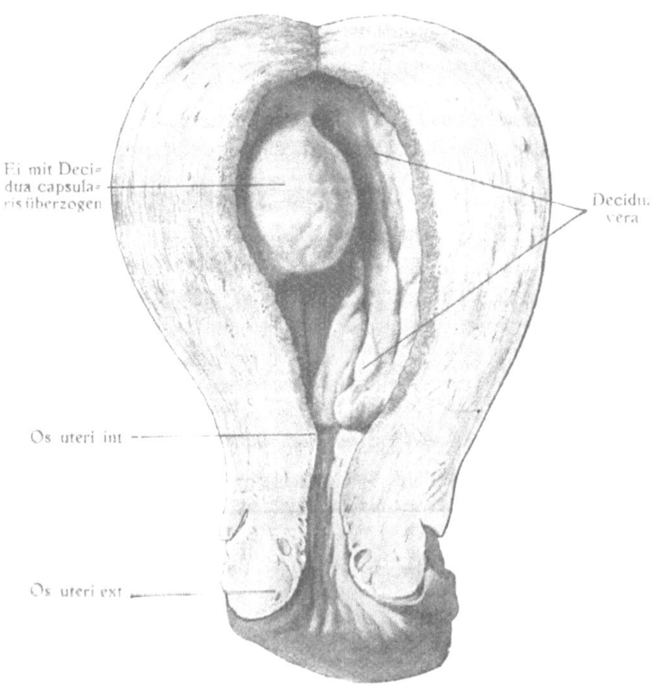

Fig. 12.
Uterus mit Ei aus der 4. Woche der Schwangerschaft. Natürliche Grösse. Die Abbildungen 12—19 sind nach BUMM, Grundr. d. Geburtshülfe. 7. Aufl.

Die ganze Uteruskörperschleimhaut wird nach der Implantation noch dicker (bis zu 1 cm) als in der prämenstruellen Periode. Sie wird auch sehr blutreich, jedoch ohne dass die starke Füllung der Gefässe zu Blutungen Veranlassung gibt.

Die Decidua capsularis verläuft zuerst ganz gradlinig über das Ei hinüber und beginnt erst in späteren Stadien, wenn das Ei sich stärker vergrössert, in die Uterushöhle einzubuchten. (Fig. 12 u. 13.)

Hand in Hand mit der Vergrösserung des Eies vergrössern sich auch sowohl die Decidua basalis wie die Decidua capsularis. Die Vergrösserung dieser Deciduapartien findet anfangs (während des 1. Embryonalmonats) auf Kosten der Decidua vera statt, indem diese von dem wachsenden und arrodierenden Ei immer mehr aufgespaltet wird.

Später vergrössert sich die Decidua capsularis interstitiell, und zwar hauptsächlich durch Dehnung. Ihr Oberflächenepithel wird hierbei bald endothelartig abgeplattet und hier und da lückenhaft. Zuletzt (gegen Ende des 3. Embryonalmonats) geht dasselbe vollständig zugrunde. Gleichzeitig legt sich die Decidua capsularis überall an die Decidua vera innig an und verwächst mit dieser.

Auf diese Weise verschwindet das Lumen des Uteruskörpers vollständig.

Entstehung des intervillösen Raumes.

Wenn die aus Trophoblast bestehenden Primärvilli des Eies auswachsen, verzweigen sie sich reichlich in dem umgebenden Deciduagewebe, das unter dem histolytischen Einflusse des Trophoblastes in Degeneration (Koagulationsnekrose) begriffen ist.

Die degenerierenden mütterlichen Gewebsmassen werden allmählich vom Trophoblast aufgelöst und als Embryotrophe (Embryonahrung) verwendet.

Einzelne Primärvilli verbinden sich mit mütterlichen Blutgefässen, die sie öffnen.

Das mütterliche Blut strömt dann in die unregelmässigen, grösstenteils nur von Trophoblastsyncytium ausgekleideten Räume heraus, die sich zwischen den Primärzotten befinden und (da sie alle mit einander zusammenhängen) unter dem Namen des intervillösen Raumes zusammengefasst werden können.

In diesem intervillösen Raum koaguliert nicht das Blut, denn das Syncytium hat ähnliche koagulationshemmende Fähigkeiten wie das Gefässendothel. In dem intervillösen Raum kann also das mütterliche Blut zirkulieren, wenn auch natürlich die betreffende Zirkulation durch die Grösse und Unregelmässigkeit des Raumes sehr verlangsamt wird.

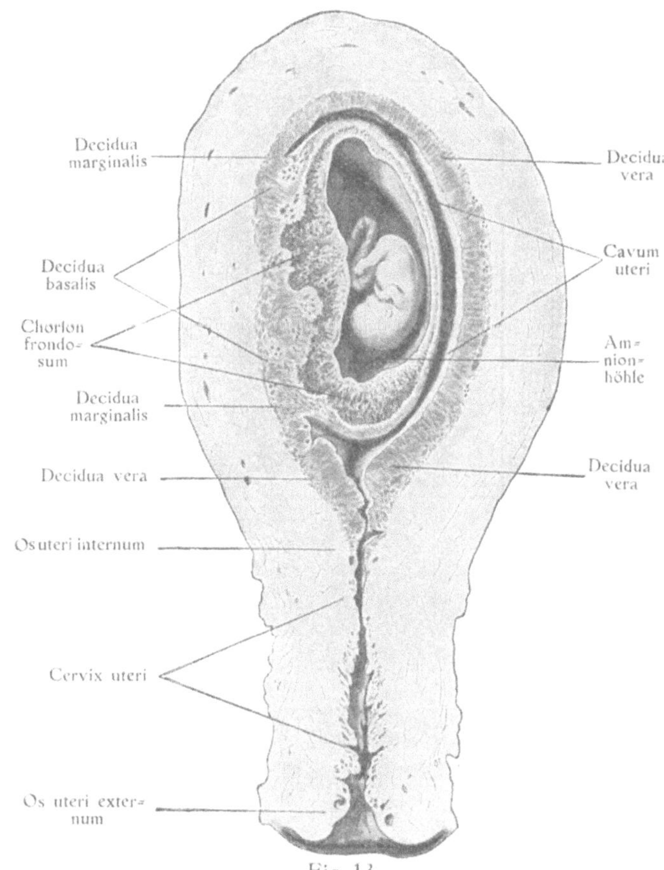

Fig. 13.

Uterus mit Ei vom Ende des 2. Schwangerschaftsmonats. Natürliche Grösse. Sagittalschnitt.

Nach der Umwandlung der Primärvilli zu Sekundärvilli (vgl. oben S. 42) und nachdem diese mit embryonalen Gefässzweigen (Zweigen der Allantoisgefässe) versehen worden sind, wird das Ei durch Resorption von Nährstoffen aus dem im intervillösen Raum zirkulierenden mütterlichen Blut ernährt.

Die primitive Ernährung des Eies durch zerfallendes mütterliches Gewebe (durch sog. „Embryotrophe") wird also jetzt durch die definitive Ernährung des Eies durch eine zwischen einem mütterlichen und einem embryonalen Kreislauf stattfindende Resorption ersetzt.

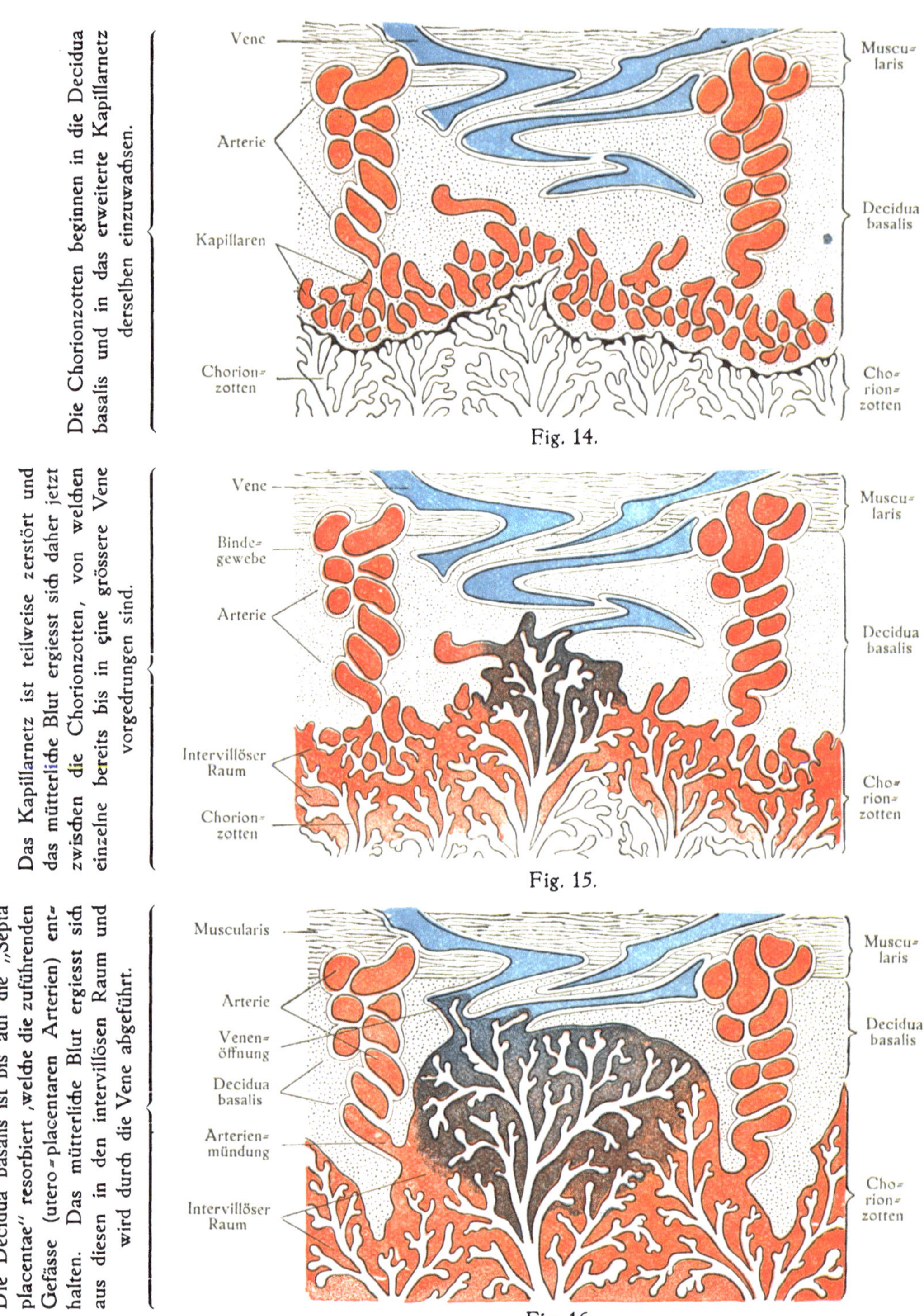

Fig. 14.

Fig. 15.

Fig. 16.

Fig. 14—16.
Entwicklung der menschlichen Placenta. Schematisch.

Entstehung der Placenta materna.

Diese Resorption findet eine Zeitlang an der ganzen Eioberfläche statt.

Der intervillöse Blutraum streckt sich nämlich zu dieser Zeit nicht nur in der Decidua basalis, sondern auch in der ganzen Decidua capsularis.

Hand in Hand mit der oben (S. 42) beschriebenen Zotten-Atrophie, die schon Ende des 2. Embryonalmonats zu einem vollständigen Schwinden aller sich in dem Bereiche der Decidua capsularis findenden Chorionvilli führt, verschwindet in demselben Gebiete auch der intervillöse Blutraum.

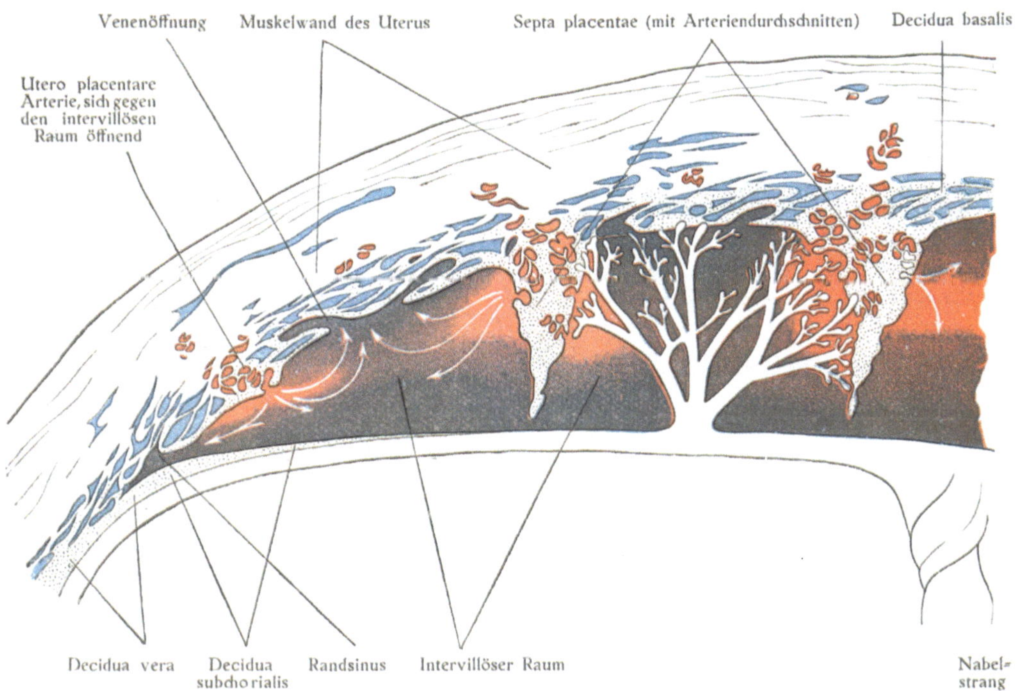

Fig. 17.
Schema der reifen Placenta.

Gleichzeitig oder bald nachher findet die oben beschriebene Verwachsung der Decidua capsularis mit der Decidua vera statt. In der nächstfolgenden Zeit verschwindet die Decidua capsularis (durch Dehnung und Nekrose) vollständig. Ihre Rolle ist ausgespielt.

Bei der fortgesetzten Vergrösserung des Eies wird die Decidua vera beträchtlich gedehnt und gedrückt. Ihre anfangs ansehnliche Dicke (1 cm) wird hierbei allmählich bis auf 1—2 mm reduziert.

Vom 3. Embryonalmonat an persistieren also der intervillöse Blutraum und die Chorionvilli nur in dem Bereiche der Decidua basalis.

Diese Decidua basalis besteht, wie die Decidua im allgemeinen, aus einer oberflächlicheren (dem Eie nächstliegenden) Pars compacta und einer tieferen (der Uterusmuskulatur nächstliegenden) Pars spongiosa.

Die Decidua basalis compacta stellt die Anlage der Placenta materna, d. h. des mütterlichen Anteils der Placenta dar.

Bau und Sitz der Placenta.

Die Placenta wird also zusammengesetzt:

I. aus einer Placenta fetalis (= Chorion frondosum).
 Dieselbe besteht aus:
 1. einer Chorionplatte und
 2. den davon ausgehenden Chorionzotten; und

II. aus einer Placenta materna.
 Diese besteht aus:
 1. einer Basalplatte, die von den tieferen Schichten der Decidua basalis compacta gebildet wird; und
 2. davon ausgehenden pfeiler- oder später scheidewandähnlichen Bildungen, die in den intervillösen Raum zwischen den Cotyledonen (vgl. unten) hineinstecken (Deciduapfeiler bezw. Septa placentae).

Diese Bildungen stammen ebenfalls von der Decidua basalis compacta und zwar von ihren oberflächlichen d. h. dem Eie nächstliegenden Schichten, die besonders in der Umgebung von Arterien bestehen bleiben, während sie an anderen Stellen von dem Trophoblast zerstört werden.

Relativ am grössten ist die Placenta in dem 4. Embryonalmonat, zu welcher Zeit sie nahezu die Hälfte der Innenseite des Uteruskörpers einnimmt. In späteren Entwicklungsstadien wird sie relativ (im Verhältnis zu der Uterusgrösse) kleiner.

Histologische Veränderungen der Decidua und der Placenta während der Gravidität.

Die Decidua compacta wird vor allem dadurch charakterisiert, dass die durch dieselbe gehenden Drüsenausführungsgänge relativ klein bleiben, und dass die Bindegewebszellen sich hier in Deciduazellen umbilden.

Vorstadien der Deciduazellen werden schon während der prämenstruellen Periode gebildet. Vollständig ausgebildete Deciduazellen findet man aber in der Decidua compacta erst vom Ende der 2. Graviditätswoche ab (GROSSER).

Die Deciduazellen können sich nicht durch Mitose weiter teilen und sind alle dem baldigen Untergang geweiht. Sie gehen nämlich entweder schon während der zweiten Hälfte der Gravidität oder bei (bezw. unmittelbar nach) der Geburt zugrunde.

Die Decidua spongiosa wird von der Anwesenheit der vergrösserten Drüsenschläuche charakterisiert, die nach der Obliteration des Uteruslumens selbstverständlich geschlossene Räume bilden.

Diese Drüsenräume werden infolge der Dehnung der ganzen Decidua immer niedriger und breiter und zuletzt zu parallel der Uteruswand verlaufenden Spalten mit sehr dünnen Zwischenwänden umgewandelt.

Gleichzeitig wird das Drüsenepithel durch die Dehnung immer niedriger, bis es zuletzt fast überall endothelähnlich wird. Nur in den tiefsten, zwischen den Unebenheiten der Muscularisinnenseite hineinreichenden Drüsenabschnitten bleibt das kubische Epithel erhalten.

Die dünnen Zwischenwände der Drüsenräume werden bei stärkeren Uteruskontraktionen leicht abgerissen. Die Verbindung der Decidua mit der Muscularis ist also durch die Ausbildung der Pars spongiosa sehr schwach und locker geworden. Da nun gleichzeitig die Verbindung des Chorion mit der Decidua sehr fest geworden ist, so verstehen wir leicht, dass bei der Geburt die Ablösung des Eies vom Uterus im Bereiche der Decidua spongiosa stattfinden muss.

Zusammen mit dem Ei wird, mit anderen Worten, auch fast die ganze Schleimhaut des Uteruskörpers geboren. Nur die peripherste Partie der Decidua spongiosa (mit den unveränderten Drüsenepithelien und spärlichem Bindegewebe) bleibt nach dem Partus zurück. Diese Reste der Decidua bilden dann den Ausgangspunkt für die Regeneration der Uterusschleimhaut nach der Geburt.

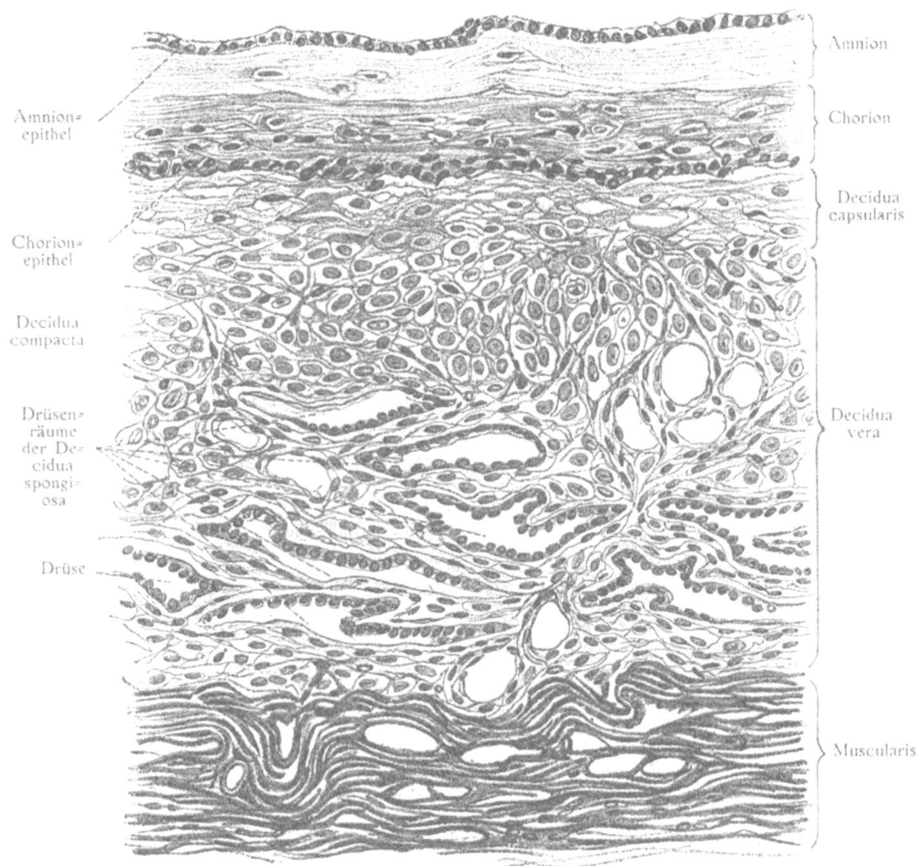

Fig. 18.
Senkrechter Schnitt durch Eihäute und Gebärmutterwand. 5. Schwangerschaftsmonat.

Nur die längsten Chorionvilli wachsen mit ihren Spitzen an der Decidua fest. Sie stellen die sog. Haftzotten dar. Die zwischen diesen frei im intervillösen Blutraum flottierenden Chorionvilli werden freie Zotten benannt. Die Zahl der Haftzotten vermehrt sich allmählich auf Kosten der Zahl der freien Zotten.

In jede Zottenachse wachsen von den Allantoisgefässen aus 1—2 Arterien und 1—2 Venenzweige hinein, die alle durch ein Kapillarnetz mit einander verbunden werden.

Von jedem Haftzottenstamm entsteht auf diese Weise zuletzt ein dichter Zottenstrauch, den wir mit dem Namen Cotyledo bezeichnen.

Die menschliche Placenta fetalis wird von 15—20 solchen Cotyledonen zusammengesetzt.

Durch Anastomosen zwischen den am Placentarrand austretenden mütterlichen Venen entsteht schon vom 2. Embryonalmonat an der sog. Randsinus der Placenta.

An mehreren Stellen steht der Randsinus mit dem intervillösen Blutraum in weiter Verbindung.

Kreislauf im intervillösen Raum.

Das Blut des intervillösen Raumes (vgl. S. 45) fliesst also teilweise durch den Randsinus von der Placenta weg (vgl. Fig. 17).

Zum grössten Teil verlässt aber das Blut den intervillösen Raum durch Venen, welche sich in der Basalplatte gegenüber der Mitte jedes Cotyledo in diesen Raum öffnen.

In den von der Basalplatte ausgehenden decidualen Scheidewänden (Septa placentae) zwischen den Cotyledonen öffnen sich dagegen die mütterlichen Arterien in den intervillösen Raum.

Der Kreislauf im intervillösen Blutraum ist, wie erwähnt, wahrscheinlich ein sehr langsamer. Von grosser Bedeutung ist, dass zwischen dem im intervillösen Raum befindlichen mütterlichen Blut und dem in den Chorionzotten zirkulierenden embryonalen Blut keine direkte Kommunikation existiert. Der Austausch der Stoffe zwischen dem mütterlichen und dem embryonalen Blut muss also durch diejenigen Gewebspartien stattfinden, die die Zottenkapillaren von dem intervillösen Blutraum trennen nämlich: Gefässendothel, Zottenbindegewebe und Zottenepithel.

Von diesen, die beiden Kreisläufe trennenden Gewebsschichten ist vor allem dem Zottenepithel eine wichtige Rolle zuzuschreiben. Zum allergrössten Teil geschieht nämlich der Austausch der Stoffe zwischen dem mütterlichen und dem embryonalen Blut durch aktive, teils aufbauende, teils zerstörende Tätigkeit des Zottenepithels, und nur zum kleineren Teil ist derselbe als einfache Filtration oder Osmose zu betrachten.

Das Oberflächenepithel der Chorionvilli spielt also eine ähnliche Rolle wie dasjenige der Darmzotten.

Für Bakterien ist die unbeschädigte Placenta ein undurchlässiges Filter, solange dieselben nicht durch eigene Wachstumsenergie die Scheidewand durchbrechen.

Weitere Ausbildung des Nabelstranges.

Unmittelbar nach seiner Entstehung (vgl. oben S. 41) ist der Nabelstrang im Verhältnis zu dem Embryo relativ sehr kurz und dick. In der Folge wird er allmählich relativ länger und dünner. Absolut genommen nimmt dagegen der Nabelstrang nicht nur an Länge sondern auch an Dicke zu.

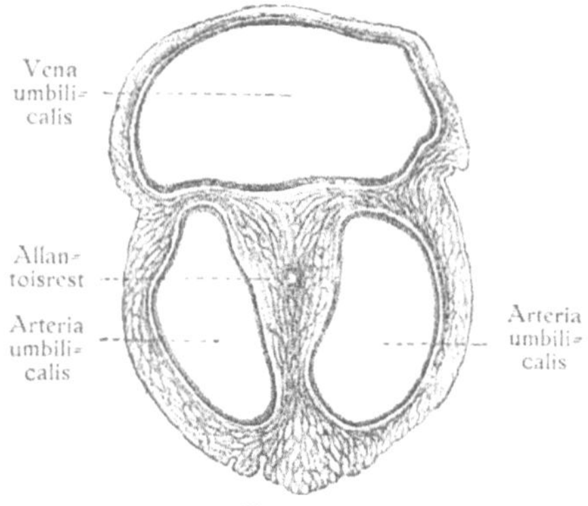

Fig. 19.
Querschnitt durch die Nabelschnur eines geburtsreifen Embryos.

Der Nabelstrang des geburtsreifen Embryos ist gewöhnlich von der Länge des Embryos (50—55 cm) und besitzt im Durchmesser eine Dicke von 1,5 cm.

Etwa von der 7. bis zur 10. Embryonalwoche ist die proximale (d. h. dem Embryo nächstliegende) Partie des Nabelstranges, die den physiologischen Nabelbruch enthält, dicker als die periphere Nabelstrangspartie. Nachdem aber der Nabelbruch reponiert worden ist, wird der ganze Nabelstrang etwa gleich dick.

Schon Anfang des 3. Embryonalmonats beginnt gewöhnlich der Nabelstrang sich zu drehen und zwar öfters entgegen dem Sinne der Uhrzeigerachse (also links).

Der Embryo, der zu dieser Zeit in dem Amnionwasser fast schwerlos und frei schwimmt, macht wie ein Uhrzeiger die Bewegung seiner Achse die Drehungen des Nabelstranges mit.

Aus den anfangs unregelmässigen Allantoisgefässnetzen im Bauchstiel differenzieren sich bald 2 Arteriae umbilicales und 2 Venae umbilicales heraus. Noch innerhalb des ersten Embryonalmonats geht aber die rechte Vena umbilicalis spurlos zugrunde. Gleichzeitig wird die persistierende Vena umbilicalis sinistra entsprechend dicker.

Die von bezw. zu der Dotterblase gehenden Vasa omphalomesenteria gehen gewöhnlich am Ende des 3. Embryonalmonats zugrunde; unter Umständen (und zwar, wenn sie mit den Vasa umbilicalia kapillare Verbindung bekommen) können sie sich aber bis zur Geburt erhalten.

In späteren Entwicklungsstadien stellen also die beiden Umbilikalarterien und die persistierende linke Umbilikalvene im allgemeinen die einzigen Blutgefässe des Nabelstranges dar. Feinere Blutgefässzweige fehlen im Nabelstrang. Ebenso fehlen eigentliche Lymphgefässe vollständig sowohl im Nabelstrang wie in der Placenta (GROSSER).

Zusammengehalten werden die drei Umbilikalgefässe durch gallertiges oder embryonales Bindegewebe, das von dem Mesoderm des Bauchstieles, dem Dotterblasengang und dem Amnion stammt. Die vom Amnion stammende epitheliale Nabelstrangscheide wird von einem einschichtigen Epithel gebildet.

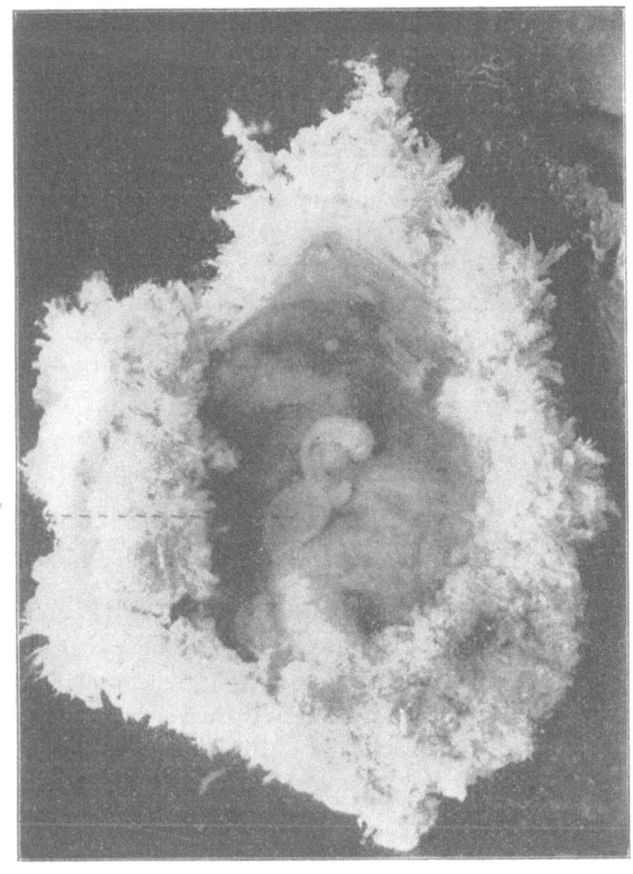

Fig. 20.

Menschliches Ei, etwa 3 Wochen alt (von der Uteruswand einer Selbstmörderin ausgeschnitten). $\frac{3:4}{1}$. Geöffnet. Durch die grosse Öffnung sieht man den 3,5 mm langen Embryo (von dem enganliegenden — hier unsichtbaren — Amnion umschlossen) und die Dotterblase.

Ausser den Umbilikalgefässen liegen in dem Nabelstrangstroma eine Zeitlang auch der extraembryonale Allantoisgang und der Dotterblasenstiel eingebettet.

Der betreffende Allantoisgang ist beim Menschen nur als Leitgebilde für die auswachsenden Allantoisgefässe von Bedeutung, und seine Rolle ist daher schon in sehr frühen Embryonalstadien ausgespielt (GROSSER). Vom 2. Embryonalmonat ab geht der Allantoisgang allmählich zugrunde.

Der entodermale Dotterblasenstiel geht gewöhnlich noch viel früher als der Allantoisgang zugrunde. Dagegen persistiert der mesodermale Dotterblasenstiel etwas länger. In diesem verläuft die Art. omphalo-mesenterica von dem Mesoileum ab bis zur Dotterblase.

Dagegen persistiert die Dotterblase (Vesicula umbilicalis) und bildet einen konstanten Bestandteil der reifen Nachgeburt.

Die Dotterblase wird im allgemeinen irgendwo zwischen Chorion und Amnion und nur sehr selten in den Nabelstrang selbst aufgenommen. Am öftesten findet man sie im Bereich des Chorion laeve; seltener liegt sie im Bereich der Placenta (INGOLF LÖNNBERG, 1901).

Von Interesse ist, dass die Dotterblase im ersten Embryonalmonat stark an Grösse zunimmt. In späteren Entwicklungsstadien aber scheint die Dotterblase sich nur wenig oder gar nicht zu vergrössern; denn bei der Geburt wechselt ihr grösster Durchmesser gewöhnlich zwischen 1 und 5 mm.

Bei Embryonen des 1. Monats besitzt die Dotterblase einen dickflüssigen Inhalt (O. SCHULTZE), der wohl als ein Produkt von drüsenähnlichen Epithelausstülpungen (GRAF SPEE) zu betrachten ist.

In den nächstfolgenden Entwicklungsstadien wird der Inhalt der Dotterblase dünnflüssig und klar, um in den letzten Embryonalmonaten wieder eingedickt zu werden.

Während ihrer progressiven Entwicklungsperiode stellt die Dotterblase ein blutbildendes Organ dar (SAXER, 1896; BRANCA, 1908). In ihrer Mesodermbekleidung treten nämlich die ersten Blutkörperchen und Gefässe des Eies auf.

Ausserdem hat die Dotterblase wahrscheinlich eine wichtige Drüsenfunktion.

Vielleicht stellt sie die erste endocrine Drüse des Embryos dar (NORBERG, 1912).

Dagegen ist es nicht glaubhaft, dass die Dotterblase des menschlichen Embryos jemals Dotter enthält (BBROMAN, 1914).

Die Insertion des Nabelstranges an der Placenta findet gewöhnlich mehr oder weniger genau in der Placentarmitte statt (Insertio centralis). Nicht gerade selten kommt aber auch eine exzentrische Nabelstranginsertion vor. (Insertio lateralis oder marginalis.)

Partus.

Nach dem Ablauf von 10 4wöchentlichen Monaten (nach der Befruchtung) tritt normalerweise die Geburt ein. Es stellen sich nämlich dann starke (und schmerzhafte) Uteruskontraktionen, die sog. „Wehen" ein, welche zur Erweiterung der Geburtswege, Sprengung der Eihäute und Austreibung des Fetus führen.

Nach der Geburt des Kindes tritt eine kurze Ruhepause der Wehen ein. Sie setzen aber bald wieder ein und bewirken so die Lösung und Ausstossung der sog. Nachgeburt.

Die Nachgeburt wird von der Placenta mit dem Nabelstrang, von den Eihäuten (Chorion laeve und Amnion) und von grossen Partien der Schleimhaut (der Decidua compacta und zum Teil auch der Decidua spongiosa) des Uteruskörpers gebildet.

Die Trennungsebene der Nachgeburt vom Uteruskörper liegt, wie erwähnt, im Bereiche der Decidua spongiosa, wo die dünnen Zwischenwände zwischen den stark erweiterten Drüsenräumen leicht abgerissen werden, wenn starke Kontraktionen der muskulösen Uteruswände stattfinden.

Die reife Placenta hat ein Gewicht von etwas über 500 g, einen Durchmesser von im Durchschnitt 20 cm und eine Dicke von etwa 3 cm.

Die Innenfläche (fetale Seite) der Placenta ist vom Amnion überzogen und daher weisslich, glatt und glänzend. An ihr springen die grossen dunkel durchschimmernden fetalen Gefässe mehr oder weniger stark hervor (vgl. Fig. 21 *A*).

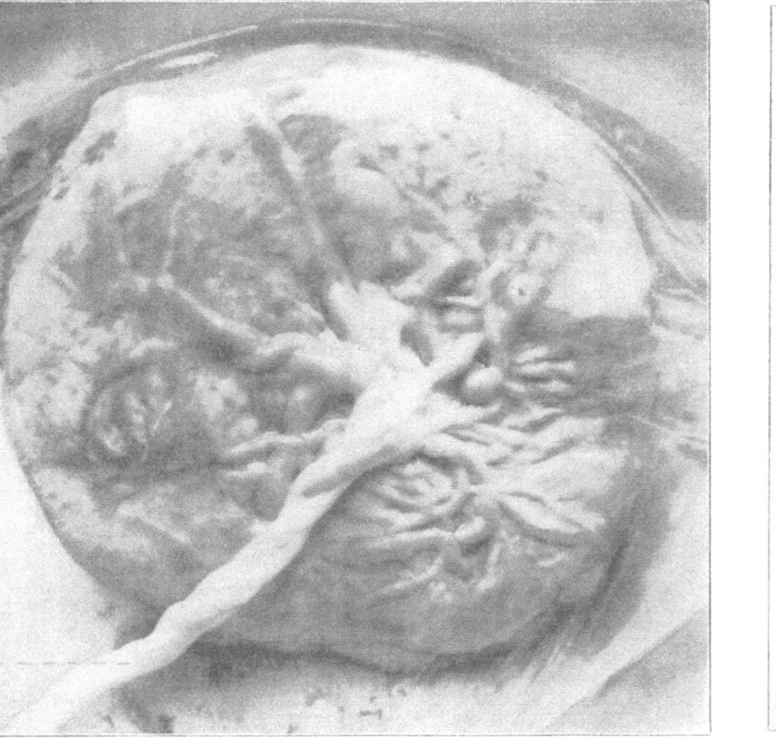

A

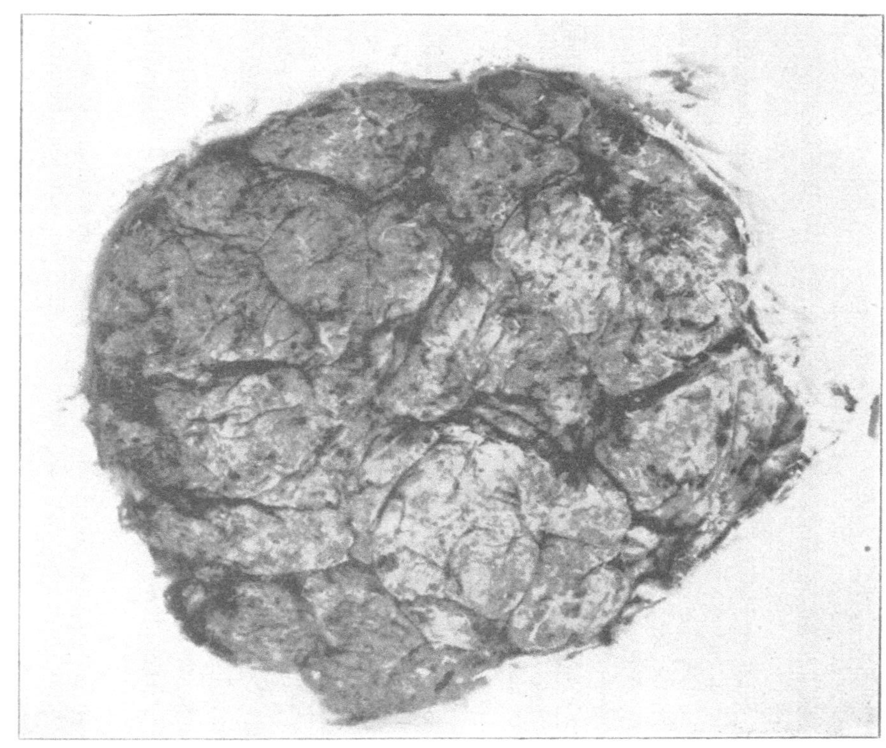

B

Fig. 21.

Normale reife Placenta. ($\frac{1}{2}$). *A* von der Innenseite. *B* von der Aussenseite.

Die Aussenfläche (uterine Seite) der Placenta ist dunkelrotgrau, weniger glatt als die Innenfläche und durch ziemlich tiefe Furchen gelappt, die den Septae placentae (in dem Innern der Placenta) entsprechen, und also wie diese zwischen den Cotyledonen verlaufen. Durch diese Furchen werden also die Grenzen der Cotyledonen an der Aussenfläche der Placenta markiert (vgl. Fig. 21 *B*).

Der reife Nabelstrang ist glatt, weisslich, mit den Umbilikalgefässen bläulich durchschimmernd.

Die miteinander verwachsenen Eihäute und die mit diesen verbundenen Deciduapartien stellen zusammen einen elastischen, membranösen Sack dar, der beim Partus gewöhnlich durch einen unregelmässigen oder dreistrahligen Riss, entsprechend dem unteren Eipol geöffnet worden ist.

Die mittlere Schicht der membranösen Wand des betreffenden Sackes wird vom Chorion laeve (auch schlechtweg Chorion benannt) gebildet. Dasselbe stellt eine grau oder gelbrötliche, dünne, leicht zerreissliche Membran dar, die sich ringsum an dem verdünnten Rand der Placenta ansetzt.

Die Innenseite des Chorion laeve ist von dem glatten und glänzenden Amnion austapeziert, während seine Aussenseite von rauhen Deciduaresten bedeckt ist.

Die Veränderungen der Uterusschleimhaut post partum.

Nach der Ausstossung der Nachgeburtsteile restiert im Corpus uteri von der ganzen Schleimhaut nur die tiefste Schicht der Pars spongiosa nebst kleineren Bruchstücken der oberflächlichen Deciduaschichten.

Die grossen Blutungen der abgerissenen Uteringefässe hören bald auf, indem die grossen Gefässe bei den starken Kontraktionen der Uterusmuskulatur alle komprimiert werden.

Die Nekrose und Abstossung von Gewebstrümmern und Fetzen der Uterusschleimhaut wird gewöhnlich etwa 10—12 Tage nach der Geburt beendigt. Zu dieser Zeit persistiert von dem Uterusepithel nur die Funduspartien der Drüsen.

Diese Drüsenpartien verbinden sich jetzt mit einander zu einem neuen Oberflächenepithel und zwar in der Weise, dass die Bindegewebsbrücke zwischen je zwei Drüsenräumen „durch seitliches Verschieben, durch Abplattung und auch durch amitotische Vermehrung" (WORMSER, 1903) des Drüsenepithels gedeckt wird.

Von diesem Oberflächenepithel ab werden neue, schlauchförmige Drüsen gebildet Hand in Hand damit, dass das anfangs sehr dünne bindegewebige Schleimhautstroma sich verdickt.

2—3 Wochen nach der Geburt ist die Schleimhautregeneration insofern beendigt, als zu dieser Zeit schon ein überall kontinuierlicher Epithelüberzug, ein deutliches Stroma und schlauchförmige Drüsen im Uteruskörper vorhanden sind.

Veränderungen des ganzen Uterus während und nach der Gravidität.

Vom Beginn der Gravidität ab wächst der ganze Uterus aktiv und der Grössenzunahme des Eies entsprechend mit.

Die schon vorhandenen glatten Muskelzellen, welche zusammengenommen die Hauptmasse der Uteruswandungen bilden, vergrössern sich hierbei so stark, dass sie am Ende der Gravidität das Zehn- bis Elffache ihrer ursprünglichen Länge und das Fünffache ihrer Breite erreichen können (Hyperplasie der einzelnen Fasern).

Ausserdem vergrössert sich wohl aber während der ersten Gravidität die Muskelwand in beschränktem Masse auch dadurch, dass ganz neue Muskelzellen durch Teilung gebildet werden (wahre Hypertrophie)

Die Gesamtmasse der Uterusmuskulatur soll während der Gravidität auf das 24fache steigen.

In entsprechendem Masse wie die Muskulatur vergrössern sich die zwischen den Muskelschichten verlaufenden Uterusgefässe, und zwar besonders stark die Venen.

Weniger ansehnlich, aber doch deutlich wird auch der peritoneale Überzug des Uterus im Laufe der Gravidität verdickt. (Dieser Überzug wird zum Teil von den Ligamenta lata gebildet, in welche der sich vergrössernde Uterus hineinwächst.)

Die Vergrösserung des Uterus findet nicht überall in gleichem Masse statt. Am stärksten wachsen die Funduspartie und diejenige Wandpartie, wo die Placenta inseriert.

Erst im 4. Monate ist der gravide Uterus so groß geworden, dass er aus dem kleinen Becken in die Bauchhöhle aufzusteigen beginnt.

Nach der Geburt kehrt der Uterus gewöhnlich bei Erstgebärenden beinahe und bei Mehrgebärenden vollständig auf diejenige Grösse zurück, die er vor der betreffenden Gravidität besass.

Die hierbei stattfindende Rückbildung der Uterusmuskulatur findet wohl hauptsächlich durch Zusammenziehung und Verkleinerung der Muskelzellen statt.

Entwicklung des primitiven Embryonalkörpers.

Die erste Anlage des Embryonalkörpers wird von einer fast kreisrunden Platte dargestellt, die wir Keimscheibe, Embryonalplatte oder Embryonalschild (Area embryonalis) nennen.

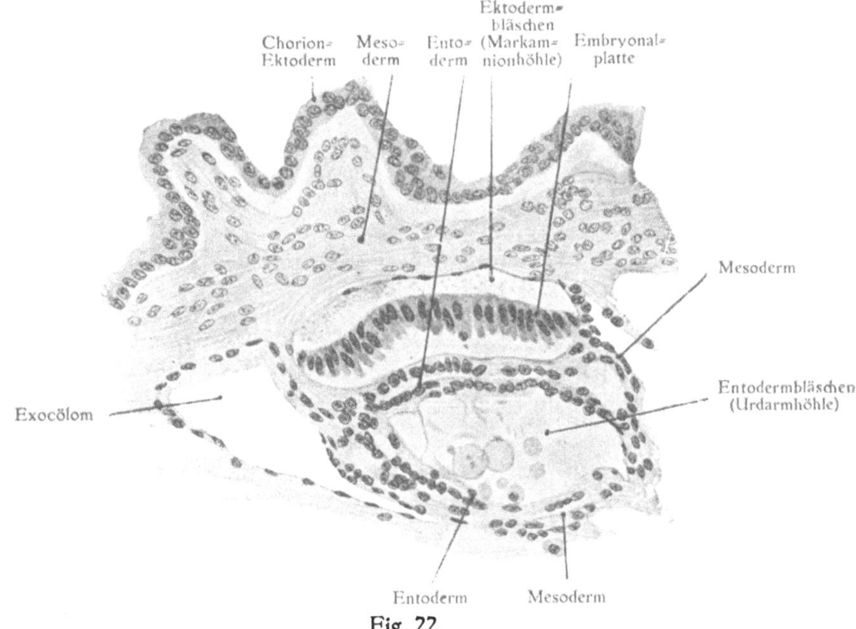

Fig. 22.

Embryonalanlage des jungen menschlichen Eies.
Nach Peters aus v. Winckels Handb. d. Geburtshülfe. Bd. I, 1.

Diese Embryonalplatte grenzt an der einen Seite gegen die Amnionhöhle, an der anderen Seite gegen die Entodermblasenhöhle. Sie besteht ursprünglich wahrscheinlich nur aus zwei Keimblättern: Ektoderm und Entoderm. Zwischen diese dringen aber sehr frühzeitig Mesodermzellen (von dem extraembryonalen Mesoderm aus) hinein, die ein drittes embryonales Keimblatt, das Mesoderm, bilden.

In einem folgenden (beim Menschen noch nie beobachteten) Stadium entsteht am kaudalen Ende der Area embryonalis eine knotenförmige Ektodermverdickung, der sog. Hensen'sche Knoten.

Unmittelbar nach unten von diesem Knoten findet zu der nächstfolgenden Zeit das stärkste Wachstum der Embryonalplatte statt. Die Area embryonalis wird hierbei in die Länge gezogen und oval. Gleichzeitig kommt der Hensen'sche Knoten etwa auf ihre Mitte, anstatt an ihrem Hinterende, zu liegen und die hinterste Partie des

HENSEN'schen Knotens wird in einen langen, schmalen Streifen, den Primitivstreifen, gezogen, welcher median in der hinteren Embryonalplattenhälfte verläuft und sich hier mit dem Entoderm intim verbindet

Der HENSEN'sche Knoten verlängert sich auch nach vorne. Hier soll er zunächst frei zwischen dem Ektoderm und dem Entoderm hervorwachsen; etwas länger nach vorne verbindet sich aber diese vordere Verlängerung des Ektodermknotens mit dem Entoderm.

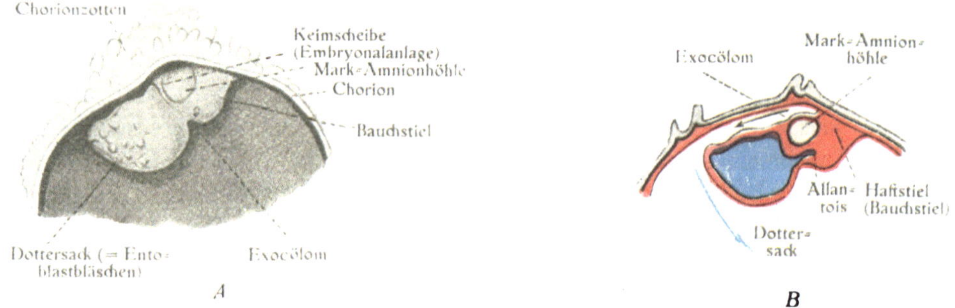

Fig. 23.
Embryonalknoten eines etwas älteren Embryos; *A* von der linken Seite gesehen; *B* im Medianschnitt. $\frac{1}{1}$. Nach Graf V. SPEE aus V. WINCKEL's Handb. d. Geburtshülfe.

Diese vordere Verlängerung des HENSEN'schen Knotens wird Chordaplatte benannt. Sie stellt nämlich die Anlage der sog. Chorda dorsalis dar.

Die Chordaplatte wird bald vollständig in das Entoderm eingeschaltet.

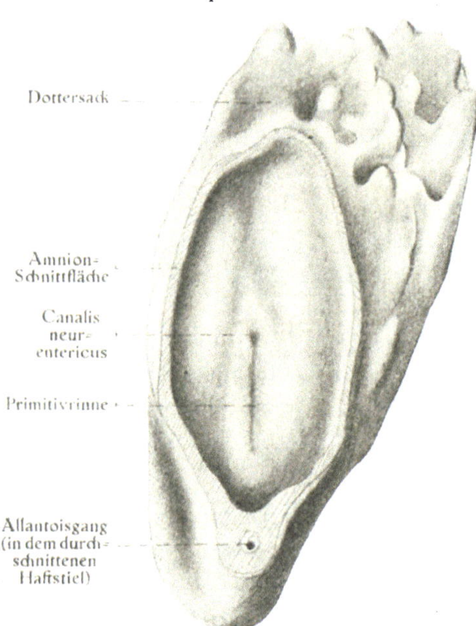

Fig. 24
Rekonstruktionsmodell eines 1,17 mm langen schildförmigen Embryos. Nach FRASSI (1907) aus KEIBEL und EIZE, Normentafel zur Entwicklung des Menschen. $\frac{40}{1}$.

Der HENSEN'sche Knoten wird von aussen her in seiner Mitte ausgehöhlt, und das so entstandene Lumen bricht bald unter Vermittelung von der hinteren Partie der Chordaplatte durch das Entoderm durch. Auf diese Weise entsteht ein kurzer Kanal, der sog. Canalis neurentericus, der zunächst die Amnionhöhle mit der Dotterblasenhöhle verbindet.

Gleichzeitig hiermit entsteht in der vorderen Hälfte der Area embryonalis eine mediane Ektodermverdickung, die Medullarplatte, welche sich bald zu einer seichten Rinne, der Medullarrinne, vertieft.

In diesem Entwicklungsstadium befindet sich etwa die in Fig. 24 abgebildete menschliche Embryonalanlage (1,17 mm lang).

In der Embryonalanlage lassen sich zu dieser Zeit noch keine Gefässanlagen nachweisen. Dagegen finden sich in der mesodermalen Schicht der Dotterblase und im Bauchstiel frühe Blut- und Blutgefässanlagen. — Ein embryonales Cölom ist noch nicht aufgetreten. — Im Bauchstiel ist ein deutlicher Allantoisgang vorhanden.

In den nächstfolgenden Entwicklungsstadien wächst besonders die craniale (ältere) Partie der Area embryonalis relativ stark an Länge. Der HENSEN'sche Knoten mit der äusseren Öffnung des Canalis neurentericus erfährt hierbei eine relative Verschiebung kaudalwärts.

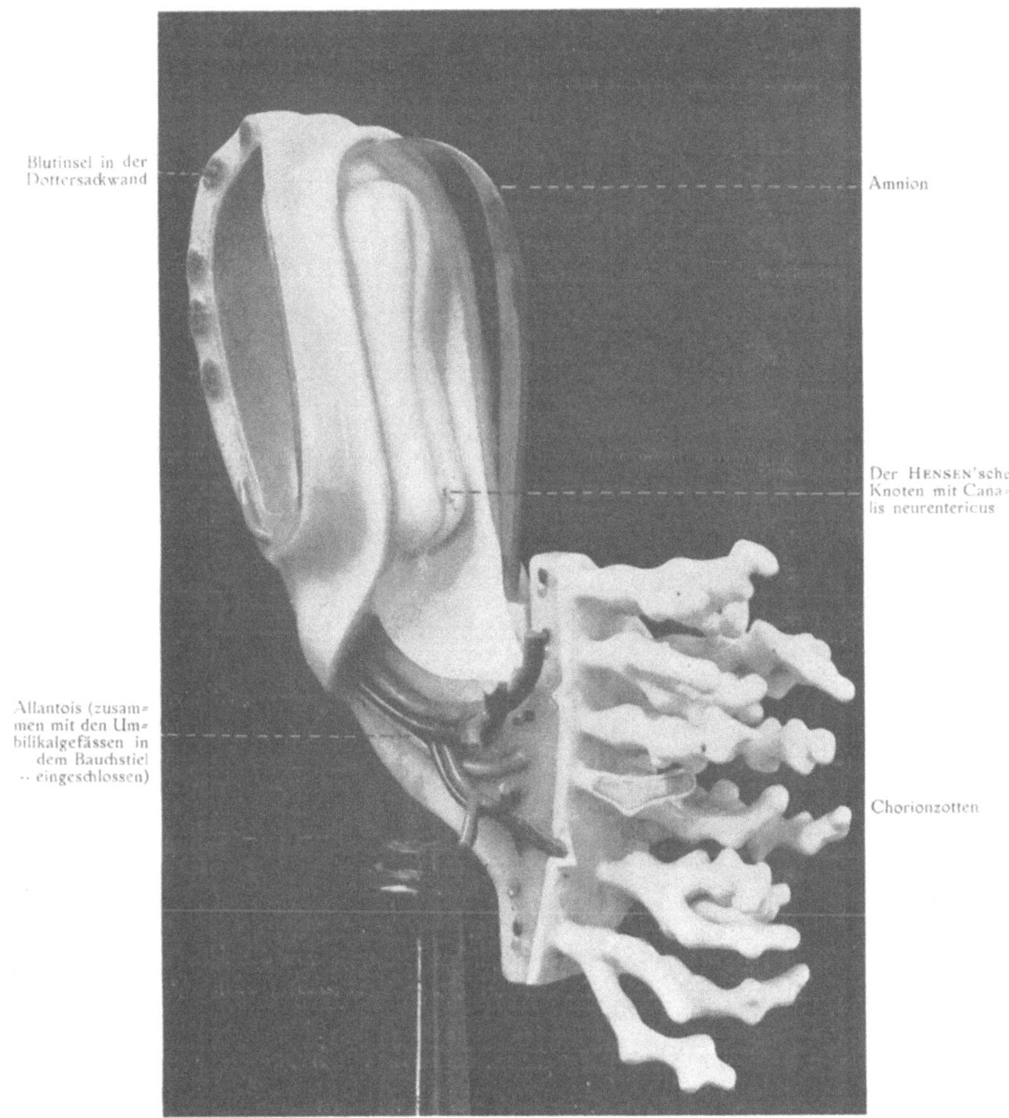

Fig. 25.
Rekonstruktionsmodell des Embryonalknotens eines menschlichen Eies. Nach ETERNOD und ZIEGLER. Mark-Amnion- und Dottersackhöhle sind geöffnet. Das Mesenchym der linken Bauchstiel-Hälfte ist entfernt. Der 1,3 mm lange Embryo ist von der linken und dorsalen Seite aus sichtbar.

Gleichzeitig hiermit wird die früher ovale und flache Embryonalplatte geigenförmig und — von der Amnionhöhle aus gesehen — konvex und die kaudale Partie der Embryonalplatte wird fast rechtwinkelig ventralwärts umgebogen (vgl. Fig. 25).

Die Lage des hier verlaufenden Primitivstreifens wird durch eine rinnenförmige Vertiefung des Ektoderms, die Primitivrinne, markiert.

In diesem Entwicklungsstadium befinden sich die vom Grafen SPEE und von ETERNOD beschriebenen menschlichen Embryonalanlagen von 1,54 mm bezw. 1,3 mm Länge.

Bei dem letztgenannten Embryo waren nicht nur ausgebildete paarige Herzanlagen, sondern auch paarige Aorten und ein Conus arteriosus mit jederseits 3 Aortenbogen vorhanden, ausserdem fanden sich 2 Umbilikalarterien und 2 Umbilikalvenen etc.

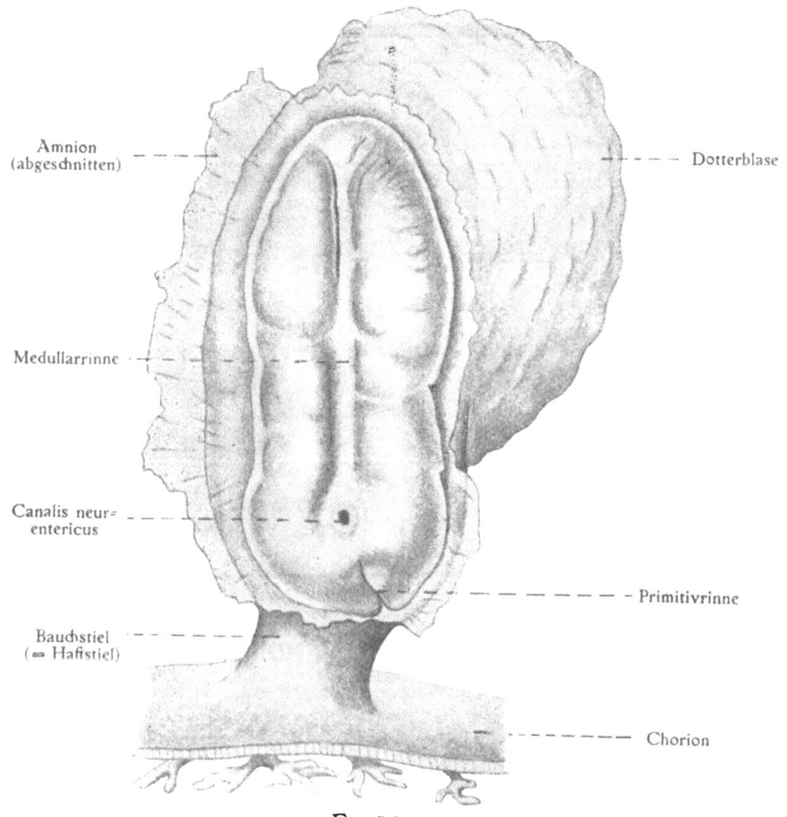

Fig. 26.
Rekonstruktionsmodell eines 1,54 mm langen menschlichen Embryos, von der dorsalen Seite gesehen. Nach Graf SPEE, Archiv. f. Anat. u. Phys. — Anat. Abt. (1889). $\frac{40}{1}$.

Entstehung des Medullarrohrs.

Die Medullarrinne wird von zwei längsverlaufenden Medullarwülsten begrenzt. Diese Medullarwülste werden allmählich höher (sie wandeln sich in Medullarfalten um) und Hand in Hand hiermit wird die Medullarrinne entsprechend tiefer.

Gleichzeitig verlängern sich Medullarplatte und Medullarrinne kaudalwärts, bis sie das kaudale Ende der Embryonalanlage erreichen. Hierbei werden sowohl der HENSENsche Knoten (mit der äusseren Mündung des Canalis neurentericus) wie die Primitivrinne von den Medullarwülsten umgefasst und in den Boden der Medullarrinne aufgenommen.

Die Primitivrinne geht selbstverständlich jetzt als solche verloren. Der HENSEN'sche Knoten wird abgeflacht und verschwindet ebenfalls.

Aber auch der Canalis neurentericus geht normalerweise wahrscheinlich schon bei Embryonen mit überall offener Medullarrinne zugrunde. Bei dem in Fig. 27 abgebildeten 1,8 mm langen Embryo (etwa 10—14 Tage alt) ist dieser Kanal nur andeutungsweise vorhanden.

Sein Name verdankt der Canalis neurentericus dem Umstand, dass er die Anlage des Rückenmarkes mit derjenigen des Darmes verbindet. Anzunehmen ist, dass dieser Kanal zu den rudimentären Organen zu zählen ist, welche in der menschlichen Phylogenese einmal von grosser physiologischer Bedeutung waren.

Nunmehr hat, so viel wir wissen, der Canalis neurentericus, jede physiologische Bedeutung verloren.

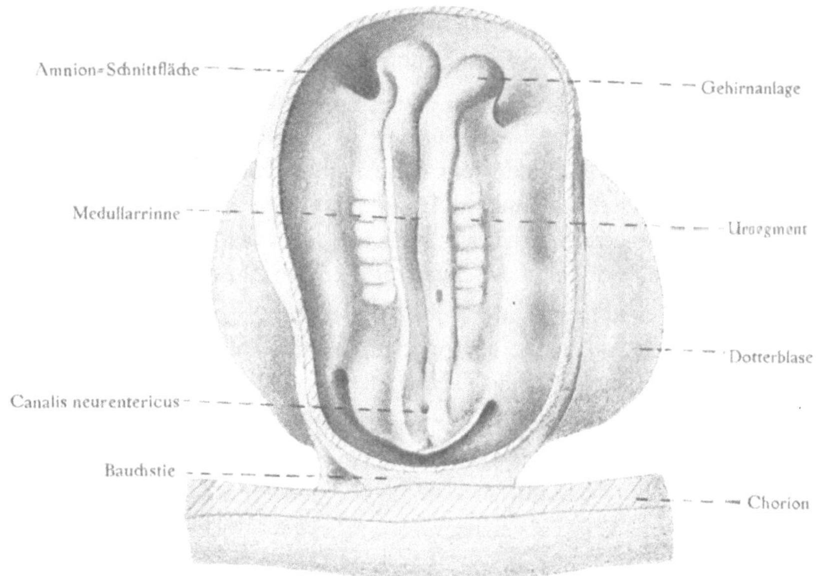

Fig. 27.
Rekonstruktionsmodell eines 1,8 mm langen menschlichen Embryos, von der dorsalen Seite gesehen. $\frac{40}{1}$.
Nach KEIBEL und ELZE: Normaltafel z. Entwicklungsgesch. d. Menschen. Jena 1908.

Vielleicht entspricht der Canalis neurentericus der vorderen Partie des Urmundes bei gewissen niederen Tieren. Die hintere Partie des ursprünglichen Urmundes wird wohl dann von der Primitivrinne repräsentiert.

Die kraniale Partie der Medullarplatte wird schon früh breiter als die übrige; sie stellt die Anlage des Gehirnes dar, während die hintere Partie die Anlage des Rückenmarks bildet.

Bei etwa 1,6 mm langen Embryonen fangen die bisher freien Ränder der Medullarfalten an, mit einander zu verwachsen. Diese Verwachsung, welche die dorsal offene Medullarrinne in ein geschlossenes Medullarrohr umwandelt, findet zuerst in dem werdenden Halsgebiet des Embryos statt. Von hier aus schreitet der Verschluss sowohl in kranialer wie in kaudaler Richtung allmählich fort.

Die beiden noch offenen Stellen der Medullarrinne werden hierbei zu immer kleineren Öffnungen, sog. Neuropori, des Medullarrohrs reduziert.

Zuletzt schliessen sich auch diese Öffnungen — der kraniale Neuroporus zuerst und der kaudale Neuroporus bald darnach (bei etwa 3,4 mm langen Embryonen). Die Medullarrinne hat sich jetzt vollständig in das Medullarrohr umgewandelt.

Nur das kaudalste Ende des Medullarrohrs entsteht nicht in der oben beschriebenen Weise durch Herausbildung und Verschluss von Medullarfalten, sondern differenziert sich später (nach Schwund des Primitivstreifens) zusammen mit Chorda und Schwanzdarm aus einer gemeinsamen, indifferenten Zellmasse, der sog. Schwanzknospe (KEIBEL und ELZE, 1908).

Entstehung des intraembryonalen Mesoderms.

Das Mesoderm der zuerst gebildeten vorderen Keimscheibenpartie dringt, wie erwähnt (S. 55), von aussen her in die Embryonalanlage hinein. Dasselbe stammt also von dem extraembryonalen Mesoderm her.

In den später gebildeten mittleren und hinteren Keimscheibenpartien entsteht dagegen das Mesoderm intraembryonal und zwar durch Zellproliferation von dem Primitivstreifen und seiner vorderen Verlängerung, der Chordaplatte, aus.

Von diesen strecken sich bald jederseits flügelähnliche Zellmassen zwischen Ekto- und Entoderm heraus, ein mittleres Keimblatt bildend. Wenn diese Zellmassen die Keimscheibenränder erreichen, verschmelzen sie hier mit dem extraembryonalen Mesoderm. Nach vorne verbinden sie sich mit dem zuerst gebildeten, intraembryonalen Mesoderm.

Die von der Chordaplatte stammenden Mesodermpartien werden bald von derselben vollständig frei gemacht und stellen dann paarige Blätter dar, die die Medianebene des Embryos nicht ganz erreichen (vgl. Fig. 29).

Auch das von dem eigentlichen Primitivstreifen stammende Mesoderm wird bald paarig und zwar dadurch, dass der Primitivstreifen von vorn nach hinten allmählich zugrunde geht. Hand in Hand hiermit werden Ekto- und Entoderm in der Medianebene von einander wieder frei.

Nur die kaudalste Partie des Primitivstreifens, die nach hinten von der Schwanzknospe zu liegen kommt, bleibt länger bestehen. Sie stellt die Anlage der Kloakenmembran dar.

Entwicklung der Chorda dorsalis.

Nachdem die Chordaplatte von dem Mesoderm frei gemacht worden ist, schaltet sie sich bald auch von dem Entoderm aus (vgl. Fig. 30 und 31).

Gleichzeitig mit der Ausschaltung formt sich die Chordaplatte in einen sehr dünnen zylindrischen Zellstab, die Chorda dorsalis, um, die in der Medianebene zwischen Entoderm und Medullarrohr zu liegen kommt (vgl. Fig. 31 hinter der Aorta).

Nur die kraniale Partie der definitiven Chorda dorsalis wird indessen auf die oben beschriebene Weise durch Umformung der Chordaplatte gebildet. Kaudalwärts von dem HENSEN'schen Knoten verlängert sich die Chorda dorsalis durch sekundäres Wachstum ihres freien Hinterendes.

Das kraniale Ende der Chorda dorsalis hat also von Anfang an eine bestimmte Lage (in der Höhe des später hier entstehenden Keilbeinkörpers), während das kaudale Ende der sich entwickelnden Chorda allmählich weiter kaudalwärts verschoben wird.

Innerhalb der Schwanzknospe verschmilzt die Chordaanlage eine Zeitlang mit den Anlagen des Medullahrrohres und des Schwanzdarmes. Wenn sie (Anfang des 2. Embryonalmonats) von dieser Verschmelzung frei wird, kann man sie deutlich bis zur Schwanzspitze verfolgen (vgl. Fig. 48).

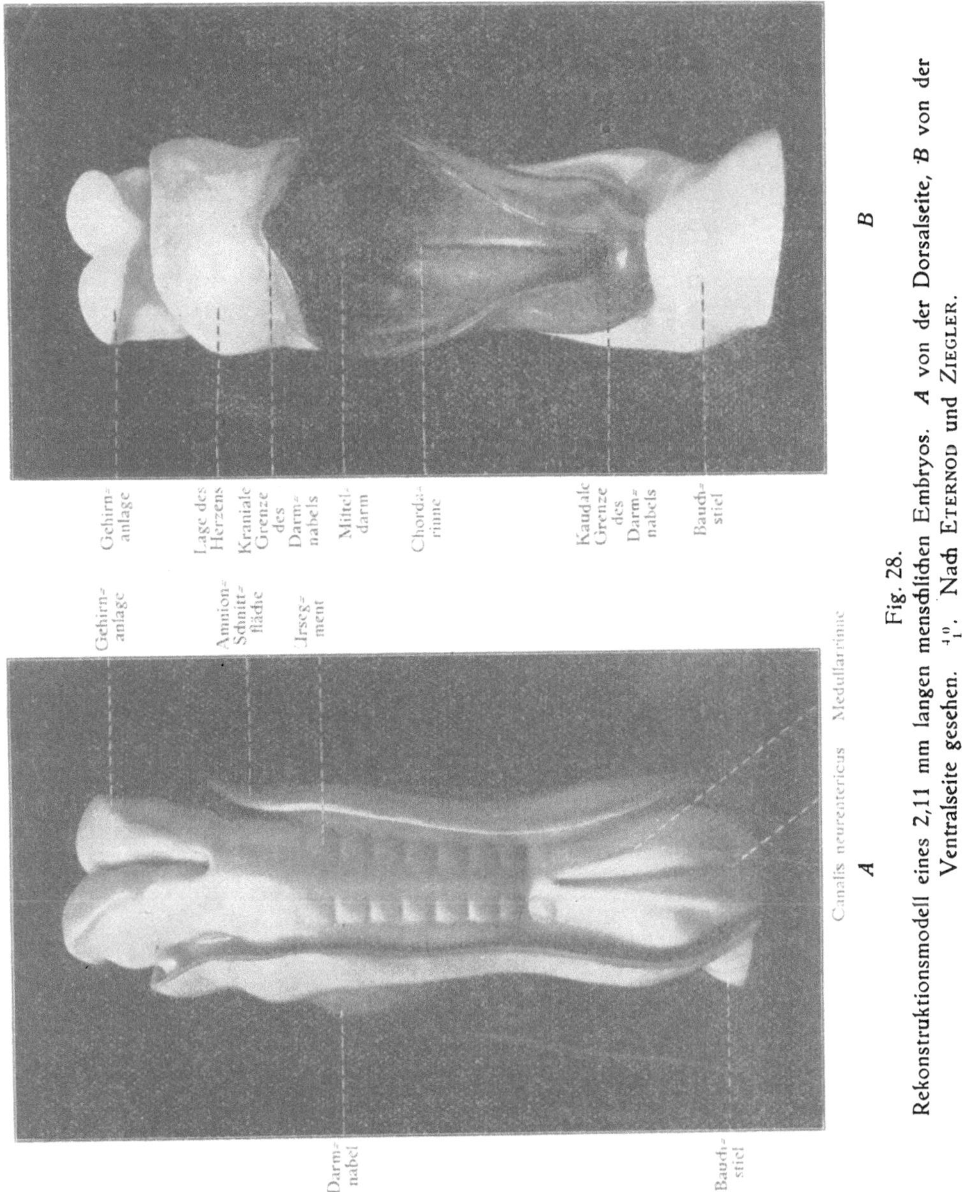

Fig. 28. Rekonstruktionsmodell eines 2,11 mm langen menschlichen Embryos. *A* von der Dorsalseite, *B* von der Ventralseite gesehen. $\frac{40}{1}$. Nach ETERNOD und ZIEGLER.

Die Chorda dorsalis ist ursprünglich überall gleichmässig dick. Im 2. Embryonalmonat beginnt sie aber in der Höhe der sie umgebenden Wirbelanlagen eingeschnürt und zwischen den Wirbelanlagen verdickt zu werden.

Auch die Chorda dorsalis gehört zu denjenigen rudimentären Organen des Menschen, welche in der Phylogenese wahrscheinlich eine sehr bedeutende Rolle gespielt haben. Denn sie tritt konstant bei

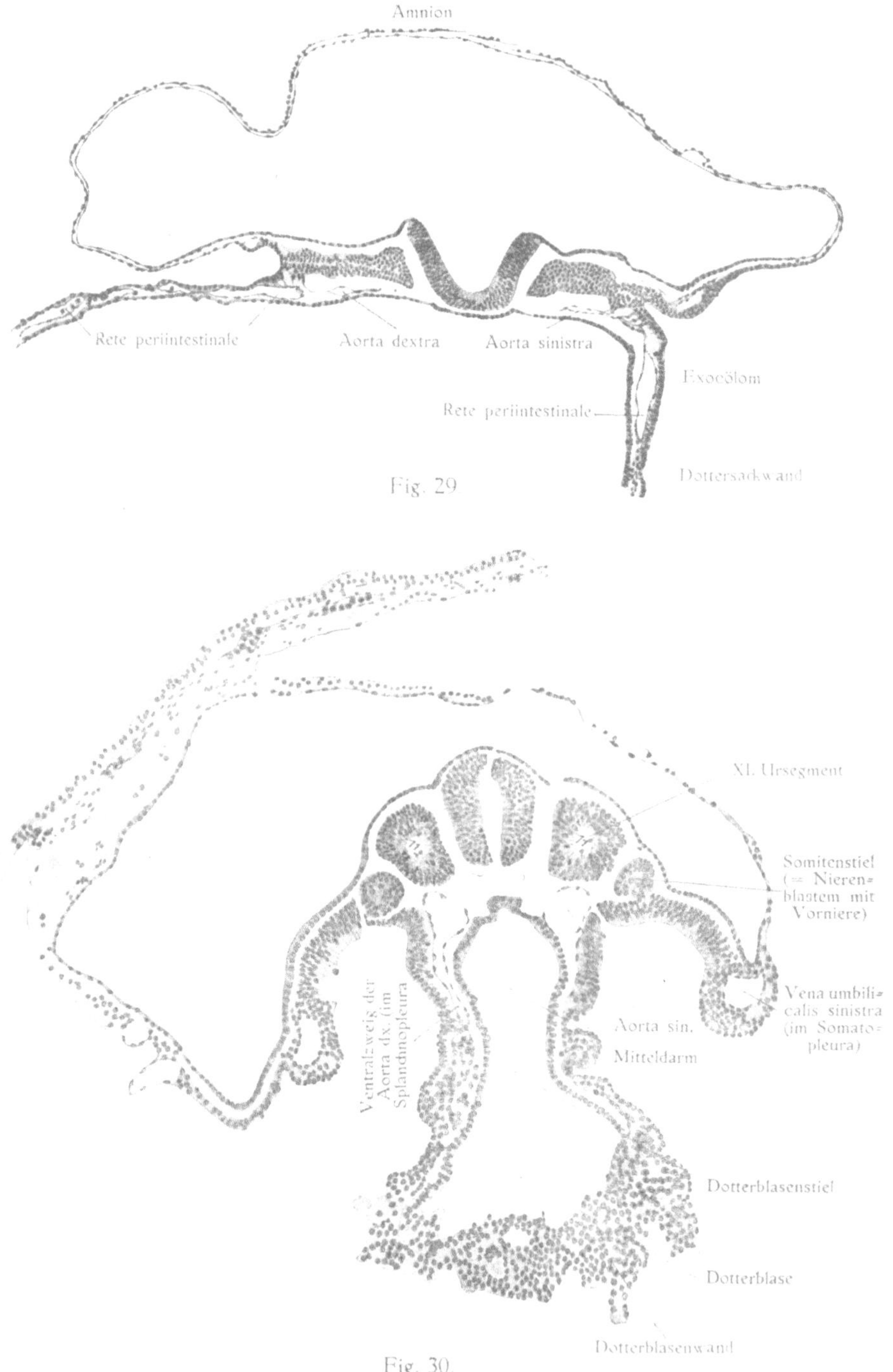

Fig. 29 und 30.
Querschnitte von menschlichen Embryonen, die Differenzierung des Mesoderms zeigend. Fig. 29 von einem 1,38 mm langen Embryo mit 5—6 Ursegmentpaaren. $\frac{120}{1}$. Fig. 30 von einem 2,6 mm langen Embryo mit 13—14 Ursegmentpaaren. $\frac{120}{1}$. Nach FELIX: Morph. Jahrb., Bd. 41 (1910).

allen Wirbeltierembryonen auf, obwohl sie bei den höheren Wirbeltieren wohl gar keine physiologische Bedeutung mehr besitzt.

Bei den niedersten Wirbeltieren, Amphioxus und gewissen Cyclostomen stellt die elastische Chorda das einzige Achsenskelett des Körpers dar. Bei allen höheren Wirbeltieren wird dagegen dieses primitive Achsenskelett mehr oder weniger vollständig von einer knorpeligen oder knöchernen Wirbelsäule ersetzt; und gleichzeitig wird die anfangs relativ grosse Chorda mehr oder weniger rudimentär.

Weitere Ausbildung des intraembryonalen Mesoderms.

Die medialen Ränder der paarigen, intraembryonalen Mesodermplatten erreichen, wie erwähnt, nicht die Medianebene. Sie werden hier durch Chorda- und Medullarrohranlagen von einander getrennt.

Hand in Hand damit, dass die Medullarfalten höher werden, wird unter denselben die Entfernung zwischen Ekto- und Entoderm entsprechend vergrössert. Gleichzeitig verdicken sich durch schnelle Zellproliferation die hier gelegenen, medialen Ränder der beiden Mesodermplatten (Fig. 29).

An den gleichmässig verdickten, medialen Mesoderm-Plattenrändern treten bald regelmässige, transversale Einschnürungen auf, welche schnell tiefer werden und die betreffenden Plattenränder in Mesodermsegmente, sog. Somiten oder Ursegmente, zerlegen (vgl. Fig. 30).

Diese Mesodermsegmente veranlassen am Ektoderm niedrige Ausbuchtungen und schimmern bei frischen Objekten durch das Ektoderm hindurch; sie sind daher auch von der Aussenseite der Embryonalanlage her erkennbar (Fig. 27 und 28).

Das erste Somitenpaar entsteht an der oberen Grenze des werdenden Halses. Diese Stelle befindet sich etwa an der Mitte der geigenförmigen Keimscheibe weit kranialwärts von dem Canalis neurentericus.

Unmittelbar kaudalwärts von dem ersten Somitenpaar entsteht bald ein zweites Somitenpaar und kaudalwärts von diesem wiederum ein drittes etc. Bei dem in Fig. 27 abgebildeten, 1,8 mm langen Embryo sind auf diese Weise schon 5—6 Somitenpaare hintereinander gebildet.

Während der 3. Embryonalwoche treten kaudalwärts von den schon gebildeten stetig neue Somitenpaare auf. Erst in der 4. Embryonalwoche werden auch im Kopfgebiet Ursegmente gebildet. Zu dieser Zeit treten unmittelbar kranialwärts von dem zuerst gebildeten Halssomitenpaar 3 Kopfsomitenpaare auf. Dieselben entstehen also im kaudalen Kopfgebiet und zwar in der Höhe der kranialsten Chordapartie.

Das kranial von der Chorda gelegene Kopfmesoderm, das von dem extraembryonalen Mesoderm stammt, wird nicht segmentiert.

Gleichzeitig mit und nach der Bildung der Kopfsomiten setzt die Bildung von neuen Somitenpaaren an dem kaudalen Körperende (einschliesslich der Schwanzknospe) fort. Auf diese Weise steigt die Zahl der sämtlichen Somitenpaare zuletzt (in der 4. Embryonalwoche) bis auf 41—43.

Unmittelbar nach der Entstehung der Somiten sitzen diese jederseits wie eine regelmässige Knöpfchenreihe auf der lateralen, unsegmentierten Mesodermplatte befestigt. Die betreffende Verbindung jeder Somite mit der lateralen Mesodermplatte wird durch einen kurzen, dünnen Somitenstiel dargestellt.

Die Somitenstiele werden aber bald sowohl von den Somiten (Fig. 30) wie von der lateralen Mesodermplatte abgeschnürt. Somiten und laterale Mesodermplatte werden hierbei von einander völlig frei; nachher vereinigen sich jederseits die Somitenstiele mit einander zu einem längsverlaufenden Strang, aus welchem sowohl der primäre Harnleiter wie der sog. nephrogene Blastemstrang (vgl. Fig. 31) hervorgehen.

Die laterale Mesodermplatte bleibt unsegmentiert. Als eine einfache Zell-platte persistiert sie aber nicht. In dem Innern derselben tritt nämlich schon sehr früh eine Spalte (intraembryonales Cölom) auf, welche die Mesodermplatte in ein äusseres,

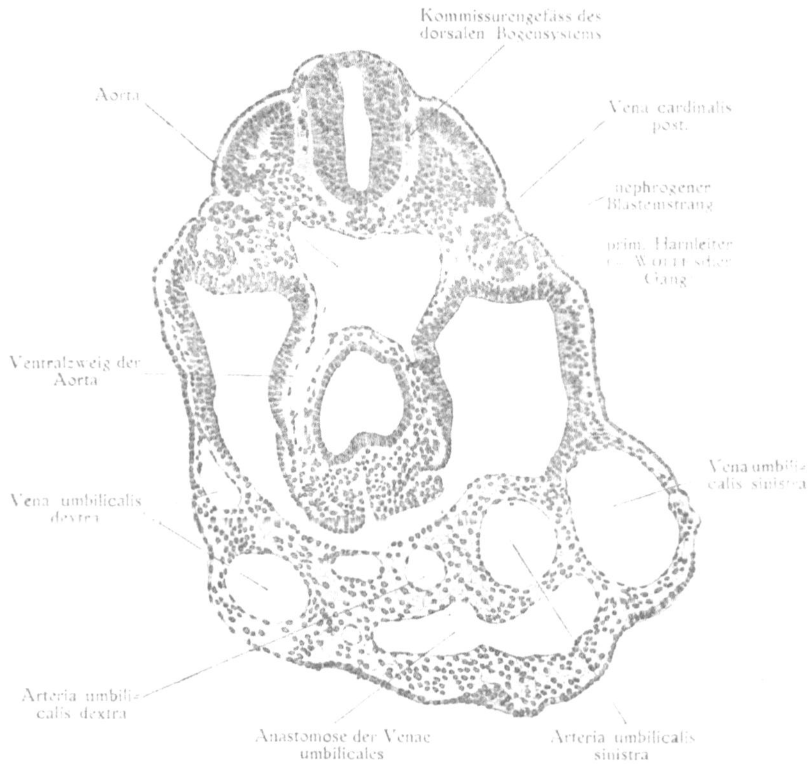

Fig. 31.
Querschnitt eines menschlichen Embryo, die Differenzierung des Mesoderms zeigend. Von einem 2,5 mm langen menschlichen Embryo mit 23 Ursegmentpaaren. $\frac{150}{1}$. Nach FELIX: Morph. Jahrb., Bd. 41 (1910).

parietales Blatt, die Somatopleura, und ein inneres, viscerales Blatt, die Splanchnopleura, trennt (vgl. Fig. 30).

Das intraembryonale Cölom tritt zuerst in der Herzgegend des Embryos auf.

Die übrige Partie des intraembryonalen Cöloms ist bei einem 1,8 mm langen Embryo noch nicht angedeutet. Bei einem 2,6 mm langen Embryo ist dagegen dasselbe überall vorhanden und an weiten Strecken schon mit dem extraembryonalen Cölom in Verbindung (Fig. 30).

In diesem Stadium sind also die beiden sekundären Mesodermblätter (Somato- und Splanchnopleura) überall von einander gesondert. Dorso-medial gehen sie direkt in einander über, vento-lateral setzen sie sich in das extraembryonale Mesoderm fort.

Die Somatopleura, welche dem Ektoderm anliegt, setzt sich hierbei in das Amnionmesoderm fort, während die dem Entoderm anliegende Splanchnopleura sich in die Mesodermschicht der Dotterblase fortsetzt.

In dem kranialwärts von der Chorda liegenden Kopfmesoderm tritt keine Cölombildung auf.

Dagegen lässt sich in den Somiten vorübergehend eine Cölombildung erkennen. Unmittelbar nach der Entstehung einer Somite findet man nämlich in ihrer Mitte eine kleine Höhle, die wir als Somitencölom bezeichnen können (Fig. 30).

In der medioventralen Wand der Somitenblase verändern bald an einer Stelle die Zellen ihr epitheliales Aussehen. Sie werden polymorph oder auch spindelförmig und vermehren sich durch schnell auf einander folgende Mitosen sehr stark. Hierbei füllen sie einerseits das Somitencölom aus, das also jetzt zugrunde geht, und andererseits wandern sie medialwärts aus, die Chorda dorsalis und das Medullarrohr allmählich einhüllend (vgl. Fig. 31).

Die auf diese Weise entstandenen Zellen werden Sclerotomzellen benannt. Die aus einer Somite stammenden Sclerotomzellen stellen nämlich alle zusammengenommen eine mesenchymatöse Blastemmasse (Sclerotom) dar, aus welcher später Wirbelskelett und Bindegewebe hervorgehen.

Die in der Somitenmitte liegenden Sclerotomzellen wandern bald medialwärts heraus. Die restierenden Partien der epithelialen Somitenwände legen sich hierbei einander eng an, eine zweischichtige Zellenplatte bildend.

Die dorso-laterale Schicht dieser Platte ist überall vollständig, die medio-ventrale Schicht dagegen in der Mitte, von wo die Sclerotomzellen gebildet wurden, defekt.

Die auf diese Weise entstandene Ursegmentplatte wird auch Muskelplatte (Myotom) benannt (vgl. Fig. 49). Aus ihren Zellen (Myoblasten) geht nämlich später willkürliche Muskulatur hervor.

Bindegewebsblastem, auch Mesenchym benannt, entsteht indessen nicht nur 1. aus den Somiten, sondern auch 2. aus der Somatopleura und 3. aus der Splanchnopleura.

Die das Cölom begrenzenden Zellen der Somato- und Splanchnopleura behalten ihre epitheliale Anordnung bei, werden aber allmählich ausgedehnt und dünner und wandeln sich so in das seröse Endothel der Körperhöhlen um.

Aus der Splanchopleura geht auch die unwillkürliche Muskulatur des Verdauungsrohres und der dazu gehörenden Gefässe hervor.

Aus der Somatopleura geht ebenfalls die ihrem Bereiche gehörende unwillkürliche Muskulatur hervor.

Ausserdem besitzen die Zellen der Somatopleura an gewissen Stellen die Fähigkeit, willkürliche Muskulatur zu bilden.

Nach Bardeen und Lewis verlieren die Myotome bald ihre individuelle Selbständigkeit, indem sie bei etwa 10—12 mm langen Embryonen jederseits zu einer zusammenhängenden Säule verschmelzen.

In der vordersten Kopfregion (kranialwärts von der Chorda dorsalis) tritt wie erwähnt keine deutliche Segmentierung ein. Das hier befindliche Mesoderm bildet eine zusammenhängende Mesenchymmasse, die die kranialste Gehirnpartie umgibt.

An einer umschriebenen Stelle schwindet sekundär diese Mesenchymschicht, so dass sich hier Ekto- und Entoderm zu einer dünnen epithelialen Membran vereinigen können. Diese Membran wird Membrana buccopharyngea benannt. Bei ihrer später erfolgenden Perforation erhält der inzwischen gebildete Vorderdarm seine Mundöffnung (vgl. unten!).

Wie schon oben (S. 56) angedeutet, entstehen die ersten Blutkörperchen und Blutgefässanlagen extraembryonal und zwar in der mesodermalen Wandpartie der Dotterblase, im Bauchstiel und dem diesem angrenzenden Chorionteil.

Etwa gleichzeitig mit der Bildung der ersten Somitenpaare entstehen aber in dem intraembryonalen Mesenchym paarige Herz- und Blutgefässanlagen, die bald mit einander und mit den extraembryonalen Blutgefässen zu einem einheitlichen Gefässsystem verschmelzen. Über die Einzelheiten in der Entstehung und weiteren Ausbildung der ersten Embryonalgefässe vgl. unten das Kapitel Gefässsystem.

Überblick über die aus den verschiedenen Keimblättern des Embryos entstehenden Organe und Organteile.

Von dem inneren Keimblatt, dem Entoderm, entstehen folgende Organteile:

1. Die epitheliale Schleimhautpartie des Verdauungsrohres und das Epithel aller an der Oberfläche dieser Schleimhaut mündenden Drüsen, sowohl kleinerer (in der Schleimhaut selbst liegenden) wie grösserer (Leber, Pankreas, Mundspeicheldrüsen etc.).

   Eine Ausnahme hiervon bildet nur das Schleimhautepithel der vorderen oberen Mundhöhlenpartie und dasjenige der kaudalsten Enddarmpartie, welche beide vom Ektoderm stammen.

2. Das Epithel der Respirationsorgane (Larynx, Trachea, Lungen).
3. Das Schleimhautepithel des Pharynx, der Tuba Eustachi und des Mittelohrs.
4. Das Epithel der Thyroidea-, Parathyroidea- und Thymusdrüsen.
5. Der Hauptteil des Schleimhautepithels der Urinblase und der Urethra, ebenso wie das Epithel der sich auf diesem Teil öffnenden Drüsen. (Einschliesslich der Glandulae bulbo-urethrales.)

   Eine kleinere Partie des Blasen- und Urethralepithels mit den dorsalen Prostatadrüsen stammt von den erweiterten kaudalen Enden der WOLFF'schen Gänge und also vom Mesoderm her.

   Die vordere Partie der männlichen Urethraschleimhaut mit ihren Drüsen ist ektodermaler Herkunft.

Von dem mittleren Keimblatt, dem Mesoderm, stammen:

A. Von der epithelialen Mesodermpartie:
   1. die willkürliche Muskulatur des ganzen Körpers,
   2. das Epithel der WOLFF'schen und MÜLLER'schen Gänge,
   3. das Epithel der Vor-, Ur- und Nachniere,
   4. das Cölomepithel,
   5. das Epithel der Geschlechtsdrüsen,
   6. das Epithel des Nebennierenrindes,

B. Von dem Mesenchym:
   1. Bindegewebe, Knorpel und Knochen des ganzen Körpers,
   2. unwillkürliche Muskulatur des ganzen Körpers.

      In Ausnahmefällen scheinen indessen unwillkürliche Muskeln auch aus dem Ektoderm entstehen zu können.

   3. Blut- und Lymphgefässen des ganzen Körpers,

4. rote und wahrscheinlich auch weisse Blutkörperchen,
5. Lymphdrüsen, Blutlymphdrüsen, Milz.

Von dem äusseren Keimblatt, dem Ektoderm, entstehen:

1. Die Oberhaut, Epidermis und ihre Derivate: Haare, Nägel, Schweiss-, Talg- und Milchdrüsenepithel,
2. das ganze Nervensystem,
3. das Epithel der Sinnesorgane,
4. das sympathische Nervensystem mit dem Nebennierenmark,
5. das Schleimhautepithel der Nasenhöhle mit dem Epithel der sich hier öffnenden Drüsen und Sinuositäten,
6. das Schleimhautepithel der vorderen oberen Mundhöhlenpartie mit dem Epithel der sich hier öffnenden Drüsen,
7. der Schmelz der Zähne,
8. das Schleimhautepithel des unteren Enddarmteiles und
9. die Hypophyse.

Die Umbildung der Area embryonalis zu dem eigentlichen Embryo.

Gleichzeitig damit, dass die primitivsten Organanlagen im Bereiche der Keimscheibe entstehen, erleidet die ganze Keimscheibe weitere bedeutende Formveränderungen, die zu der Entstehung eines bläschen- oder rohrförmigen Embryos führen.

Schon oben (S. 57) wurde erwähnt, dass die geigenförmig gewordene Keimscheibe (Fig. 26) nicht mehr ganz flach, sondern — von der Amnionhöhle aus gesehen — konvex und dass ihre kaudale Partie fast rechtwinkelig ventralwärts umgebogen war.

In einem folgenden Stadium (Fig. 27) wird in ähnlicher Weise auch die kraniale Partie der Keimscheibe ventralwärts (rechtwinkelig) abgebogen (Scheitelbeuge).

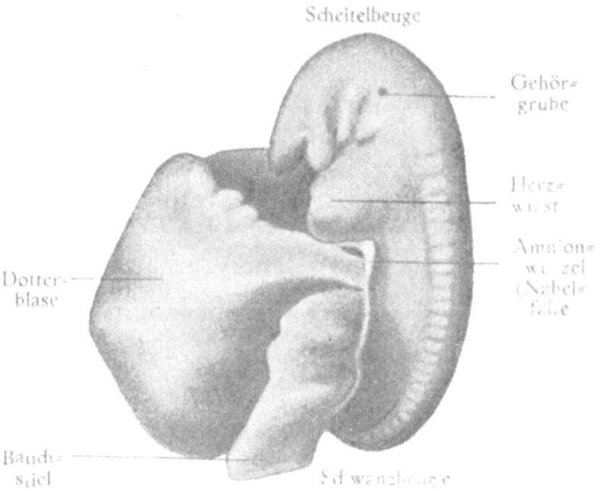

Wie schon aus der oben gegebenen Beschreibung hervorgehen dürfte, ist die Krümmung der Rückenkontur von Anfang an an verschiedenen Stellen ungleich stark ausgesprochen. So finden wir in dem Stadium Fig. 27 zwei starke Krümmungen, eine kaudale, die Schwanzbeuge, und eine kraniale, die sog. Scheitelbeuge, während die zwischen diesen Krümmungen liegende Konturpartie noch fast flach ist.

Fig. 32
Rekonstruktionsmodell eines 2,5 mm langen menschlichen Embryos von links gesehen. $\frac{20}{1}$. Nach THOMPSON (1907).

In dem Stadium Fig. 34, Taf. I ist zwischen dem erwähnten eine dritte stärkere Krümmung aufgetreten. Diese befindet sich an der werdenden Grenze zwischen Kopf und Hals und wird Nackenbeuge genannt.

Gleichzeitig damit, dass diese Biegungen der embryonalen Rückenkontur auftreten, sondert sich die Keimscheibe durch eine an ihrem Rande einspringende Falte, die Grenz- oder Nabelfalte, immer mehr von der übrigen Partie der Keimblase.

Durch diese Falte, der von der Amnionhöhle aus gesehen eine Furche, die Nabel=furche entspricht, wird die Keimscheibe allmählich in ein ventralwärts offenes Bläschen umgewandelt (vgl. Fig. 28, S. 61).

Die Nabelfurche tritt zuerst fast gleichmässig um der ganzen Keimscheibe herum auf, wird aber bald an den beiden Enden der Keimscheibe tiefer als an den Seiten derselben. Daraus erklärt sich, dass Kopf= und Schwanzenden des Embryos sich zuerst von der übrigen Partie des Eies (d. h. zunächst von der Dotterblase und dem Amnion) deutlich absondern.

Am auffallendsten ist hierbei die Abgrenzung der Embryonalanlage von der Dotter=blase (vgl. Fig. 30, S. 62), welche Abgrenzung einerseits zu der oben (S. 40) geschil=derten Bildung des Nabels und andererseits zu der Entstehung des (aus Entoderm und Splanchnopleura bestehenden) primitiven Darmrohres führt.

Das primitive Darmrohr bildet die Innenseite des jetzt wie ein in die Länge gezogenes und gekrümmtes Bläschen aussehenden Embryos (Fig. 28 B).

Kranial= und kaudalwärts endigt dieses Darmrohr blind und zeigt im Querschnitt keine Verbindung mehr mit der Dotterblase (vgl. Fig. 31). Die mittlere Partie des primi=tiven Darmes ist dagegen ventralwärts noch mit der Dotterblase in weiter Verbindung (vgl. Fig. 30). Diese mit der Dotterblase noch in direkter Verbindung stehende Darm=partie wird Mitteldarm benannt. Die kranialwärts von dem Nabel befindliche Darmpartie benennen wir Vorderdarm und die kaudalwärts von dem Nabel liegende Darmpartie Hinterdarm.

Indem sich die Nabelöffnung (d. h. die Kommunikationsöffnung zwischen Darm und Dotterblase bezw. Dotterblasenstiel) in den folgenden Stadien stetig vermindert, ver=längern sich Vorder= und Hinterdarm auf Kosten des Mitteldarmes, und der Mitteldarm wird natürlich hierbei immer kürzer.

Gegenüber dem kranialen Ende des Vorderdarmes entsteht schon früh an der Aussen=seite des Embryos eine grubenförmige Vertiefung (vgl. Fig. 37, S. 75), die wir Mundbucht benennen. Der Boden dieser Mundbucht wird von der oben erwähnten (S. 66) Membrana bucco=pharyngea (auch primäre Rachenhaut benannt) gebildet, die die Mundbucht also von dem Vorderdarm trennt.

Bald reisst aber diese Membran ein, und der Vorderdarm bekommt also jetzt eine Mundöffnung (vgl. Fig. 48, S. 91).

In einem etwas jüngeren Stadium beginnen am kranialen Ende des Vorderdarmes die lateralen Wandpartien dieses Darmteils taschenförmige Ausstülpungen, sog. Kiementaschen oder Schlundtaschen, zu zeigen, die dorsoventral verlaufen und in der Aussen=fläche des Embryos von entsprechend verlaufenden etwas seichteren Furchen (sog. Kiemenfurchen) begegnet werden (vgl. Fig. 33).

Die zwischen der Mundbucht und der vordersten Kiemenfurche bezw. die zwischen den verschiedenen Kiemenfurchen einer Seite befindlichen Ausbuchtungen der Körperwand werden Kiemenbogen oder Visceralbogen benannt.

Beim menschlichen Embryo werden jederseits 4 deutliche Kiemenbogen angelegt. Von diesen wird der kranialste, die Mundbucht teilweise begrenzende Bogen zuerst ge=bildet (Fig. 33 *Uk.*) Die übrigen treten allmählich und zwar jeder Bogen unmittelbar kaudalwärts von dem nächst vorher gebildeten auf.

Dorsalwärts von der zweiten Kiemenfurche entsteht etwa gleichzeitig mit dem ersten Kiemenbogen im Ektoderm eine sehr kleine grubenförmige Vertiefung, die sich bald zu einem Bläschen mit immer kleinerer Eingangsöffnung umbildet. Dieses Bläschen stellt die epitheliale Anlage des Innerohres dar und wird daher Ohrbläschen genannt. In Fig. 32 ist seine Eingangsöffnung noch zu sehen.

Unmittelbar kaudalwärts von den Kiemenbogen, aber noch im Bereiche des Kopfes sehen wir eine grosse ventrale Ausbuchtung, die von dem drunterliegenden, jetzt mächtig entwickelten Herzen veranlasst wird.

Die Extremitäten sind in diesem Stadium noch nicht deutlich angelegt.

Dagegen ist die Schwanzknospe (vgl. oben S. 60) jetzt angelegt. Bei ihrer Bildung kommt die ursprünglich kaudalste Partie des Primitivstreifens auf die Ventralseite

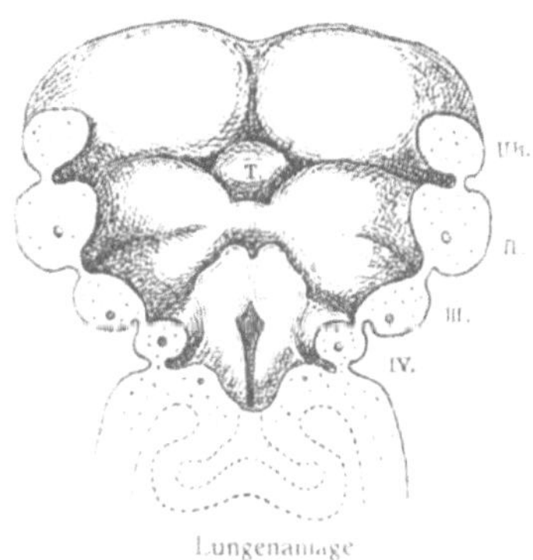

Fig. 33.

Mundhöhlenboden eines 4,25 mm langen Embryos. $\frac{30}{1}$. Die Schnittflächen durch die Kiemenbogen sind punktiert. Nach His: Anat menschl. Embr., Bd. III (1885). T. Tuberculum impar; *Uk* Mandibularbogen (= 1. Kiemenbogen); II. Hyoidbogen (= 2. Kiemenbogen); III., IV. 3. und 4. Kiemenbogen.

des Embryos zu liegen. Diese Partie des Primitivstreifens stellt jetzt die sog. Kloakenmembran dar.

Während das Medullarrohr sich schliesst, tritt durch ungleiches Wachstum der beiden Seitenhälften der Embryonalanlage eine leichte Spiraldrehung des Embryos auf. Diese Spiraldrehung bleibt in den nächsten Stadien bestehen. Sie bildet die Veranlassung dazu, dass das umgebogene Schwanzende des Embryos nie ganz median, sondern entweder an die linke oder an die rechte Seite des Bauchstieles zu liegen kommt.

Der in dem Bauchstiel liegende Allantoisgang wächst schon in dem in Fig. 23 (S. 56) abgebildeten Entwicklungsstadium von dem Entoderm aus.

Bei der später eintretenden Sonderung der Entodermblase in Darm und Dotterblase kommt die Ausgangsstelle des Allantoisganges an die Ventralseite des Hinterdarmes zu liegen (vgl. Fig. 48, S. 91).

III.

Organogenie oder Organentwicklung.

Weitere Entwicklung der äusseren Körperform des menschlichen Embryos.

Die primitive Entwicklung des menschlichen Embryos wurde im vorigen Kapitel bis zu dem in Fig. 32 abgebildeten Entwicklungsstadium verfolgt.

In diesem Stadium besitzt der menschliche Embryo 23 Somitenpaare, hat eine Länge von 2,5 mm und ein Alter von etwa $2^{1}/_{2}$ Wochen.

Formentwicklung des menschlichen Embryos in der zweiten Hälfte der dritten Woche.

In der zweiten Hälfte der dritten Embryonalwoche erleidet der Embryo eine stärkere Zusammenkrümmung über seine ventrale Seite. Speziell wird die Nackenbeuge stärker ausgesprochen. In gerader Richtung gemessen wird daher der menschliche Embryo Ende der dritten Embryonalwoche kürzer als vorher (vgl. Fig. 20 S. 51).

Zu dieser Zeit besitzt er etwa 30 Somitenpaare und hat eine Scheitel-Steiss-Länge von etwa 3 mm.

In der zweiten Hälfte der dritten Embryonalwoche entstehen die Extremitätanlagen, und zwar als knospenähnliche Verdickungen einer niedrigen Leiste. Zuerst werden die Armanlagen sichtbar. Sie erscheinen als ungegliederte Wülste in der Höhe der unteren Hals- und der obersten Brustsegmente. Etwas später entstehen die Beinanlagen in der Höhe der Lumbal- und oberen Sakralsegmente (Fig. 34, Taf. I).

Auch der kaudale Neuroporus wird während dieser Zeit geschlossen.. Gleichzeitig wird der Schwanz spitzer und als solcher besser erkennbar.

Die Ohrbläschen schliessen sich unter dem Ektoderm, bleiben aber mit diesem noch eine Zeitlang durch einen Zellstrang in Verbindung.

Die Riechfelder werden als äusserlich unmerkbare konvexe Epidermisverdickungen in der ventrolateralen Partie des vordersten Kopfendes angelegt.

Hinter den früher gebildeten entsteht ein vierter Kiemenbogen. Von dem Mandibularbogen aus beginnt sich ein Oberkieferfortsatz heraus zu differenzieren.

Additional material from *Grundriss der Entwicklungsgeschichte des Menschen,*
ISBN 978-3-642-89576-0 (978-3-642-89576-0_OSFO1),
is available at http://extras.springer.com

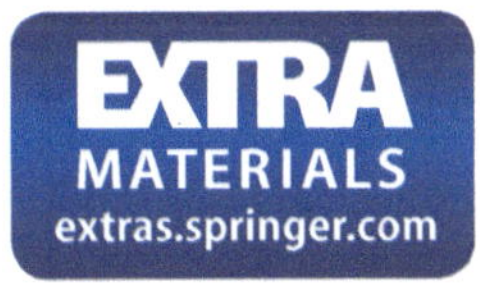

Die Mundöffnung, d. h. die Eingangsöffnung der Mundbucht, ist anfangs relativ weit. Bei der Entstehung des Oberkieferfortsatzes wird sie fünfeckig (vgl. Fig. 37, S. 75). Die Ecken laufen in fünf kurze Rinnen aus, in die beiden Augennasenrinnen, in die beiden Mundwinkel und in die Medianrinne des Unterkiefers. — Bei der starken Zusammenkrümmung des Embryos wird die Mundöffnung gegen den Herzwulst gedrückt und vorübergehend mehr spaltförmig.

Dicht hinter den ventralen Enden der Kiemenbogen liegt der Herzwulst, der jetzt noch grösser geworden ist und eine Aufteilung in Kammer- und Vorhofsteile erkennen lässt.

Der Darmnabel ist Ende der dritten Embryonalwoche schon sehr eng geworden. Der Dotterblasenstiel ist, mit anderen Worten, zu dieser Zeit recht dünn und lang geworden. Dagegen ist der Hautnabel noch verhältnismässig weit. — Ein Nabelstrang ist noch nicht gebildet.

Formentwicklung des menschlichen Embryos während der vierten Woche.

Während dieser Woche vergrössert sich die Scheitel-Steiß-Länge (in gerader Richtung gemessen) des Embryos bis zu etwa 8 mm. Ende dieser Woche hat der menschliche Embryo das in Fig. 35, Taf. I angegebene Aussehen, das als typisch für einen Säugetierembryo betrachtet werden kann.

Der Hautnabel hat sich verkleinert, und der Nabelstrang ist jetzt gebildet. Die proximale Partie desselben enthält schon den Nabelbruch.

Die Extremitäten haben sich zu plattenförmigen, aber noch ungegliederten Stummeln entwickelt.

Kaudalwärts vom Herzwulst ist jetzt ein zweiter, von der Leber veranlasster Wulst äusserlich zu erkennen. Etwa in der Höhe der Armanlagen ist ein Rückenhöcker entstanden.

Die Riechfelder haben sich in deutliche Riechgruben (Fig. 38, S. 75) umgewandelt und gegenüber den schon in der dritten Embryonalwoche von der ersten Hirnblase aus entstandenen Augenblasen (vgl. Fig. 48) haben sich die Linsenbläschen vom Hautepithel abgeschnürt (vgl. Fig. 191 und 192).

Man erkennt die Lage der Ohrblase dorsalwärts von der ersten Kiemenfurche. Die diese Furche begrenzenden Kiemenbogen zeigen schon Ende der vierten Embryonalwoche je drei kleine Anschwellungen, sog. Ohrhöckerchen, welche die erste Anlage des äusseren Ohres darstellen.

Die Riech- oder Nasengruben werden makroskopisch deutlich sichtbar. Gegen die Mundbucht hin setzen sich die Nasengruben in je eine seichte Nasenrinne fort. Im übrigen werden die Nasengruben durch prominente Vorderkopfpartien begrenzt, welche mediale bezw. laterale Nasenfortsätze benannt werden (Fig. 39).

Die hinteren Kiemenbogen (die sog. Branchialbogen) werden in der zweiten Hälfte der vierten Embryonalwoche immer undeutlicher (vgl. Fig. 34 und 35, Taf. I), indem sie im Wachstum zurückbleiben, während die sie umgebenden Körperpartien an Grösse zunehmen. Auf diese Weise werden die Branchialbogen teilweise von den beiden ersten Kiemenbogen (speziell vom Hyoidbogen) bedeckt und kommen an den Boden einer grubenförmigen Vertiefung, des sog. Sinus cervicalis, zu liegen.

Unmittelbar ventralwärts von der die Arm- und Beinanlagen verbindenden niedrigen Längsleiste tritt in der zweiten Hälfte der vierten Embryonalwoche jederseits eine längsverlaufende Epithelverdickung auf, die wir Milchstreifen nennen, weil aus ihr später die Milchdrüse hervorgeht. Hervorzuheben ist aber, dass der Milchstreifen während der vierten Woche nur undeutlich abgegrenzt und makroskopisch noch nicht sichtbar ist.

Formentwicklung des Menschen während des zweiten Embryonalmonats.

Während dieses Monats beginnt der Embryo den spezifisch menschlichen Habitus anzunehmen.

Seine Grösse nimmt zwar relativ weniger stark als im ersten Embryonalmonat zu. Die Vergrösserung des Embryos ist aber auch während dieses zweiten Monats beträchtlich. Am Ende desselben ist die Scheitel-Steiss-Länge des menschlichen Embryos nämlich mehr als doppelt so gross (etwa 2 cm) wie am Ende des ersten Monats (etwa 0,8 cm).

Die von Anfang an relativ grosse Kopfpartie des Embryos hat am Ende des zweiten Embryonalmonats noch fast dieselbe Grösse wie die ganze Rumpfpartie.

Die Zusammenkrümmung des ganzen Embryos (welche in der zweiten Hälfte der 4. Embryonalwoche schon geringer als in der ersten Hälfte derselben Woche wurde), wird während des zweiten Embryonalmonats noch bedeutend geringer. Speziell in der Rücken- und der Nackengegend nimmt diese Krümmung stark ab.

Der Rücken wird hierbei mehr gestreckt und der grosse Kopf teilweise aufgerichtet. Gleichzeitig wird die früher gegen den Herzwulst gedrückte Gesichtspartie von unten und vorn her frei sichtbar.

Bei der Aufrichtung des Kopfes wird die zwischen Nacken- und Rückenbeuge gelegene seichte Vertiefung, die sog. Nackengrube, vorübergehend stärker ausgesprochen. Durch diese Nackengrube wird die Halsanlage in dem Äusseren des Embryos markiert. Unmittelbar nach der Entstehung der Nackengrube ist aber nur die dorsale Halspartie als solche zu erkennen. Eine ventrale Halswand gibt es noch nicht. Bei der erwähnten Aufrichtung des Kopfes beginnt aber auch die vordere Halspartie sich zu bilden.

Es zeigt sich jetzt, dass der ganze Mandibularbogen und die dorsale Partie des Hyoidbogens dem Kopfe angehören, während die ventrale Partie des Hyoidbogens und die hinteren Kiemenbogen dem Halsgebiet zugeteilt werden.

Der hier liegende Sinus cervicalis wird schon Anfang des zweiten Embryonalmonats tiefer und enger. Von nun ab sind also der Sinus cervicalis und die in seiner Tiefe liegenden Branchialbogen äusserlich nicht mehr zu erkennen.

Von den Kiemenfurchen gehen alle zugrunde mit Ausnahme von einer Partie der ersten Kiemenfurche, welche sich zu der äusseren Ohröffnung ausbildet.

Schon Anfang des zweiten Embryonalmonats beginnt am Rumpfe der Herzwulst dem Leberwulst gegenüber zurückzutreten. Nach dieser Zeit tritt das Herz äusserlich nicht mehr deutlich hervor [1]). Die Bauchwände buchten kolossal hervor, während die Brustpartie des Embryos während dieses Monats relativ sehr klein bleibt.

[1]) Die Gewebe des Körpers beginnen übrigens zu dieser Zeit allgemein dichter und undurchsichtiger zu werden, so dass die früher durchschimmernden Organe und Segmente im allgemeinen nicht mehr äusserlich zu erkennen sind.

Der äussere Schwanz wird während dieses Monats bedeutend verkleinert. Im Gebiet der sechs letzten Somitenpaare wird derselbe bald rudimentär. Er bildet sich hier zu einem dünnen Schwanzfaden um, der sich dann zu einem Schwanzknöpfchen verkürzt. Die proximale dickere Schwanzpartie bleibt dagegen noch kurze Zeit als Kaudalhöcker bestehen.

Auf der Höhe seiner Entwicklung steht der menschliche Schwanz in der vierten und fünften Embryonalwoche. Zu dieser Zeit besitzt derselbe Schwanzdarm und mehr Segmente und Spinalganglien als das kaudale Ende des ausgebildeten Menschen (KEIBEL, 1902, D. HOLMDAHL, 1918).

Anfang des zweiten Embryonalmonats entsteht knapp unter der Insertion des Nabelstranges der Kloakenhöcker. Anfangs kurz, wird derselbe bald gross und stark vorspringend.

Die wichtigsten äusseren Veränderungen während des zweiten Embryonalmonats finden indessen an den Extremitätanlagen und im Kopfgebiet statt.

Ausbildung der Extremitäten.

Schon im Anfang der fünften Embryonalwoche ist am freien Ende der vorderen Extremität die Handanlage zu erkennen und zwar als breite, rundliche Platte mit dicker Mitte und dünnerer Randpartie (vgl. Fig. 35, Taf. I). Bald nachher oder fast gleichzeitig wird die Ellenbogenanlage durch eine Biegung der in die Länge wachsenden Armanlage markiert.

An der Handplatte ist anfangs keine Andeutung zur Fingereinteilung vorhanden. An der dünneren Randpartie der Handplatte treten aber bald vier Furchen auf, welche fünf firstenähnliche Strahlen von einander abgrenzen (Fig. 36, Taf. I).

Diese Strahlen stellen die Fingeranlagen dar und werden daher Fingerstrahlen benannt. Sie verlängern sich allmählich, so dass sie am freien Rande der Handplatte knospenförmig hervorragen, gleichzeitig damit, dass die zwischenliegenden Furchen immer tiefer einschneiden. Die die Fingerstrahlen verbindenden Handplattenpartien werden hierbei zu dünnen Hautfalten (sog. „Schwimmhaut") reduziert, die zuletzt allmählich zugrunde gehen. Auf diese Weise werden die Fingeranlagen Ende des zweiten Embryonalmonats von einander frei (G. RETZIUS, 1904).

Bemerkenswert ist, dass während des zweiten Embryonalmonats die Anlagen der verschiedenen Finger alle etwa gleich gross sind. Schon von Anfang an markiert sich aber trotzdem die Daumenanlage durch ihre besondere Stellung.

Die mittlere, dickere Partie der Handplatte bildet sich zu der Mittelhand aus.

Die unteren Extremitäten werden der Hauptsache nach in ähnlicher Weise wie die oberen Extremitäten angelegt. Bemerkenswert ist aber, dass die Beinanlagen, wie schon erwähnt, etwas später als die Armanlagen auftreten und dass ihre Entwicklung während längerer Zeit derjenigen der Armanlagen nachbleibt (vgl. Fig. 34—36, Taf. I).

Ende des zweiten Embryonalmonats entsteht die Anlage der Ferse als eine eckige Erhabenheit (RETZIUS, 1904).

Auch die fünf Zehenanlagen sind in diesem Monat etwa gleich gross. Die Anlage der grossen Zehe markiert sich aber durch ihre besondere Stellung.

Die Anlage des Knies markiert sich deutlich erst in der Mitte des zweiten Embryonalmonats. In dieser Zeit werden die Extremitätanlagen allmählich so rotiert, dass die Ellenbogenanlage kaudal- und die Knieanlage kranialwärts gerichtet wird.

Die werdende Sohlenfläche der Fussplatte wird schon frühzeitig medialwärts gerichtet und bleibt während des ganzen Monats in dieser Stellung.

Ausbildung des Kopfes.

Die äussere Konfiguration des Kopfes ist in der ersten Hälfte des zweiten Embryonalmonats noch höckerig und demjenigen des werdenden Kopfes gar nicht ähnlich. Sie wird nämlich noch wesentlich durch die Gliederung des Gehirns bestimmt, dessen Formen durch die dünne und durchsichtige Decke hindurch deutlich hervortreten. (Vgl. Fig. 36 u. 39.)

In der zweiten Hälfte desselben Monats wird der Kopf aber recht schnell mehr abgerundet; gleichzeitig nehmen die Kopfdimensionen relativ stark zu, und die Gehirnteile schimmern nicht mehr deutlich hindurch.

Etwa zu derselben Zeit werden äusseres Ohr und Gesicht gebildet.

Die Anlage der Ohrmuschel wird von den proximalen, höckerigen (die äussere Ohröffnung umgebenden) Partien der beiden ersten Kiemenbogen gebildet.

Um die oberen Ohrhöckerchen herum bildet sich in der fünften Embryonalwoche eine niedrige Hautfalte, die sog. Ohrfalte, in welche später die beiden oberen Höckerchen des Mandibularbogens aufgehen.

Aus diesen beiden Höckerchen und der sich hinten relativ stark vergrössernden Ohrfalte beginnt die Helix sich zu bilden. Die Anthelix wird fast gleichzeitig von den beiden oberen Höckerchen des Hyoidbogens gebildet. Aus dem persistierenden unteren Höckerchen desselben Bogens entsteht der Antitragus, und aus dem ebenfalls persistierenden unteren Höckerchen des Mandibularbogens der Tragus. Ende des zweiten Embryonalmonats sind schon alle diese Teile der Ohrmuschel zu erkennen.

Das Ohrläppchen entsteht erst viel später und zwar als Verdickung des hinteren, unteren Endes der Ohrfalte.

Bildung des Gesichts.

Hand in Hand damit, dass die beiden Nasengruben in der ersten Hälfte des zweiten Embryonalmonats immer tiefer und scharfrandiger werden, werden auch die sie begrenzenden Nasenfortsätze immer deutlicher markiert.

Die Relationen der vier Nasenfortsätze am Anfang des zweiten Embryonalmonats ist aus der Fig. 39 ersichtlich. Die beiden mittleren Nasenfortsätze erreichen den Rand der Mundöffnung. An dieser sind sie von einander durch eine seichte Einkerbung getrennt. Etwas weiter nach oben sind sie aber mit einander zu einem einheitlichen Stirnnasenfortsatz verbunden.

Die lateralen Nasenfortsätze erreichen nicht die eigentliche Mundöffnung. Von dieser werden sie nämlich durch die Oberkieferfortsätze des Mandibularbogens getrennt.

Die Oberkieferfortsätze sind jetzt so lang geworden, dass sie die medialen Nasenfortsätze fast berühren. Von den lateralen Nasenfortsätzen werden sie jederseits durch eine schief von der Augengegend zur Nasengrube verlaufende Spalte getrennt.

Diese Spalte verschwindet aber bald, indem der Oberkieferfortsatz mit dem lateralen Nasenfortsatz verwächst. Die Verwachsung scheint zuerst in der Tiefe aufzutreten. Oberflächlich markiert sich daher noch eine Zeitlang die betreffende Grenze als eine immer seichter und undeutlicher werdende Rinne (die sog. Tränennasenfurche).

Bald nachher verwächst auch der **mediale Nasenfortsatz** sowohl mit dem Oberkieferfortsatz wie mit dem lateralen Nasenfortsatz. Gleichzeitig vertieft sich jede Nasengrube blindsackartig nach hinten und behält nach aussen nur eine kleine Öffnung bei, die Anlage des **Nasenloches**.

Die anfangs breite Bucht zwischen den beiden medialen Nasenfortsätzen wird gleichzeitig immer schmäler, und verschwindet zuletzt, indem die betreffenden Nasenfortsätze in der Medianebene (von oben nach unten) allmählich mit einander verwachsen.

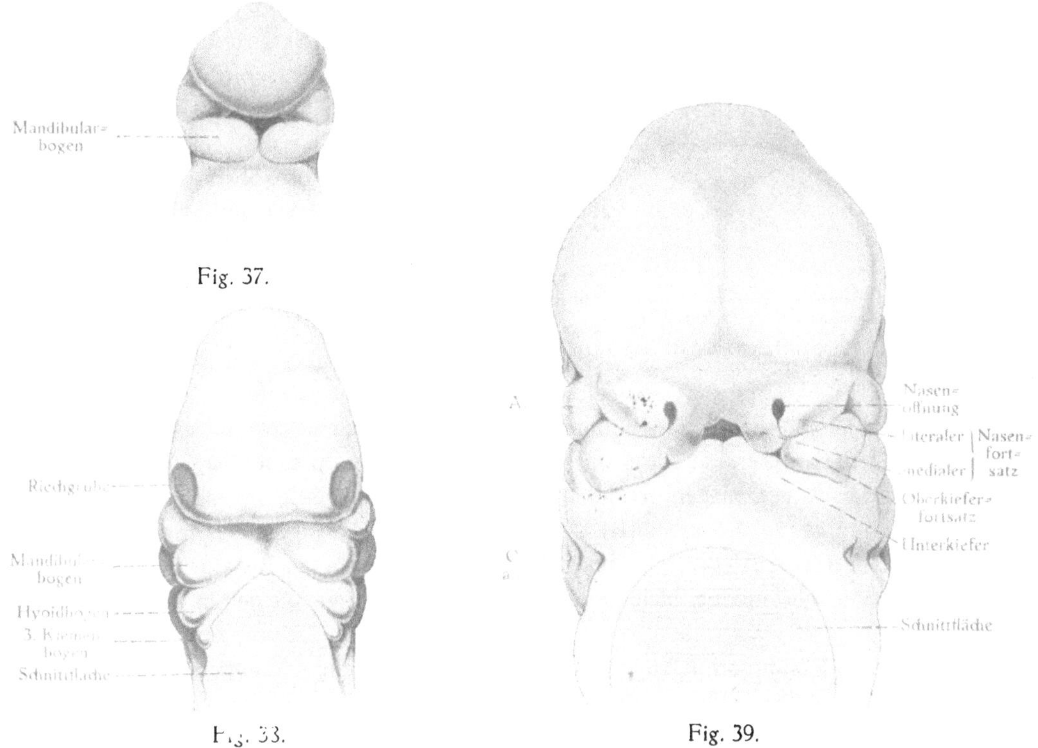

Fig. 37.

Fig. 38.

Fig. 39.

Fig. 37–39.

Bildung des Gesichts. Nach C. Rabl: Die Entwicklung des Gesichts. Leipzig 1902. Fig. 37. Kopf en face eines etwa 2,5 mm langen Embryos. $\frac{20}{1}$. Fig. 38. Kopf en face eines etwa 8,3 mm langen Embryos. $\frac{10}{1}$. Fig. 39. Kopf en face eines etwa 11,3 mm langen Embryos. $\frac{10}{1}$.

Die obere Begrenzung der definitiven Mundöffnung ist jetzt gebildet. Die untere Begrenzung derselben war schon lange vorher in den median verbundenen Hauptpartien der Mandibularbogen zu erkennen.

Die auf diese Weise gebildete **Mundöffnung** ist anfangs unverhältnismässig breit. An den Mundwinkeln verwachsen aber bald Ober- und Unterkieferfortsätze ein Stückchen weit mit einander, und die ursprüngliche Breite der Mundöffnung wird so mehr oder weniger stark reduziert.

Mitte des zweiten Embryonalmonats entsteht durch Epitheleinsenkung sowohl an der oberen wie an der unteren Begrenzung der Mundöffnung je eine bogenförmige Rinne, die sog. **Lippenrinne**, welche die betreffende Lippe von dem eigentlichen Kieferrand trennt.

Etwa gleichzeitig wird die Kinnanlage als ein rundlicher Höcker schwach markiert.

Die Anlage der Nasenspitze entsteht schon in der fünften Embryonalwoche als eine querliegende, niedrige Ausbuchtung, welche den Stirnnasenfortsatz in eine obere Partie, die Nasenrückenanlage, und eine untere Partie, die Anlage der Columna nasi und des medianen Oberlippenteils (des sog. Philtrum) sondert.

Die betreffende Ausbuchtung setzt sich — allmählich an Höhe abnehmend — lateralwärts nach unten auf die beiden lateralen Nasenfortsätze fort. Auf diese Weise werden die Anlagen der Nasenflügel markiert.

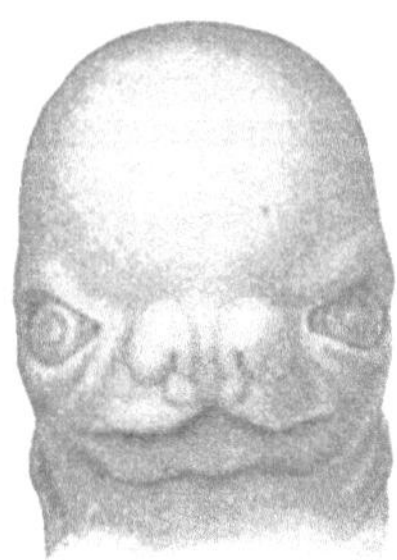

Fig. 40.
Weitere Ausbildung des Gesichts während der zweiten Hälfte des 2. Embryonalmonats. Nach G. RETZIUS: Biol. Untersuchungen, Bd. XI. Jena 1904. Fig. 40. Kopf en face eines 15 mm langen Embryos. $\frac{5}{1}$.

Ende des zweiten Embryonalmonats können wir schon die verschiedenen Teile der äusseren Nase erkennen, wenn auch die Nasenform noch sehr stark von der definitiven abweicht. Die neugebildete Nase ist nämlich unverhältnismässig breit und kurz; die Nasenspitze sieht nach vorn-oben und die Nasenlöcher sind gerade nach vorn gerichtet.

Ende des zweiten Embryonalmonats obliterieren die Nasenlöcher, indem sie durch Proliferation des sie begrenzenden Epithels vollkommen verlegt werden (v. KOELLIKER, G. RETZIUS).

Nach der Abschnürung der Linsenblasen sind die Augenanlagen äusserlich zunächst nur undeutlich zu erkennen. Bei etwa zentimeterlangen Embryonen wird aber die Pigmentierung des Augenbechers so stark, dass sie von aussen her zu sehen ist. Von nun ab ist also die Lage der Augenanlagen deutlich. — Noch deutlicher markieren sich aber äusserlich die Augenanlagen, wenn in der achten Embryonalwoche die Augenlider angelegt werden.

Die Augenlider legen sich als bogenförmige Hautfalten an, welche im zweiten Embryonalmonat sehr niedrig bleiben und die vorderen Augenpartien nur peripher umrahmen.

Die äusserlich sichtbaren Augenanlagen liegen im zweiten Embryonalmonat relativ sehr weit von einander entfernt und nehmen am Kopfe eine seitliche Stellung ein.

Formentwicklung des Menschen während des dritten bis zehnten Embryonalmonats.

Anfang des dritten Embryonalmonats ist der Embryo deutlich als werdender Mensch zu erkennen, obwohl seine Extremitäten noch die für ein Vierfüssler-Säugetier charakteristische Stellung einnehmen.

Von dieser Zeit ab wird der Embryo auch Fetus[1]) benannt.

Während des dritten Monats wächst der menschliche Embryo sehr beträchtlich. Seine Scheitelsteisslänge nimmt während dieser Zeit von 2 bis 7 cm zu. Die Totallänge desselben ist am Ende des Monats nicht weniger als 9 cm.

Während dieses Monats nehmen fast alle Körperteile, im grossen gesehen, die definitiven fetalen Proportionen an. Nur der Kopf bleibt relativ gross, während umgekehrt Beckenteil und Beinanlagen relativ klein bleiben.

[1]) Wie v. BARDELEBEN mehrmals hervorgehoben hat, ist es unrichtig „Foetus" oder „Fötus" zu schreiben.

Die ganze Hirnkapsel bleibt hoch und gross. Auch die Stirnpartie des Gesichtes bleibt recht hoch und vorragend.

Die Augen, früher lateralwärts gerichtet, werden jetzt allmählich nach vorn gekehrt, Hand in Hand damit, dass die betreffende Gesichtspartie breiter wird.

Die Augenlidfalten werden gleichzeitig immer höher; zuletzt (bei etwa 4 cm langen Embryonen) begegnen sich die freien Ränder des Ober- und des Unterlides und bald nachher verwachsen sie epithelial mit einander.

Die so entstandene epitheliale Verklebung der Lidränder bleibt monatelang bestehen und während dieser Zeit wird die Lidspalte nur durch eine Lidfurche markiert.

Rudimentäre Tasthaaranlagen treten als punktförmige Epidermisverdickungen sowohl in der Augenbrauengegend und an der Oberlippe wie — wenn auch spärlicher — an der Unterlippe und an der Nase auf. Bald nachher erscheinen auch die ersten Lanugohaaranlagen in der oberen Stirngegend.

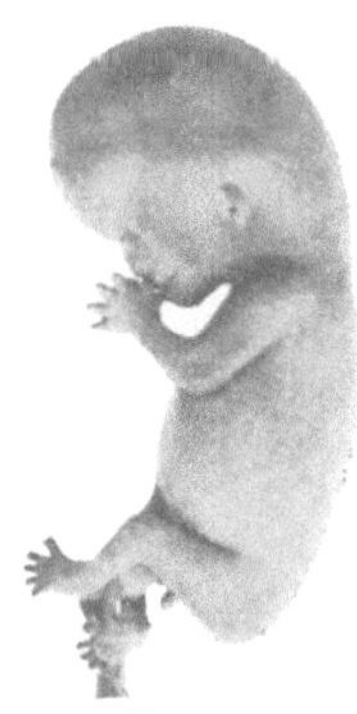

Fig. 41.

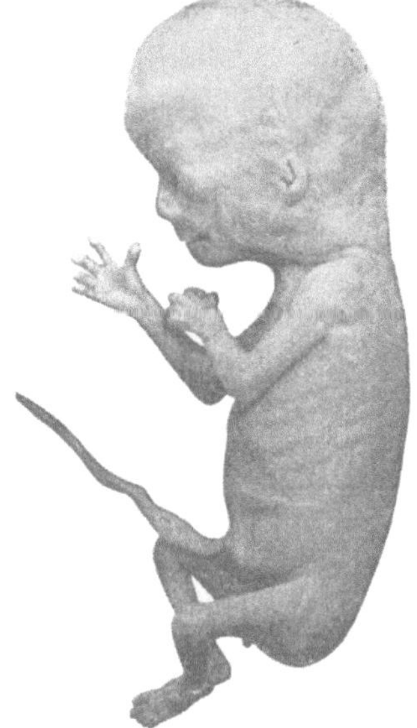

Fig. 42.

Fig. 41 und 42.
Ältere menschliche Embryonen aus dem 3. Embryonalmonat. 1/1. Nach G. RETZIUS: Biol. Untersuchungen, Bd. XI. Jena 1904. Fig. 41. 42,5 mm lang. Fig. 42. 68 mm lang (Scheitel-Steiss-Länge).

Das äussere Ohr, welches Anfang des dritten Embryonalmonats etwa in der dorsalen Verlängerung des Unterkiefers lag, erfährt eine relative Verschiebung nach oben, sodass es Ende desselben Monats in der Höhe des Oberkiefers zu liegen kommt.

Die Form des Rumpfes wird während dieses Monats relativ schlanker. Die Leberregion buchtet weniger stark hervor. Der physiologische Nabelbruch wird (bei 3—5 cm langen Embryonen) in die Bauchhöhle reponiert. Der Beckenteil des Rumpfes vergrössert sich relativ schwach.

Die letzten Reste des Schwanzfadens verschwinden (bei 3—4 cm langen Embryonen). Auch die basale, dickere Schwanzpartie verschwindet während des 3. Embryonalmonats, indem die Schwanzwirbeln II—V ventralwärts stark umbiegen und sich dadurch gleichsam unter die Körperoberfläche versenken (D. HOLMDAHL, 1918). Die Analöffnung bricht bei etwa 2,3—3 cm langen Embryonen durch.

Die äusseren Geschlechtsteile beginnen sich bei den verschiedenen Geschlechtern (bei 5 cm langen Embryonen) in verschiedenen Richtungen hin zu differenzieren. Schon bei 5 cm langen Embryonen ist deshalb eine Geschlechtsdiagnose auf Grund äusserer Untersuchung möglich.

Die oberen Extremitäten wachsen im dritten Embryonalmonat so stark zu, dass sie oft schon am Ende dieses Monats ihre für das Fetalleben geltende relative Länge (relativ zur Körperlänge) erreichen.

Die Handanlage zeigt schon Anfang des dritten Embryonalmonats eine entschieden menschliche Form mit kurzen, dicken, ungleich grossen Fingern und einem dickeren, typischen Daumen (Fig. 45 *A*).

An der volaren Handfläche beginnen schon in diesem Stadium sog. Tastballen [1]) aufzutreten und zwar sowohl an der distalen Metakarpalpartie wie an den Endphalangen.

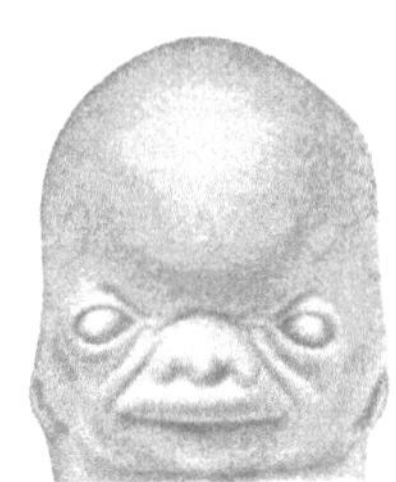

Fig. 43. 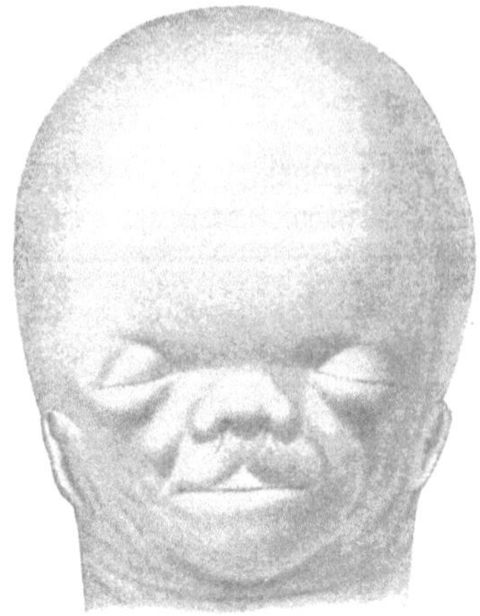 Fig. 44.

Fig. 43 und 44.

Entwicklung des Gesichts während des 3. Embryonalmonats. Nach G. Retzius: Biol. Untersuchungen, Bd. XI. Jena 1904.

Fig. 43. Kopf eines 25 mm langen Embryos. $\frac{2,5}{1}$.

Fig. 44. Kopf eines 52 mm langen Embryos. $\frac{2,5}{1}$.

Bei etwa 3 cm langen Embryonen werden die Nagelanlagen der Finger zum ersten Mal durch seichte Furchen deutlich abgegrenzt (Fig. 45 *B*).

Die unteren Extremitäten bleiben während des dritten Embryonalmonats in der Entwicklung den oberen Extremitäten nach.

Die Zehenanlagen werden erst bei 25—30 mm langen Embryonen von einander vollständig getrennt. Schon etwas vorher ist aber die Anlage der Grosszehe grösser als diejenigen der anderen Zehen.

Unmittelbar nach der Trennung der Zehenanlagen findet man dieselben oft fächerförmig ausgespreizt (Fig. 46).

In diesem Stadium beginnen an der Fussohle und an den Plantarflächen der Zehenspitzen ähnliche „Tastballen" wie oben an der Handanlage beschrieben wurden, aufzutreten.

Bald nachher (bei etwas mehr als 4 cm langen Embryonen) werden auch die Nagelanlagen und die Querfurchen der Zehen deutlich.

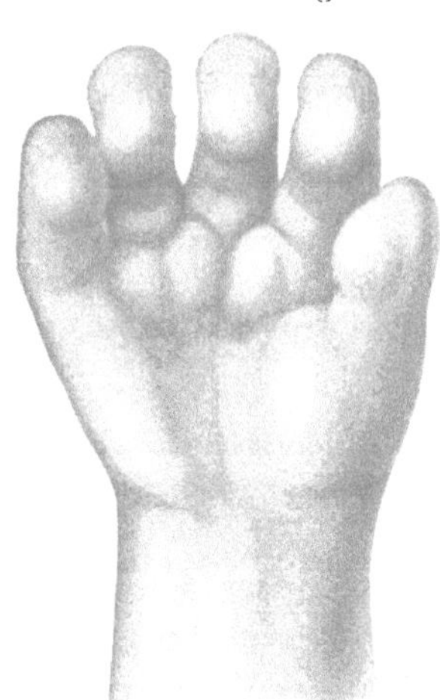

Fig. 45 *A*. 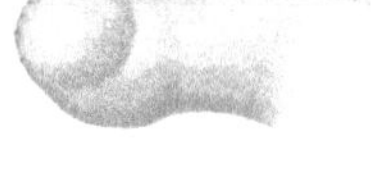 Fig. 45 *B*.

Fig. 45 *A*. Hand von einem 32 mm langen Embryo. $\frac{10}{1}$.
Fig. 45 *B*. Finger von einem 32 mm langen Embryo. $\frac{10}{1}$.
Nach G. Retzius: Biol. Untersuchungen, Bd. XI. Jena 1904.

In der zweiten Hälfte des dritten Monats verlängert sich die Fussanlage relativ stark. Der Fussrücken wird hierbei relativ niedriger und der ganze Fuss nimmt eine Gestalt an, die derjenigen des ausgebildeten Fusses recht nahe kommt.

[1]) Solche Tastballen kommen bei verschiedenen Tieren auch im erwachsenen Zustand vor.

Im vierten Embryronalmonat vergrössert sich der menschliche Embryo, so dass er Ende desselben eine Scheitelsteisslänge von etwa 13 cm und eine Totallänge von etwa 16 cm besitzt.

Während dieses Monats beginnen individuelle Verschiedenheiten bei verschiedenen Embryonen derselben Grösse (sogar bei Zwillingen) deutlich aufzutreten (G. Retzius, 1904). — Die Skelettmuskulatur wird jetzt soweit entwickelt, dass sie starke Bewegungen vermitteln kann. — Die Haut wird fester und rosengefärbt.

Ende des vierten Monats sprossen in der unteren Stirngegend kurze farblose Härchen hervor.

Die Nasenlöcher werden jetzt (oder im fünften Embryonalmonat) wieder offen, indem die sie ausfüllenden Epithelpfropfen zugrunde gehen.

Die Entfernung zwischen den medialen Augenlidwinkeln ist noch relativ sehr gross und das ganze Gesicht erscheint sehr breit.

Die „Tastballen" der Extremitäten erleiden eine deutliche Rückbildung.

Der Nabelstrang inseriert noch relativ weit kaudal und zwar unmittelbar oberhalb der Symphysengegend.

Auch im fünften Embryonalmonat wächst der Embryo relativ schnell. Ende dieses Monats beträgt seine Scheitel-Steiss-Länge etwa 20 cm und seine Totallänge etwa 25 cm. Wenn der Embryo die erste Hälfte des Intrauterinlebens zugebracht hat, hat er also auch die Hälfte der definitiven Fetallänge erreicht.

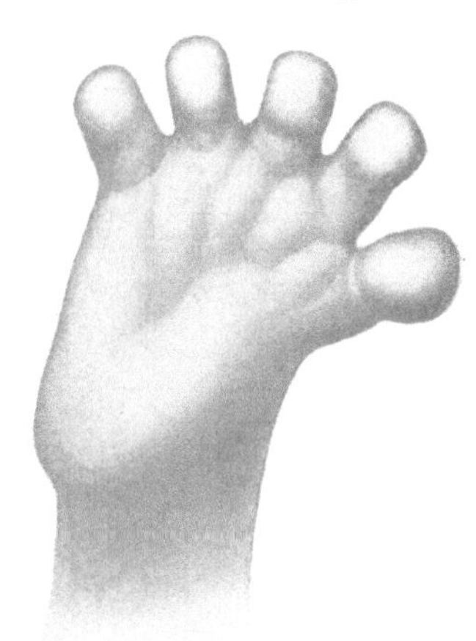

Fig. 46.
Fuss von einem 32 mm langen Embryo. $\frac{10}{1}$. Nach G. Retzius: Biol. Untersuchungen, Bd. XI. Jena 1904.

Sein Gewicht ist aber noch relativ sehr klein. Am Ende des fünften Monats beträgt dasselbe nur ½ kg.

Während dieses Monats werden die Bewegungen des Embryos so stark, dass sie von der Mutter (als sog. „Kindsbewegungen") erkannt werden können.

Fast überall an Rumpf und Extremitäten treten in diesem Monat wollige, feine Härchen (Lanugo) auf.

Die am weitesten entwickelten der inzwischen in Zusammenhang mit den Härchen entstandenen Talgdrüsen beginnen jetzt Sekret abzusondern, das sich mit abgestossenen Epidermiszellen zu einer schmierigen, weissgelblichen Masse, dem sog. „Käsefirnis" (Vernix caseosa) oder der „Fruchtschmiere" mischt. Von dieser Vernix caseosa wird aber die Haut während des fünften Embryonalmonats nur dünn und an einzelnen Stellen bedeckt.

Die untere Partie der vorderen Bauchwand (zwischen Nabelstranginsertion und Symphyse) beginnt, sich zu bilden.

Die unteren Extremitäten verlängern sich relativ stark. Hervorzuheben ist aber, dass die Länge der unteren Extremitäten noch lange derjenigen der oberen Extremitäten nachbleibt.

Während der zweiten Hälfte des intrauterinen Lebens verlängert sich der menschliche Embryo monatlich etwa 5 cm. Ende des sechsten Monats beträgt also die Totallänge des Embryos 30 cm, Ende des siebten Monats 35 cm, Ende des achten Monats 40 cm, Ende des neunten Monats 45 cm und Ende des zehnten Monats 50 cm.

Das Gewicht des Embryos nimmt während derselben Zeit monatlich mit etwa ½ Kilo, also verhältnismässig viel stärker als die Länge zu.

Im sechsten Monat wird die Haut des Embryos runzelig und mattrot. Die Haare werden dunkler und stärker ausgebildet. Augenbrauen und Augenhaare werden deutlich. Die untere Partie der vorderen Bauchwand wird höher. Kopf und Gesicht beginnen schon die kindliche Form anzunehmen.

Im siebenten Embryonalmonat beginnt die subkutane Fettschicht aufzutreten. Der ganze Embryo wird hierbei dicker und die Hautrunzeln verschwinden.

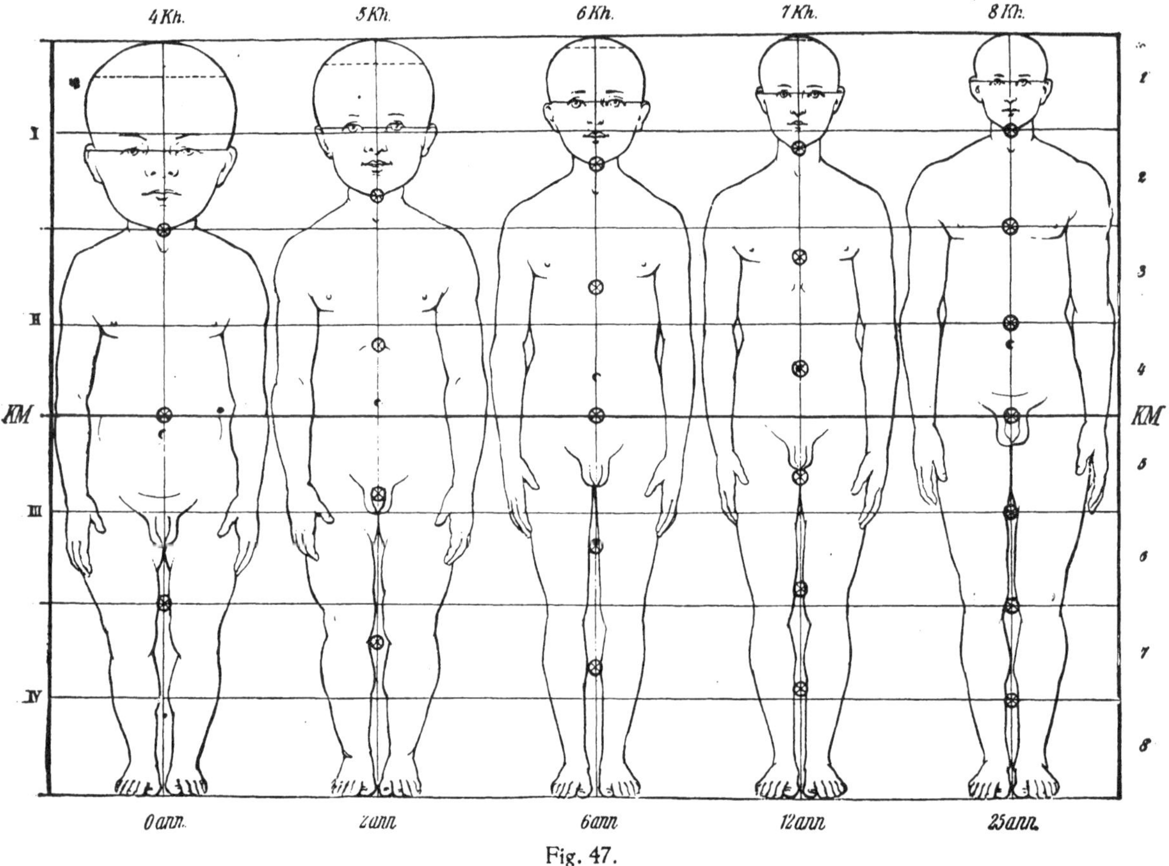

Fig. 47.
Wachstumsproportionen des menschlichen Körpers während des extrauterinen Lebens.
Nach STRATZ: Naturgeschichte des Menschen. Stuttgart 1904.

In diesem Monat lösen sich die epithelialen Verklebungen der Augenlidränder.

Das Haarkleid wird am Kopfe reichlich.

Am Ende dieses Monats geboren, kann der Embryo unter günstigen Verhältnissen fähig sein, extrauterin fortzuleben.

Während des achten und des neunten Embryonalmonats nimmt die subkutane Fettschicht an Dicke zu. — Die Haut nimmt eine helle Fleischfarbe an. — Die Vernix caseosa tritt überall auf.

Während des zehnten Embryonalmonats wird der Körper noch dicker und rundlicher, dank der fortgesetzten Ablagerung von subkutanem Fett. — Die Haut wird bleicher und mehr weisslich. Die Kopfhaare werden reichlicher und länger. Die langen Lanugohärchen beginnen dagegen zu verschwinden.

Am Ende der Gravidität hat sich die untere Bauchpartie so stark entwickelt, dass die Nabelstranginsertion an der vorderen Bauchwand jetzt fast zentral liegt.

Die untere Extremität hat noch nicht die Länge der oberen Extremität erreicht (G. Retzius).

Postembryonale Formentwicklung des Menschen.

Die postembryonale Entwicklungszeit des Menschen kann in zwei Hauptabteilungen gesondert werden, nämlich in:

A. die erste, neutrale Entwicklungszeit, das sog. neutrale Kindesalter (0 bis 7. Jahr), während welcher Zeit Knaben und Mädchen sich vollständig parallel entwickeln d. h. ohne dass irgendwelche sekundäre Geschlechtsverschiedenheiten auftreten; und

B. die zweite, bisexuelle Entwicklungszeit, während welcher die sekundären Geschlechtsunterschiede immer stärker hervortreten.

Diese bisexuelle Entwicklungszeit umfasst

I. das bisexuelle Kindesalter (für Knaben: 8.—17. Jahr; für Mädchen 8. bis 15. Jahr) und

II. das Jugendalter (beim männlichen Geschlecht: 18.—20. [—34.] Jahr; beim weiblichen Geschlecht: (16.—20. [—28.] Jahr.

Die postembryonale Entwicklung besteht grösstenteils im Wachstum schon befindlicher Körperteile.

Von grosser Wichtigkeit ist nun, dass dieses Wachstum sowohl in verschiedenen Körperteilen wie zu verschiedener Zeit ungleichmässig stattfindet.

Aus dem ungleichen Wachstum der verschiedenen Körperteile erklärt sich die Tatsache, dass die Körperproportionen des Neugeborenen während der weiteren Entwicklung so stark verändert werden.

Während der Rumpf und die oberen Extremitäten, im grossen gesehen, fast ihre anfängliche relative Grösse behalten, wird die Kopfhöhe relativ doppelt kleiner und die Länge der unteren Extremitäten relativ um $^1/_4$ länger als zur Zeit der Geburt (vgl. Fig. 47). Daraus erklärt sich, dass die Körpermitte, die beim Neugeborenen oberhalb des Nabels liegt, sich während der postembryonalen Entwicklungszeit so stark kaudalwärts verschiebt, dass sie beim Erwachsenen in der Höhe der Symphyse zu liegen kommt; ausserdem dass die Gesamthöhe des Körpers, welche beim Neugeborenen nur vier Kopfhöhen beträgt, relativ so stark zunimmt, dass sie beim Erwachsenen 7—8 Kopfhöhen zu betragen kommt.

Relativ zu der am Anfang jedes Wachstumsjahres vorhandenen Körpergrösse ist die Grössenzunahme in den allerersten Kindsjahren am beträchtlichsten und wird später wieder kleiner. Ganz allmählich nimmt aber nicht immer diese Grössenzunahme ab. Während zwei Perioden pflegt die Grössenzunahme des Körpers relativ stärker als zunächst vorher zu werden.

Da diese Wachstumsperioden ausserdem dadurch charakterisiert sind, dass der Körper während derselben beträchtlich mehr in die Länge als in die Breite wächst, so werden sie mit dem Namen Streckungs-Perioden bezeichnet.

Während der postembryonalen Entwicklungszeit treten also zwei solche Streckungs-Perioden auf:

1. Die erste Streckung (im 5.—7. Lebensjahr), mit welcher das neutrale Kindesalter beendigt wird, und

2. die zweite Streckung, welche dem bisexuellen Kindesalter zugehört und bei Mädchen früher (im 11.—14. Jahr) als bei Knaben (im 13.—16. Jahr) auftritt.

Sowohl vor wie nach jeder Streckungsperiode liegt eine Periode, worin das Kind relativ stärker in die Breite als in die Länge wächst, und daher ein dickeres, volleres Aussehen bekommt. Wir bezeichnen diese Wachstumsperioden als die Perioden der ersten, zweiten und dritten Fülle. Von diesen gehört die „erste Fülle" dem neutralen Kindesalter an, während sowohl die „zweite" wie die „dritte Fülle" dem bisexuellen Kindesalter angehören.

Die Periode der „dritten Fülle" geht in die Periode der Reife oder Pubertät über. Aus dem Knaben wird jetzt ein Jüngling, aus dem Mädchen eine Jungfrau.

Wenn wir sagen, dass der Mensch während der Pubertätsperiode reif wird, und diese Periode auch als die Periode der Reife bezeichnen, so bedeutet dies aber nur, dass der Mensch zu dieser Zeit geschlechtsreif, d. h. zur Fortpflanzung fähig wird, und gar nicht, dass seine Entwicklung jetzt beendigt sein sollte.

Im Gegenteil: die meisten Menschen wachsen auch nach der Pubertätszeit mehr oder weniger deutlich weiter und erreichen oft erst, wenn sie 25—30 Jahre alt (oder mehr) sind, den Höhepunkt ihrer Entwicklung und also ihre volle Reife.

Eine Gesamtlänge von 8 Kopfhöhen wird meistens erst um das 25. Jahr oder später erreicht und zwar gewöhnlich nur von langen Menschen (von 180 cm langen Männern, bezw. 170 cm langen Frauen) [1]).

Hervorzuheben ist aber, dass nur etwa 30 % der bis zu ihrem 25. Jahr lebenden Menschen diese Längenmasse und diese Körperproportionen erreichen. Bei den meisten tritt schon früher der definitive Wachstumsstillstand ein.

Über die verschiedenen postembryonalen Entwicklungsperioden ebenso wie über die Zunahme des Körpers in Grösse und Gewicht während derselben geben die Tabellen [2]) auf den nächsten Seiten eine Übersicht.

---

[1]) Ausnahmsweise können auch kleinere Menschen eine Gesamtlänge von 8 Kopfhöhen erreichen. Auch gibt es (180 cm) lange Menschen, deren Gesamtlänge nur $7^3/_4$ Kopfhöhen beträgt. Sowohl GEIER wie STRATZ betrachten einen Menschen von 8 Kopfhöhen für „normaler entwickelt als einen von $7^3/_4$ selbst wenn der letztere eine absolut grössere Körperlänge hat".

[2]) Dieselben sind hauptsächlich nach verschiedenen Tabellen und Angaben von STRATZ zusammengestellt.

Erste, neutrale Entwicklungszeit
(neutrales Kindesalter).

Lebensjahr	Totallänge in Kopfhöhe	Totallänge in cm	Gewicht in kg	Name der Periode	
0.	4	50	3,25—3,5	Säuglingsalter (Zahnlose Periode).	
1.	$4\frac{1}{2}$	75	9		
2.	5	85	11	**Erste Fülle.** Die Kinder nehmen während dieser Periode verhältnismässig stark an Breite zu, bleiben fett und rund. Die neutrale kindliche Idealgestalt wird Ende dieser Periode vollendet.	Milchzahnperiode.
3.	$5\frac{1}{4}$	93	12,5		
4.	$5\frac{1}{2}$	97	14,5		
5.	$5\frac{3}{4}$	103	16	**Erste Streckung.** Die Kinder wachsen während dieser Periode relativ stark in die Länge. Gleichzeitig tritt aber gewöhnlich eine erhebliche Abmagerung ein, so dass die bis dahin blühenden Kinder welk und dürr erscheinen.	
6.	6	111	17		
7.	$6\frac{1}{4}$	121	19		

Formentwicklung des menschlichen Körpers im neutralen Kindesalter.

Wie die obenstehende Tabelle zeigt, bezeichnen wir die das erste Lebensjahr umfassende Entwicklungsperiode mit dem Namen Säuglingsalter oder zahnlose Periode.

Streng genommen sind aber diese Namen für die letzten Monate des ersten Lebensjahres nicht berechtigt, denn die Schneidezähne treten gewöhnlich schon im 7.—12. Monat zutage und etwa gleichzeitig kann man ein stetiges Wenigerwerden der Muttermilch konstatieren, das meistens schon im 8.—10. Monat zur definitiven Entwöhnung, d. h. zum Ersetzen der Muttermilch durch andere Nährstoffe, zwingt.

Das Kind besitzt bei der Geburt einen sehr kleinen Magen und braucht die ersten Tage dazu, um sich allmählich an die neuen Lebensbedingungen zu gewöhnen und sich von den Strapazen der Geburt zu erholen. Ausserdem ist die Milch der Mutter in den allerersten Tagen nach der Geburt gewöhnlich nur spärlich und beginnt erst am 3.—4. Tage reichlicher zu strömen.

Aus diesen Verhältnissen wiederum erklärt sich die Tatsache, dass das Kind innerhalb der ersten 4—10 Tage (auf Kosten seines Fettes) physiologisch eine Gewichtsverminderung erleidet.

Gleichzeitig tritt oft eine vorübergehende, mehr oder weniger deutliche gelbe Verfärbung der Haut („Icterus neonatorum") auf.

Der festsitzende Nabelstrangrest trocknet ein und fällt am 5.—7. Tage ab, eine anfangs gerötete, später blasse, derbe Narbe hinterlassend.

Das verlorene Fett sammelt sich sehr rasch wieder an, und schon Ende der ersten Lebenswoche pflegt das Kind wieder sein Geburtsgewicht zu erlangen.

Jetzt beginnt das postembryonale Wachstum deutlich zu werden.

Am auffallendsten ist gewöhnlich während des ganzen Säuglingsalters die starke subkutane Fettansammlung, die dem gesunden Säugling die charakteristisch runden, walzigen Formen gibt.

Zweite, bisexuelle Entwicklungszeit
(bisexuelles Kindes- und Jugendalter).

Knaben.

Lebensjahr	Totallänge in Kopfhöhen	Totallänge in cm	Gewicht in kg	Name der Periode
8.		125	21,5	**Zweite Fülle.** Die Kinder nehmen während dieser Periode relativ stärker an Breite als an Länge zu. Bei Knaben macht sich die Breitenzunahme besonders am Brustkorb bemerkbar. Ausserdem entwickelt sich die Muskulatur relativ stark.
9.		128	23,5	
10.	$6\frac{1}{2}$	130	25,5	
11.	$6\frac{3}{4}$	135	28	
12.	7	140	30,5	
13.	$7\frac{1}{4}$	146	33	**Zweite Streckung.** Längenzunahme, relativ stärker als Breitenzunahme, oft auf ein Jahr angehäuft, so dass die Zunahme in den anderen Jahren dieser Periode entsprechend geringer wird. Bei Knaben tritt um das 15. Jahr der Stimmwechsel auf, veranlasst durch starkes Wachstum des Kehlkopfes. Gleichzeitig hiermit Pubishaare.
14.		151	37	
15.	$7\frac{1}{2}$	160	41	
16.		162	45	
17.	$7\frac{3}{4}$	165	50	**Dritte Fülle.** Durch beträchtliche Vermehrung der Schulterbreite und sehr starke Entwicklung der Muskulatur beginnen die Knaben ein männliches Aussehen zu bekommen. Die Körperhaare treten auch in den Axillen auf.
18.		170	55	**Reife (Pubertas).** Körper fortpflanzungsfähig. Der Bart beginnt aufzutreten.
19.		175	60	**Vollreife.** Der Körper erreicht den Höhepunkt seiner Entwicklung.
20.—34.	8	180	70	

Mädchen.

Lebensjahr	Totallänge in cm	Name der Periode
8.	125	**Zweite Fülle.** Bei Mädchen macht sich die Breitenzunahme besonders in der Beckengegend bemerkbar. Ausserdem entwickelt sich die subkutane Fettschicht relativ stark, speziell in den Gesäss-, Hüften- und Oberschenkelgegenden.
9.	128	
10.	130	
11.	138	**Zweite Streckung.** Längenzunahme, relativ stärker als Breitenzunahme, oft auf ein Jahr angehäuft. Im 13 Jahre beginnt bei den höheren Klassen oft schon die Menstruation. Im 11.—14. Jahre beginnen die Milchdrüsen zu wachsen, so dass der Warzenvorhof emporgewölbt wird, (Knospe, Areola-mamma.) Durch stärkere Fettbildung hebt sich die Umgebung hervor. (Knospenbrust.)
12.	143	
13.	155	
14.	158	
15.	160	**Dritte Fülle.** Durch starke subkutane Fettbildung wird der Körper mehr abgerundet. Die Körperhaare treten zuerst am Unterleib und dann in den Achselhöhlen auf.
16.	162	**Reife (Pubertas).** Der Körper wird zur Fortpflanzung fähig. Die Brust wird fertiggebildet, so dass nur die Brustwarze von der gleichmässig gewölbten Brust noch knopfförmig emporwölbt (Mamma papillata, reife Brust). In den niederen Klassen tritt erst während dieser Periode die Menstruation ein.
17.	163	
18.	165	
19.	168	**Vollreife.**
20.—28.	170	

Wo die Haut an den darunterliegenden Teilen fester haftet, wird das subkutane Gewebe weniger oder gar nicht mit Fett gefüllt. Dies ist z. B. am Gehirnteil des Kopfes, an den Innenseiten der Hände, an den Fussohlen und gegenüber vieler Gelenke der Fall.

Daraus erklärt sich z. B., dass die Hand eines Säuglings regelmässig durch eine scharfe (wie durch einen einschneidenden Faden hervorgerufene) Furche von dem drehrunden, spindelförmigen Arm gesondert wird, dass die Knöchel als kleine Grübchen am schwellenden Handrücken erscheinen; dass der Rücken sich durch eine Querfurche vom Kopf scheidet usw. Kennzeichnend für diese Altersstufe sind auch die von tiefen Furchen begrenzten „Wülste an der inneren Seite der Oberschenkel, an den Leisten und oberhalb des stark gepolsterten Schambergs" (STRATZ).

Die Beine sind, wie erwähnt, unmittelbar nach der Geburt sehr klein und zwar wenigstens nicht länger als die Arme. Sie nehmen eine sehr charakteristische Ruhestellung ein, indem sie sowohl in Hüft- wie in Kniegelenk gebeugt sind und indem die Füsse stark supiniert („Klumpfuss"- oder „Kletterstellung") sind und sehr bewegliche Zehen mit stark abgespreizter Grosszehe (sog. „Greiffuss") haben.

Diese Stellung ist etwa dieselbe, die die Kinder vor der Geburt gehabt haben und die die Vierfüssler zeitlebens behalten. Sie ist durch die Form der Gelenke und durch die Länge und Ausbildung der diese bewegenden Muskeln bedingt.

Auffallend klein und unbedeutend ist das Gesäss. Die Hüften sind schmal, weil das Becken nur noch wenig entwickelt ist.

Dagegen ist die Bauchregion stark vorgetrieben, einesteils weil Baucheingeweide (speziell Darm und Leber) relativ gross sind, und andernteils weil das unausgebildete Becken den werdenden Beckeneingeweiden noch keinen genügenden Raum gibt.

Der Brustkorb erscheint hinaufgeschoben, indem die Rippen wie bei einem Vierfüssler von der Wirbelsäule fast senkrecht (also bei aufgerichteter Stellung horizontal) abgehen und eine im Querschnitt fast kreisrunde, tonnenförmige Brust bilden.

Durch diese Stellung des Brustkorbes, ebenso wie dadurch, dass die Haut der Brust, der Schultern und unter dem Kinn mit dicken Fettmassen gepolstert ist, bekommt man den Eindruck, als habe der Säugling fast gar keinen Hals.

Die Kopfproportionen des Säuglings differieren sehr stark von denjenigen des Erwachsenen. Die wesentlichsten Unterschiede bestehen darin, dass beim Säugling Gehirnschädel und Augen verhältnismässig viel grösser sind, während beim Erwachsenen sich speziell die stärkere Kiefer- und Gesichtsbildung geltend macht (STRATZ).

Die Verbindungslinie zwischen den beiden Pupillen, die beim Erwachsenen gleich weit vom Scheitel wie vom Kinn liegt und also den Kopf in zwei gleichgrosse Teile abgrenzt, liegt beim Säugling bedeutend unter der Kopfmitte. Bei diesem ist, mit anderen Worten, die Stirnpartie relativ kolossal entwickelt, während das übrige, eigentliche Gesicht winzig kurz und gedrückt erscheint (Fig. 47).

Das Gesichtchen ist aber relativ sehr breit. Nicht nur die Augen selbst sondern auch die Entfernung derselben voneinander sind absolut genommen schon fast gleich so gross wie beim Erwachsenen. In dem kleinen Gesicht erscheinen daher die Augen so gross und weit auseinanderstehend [1]. Als Folge hiervon ist die Nasenwurzel relativ sehr breit.

Die Nase ist kurz, breit und platt (Stumpfnäschen). Die Wangen liegen als stark fettgepolsterte Halbkugeln unter den Augen. Sowohl Ober- wie Unterkiefer sind kurz und niedrig. Am Skelett ist das Kinn fast gar nicht zu erkennen; in dem Äusseren wird es aber durch ein subkutanes Fettkügelchen markiert.

---

[1]) Der weite Abstand ist nötig, um ein deutliches Sehen zu ermöglichen (DECKER).

Die dorsale Rumpfmuskulatur des Säuglings ist nur schwach entwickelt und vermag anfangs weder den Kopf noch den Rücken aufrecht zu halten.

Erst im achten Monat pflegt das Kind längere Zeit ohne Stütze aufrecht sitzen zu können. Schon im vierten Monat zeigen aber die Kinder, wenn sie nicht zu fett sind, Neigung sich aufzurichten.

Im neunten bis elften Monat machen die Kinder gewöhnlich Stehversuche und können sogar, an Schemel und Stühle sich haltend, vorsichtige Schrittchen machen. Und im zwölften Monat können sie gewöhnlich mehr oder weniger sicher frei laufen.

Beim Gehen bleiben aber die Beinchen noch eine Zeitlang sowohl in der Hüfte wie im Knie ein wenig gebeugt. Die betreffenden Gelenke gestatten nämlich noch nicht, dass die Beine vollständig gestreckt werden.

Das Sitzen-, Stehen- und Gehenlernen ist für die weitere Formentwicklung des Kindes von ausserordentlicher Bedeutung.

Die aufrechte Stellung formt nämlich von Grund aus den Körper um. Die Wirbelsäule und eine Reihe von Organen müssen sich der veränderten Schwerkraftrichtung anpassen. „Eine Menge Muskeln, die früher untätig waren, Gesäss-, Rücken- und Streckmuskeln, erhalten jetzt eine wichtige Aufgabe. Auf das Becken wirken diese mächtigen Muskeln durch fortwährenden, kräftigen Zug bildend und umformend ein. Ausserdem wird das Becken jetzt der unterste Teil des Leibes, auf dem das ganze Gewicht der Eingeweide ruht. Deren geringster Teil senkt sich in die schmale Höhlung des Beckens, das ‚kleine Becken', aber die Masse stützt sich auf das Becken selbst, dessen Schaufeln breiter und breiter werden, wie Schüsseln geeignet, die schwere Last zu tragen. Der vorher vorgetriebene Leib wird durch das Herabsinken der Eingeweide dünner und schlanker, die Flanken ziehen sich ein, es bildet sich die „Taille". (Decker, 1908).

Formt so das aufrechte Stehen den Leib, so noch vielmehr die Brust. Wenn sich der Säugling aufrichtet, senken sich die Rippen, zum Teil unter der eigenen Schwere, zum Teil unter dem gewaltigen Zug von Leber, Herz und Magen nach abwärts. Dazu kommt, dass die das Brustbein und die Rippen mit dem Becken verbindenden Bauchmuskeln, den ganzen Brustkorb jetzt mit erheblicher Kraft nach abwärts ziehen. So nimmt der Brustkorb allmählich anstatt der runden, tiefen, kurzen Form des Vierfüsslers die flache, weniger tiefe, breite lange Form des Erwachsenen an. Die Schulterblätter, die vordem beiden Seiten des Brustkorbs anlagen, rücken bei weiterem Wachstum auf den Rücken. Das alles hat aber eine gewaltige Einwirkung auf die Atemtätigkeit. Die Säugetiere und auch die Neugeborenen atmen, indem sie das Zwerchfell auf und ab bewegen (Bauchatmen), jetzt entwickelt sich ausserdem ein „Brustatmen" (durch Heben und Senken der Rippen). Dieses Brustatmen ermöglicht tieferes Atmen, und so erklärt sich — eben durch das tiefere Atmen, dass jenseits des Säuglingsalters das Atmen nicht mehr so rasch geschieht (Decker, 1908).

Erst durch den aufrechten Gang wird das Gesäss herausgebildet. Dass der aufrechte Gang auch die Entwicklung der unteren Extremitäten, die die ganze Last des Körpers zu tragen haben, mächtig beeinflusst, ist selbstverständlich.

Die ersten Milchzähne treten, wie erwähnt, schon in den letzten Monaten des ersten Lebensjahres auf. Die anderen Milchzähne folgen in dem zweiten Lebensjahre nach. Hand in Hand mit dem Auftreten der Zähne und zum Teil als Folge von dem Kauen vergrössern sich auch sowohl Ober- wie Unterkiefer, was in dem Äusseren zu einer merkbaren Vergrösserung der unteren Gesichtspartie führt.

Im zweiten Lebensjahre vereinigen sich die Kopfknochen zur festen Schädeldecke. Die definitive Form des Kopfes bildet sich aber erst später vollständig aus.

In der Periode der ersten Fülle bleiben die Kinder fett und rund. Gar so fett wie im Säuglingsalter bleiben sie aber nicht. Auf Kosten der allzugrossen Fettmengen entwickelt sich die Muskulatur etc. Die für das Säuglingsalter charakteristischen Fettwülste und Furchen verschwinden so allmählich während dieser Zeit und der Körper nimmt schönere Formen an. Die kindliche Idealgestalt wird mit dem Ende dieser Periode vollendet.

Wenn das Kind so muskelstark geworden ist, dass Bewegungsspiele dem Körper genügend Wärmevorrat schaffen können, so ist der noch persistierende, vor Kälte schützende Fettmantel anscheinend nicht mehr vonnöten. Derselbe wird jetzt verbraucht, und der Körper schiesst vor allem durch starkes Wachstum der Knochen in die Höhe. Die Periode der ersten Streckung tritt ein.

Wenn nun aber die Knochen sich so stark längern, „müssen die Muskeln sich notwendig dehnen" und haben dann anscheinend „Mühe in ihrer Ausbildung und Leistungsfähigkeit Schritt zu halten". Darum in diesem Alter „die wenig entwickelten Muskeln und der magere, schlanke Bau der jugendlichen Gestalten" (DECKER, 1908).

Dass diese Abmagerung eine normale Veränderung darstellt, ist für den Arzt wichtig zu wissen.

Über die Körperproportionen in der ersten Streckungsperiode vgl. Fig. 47, S. 80. Daraus geht u. a. hervor, dass die Kinder mit sechs Jahren eine Gesamtlänge von sechs Kopfhöhen und die Körpermitte in der Mitte zwischen Nabel und Symphyse haben.

Das Gesicht behält noch am Ende dieser Periode trotz der deutlichen Streckung die runden, kindlichen Formen bei.

Das Massenwachstum des Gehirns wird während dieser Periode fast vollendet.

Formentwicklung des menschlichen Körpers in der bisexuellen Entwicklungszeit.

In der Periode der zweiten Fülle ist es, „als ob der Körper sich von der ersten Streckung ausruhen und neue Kräfte zu seiner weiteren Ausbildung sammeln wolle" (STRATZ, 1904). Bei beiden Geschlechtern ist die Breitenzunahme während dieser Periode beträchtlicher als die Längenzunahme.

Bei Knaben macht sich diese Breitenzunahme besonders am Brustkorb bemerkbar. Ausserdem entwickelt sich, teilweise unter dem Einfluss der im allgemeinen muskelübenden Spiele die Muskulatur relativ stark.

Eigentliche sekundäre männliche Geschlechtscharaktere entwickeln sich aber während dieser Periode (die bei Knaben die 8.—12. Lebensjahre umfassen) nicht. Der Knabe bleibt während dieser ganzen Zeit Kind.

Ganz anders verhalten sich die Mädchen während derselben Zeit. Bei diesen macht sich die Breitenzunahme besonders in der Beckengegend bemerkbar.

Dieses Breiterwerden des Beckens „bedingt eine stärkere Fülle des ganzen Unterkörpers, namentlich aber der Oberschenkel, der Hüften und des Gesässes". Der Körper beginnt hiermit ein weibliches Aussehen anzunehmen. Bald nachher findet auch eine Abrundung des übrigen Körpers statt.

Charakteristisch ist nun, dass das Dickerwerden weniger durch Wachstum der Muskulatur als durch starke Entwicklung der subkutanen Fettschicht bedingt wird.

Die Periode der zweiten Fülle ist durchschnittlich um zwei Jahre kürzer als bei Knaben. Schon im 11. Jahre geht sie bei Mädchen in die Periode der zweiten Streckung über. Zu dieser Zeit beginnen die Mädchen gewöhnlich so schnell in die Höhe zu wachsen, dass sie bald die gleichalterigen Knaben absolut an Körpergrösse und Gewicht übertreffen (BOWDITCH, 1877).

Erst gegen das 15. Jahr hin drehen sich die Verhältnisse um, indem zu dieser Zeit die Mädchen weniger, die Knaben meist bedeutend mehr als 5 cm jährlich wachsen.

In der Regel ist bei Knaben sowohl wie bei Mädchen die Hauptzunahme der 2. Streckungsperiode auf ein oder zwei Jahre angehäuft, wodurch die Zunahme in den anderen Jahren der Streckung entsprechend geringer wird (STRATZ, 1904). So kann z. B. bei einem Knaben die Zunahme im 13. und 14. Jahr je 10 cm betragen, um im 15. und 16. Jahr auf je 2,5 cm zu sinken.

Entstehung der sekundären Geschlechtscharaktere.

Wie schon erwähnt, fangen bei Mädchen die sekundären Geschlechtscharaktere schon in der Periode der 2. Fülle (im 8.—10. Jahr) an kenntlich zu werden, indem zu dieser Zeit die Gesäss-, Hüften- und Oberschenkelpartien des Körpers eine vollere, weibliche Form anzunehmen beginnen.

Die Reihenfolge, in welcher die übrigen sekundären Geschlechtscharaktere auftreten, kann sowohl individuell, wie in den verschiedenen Ständen wechseln.

Die Zeit des Eintritts der ersten Menstruation ist bekanntlich von vielen Umständen (Klima, Rasse, Lebensweise, Stand etc.) abhängig; sie ist in Europa im Durchschnitt auf das 14.—15. Jahr gesetzt worden, ist aber im Norden bedeutend höher (16.—17. Jahr) als im Süden (13. Jahr).

In Mitteleuropa (speziell Holland) ist die Durchschnittszeit der ersten Menstruation für den ersten Stand das 13. Jahr, für den Mittelstand das 14. Jahr und für den Bauernstand das 16. Jahr (STRATZ, 1904).

Von Interesse ist die Beobachtung von STRATZ, dass die grösste Körperhöhe in allen drei Ständen jeweils von denjenigen Individuen erreicht wurde, bei denen die Menstruation am frühesten eingetreten war.

In den meisten Fällen tritt in dem ersten Stand zuerst und zwar in dem Stadium der zweiten Streckung die Menstruation auf. Bald nachher oder gleichzeitig beginnen die Milchdrüsen zu wachsen, so dass der Warzenvorhof knospenähnlich emporgewölbt wird.

Dieses Stadium geht meist sehr bald in das Stadium der Knospenbrust über, bei dem die Knospe durch stärkere Fettbildung in der Umgebung emporgehoben wird.

In dem Stadium der dritten Fülle wird der Körper des Mädchens durch starke, subkutane Fettbildung noch mehr abgerundet und weiblich geformt. Zu dieser Zeit (um das 15. Jahr) pflegen die Körperhaare zuerst am Unterleib und dann in den Achselhöhlen aufzutreten.

Erst in dem Stadium der Pubertät (im 16.—18. Jahr) werden aber die weiblichen Geschlechtscharaktere so weit entwickelt, dass der weibliche Körper ohne Schaden zur Fortpflanzung fähig wird. Erst in diesem Stadium erreicht das weibliche Becken die für den Geburtsakt nötige Grösse; und erst jetzt wird die weibliche Brust fertig gebildet. Durch stärkere Ausbildung sowohl von den Milchdrüsengängen wie von den Fettmassen, die die Zwischenräume zwischen denselben und der Haut ausfüllen, wird die Brust stärker gewölbt. Hierbei bezieht sie die Knospe in ihre grössere Wölbung mit hinein, so dass nur die Brustwarze noch knopfförmig emporragt.

Bei den Knaben beginnen die sekundären Geschlechtscharaktere erst in der Periode der zweiten Streckung aufzutreten.

Zuerst und zwar um das 15. Jahr tritt der Stimmwechsel auf. Derselbe wird durch starke Verlängerung der Stimmbänder veranlasst (in einem Jahr können dieselben noch einmal so lang wie früher werden). Die Verlängerung der Stimmbänder wird andererseits durch starkes Wachstum des ganzen Kehlkopfes bedingt, der jetzt am Halse eckig vorzuspringen („Adamsapfel") beginnt.

Die spezifisch männliche Körperform beginnt wohl auch jetzt kenntlich zu werden, wird aber erst in der Periode der dritten Fülle stärker markiert, indem zu dieser Zeit eine beträchtliche Vermehrung des Brustumfanges und der Schulterbreite stattfindet. Gleichzeitig entwickelt sich die Muskulatur des ganzen Körpers stark und die Körperhaare treten auf (zuerst am Unterleib und dann in den Achsenhöhlen etc.).

In der Pubertätsperiode beginnt der Bart aufzutreten.

Die Pubertät, d. h. die Fortpflanzungsfähigkeit tritt, wie erwähnt, beim weiblichen Individuum durchschnittlich um etwa zwei Jahre früher ein als beim männlichen. Betreffs der Pubertätszeit bestehen aber grosse Unterschiede nicht nur zwischen verschiedenen Rassen und zwischen verschiedenen Völkern derselben Rasse, sondern auch zwischen verschiedenen Ständen und zwischen verschiedenen Familien desselben Standes.

Oben (S. 87) wurde hervorgehoben, dass die Kopfproportionen sich Hand in Hand mit dem Auftreten der Milchzähne bedeutend veränderten.

Hand in Hand mit dem Auftreten der definitiven Zähne (im 7.—20. Jahr) finden ähnliche Veränderungen und zwar in noch stärkerem Masse statt. Um den zahlreicheren Dauerzähnen Platz zu geben, müssen die Kiefer sich vergrössern. Gleichzeitig finden wichtige Formveränderungen derselben und der übrigen Gesichtsknochen statt. U. a. entwickelt sich jetzt (später speziell stark bei männlichen Individuen) die knöcherne Unterlage des Kinnes.

„Da der Gehirnschädel und die Augen viel langsamer wachsen als das Gesicht, so treten die Augen scheinbar immer höher empor, und der Schädel erscheint im Verhältnis zum Gesicht immer kleiner zu werden" (STRATZ).

Ausserdem treten die Augen durch die stärkere Zunahme der seitlichen Kieferpartien scheinbar immer näher zusammen.

Gleichzeitig schiebt sich die Nase vor und nimmt im 14.—16. Lebensjahr die spezifische, definitive Form an. Hand in Hand mit dem Höherwerden der beiden Oberkiefer wird die Nase auch bedeutend länger und gleichzeitig relativ schmäler.

Die fettgepolsterten Kinderwangen werden magerer und verlieren sich gleichmässiger in die Kinnmundpartie.

Auf diese Weise wandelt sich das kurze, breite Kindergesicht in das relativ lange, schmale Gesicht des Erwachsenen um.

Am deutlichsten ausgesprochen pflegt diese Formumwandlung des Gesichts bei männlichen Individuen zu werden, während das weibliche Gesicht sich gewöhnlich weniger weit von dem kindlichen Typus entfernt.

Betreffs der übrigen Veränderungen der Körperproportionen während dieser Entwicklungszeit verweise ich auf die Fig. 47, S. 80.

* * *

Missbildungen der äusseren Körperform können nicht nur in der ersten Embryonalzeit, sondern auch während der Fetalzeit und während der extrauterinen Entwicklungsperiode entstehen. Im allgemeinen gilt aber die Regel, dass je frühzeitiger die Missbildungen entstehen, desto beträchtlicher werden sie.

Die Missbildungen der äusseren Körperform können entweder das ganze Individuum oder einzelne Teile desselben betreffen.

Schicksal des primitiven Embryonaldarmes, der Mundbucht und der Kloakenbucht.

Wie oben (S. 68) erwähnt, entsteht der primitive Embryonaldarm aus der intraembryonalen Partie der Entodermblase mit dem dazu gehörenden Mesoderm, der sog. Splanchnopleura.

Die Abgrenzung des primitiven Embryonaldarmes von der extraembryonalen Partie der Entodermblase, also von der Dotterblase, geht Hand in Hand einerseits mit der Entstehung des Darmnabels (vgl. oben S. 40) und andererseits mit der Umwandlung der Area embryonalis in dem bläschenförmigen Embryo (vgl. S. 67).

Unmittelbar nach seiner Entstehung bildet der primitive Embryonaldarm eine kraniokaudalwärts in die Länge gezogenes Bläschen, welches sowohl kranial wie kaudal blindsackartig endigt und nur in der Mitte mit der Dotterblase direkt kommuniziert.

Dass der kraniale Blindsack Vorderdarm, der kaudale Blindsack Hinterdarm und der mittlere, ventralwärts offene Darmteil Mitteldarm genannt wird, ist ebenfalls oben (S. 68) erwähnt worden. Dort wurde auch beschrieben, wie in den folgenden Stadien Vorder- und Hinterdarm sich allmählich auf Kosten des Mitteldarmes verlängern, indem der Darmnabel immer kleiner wird. Schon Ende der dritten Embryonalwoche kann man kaum mehr von einem Mitteldarm sprechen. Von diesem Stadium ab bildet die Kommunikationsstelle des Embryonaldarms mit dem Dotterblasenstiel den Grenzpunkt zwischen Vorder- und Hinterdarm (vgl. Fig. 48).

Die beiden blinden Enden des primitiven Darmes werden bald von je einer Ektodermgrube begegnet. Von diesen entsteht die kraniale Ektodermgrube, die sog. Mundbucht, zuerst und zwar schon in der dritten Embryonalwoche. Diese wird auch tiefer als die später entstehende kaudale Ektodermgrube, die wir Kloakenbucht nennen können.

In der Tiefe von sowohl Mundbucht wie Kloakenbucht berührt das Ektoderm unmittelbar das Darmentoderm und bildet zusammen mit diesem eine epitheliale mehr oder weniger dicke Haut, Rachenhaut bezw. Kloakenhaut genannt. Diese den Darm anfangs von der Aussenfläche des Embryonalkörpers trennenden Epithelhäute reissen später durch, und der Darm bekommt hierbei sowohl Ein- wie Ausgangsöffnung.

Zuerst und zwar schon in der zweiten Hälfte der dritten Embryonalwoche findet der Durchbruch der Rachenhaut statt.

Die Kloakenhaut beginnt erst Anfang des dritten Embryonalmonats durchzubrechen.

Beim Durchbruch der Rachenhaut schmilzt die Mundbucht mit der kranalen Vorderdarmpartie zu einer gemeinsamen Kavität (der primitiven Mundhöhle) zusammen, aus welcher sowohl Mund- und Nasenhöhle wie Rachen hervorgehen.

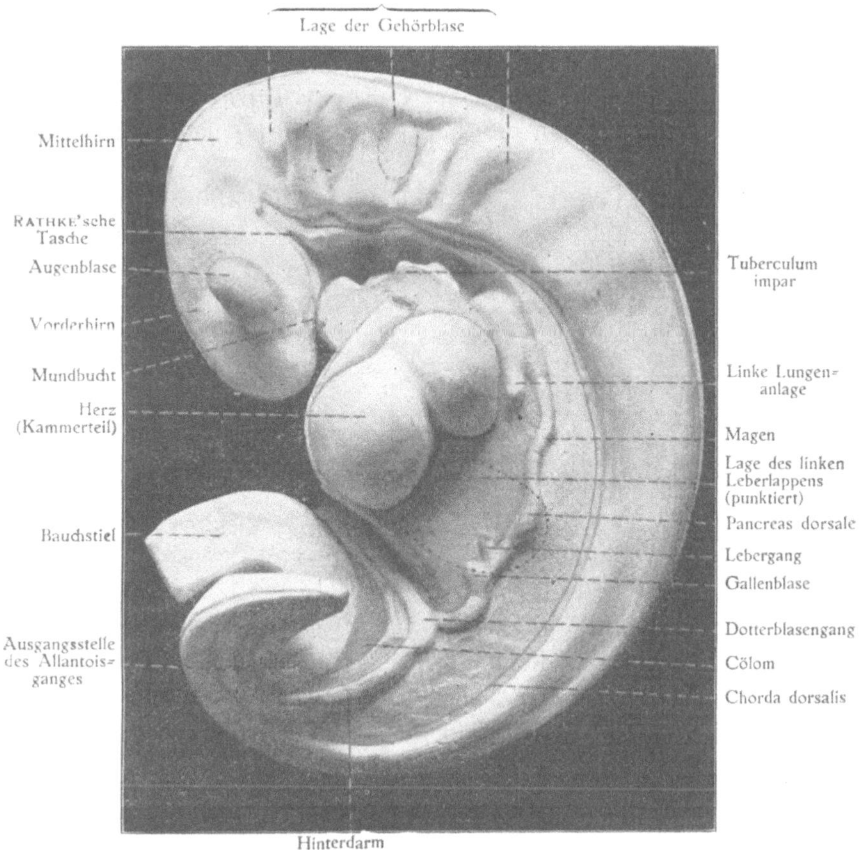

Fig. 48.

Rekonstruktionsmodell eines 3 mm langen Embryos von links gesehen. $\frac{30}{1}$. Die linke Körperhälfte, mit Ausnahme einiger in dieselbe einbuchtenden Organe sind entfernt worden. Nach BROMAN (1895)

Aus der Lage der RATHKE'schen Tasche können wir schliessen, dass die hinteren, unteren Partien der Nasenhöhlen ganz und gar von der Mundbucht stammen [1]).

Dagegen scheint die Mundhöhle nur zum kleinen Teil von der Mundbucht zu stammen. Denn der Ansatz der Rachenhaut liegt unten sehr viel weiter nach vorn. Wir haben also Grund anzunehmen, dass die grössere Partie der Mundhöhle mit der Zunge von dem Vorderdarm stammt.

[1]) Die vorderen, oberen Partien der Nasenhöhlen gehen aus den beiden Riechgruben hervor.

Aus der **Mundbucht** bezw. aus deren Epithel (Ektoderm) entstehen also:

1. Die RATHKE'sche Tasche. Dieselbe wird auch Hypophysensäckchen genannt, weil sie an der Bildung der Hypophyse teilnimmt.
2. Die hinteren, unteren Partien der Nasenhöhlen mit ihren Nebenhöhlen und ihrem Schleimhautepithel (einschliesslich der Drüsen).
3. Die periphere Partie der Mundhöhle mit Schleimhautepithel und Zähnen.

Aus dem **Vorderdarm** bezw. aus dessen Epithel (Entoderm) und mesodermalen Wandpartien entstehen:

1. Die zentrale, grössere Partie der Mundhöhle mit Schleimhautepithel (einschliesslich des Zungenepithels) und Speicheldrüsen.
2. Die Thyroidea-Anlage.
3. Der Schlund (Pharynx) mit den Schlundtaschen und deren Derivaten (Paukenhöhle, Tuba auditiva, Tonsillartasche, Thymus und Parathyroidea).
4. Larynx, Trachea und Lungen.
5. Ösophagus, Magen, Duodenum mit Leber und Pankreas und die grössere Partie des Jejuno-Ileums.

Aus dem **Hinterdarm** entstehen:

1. Die untere Partie des Dünndarmes.
2. Der ganze Dickdarm (einschliesslich des Blinddarmes und des Processus vermiformis) mit Ausnahme von der kaudalsten Partie des Rektums.
3. Der sekundär schwindende Schwanzdarm.
4. Die sekundär schwindende Allantois.
5. Grosse Partien der Blase und der Urethra mit Drüsen.

Aus der **Kloakenbucht** entstehen:

1. Die anale Partie des Rektum.
2. Die periphere Partie der männlichen Urethra.
3. Die weibliche Rima pudendi und die vorderste Partie des Vestibulum vaginae.

Entstehung des intraembryonalen Cöloms und der Mesenterien.

Die Entstehung der Mesenterien ist so eng an die Bildung des Cöloms geknüpft, dass eine rationelle Beschreibung der Mesenterialentwicklung gleichzeitig auch die Cölombildung behandeln muss.

Soviel wir bis jetzt wissen, tritt das intraembryonale Cölom bei allen Wirbeltieren zuerst als laterale, paarige Spalten im Mesoderm auf.

Diese Mesodermspalten zeigen sich zuerst in der Herzgegend (GRAF SPEE) und treten erst später auch in der Darmgegend auf. Wahrscheinlich dringen paarige Fortsetzungen des extraembryonalen Cöloms hier ein und verlängern sich kranialwärts, bis sie die paarigen Perikardialhöhlen erreichen und mit ihnen verschmelzen.

Durch diese Mesoderm-Spalten werden Herz und Embryonaldarm von den lateralen Körperwänden isoliert.

Dorsal- und ventralwärts bleiben sie dagegen mit den Körperwänden in Verbindung durch Gewebebrücken, die wir Mesenterien nennen.

Von den beiden Mesenterien des Herzens, den Mesocardien, geht indessen bald das ventrale vollständig zugrunde, und das dorsale bleibt nur teilweise erhalten.

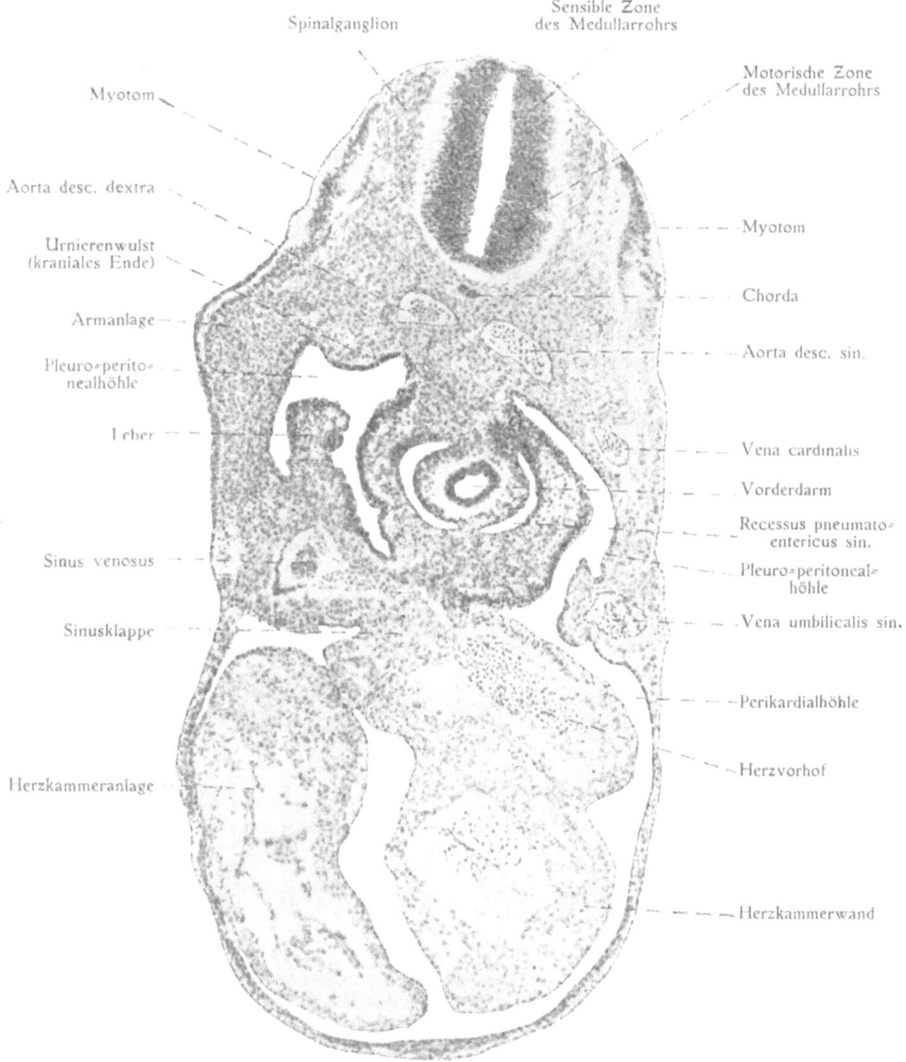

Fig. 49.

Querschnitt eines 3 mm langen Embryos in der Höhe der Leberanlage und der paarigen Mesenterialrezesse. $\frac{80}{1}$.

Von den beiden Mesenterien des Darmes bleibt beim Menschen nur das Mesenterium dorsale vollständig bestehen. Kaudal vom Nabelblasenstiel geht das Mesenterium ventrale fast unmittelbar nach seiner Entstehung zugrunde.

Schon Ende der 3. Embryonalwoche besitzt daher der obere grössere Teil des Hinterdarmes nur ein dorsales Mesenterium. Und die ursprünglich getrennten paarigen

Körperhöhlen sind also jetzt zu einer gemeinsamen Körperhöhle (Pericardiaco-pleuro-peritonealhöhle) verschmolzen, die nur in gewissen Höhen (oberhalb des Dotterblasenstiels und in der Beckengegend) noch am Querschnitt paarig ist.

Diejenigen Mesoderm-Zellen, welche das Cölom begrenzen, bleiben epithelial. Ursprünglich fast kubisch, werden sie später immer mehr abgeplattet. Sie stellen (mit einigen Ausnahmen) die Anlagen der seriösen Endothelzellen dar.

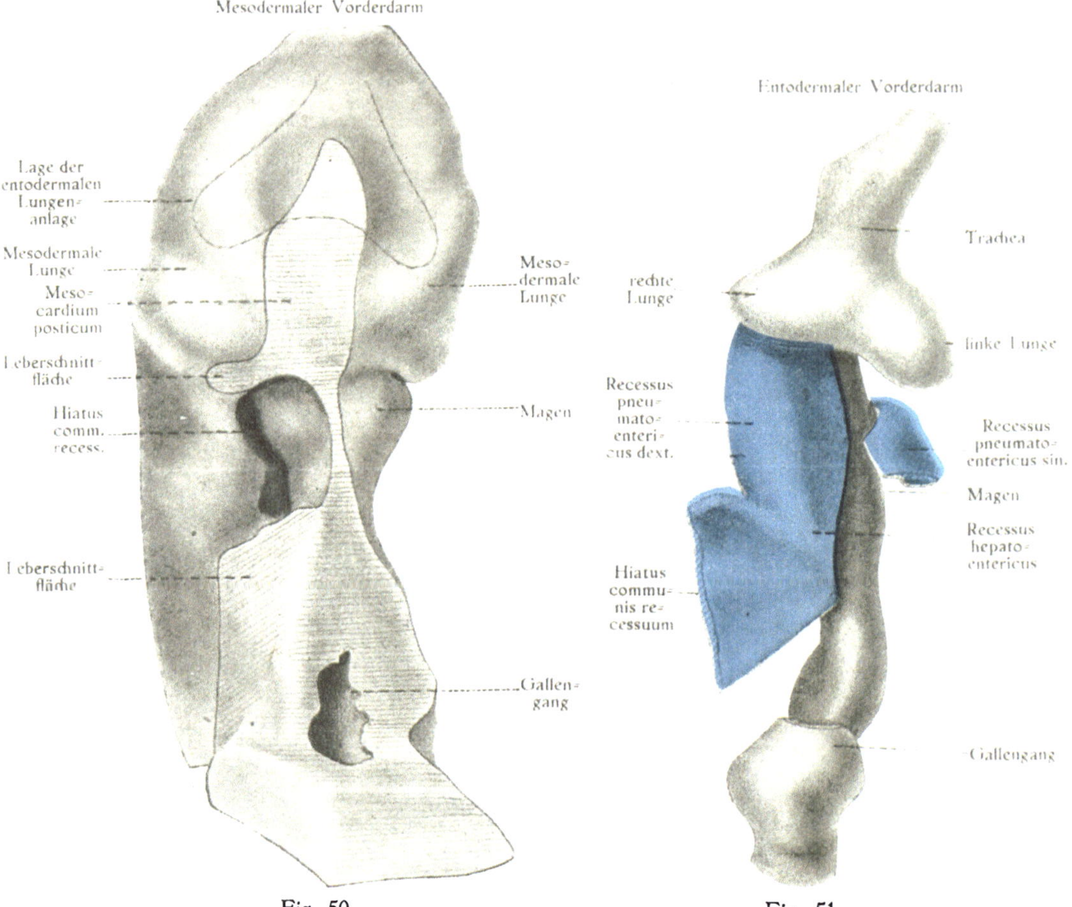

Fig. 50. Fig. 51.

Fig. 50 und 51.
Rekonstruktionsmodelle, die Mesenterialrezesse (und die sie begrenzenden Organe) eines 3 mm langen Embryos (von vorn) zeigend. Fig. 50 in positivem Bilde $\frac{100}{1}$, Fig. 51 in Abgüssen (blau) $\frac{100}{1}$. Nach BROMAN: Die Entw.-Gesch. d. Bursa omentalis. Taf. I. Wiesbaden 1904.

Über die ursprüngliche und jetzige Bedeutung des menschlichen Cöloms lässt sich nach neueren komparativen Untersuchungen folgendes vermuten:

„Das Cölom war ursprünglich eine an der Körperoberfläche" (direkt oder indirekt) „mündende Höhle" deren Wände Geschlechtszellen produzierten und ausserdem eine exkretorische Funktion hatten. Bald bekam aber das Cölom auch eine isolierende Funktion für bewegliche Organe (z. B. für Herz und Darm).

In höheren Entwicklungsstadien wurde eine kleine Partie der Höhlenwand für die Geschlechtsfunktion und eine andere Partie derselben für die exkretorische Funktion speziell reserviert. So entstanden mehr

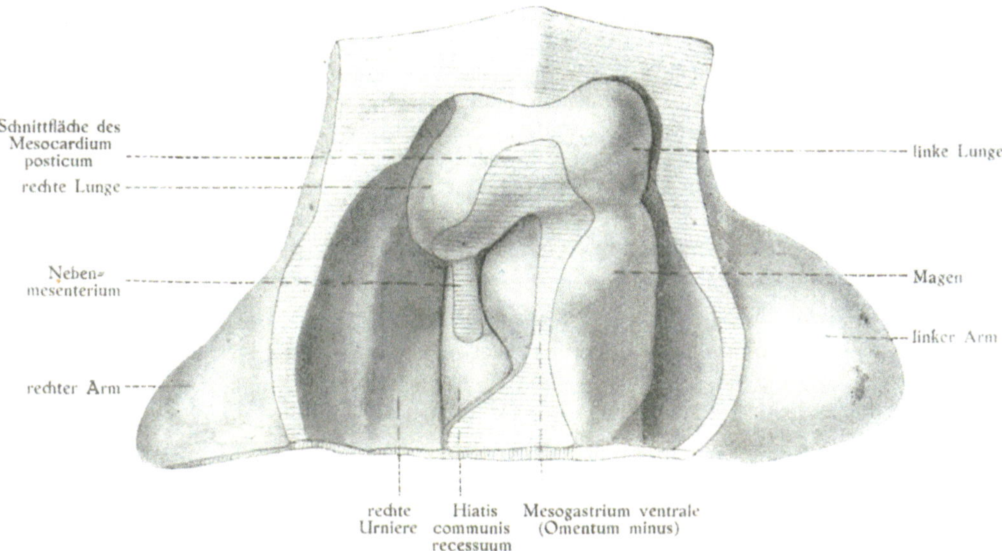

Fig. 52.

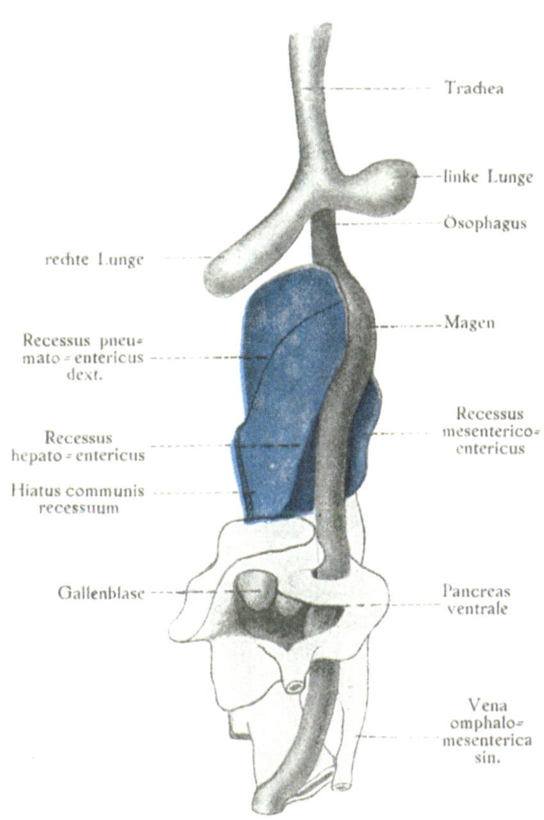

Fig. 53.

Fig. 52 und 53.

Rekonstruktionsmodelle, die Mesenterialrezesse und die sie begrenzenden Organe eines 5 mm langen Embryo zeigend. Fig. 52. Hintere Körperwand von vorn gesehen. $\frac{50}{1}$. Fig. 53. Entodermaler Vorderdarm in positivem Bilde mit der gemeinsamen Anlage der Bursa omentalis und der Bursa infracardiaca in Abguss (blau) abgebildet. $\frac{50}{1}$. Nach BROMAN (1904).

konzentrierte Geschlechtsdrüsen und Nieren (einschliesslich Vornieren und Urnieren), und die grösste Partie des Cöloms behielt nur die sekundäre Funktion, bewegliche Organe frei zu machen". (Broman, 1905.)

Die isolierende Bedeutung des Cöloms scheint besonders bei den Wirbeltieren von Wichtigkeit zu sein. Hier entstehen nämlich auf relativ späten Entwicklungsstadien vom Cölom aus Rezessbildungen, welche sicher eine isolierende Funktion haben und wohl ursprünglich nie eine andere Funktion hatten (Broman, 1904, 1906).

Auch beim menschlichen Embryo entstehen im Mesenterium solche Cölomrezesse, welche offenbar die Aufgabe haben, je ein (vom Embryonaldarm stammendes) Organ teilweise von dem Digestionskanal zu isolieren. So entsteht an der linken Seite des Mesenteriums ein Cölomrezess, der die mesodermale Anlage der linken Lunge vom Digestionskanal trennt, und an der rechten Seite des Mesenteriums werden drei Rezesse gebildet, die die rechte Lunge, die Leber und das Pankreas vom Digestionskanal isolieren.

Von diesen Rezessen haben indessen in der menschlichen Phylogenese die die Lunge frei machenden Rezesse ihre ursprüngliche Bedeutung verloren.

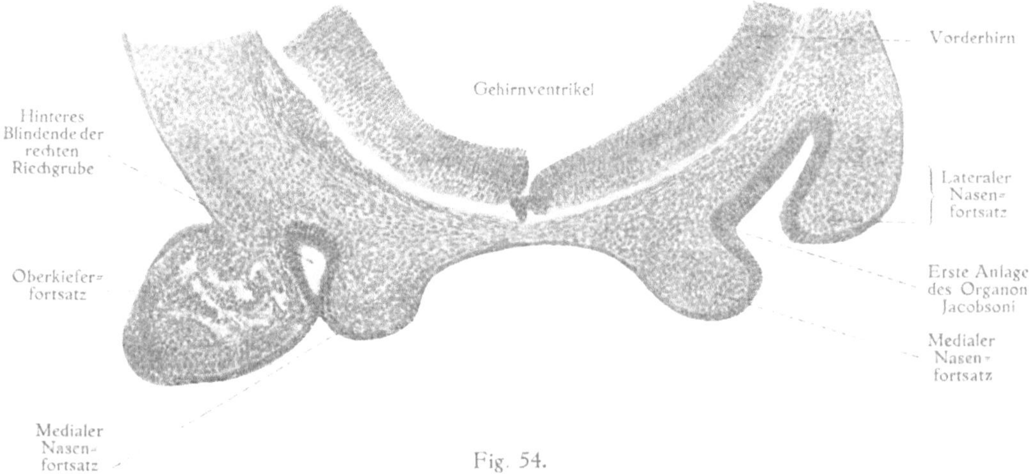

Fig. 54.

Frontalschnitt (etwas schräg gefallen) durch die beiden Riechgruben eines 8,3 mm langen Embryos. 50/1.

Denn der linke Rezess (Fig. 51, Recessus pneumato-entericus sin.) verschwindet bald spurlos und der rechte Rezess verliert gewöhnlich jede direkte Beziehung zur rechten Lunge. Wenn die Lungen höher organisiert wurden und vom Anfang an mehr frei vom Vorderdarm auswachsen, brauchen sie offenbar nicht mehr vom Digestionskanal durch Rezesse isoliert zu werden.

Dagegen behalten die die Leber und das Pankreas vom Digestionskanal trennenden Mesenterialrezesse noch beim erwachsenen Menschen ihre isolierende Bedeutung bei. Diese Rezesse bilden eine gemeinsame Höhle, die unter dem Namen Bursa omentalis bekannt ist.

Die Mesenterialrezesse trennen gleichzeitig mit den betreffenden Organen auch sog. Nebenmesenterien (vgl. Fig. 52) von dem Hauptmesenterium ab. Die Rezessbildungen komplizieren also sowohl das Cölom wie die Mesenterien.

Ausbildung der Nase und der Nasenhöhlen.

Die erste Anlage eines Geruchsorgans tritt wie S. 70 erwähnt Ende der dritten Embryonalwoche als zwei laterale Epithelverdickungen am Vorderkopf auf. Jede Epithelverdickung, das sog. Riechfeld, zeigt bald in der Mitte eine Vertiefung (Fig. 34, Taf. I) und geht Ende der vierten Embryonalwoche in eine „Riechgrube" über (Fig. 35, Taf. I). Diese Umwandlung wird dadurch hervorgerufen, dass das das Riechfeld umgebende Mesenchym stärker als das darunterliegende zuwächst. Dadurch entstehen Nasenwälle, welche die Riechgrube abgrenzen (vgl. auch Fig 38 und 39 S. 75).

Am höchsten wird zuerst der mediale Nasenwall, welcher zusammen mit demjenigen der anderen Seite den sog. mittleren Stirnfortsatz bildet (Fig. 39). Auch der laterale Nasenwall wird recht hoch und stellt jederseits einen lateralen Nasenfortsatz dar (Fig. 54). Anfangs ist dieser indessen bedeutend kürzer als der mediale Nasenfortsatz, und die grossen Nasenlöcher sehen darum zu dieser Zeit gerade lateralwärts (Fig. 38, S. 75).

Der laterale Nasenfortsatz verlängert sich indessen bald beträchtlich nach unten und sein freier Rand verwächst danach ein Stückchen von hinten nach vorn mit dem mittleren Nasenfortsatz (Fig. 39).

Hierbei werden die Nasenöffnungen zuerst nach unten (Fig. 54 rechts) und dann (nach Beendigung der erw. Verwachsung) gerade nach vorn gerichtet (Fig. 39, S. 75).

Durch diese Verwachsung wird das Nasenloch absolut kleiner gleichzeitig damit, dass ein hinterer Blindsack gebildet wird. Das Epithel dieses Blindsackes behält nach hinten seine ursprüngliche Verbindung mit dem Epithel des Mundhöhlendaches bei. Etwas länger nach vorn verliert dagegen bald das Riechepithel seine Verbindung mit dem Mundhöhlenepithel, indem das Mesenchym hier in das Epithel trennend hineinwächst.

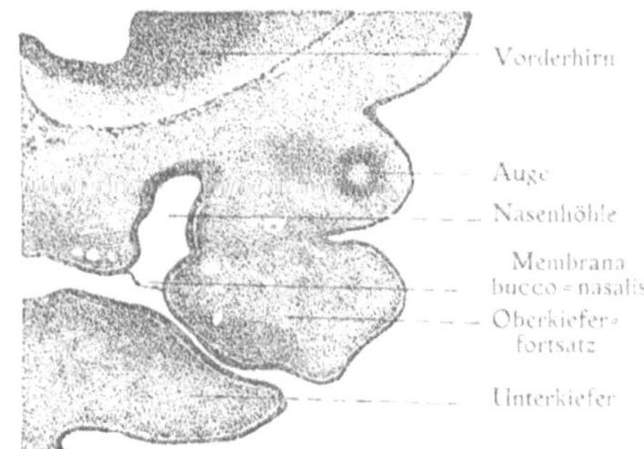

Fig. 55.
Schnitt durch das orale Ende des Nasenblindsackes eines menschlichen Embryos des 2. Monats, die Membrana bucconasalis zeigend. Nach PETER (1901) aus HERTWIG's Handb.; Bd. II, 2. Jena 1901.

Die erwähnte zwischen jeder Riechgrube und der primären Mundhöhle persistierende Epithelpartie wird bald in eine dünne Membran, die Membrana bucco=nasalis (HOCHSTETTER) gezogen (Fig. 55). Diese Membran berstet zuletzt (in der 6. Embryonalwoche) und so entsteht jederseits eine Kommunikationsöffnung, welche wir die primitive Choane benennen.

Trennung der Mund= und Nasenhöhlen. Entstehung des Gaumens.

Die nach dieser Berstung persistierende Partie des Riechgrubenbodens, welche durch Verwachsung sowohl der Nasenfortsätze unter sich wie der Oberkieferfortsätze mit den Nasenfortsätzen entstanden ist, bildet den sog. primären Gaumen.

Dieser primäre Gaumen ist nur sehr kurz. Aus ihm entstehen: 1. die Oberlippe und 2. der Zwischenkiefergaumen.

Die hintere, grössere Partie des definitiven Gaumens wird von zwei sekundären Gaumenleisten gebildet, welche in der Mitte des zweiten Embryonalmonats von der Innenseite der Oberkieferfortsätze herauswachsen (Fig. 56).

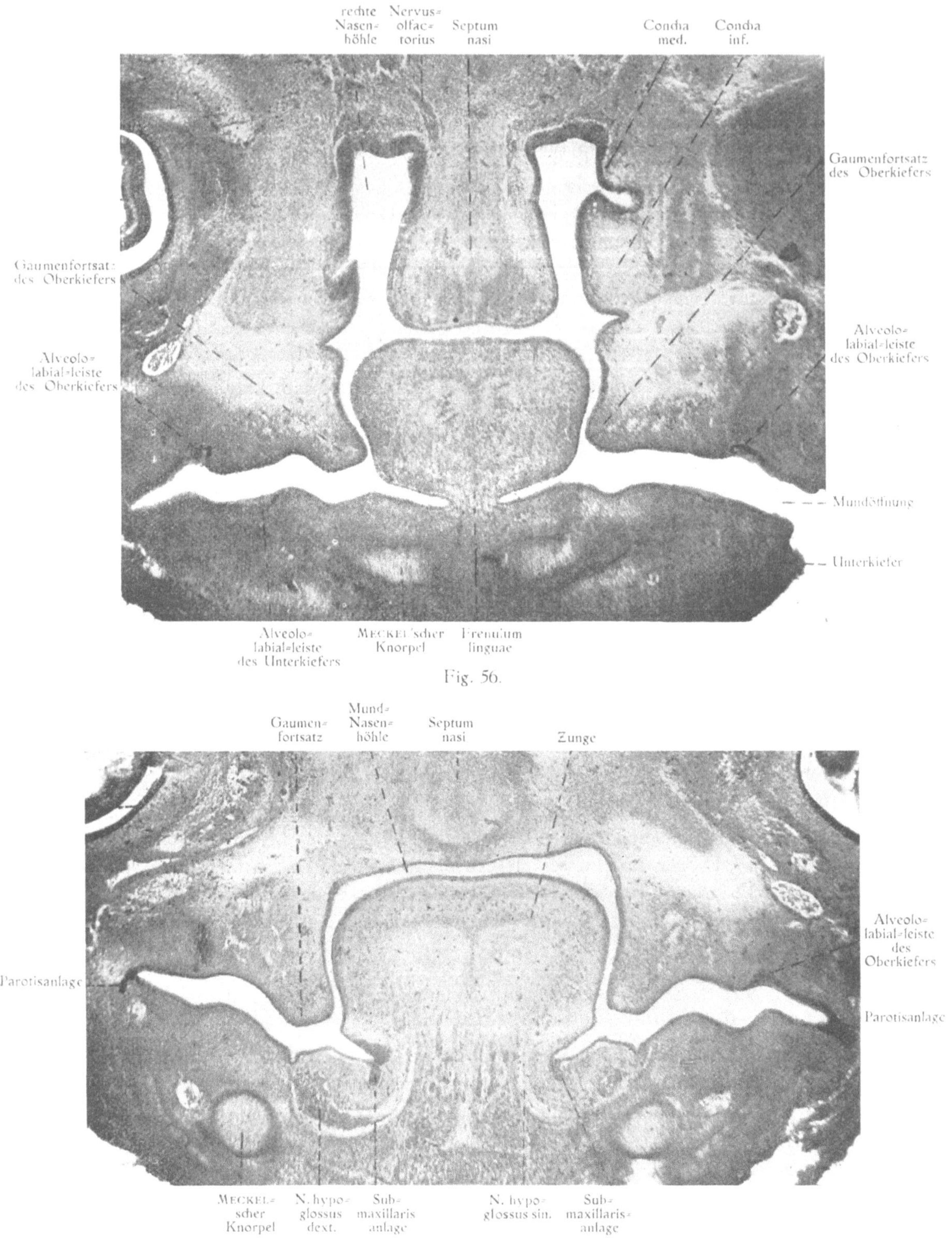

Fig. 56.

Fig. 57.

Frontalschnitt durch die Mund- und Nasenhöhle eines 16 mm langen Embryos. $\frac{40}{1}$.
Fig. 56 durch die primitiven Choanen, Fig. 57 nach hinten von den primitiven Choanen.

Diese Gaumenleisten, welche nach vorn mit dem Primärgaumen verbunden sind und nach hinten in der Kehlkopfgegend verstreichen, hängen zuerst sagittal in die Alveololingualfurchen der Mundhöhle herab (Fig. 57). Die Anlage des Zäpfchens ist schon jetzt jederseits als eine vorspringende Ecke markiert (DURSY, 1869).

Ende des zweiten Embryonalmonats zieht sich die Zunge, welche bisher die primäre Mundhöhle (= gemeinsame Mund- und Nasenhöhle) völlig ausfüllte, nach unten zurück. Gleichzeitig hiermit gelangen die Gaumenleisten über die Zunge hinauf und nehmen jetzt eine transversale Lage ein (Fig. 58). Sie wachsen sich jetzt entgegen und verschmelzen bald sowohl unter sich wie mit der (von dem mittleren Stirn- oder Nasenfortsatz gebildeten) Nasenscheidewand.

Die Verwachsung ist anfangs epithelial, wird aber später fast überall eine mesodermale, indem hineinwachsendes Bindegewebe das betreffende Epithel zersprengt und vernichtet. Als Reste der Epithelien können sich jedoch an den Verschmelzungsstellen Epithelperlen erhalten (LEBOUCQ).

Vorn persistiert indessen von den Epithellamellen zu jeder Seite der Nasenscheidewand ein schräg nach innen und unten zur Mundhöhle ziehender Epithelstrang, welcher später vorübergehend ein Lumen bekommt und den Ductus nasopalatinus incisivus (Stenonis) darstellt.

Wie schon aus dem oben Gesagten hervorgeht, wird der **definitive Gaumen** von folgenden Teilen gebildet:

1. von der Gaumenpartie des Primärgaumens (von den inneren Nasen- und Oberkieferfortsätzen stammend);
2. von einem kleinen Stück der Nasenscheidewand; und
3. von den beiden (von den Oberkieferfortsätzen ausgewachsenen) Gaumenleisten.

Durch die Bildung des definitiven Gaumens entstehen **die definitiven Nasenhöhlen.** Diese bestehen je aus

1. einer primären Nasenhöhle (= Riechgrube); und
2. einer grossen Partie der primären Mundhöhle [1]), welche bei der Bildung des Sekundärgaumens zur erstgenannten Höhle addiert wird.

Je nachdem die Verwachsung der Gaumenleisten nach hinten fortschreitet, werden die grossen Kommunikationsöffnungen (die Choanen) der Nasenhöhlen mit der Mundhöhle ebenfalls allmählich nach hinten verschoben und stellen, nachdem der definitive Gaumen fertig geworden ist, die definitiven Choanen dar. Diese liegen also beträchtlich nach hinten von den primitiven Choanen, welche, in der Nasenhöhle eingeschlossen, nicht mehr zu erkennen sind.

Hemmungsmissbildungen des Gaumens.

Die Verwachsung der beiden Gaumenleisten unter sich bezw. mit der Nasenscheidewand kann sowohl vollständig wie partiell ausbleiben.

Im ersten Falle spricht man von einer vollständigen, bilateralen Gaumenspalte. Dieselbe ist oft mit doppelseitiger Lippenspalte (Hasenscharte) kombiniert. In solchen Fällen („Wolfsrachen" genannt) sieht man von unten in der Mitte (zwischen den beiden Spalten) den freien, unteren Rand der lebhaft rotgefärbten Nasenscheidewand, die vorn den Zwischenkiefer trägt.

---

[1]) Die Grenze zwischen diesen beiden Komponenten der definitiven Nasenhöhle geht etwa von der Spina nasalis anterior bis zur unteren Fläche des Keilbeines.

Entstehung der Nasenscheidewand.

Die Scheidewand der beiden Nasenhöhlen entsteht aus dem mittleren Nasenfortsatz, welcher sich sowohl nach hinten wie nach unten beträchtlich verlängert. Dagegen wird dieser Fortsatz anfangs absolut schmäler (vgl. Fig. 56).

Wie schon erwähnt, verwächst er vorn frühzeitig mit den beiden sekundären Gaumenleisten. Hinten verschmilzt er dagegen mit diesen, erst nachdem sie schon unter sich verwachsen sind.

Organon Jacobsoni. In dieser Scheidewand legt sich schon sehr frühzeitig ein interessantes Organ an, welches nach dem dänischen Forscher JACOBSON (1811), welcher es zuerst (bei Tieren) eingehend beschrieben hat, benannt worden ist.

Die erste Anlage dieses Organs tritt als eine relativ grosse rinnenförmige, von hohem Sinnesepithel ausgekleidete Vertiefung auf, welche, solange der seitliche Nasenfortsatz noch kurz ist, von aussen her sichtbar ist (Fig. 54). Das hintere Drittel der Epithelrinne, welches am tiefsten ist, schnürt sich in einem späteren Stadium (im 2. Embryonalmonat) rohrförmig von dem Oberflächenepithel ab, während die vorderen zwei Drittel der Rinne wieder verstreichen. So entsteht ein vorn sich öffnender, sagittal gestellter Schlauch, welcher in der ersten Hälfte des intrauterinen Lebens stetig an Grösse zunimmt, um nach dieser Zeit oft mehr oder weniger vollständig und schnell wieder reduziert zu werden (KALLIUS). Unter Umständen kann dieses Organ aber persistieren und auch beim Erwachsenen zu finden sein (MERKEL).

Beim Menschen, bei den Nagern und bei den Gürteltieren wird das Organon Jacobsoni nach oben verschoben und kommt darum bei der Bildung des definitiven Gaumens mit seiner Eingangsöffnung in die Nasenhöhle zu liegen.

Nach den neuesten Untersuchungen (BROMAN, 1918) stellt das Organon Jacobsoni, wenn es — wie bei allen makrosmatischen Säugetieren — wohlentwickelt ist, ein wichtiges Präzisionsgeruchsorgan dar, das nie Luft, sondern immer nur seröses Drüsensekret enthält. Dieses Sekret, das entweder von der Nasenhöhle oder von der Mundhöhle hineingesaugt wird, bildet das Medium, das die Riechstoffe zum Riechepithel des Organs führen.

Entwicklung der Nasendrüsen.

Die definitiven Drüsen der Nasenschleimhaut werden in dem dritten bis vierten Embryonalmonat als solide Epithelzapfen angelegt, welche in der zweiten Hälfte des Embryonallebens hohl werden. Die Entwicklung der Nasendrüsen setzt postembryonal fort (KALLIUS).

Grosse Nasendrüsen (die STENO'sche seitliche Nasendrüse, welche bei Säugetieren gewöhnlich vorhanden ist, und die übrigen grossen Nasendrüsen, die bei den Nagern konstant vorkommen, werden beim Menschen zwar nicht ausgebildet; sie werden aber im dritten Embryonalmonat als rudimentäre Drüsen angelegt (GROSSER, 1913; BROMAN, 1918).

Die Drüsen des Sinus maxillaris entstehen schon Mitte des 3. Embryonalmonats und zwar als hohle Epithelsprossen (DELLA VEDOVA, PETER).

Die Nasenmuscheln werden (nach PETER, 1902) ursprünglich nicht nur an der lateralen Nasenwand (Conchae laterales), sondern auch an der medialen (Conchae mediales) gebildet. Die Conchae mediales (= die Ethmoturbinalia, d. h. die Concha media et superior beim Erwachsenen) werden aber in sehr frühen Entwicklungsstadien allmählich zuerst nach dem Nasenhöhlendache und dann nach der lateralen Nasenwand verschoben. Somit erklärt sich, dass beim Erwachsenen alle Muschelbildungen an der lateralen Nasenwand zu finden sind.

Zuerst und zwar, schon ehe die primitiven Choanen gebildet sind, wird die Concha inferior (= Maxilloturbinale) erkennbar. Sie gehört von Anfang an der lateralen Nasenwand. Etwas später entsteht die Concha media (= Ethmoturbinale I) und bald nachher die Concha superior (= Ethmoturbinale II).

Ausser den schon erwähnten Hauptmuscheln werden (in ähnlicher Weise wie diese) Nebenmuscheln gebildet. Besonders stark entwickeln sie sich unter der Concha media, wo sie noch beim Erwachsenen als Bulla ethmoidalis teilweise persistieren.

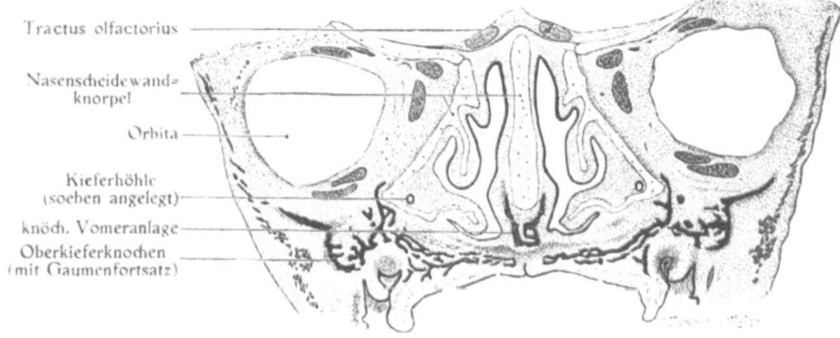

Fig. 58.

Frontalschnitt durch das Gesicht eines ca. 15 Wochen alten menschlichen Embryos. $\frac{7}{1}$.
Nach KALLIUS (1905) aus VON BARDELEBENS Handb. d. Anat. Bd. V, 1, 2. Jena 1905.

Nebenhöhlen der Nase.

An gewissen Stellen stülpt sich das Epithel der Hauptfurchen besonders tief in das unterliegende Mesenchym hinein und gibt hiermit zur Bildung von Siebbeinzellen und anderen Nasennebenhöhlen Anlass.

Unter der Concha media legt sich im dritten Embryonalmonat eine halbmondförmige Rinne an, von welcher aus später der Sinus maxillaris und der Sinus frontalis gebildet werden.

Der Sinus maxillaris stülpt sich schon Mitte des dritten Embryonalmonats aus (Fig. 58). Bei der Geburt besitzt er nur die Grösse einer Erbse (KALLIUS).

Bis zum 5.—6. Lebensjahre bleibt er rundlich und relativ klein. Mit dem Beginn der zweiten Dentition fängt die Höhle aber stärker zu wachsen an und erreicht, wenn die Backenzähne hervorkommen (Hand in Hand mit dem Wachstum des Oberkiefers) ihre definitive pyramidale Form.

Der Sinus frontalis entsteht viel später (am Ende des ersten Lebensjahres) und entwickelt sich noch langsamer als der Sinus maxillaris; erst zur Pubertät bildet er eine erbsengrosse Grube (PETER).

In prinzipiell anderer Weise wird der Sinus sphenoidalis angelegt. Diese Höhle wird nämlich im dritten Embryonalmonat durch Wachstumsvorgänge von der Hauptnasenhöhle abgeschnürt. Nur eine kleine Kommunikationsöffnung bleibt hierbei bestehen. Durch allmähliche Ausweitung gelangt der Sinus in das Gebiet des Keilbeines. Beim Neugeborenen ist er nur stecknadelkopfgross.

Die Siebbeinzellen sind beim Neugeborenen nur als enge Taschen vorhanden. Schon in den ersten Kinderjahren erreichen sie aber eine ansehnliche Grösse.

Die knorpeligen Nasenwände.

Anfangs bestehen die Wände der embryonalen Nasenhöhle ausser dem Epithel noch aus lockerem, embryonalen Bindegewebe. In der 7.—8. Embryonalwoche beginnt aber von der Gegend der Keilbeinkörperanlage aus die Entstehung von Knorpelgewebe. Die Knorpelbildung breitet sich von dort zuerst in der Nasenscheidewand nach vorn aus (KALLIUS). Vom Nasenseptum aus scheint der Knorpel in die Seitenwände der Nase und in die Muschel hineinzuwachsen.

Ende des dritten Embryonalmonats bildet der Nasenknorpel eine einheitliche Knorpelmasse, welche die Form einer verkehrten Doppelrinne hat. Das knorpelige Nasendach, welches jederseits die Verbindung des Knorpelseptums mit den seitlichen Knorpelwänden vermittelt, ist hinten zu jeder Seite der knorpeligen Crista galli defekt. Hier befindet sich mit anderen Worten jederseits ein grosses Loch, welches den noch einheitlichen, grossen Nervus olfactorius hindurchlässt. In späteren Entwicklungsstadien entstehen hier vereinzelte Knorpelstäbchen, die das grosse Loch in mehrere kleinere teilen. In dieser Weise wird die knorpelige Siebbeinplatte gebildet (KALLIUS).

Von dem oben beschriebenen, einheitlichen Knorpelskelett der Nase persistieren nur einzelne Partien und bilden die Nasenknorpel des Erwachsenen. Andere Knorpelpartien gehen zugrunde und werden entweder durch Bindegewebe oder durch Knochen ersetzt.

Durch sekundäre Knorpelreduktion (Zugrundegehen des Knorpels und Ersetzen desselben durch Bindegewebe) werden die beiden Alarknorpel von dem übrigen Knorpelskelett abgesprengt.

Entwicklung der knöchernen Nasenwände.

Die übrigen Partien des knorpeligen Nasenskeletts werden durch Knochen ersetzt und zwar entweder

1. in der Weise, dass sie direkt verknöchern (Os ethmoidale und Concha inferior), oder

2. in der Weise, dass Bindegewebsknochen in ihrer unmittelbaren Nähe angelegt werden und nach Atrophie der betreffenden Knorpelpartien die Stelle derselben einnehmen.

Riechepithel und Riechnerven.

In der vierten Embryonalwoche differenzieren sich nach HIS die Zellen der oberen Partie der Riechgrube in

1. gewöhnliche Epithelzellen, welche Stützzellen werden, und

2. sensorische Zellen oder Riechzellen.

Die letztgenannten können später von der Epitheloberfläche mehr oder weniger weit entfernt werden, behalten aber durch Vermittlung eines kurzen, peripheren Ausläufers mit dieser Oberfläche ihre ursprüngliche Verbindung. Zentralwärts senden die Riechzellen je einen Achsenzylinderfortsatz nach oben, welcher bald in das Gehirn hineindringt und eine Riechnervenfaser bildet.

Die Riechnervenfasern bilden zuerst jederseits einen einheitlichen, dicken Nervus olfactorisus. Dieser wird aber später jederseits (und zwar, wie erwähnt, gleichzeitig mit der Bildung der knorpeligen Lamina cribrosa des Siebbeines) beim Menschen in mehrere kleinere Nerven, die Fila olfactoria, zerlegt.

Regressive Veränderungen des Riechorgans.

Auch das Epithel des Organon Jacobsoni sendet Riechnervenfasern aus, welche indessen beim Menschen wieder zugrunde gehen.

Die Regio olfactoria ist beim menschlichen Embryo relativ grösser als beim Erwachsenen. Sie nimmt nämlich sowohl die obere wie auch die ganze mittlere Nasenmuschel und entsprechende Partien der Nasenscheidewand ein, während sie beim Er-

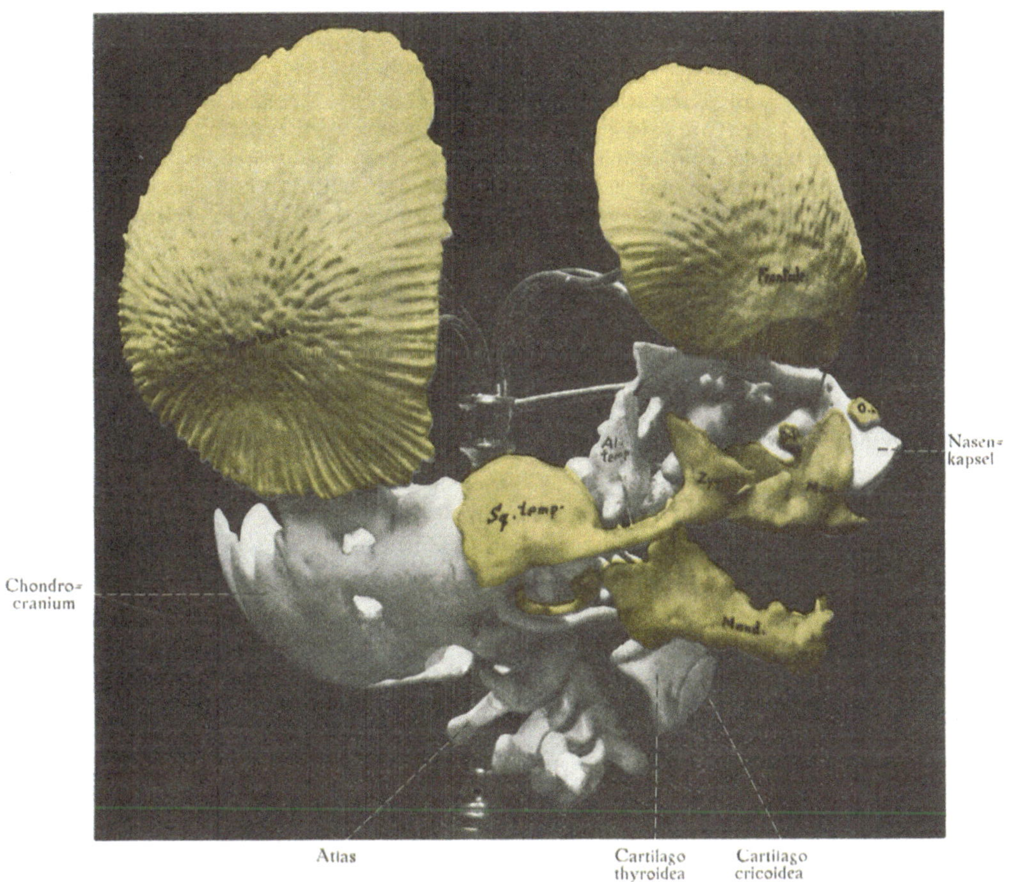

Fig. 59.

Rekonstruktionsmodell des Schädels eines 8 cm langen Embryos. Nach O. HERTWIGS von ZIEGLER reproduziertem Modell. Die Knochen sind gelb.

wachsenen bekanntlich im allgemeinen auf die Concha superior und die in derselben Höhe gelegene Scheidewandpartie beschränkt ist.

Alles deutet auch darauf hin, dass der Vormensch einmal ein ungleich feiner ausgebildetes Geruchsvermögen besass, als wir dies heute haben.

Ausbildung der Mundhöhle und deren Organe.

Die Entstehung der primitiven Mundhöhle (oder Mund-Nasenhöhle) und die Trennung derselben in die definitiven Nasen- und Mundhöhlen wurde schon oben (S. 91 u. 97) beschrieben. Es erübrigt hier, die Entwicklung der die Mundhöhle begrenzenden Wandteile und Organe näher zu verfolgen.

Entstehung der Lippen und der Alveolarfortsätze der Kiefer.

Indem jederseits der Oberkieferfortsatz mit dem mittleren Nasen- oder Stirnfortsatz verwächst, entsteht, wie schon (S. 75) erwähnt, die definitive Mundöffnung. Die diese Öffnung begrenzende Gewebepartie stellt die anfangs gemeinsame Anlage der Lippen und der Alveolarfortsätze der Kiefer (des sog. Zahnfleisches) dar. Diese einheitliche Anlage wird sekundär durch eine dem Aussenrand der Mundöffnung parallele Rinne (die sog. Lippenfurche) in einen Zahnfleisch- und einen Lippenteil abgegrenzt.

Die Unterlippe wird also ausschliesslich von den beiden Unterkieferfortsätzen gebildet. Die schwache mediane Einkerbung zwischen diesen schwindet frühzeitig.

Die Oberlippe wird grösstenteils von den beiden Oberkieferfortsätzen, zum Teil aber auch von dem mittleren Stirnfortsatz gebildet. Der letztgenannte Fortsatz bildet auch den Zwischenkiefer. Dieser Fortsatz bildet eine recht tiefe, mediane Einkerbung, welche die beiden sog. Processus globulares von einander trennt und erst allmählich schwindet. Viel früher pflegen die Einkerbungen zu verschwinden, welche die Verwachsungsstellen der Oberkieferfortsätze mit den Processus globulares markieren.

Die Mundöffnung ist, wie erwähnt, anfangs relativ sehr gross. Indem die hinteren Partien der Lippenränder mit einander verwachsen wird sie allmählich relativ kleiner. Hand in Hand hiermit vergrössern sich die von den Wangen begrenzten Partien der Mundhöhle.

Entwicklung der Zähne [1]).

Als gemeinsame Anlage der oben erwähnten Lippenfurche und der Zähne tritt schon früh eine im Querschnitt spindelförmige Verdickung des Mundhöhlenepithels auf. Diese Epithelverdickung wuchert nun gegen das Mesenchym vor und bildet im Vorderteil jeden Kiefers eine zusammenhängende, bogenförmig verlaufende Leiste, welche ich mit dem Namen Lippenfurchen-Zahn-Leiste bezeichne.

Von dem im Mesenchym eingesenkten, freien Rand der ursprünglich einfachen Leiste aus entstehen nun zwei andere Epithelleisten, die Lippenfurchenleiste und die Zahnleiste. Die erstgenannte bildet eine direkte Fortsetzung der Lippenfurchen-Zahnleiste. Die Zahnleiste dagegen zweigt sich von dieser fast rechtwinkelig nach dem Zentrum der Mundhöhle zu ab.

Etwa zu derselben Zeit entsteht in der Lippenfurchen-Zahnleiste die Lippenfurche, welche die Lippe von dem Zahnfleisch trennt. Erst später vertieft sich die Furche in die Lippenfurchenleiste hinein. Die Ausgangslinie der Zahnleiste kommt hierbei auf die jetzt freie laterale Fläche des Zahnfleisches zu liegen. Durch ungleiches Wachstum wird diese Linie später auf die untere bezw. obere Fläche des Zahnfleisches verschoben.

An der ursprünglich ebenen Zahnleiste beginnen in dem dritten Embryonalmonat einzelne gegen das Mesenchym vorragende Epithalhöcker aufzutreten. Dies sind die ersten, sog. knospenförmigen (LECHE) Anlagen der Milchzähne.

Bald tritt gegenüber jeder Epithelknospe eine dichte Ansammlung von Mesenchymzellen auf, welche die erste Anlage der Zahnpapille darstellt. Gleichzeitig geht die Epithelknospe in eine Epithelkappe über, welche der Zahnpapille hutartig aufsitzt und als Schmelzorgan zu bezeichnen ist.

---

[1]) Über die Histogenese der Zähne ist in den histologischen Lehrbüchern nachzusehen.

Zungenwärts von den Schmelzorganen der Milchzähne wuchert die Zahnleiste weiter, die sog. Ersatzleiste bildend. Aus dieser Ersatzleiste gehen später die epithelialen Ersatzzahnanlagen hervor.

Hinter den Anlagen der zweiten Milchmolaren bildet die Zahnleiste jederseits einen dünnen Fortsatz, welcher mit dem Mundhöhlenepithel keine direkte Verbindung hat. Von diesem Fortsatz gehen später die epithelialen Anlagen der bleibenden Molaren aus.

Ende des sechsten Embryonalmonats beginnt die Ersatzleiste hinter (zungenwärts von) den Milchzahnanlagen Anschwellungen zu zeigen, welche bald von Zahnpapillen kappenförmig eingestülpt werden. Die hierdurch entstandenen Ersatzzahnanlagen bilden sich in der Folge genau in derselben Weise aus, wie es die Milchzahnanlagen getan haben.

Diejenige Partie der Zahnpapille, welche die Anlage der Zahnkrone bildet, nimmt sehr früh — und zwar ehe noch die Dentinbildung angefangen hat — die für den betreffenden Zahn charakteristische Form an.

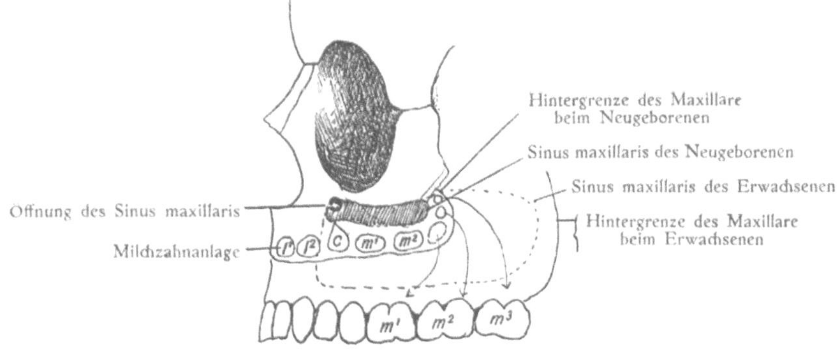

Fig. 60.
Schema, die postembryonale Ausbildung des Sinus maxillaris und des Oberkiefers zeigend.
Nach KEITH (1902).

Viel später differenziert sich diejenige Partie der Zahnpapille aus dem Mesenchymgewebe des Kiefers aus, welche die Anlage der Zahnwurzel bildet. Indem diese Wurzelanlage sich allmählich verlängert, wird sie auch aboralwärts immer schmäler. Die ursprünglich einfachen Wurzelanlagen der Molaren werden gleichzeitig hiermit je in zwei (Molaren des Unterkiefers) resp. drei (Molaren des Oberkiefers) Teile gespalten.

In Übereinstimmung mit der Ausbildung der Zahnpapillen selbst beginnt auch die Dentinbildung zuerst in der Zahnkronenanlage und schreitet von hier aus allmählich aboralwärts in die Wurzel hinein. Zuerst tritt eine Dentinplatte (oder Zahnscherbchen) an der oralwärts gerichteten Spitze der Papille auf.

Die Schmelzbildung beginnt gleichzeitig mit der Dentinbildung und an denselben Stellen wie diese. Die zuerst angelegten dünnen Zahnscherbchen bestehen also aus einer inneren Dentin- und einer äusseren Schmelz-Schicht. Durch Apposition von neugebildetem Dentin bezw. Schmelz verdickt sich allmählich jene nach innen, diese nach aussen.

Normaler Zahndurchbruch. Wenn die knöcherne Zahnkrone an Höhe zunimmt wird die Schmelzpulpa immer mehr komprimiert und geht zuletzt zusammen mit dem äusseren Schmelzepithel vollständig zugrunde. Wenn die knöcherne Zahnanlage sich nun fortwährend verlängert, werden die Ansprüche derselben auf vermehrten Raum nur teilweise dadurch erfüllt, dass das sie einschliessende Zahnfleisch höher wird. Der Druck des sich verlängernden Zahnes wird darum bald gross genug, um in dem oralwärts von dem Zahne liegenden Gewebe (wo der Widerstand am kleinsten ist) eine Atrophie zu veranlassen. Durch diese *Druckatrophie* gehen allmählich die die Zahnkrone oralwärts bedeckenden Schichten von Bindegewebe, Knochengewebe (wenn solche gebildet worden war) und Epithel vollständig zugrunde, und der *Zahn* wird so am Zahnfleischrande

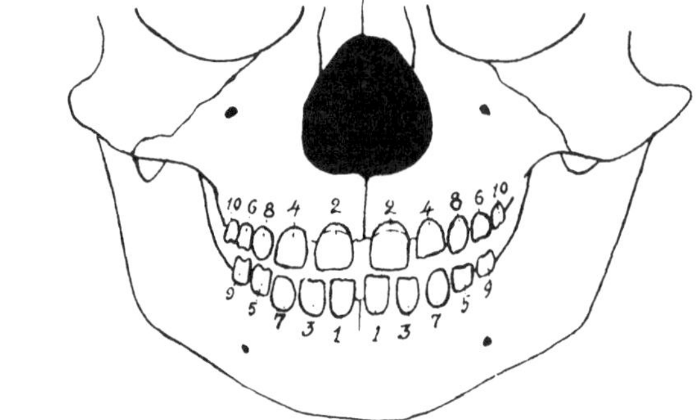

Fig. 61. Milchzähne.

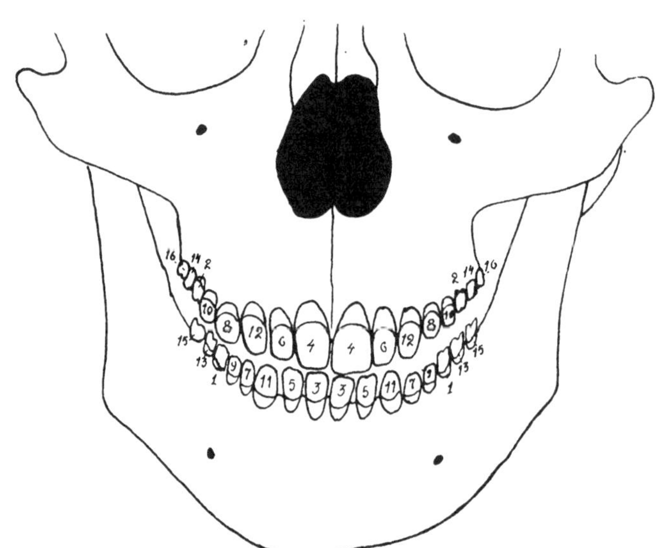

Fig 62. Dauerzähne.

Fig. 61 und 62.
Schemata, die zeitliche Nummerfolge der Zähne beim Durchbrechen zeigend. Die Nummer der Zähne der 1. Dentition stehen *neben*, diejenigen der Zähne der 2. Dentition *an* den Zähnen.

sichtbar. Zu dieser Zeit ist die Wurzel noch nicht fertig gebildet. Indem diese später allmählich ihre definitive Länge erreicht, hierbei aber nicht aboralwärts vordringen kann, wird die Zahnkrone gezwungen, sich allmählich über den Zahnfleischrand zu erheben.

Diese Schilderung des Zahndurchbruches bezieht sich zunächst auf die *Milchzähne*, der Hauptsache nach ist sie aber auch für die zweite Dentition gültig. Hierbei ist nur zu bemerken, dass die Anlagen der *Ersatzzähne* zuerst die Milchzähne zu verdrängen haben, ehe sie ihren definitiven Ort einnehmen können. Die Ersatzzahnanlagen, welche, wie erwähnt, zuerst an der lingualen Seite der Milchzähne liegen, kommen erst durch Resorption der tieferen Partien der betreffenden Milchzahnwurzel an den aboralen Seiten derselben zu liegen. Wenn nun die Ersatzzahnanlage weiter in die Länge wächst und mehr Platz braucht, schreitet als Folge hiervon die Resorption der Milchzahnwurzel (bezw. -Wurzeln) immer mehr oralwärts, bis schliesslich von derselben (bezw. denselben) kaum mehr übrig ist, und die Zahnkrone von selbst abfällt.

Die Totalform und die Ausdehnung der Kiefer erfahren ebenfalls Hand in Hand mit dem Auftreten der definitiven Zähne beträchtliche Veränderungen. Diese sind besonders in den hinteren Partien der Kiefer auffallend. An den Kauflächen der Kiefer des Kindes sind nämlich keine Plätze für die definitiven Molare reserviert, sondern die letztgenannten liegen in der hinteren Wand des Oberkiefers (bezw. in dem Processus coronarius des Unterkiefers) eingeschlossen. Durch gemeinsame Arbeit von Resorption und Neubau des Knochengewebes bekommen indessen allmählich die Kiefer ihre definitive Form, und die die Molaranlagen einschliessenden Partien derselben werden hierbei (relativ oder absolut) so verschoben, dass sie jetzt an der Bildung der Kauflächen der Kiefer teilnehmen. Bald nachher brechen die betreffenden Zähne, welche unterdessen durch Rotation ihre definitive Richtung eingenommen haben, durch das Zahnfleisch hindurch.

Die erwähnte Veränderung des Oberkiefers ist, wie Fig. 60 zeigt, mit der definitiven Ausbildung des Sinus maxillaris eng verknüpft.

Über die zeitliche Nummerfolge der Zähne beim Durchbrechen geben Fig. 61 und 62 Aufschluss. — Zusammenfassend kann gesagt werden, dass der Durchbruch der Milchzähne gewöhnlich im 7. Kindermonat, derjenige der definitiven Zähne im 7. Kinderjahre beginnt und dass der erstgenannte etwa 18 Monate, der letztgenannte etwa 18 Jahre dauert. Die Zähne des Unterkiefers haben gewöhnlich in der Entwicklung etwas Vorsprung und brechen etwas früher als die entsprechenden Zähne des Oberkiefers durch. In jeder Dentition treten zuerst diejenigen Zähne auf, welche der vorderen Mittellinie am nächsten liegen. Dann erscheinen allmählich die lateralwärts und nach hinten von diesen gelegenen Zähne in derselben Ordnung wie sie sitzen. Dies jedoch mit Ausnahme von den Eckzähnen, welche in der ersten Dentition nach den vorderen Milchmolaren und in der zweiten Dentition erst nach sowohl den vorderen wie den hinteren Prämolaren zum Durchbruch kommen. Dieser verspätete Durchbruch der Eckzähne ist insofern merkwürdig, als diese Zähne in der Tat früher als die Milchmolaren bezw. Prämolaren angelegt werden, findet aber darin seine Erklärung, dass die Eckzahnanlagen viel tiefer als die übrigen Zahnanlagen zu liegen kommen und darum länger als diese zu wachsen brauchen, ehe sie die Oberfläche des Zahnfleisches erreichen.

Dass von den definitiven Zähnen die vorderen (ersten) Molaren zuerst und zwar früher als alle die Ersatzzähne durchbrechen, bildet dagegen von der oben erwähnten Regel keine Ausnahme. Denn die Molaren gehören nicht zu der zweiten, sondern zur ersten Dentition (LECHE).

Nachdem im 8.—12. Jahre alle diese Ersatzähne (d. h. die Zähne der zweiten Dentition) durchgebrochen sind, werden die mittleren (zweiten) Molaren etwa im Konfirmationsalter und die hinteren (dritten) Molaren etwa im Mündigkeitsalter sichtbar.

Entwicklung der Mundhöhlendrüsen.

Mit Ausnahme von den Talgdrüsen des Vestibulum oris (an der Innenseite der Lippe und der Wange), welche erst in der Pubertätszeit entstehen (vgl. OPPEL, 1910 und 1911), werden die kleinen Mundhöhlendrüsen in dem vierten Embryonalmonat angelegt (v. KOELLIKER) und zwar als zapfenförmige Epitheleinsenkungen des Mundhöhlenepithels.

Die grossen Mundhöhlendrüsen entstehen viel früher. Zuerst (in der 6. Embryonalwoche) entsteht die Glandula submaxillaris, dann die Glandula Parotis und die Glandula sublingualis major und zuletzt (in der 9. Embryonalwoche) die Glandulae sublinguales minores.

Bemerkenswert ist, dass die allergrössten Speicheldrüsen nicht an der Stelle der späteren Drüsenmündung sondern etwas weiter nach hinten angelegt werden. Durch Abschnürung von rinnenförmigen Vertiefungen der Mundschleimhaut wird später der Ausführungsgang verlängert und die Mündungsstelle nach vorne verlagert.

Die Speicheldrüsenanlagen sind ursprünglich alle solid und bekommen erst allmählich ein Lumen. Die Kanalisation beginnt in dem Ausführungsgang und schreitet von hier aus gegen die Peripherie der Drüse fort.

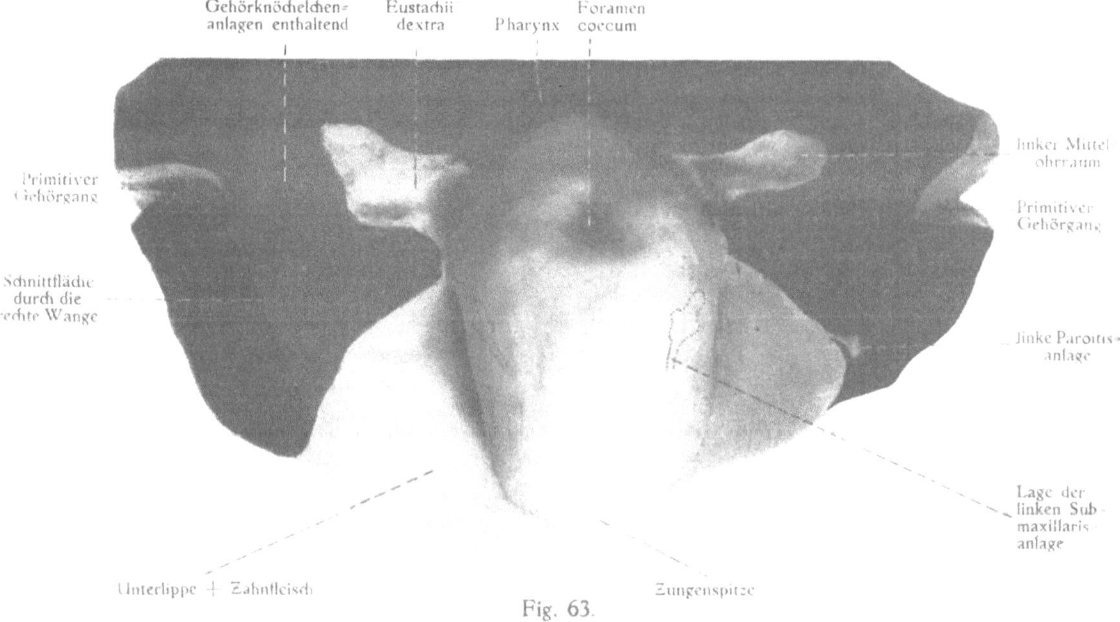

Fig. 63.

Mundhöhlenboden mit Zungenanlage und Speicheldrüsenanlagen von einem 16 mm langen Embryo. $\frac{40}{1}$. Die Schnittflächen sind schwarz. Nach einem von Herrn stud. med. Svedin unter meiner Leitung hergestellten Rekonstruktionsmodell.

Aus den ursprünglich einfachen Anlagen entstehen die Speicheldrüsen durch mehr oder weniger reichliche, baumartige Verzweigung der freien Enden derselben. Diese Verzweigung ist in den Anlagen der Parotis- bezw. Submaxillarisdrüse schon Anfang des 3. Embryonalmonats zu erkennen. Die Verzweigung der Glandula submaxillaris tritt twas früher auf und ist anfangs bedeutend reichlicher als diejenige der Gl. parotis. Erst in späteren Entwicklungsstadien werden diese Verhältnisse umgekehrt, so dass die Glandula parotis zuletzt unsere grösste Speicheldrüse wird.

Ende des dritten Embryonalmonats hat die Parotisdrüse schon im wesentlichen ihre bleibende Gestalt und Lage. Den letzten Verzweigungen fehlen aber noch ein Lumen. Erst im sechsten Embryonalmonat wird die Parotis ganz kanalisiert. In ähnlicher Weise entwickeln sich die übrigen Speicheldrüsen. In den schleimbildenden Drüsen beginnt die Sekretion nach Auftreten des Lumes.

Die definitive Ausbildung der Speicheldrüsen findet aber erst nach der Geburt ihren Abschluss, was darin seine Erklärung findet, dass die volle Bedeutung der Speicheldrüsen erst mit der Aufnahme fester Nahrung eintritt.

Chievitz' Organ.

Hinter der Parotisanlage findet man bei 2—6 Monate alten Embryonen einen rätselhaften Epithelstrang, der von dem Mundhöhlenepithel stammt, aber von diesem bald vollständig abgeschnürt wird. Derselbe kann hohl werden und sogar einzelne Sprossen treiben (ELISABETH WEISSHAUPT, 1911). Trotzdem ist er nur als das Rudiment einer in der menschlichen Phylogenese früher wichtigen Drüse (vielleicht einer primitven Parotis-Drüse) und nicht als ein noch fungierendes Organ zu betrachten (BROMAN, 1915). Unter Umständen kann er wahrscheinlich auch nach der Geburt persistieren und zu pathologischen Bildungen Anlass geben.

Entwicklung der Zunge.

Die Zunge entsteht aus

1. einer vorderen, fast unpaaren Anlage, aus welcher der mit Papillen besetzte Zungenkörper hervorgeht; und
2. einer hinteren, deutlich paarigen Anlage, welche die mit Balgdrüsen besetzte Zungenwurzel bildet.

Schon Anfang der dritten Embryonalwoche entsteht eine kleine knospenförmige Erhebung des Mundbodens in dem Gebiet zwischen Kiefer- und Zungenbeinbogen (Fig. 33 T., S. 69).

Jederseits von dieser kleinen Erhebung, dem sog. Tuberculum impar (HIS), bilden sich etwas später aus dem Mandibularbogen wulstförmige Verdickungen, die sog. seitlichen Zungenwülste (KALLIUS) aus. Indem diese höher werden, verschwindet die Grenzfurche zwischen denselben und dem Tuberculum impar. Zusammen mit diesem bilden die seitlichen Zungenwülste also jetzt eine einheitliche, grössere Erhebung, die die vordere, sog. unpaare Zungenanlage darstellt.

Die hintere paarige Anlage der Zunge ist Ende der dritten Embryonalwoche als Verdickungen der ventralen Enden der beiden Zungenbeinbogen deutlich sichtbar (Fig. 48, S. 91). Indem sich diese Verdickungen ebenfalls vergrössern und im zweiten Embryonalmonat mit der unpaaren vorderen Anlage verwachsen, entsteht die Zunge. Die Verwachsungslinie wird oft noch beim Erwachsenen durch eine V-förmige Furche (den Sulcus terminalis) markiert, in deren nach hinten gerichteter Spitze das Foramen coecum (der Rest des obliterierten Thyroideaganges) liegt (Fig. 63).

Die definitive Muskulatur der Zunge ist nach HIS schon im Beginn der sechsten Embryonalwoche deutlich. — Zu dieser Zeit sind auch der Nervus lingualis und der Nervus hypoglossus (vgl. Fig. 57, S. 98) in der Zunge gross und deutlich zu sehen.

Entwicklung der Zungendrüsen.

Die Schleimdrüsen der Zunge entstehen als solide Epithelwucherungen im vierten Embryonalmonat (KOELLIKER). Etwas später treten die Anlagen der serösen Zungendrüsen auf und zwar in intimer Verbindung mit den Papillae cirumvallatae und foliatae.

Die Balgdrüsen der Zungenwurzel werden in enger Beziehung zu den hier gelegenen Schleimdrüsen angelegt (STÖHR). Nach vollständiger Ausbildung dieser Drüsen (im achten Embryonalmonat) lagern sich aus dem Venenblut stammende Rundzellen in der Umgebung des Drüsenausführungsganges ein. Das Bindegewebe nimmt hiermit retikulären Charakter an. Erst später entstehen aber hier deutliche Follikel (STÖHR).

Entwicklung der Zungenpapillen.

Von den Zungenpapillen treten die Papillae circumvallatae und fungiformes am frühesten hervor und zwar Anfang des dritten Embryonalmonats. Die Papillae filiformes werden Mitte des sechsten Embryonalmonats auf Schnitten erkennbar. Sehr spät scheinen die Papillae foliatae beim Menschen aufzutreten. Sie sollen erst im siebenten Monat deutlich zu sehen sein (Mc. MURRICH, 1902).

Sämtliche Papillae circumvallatae werden als zwei makroskopisch bemerkbare Epithelleistchen, welche ein V bilden, angelegt. Von diesen Leistchen senken sich mehrere ringförmige, solide Epithelwucherungen in das darunterliegende Bindegewebe ein (Fig. 64*a*). Von den unteren engeren Partien der erwähnten Epithelringe wachsen dann solide Knospen aus, welche die ersten Anlagen der serösen (v. EBNER'schen) Drüsen (Fig. 64*C* u. *D*) darstellen.

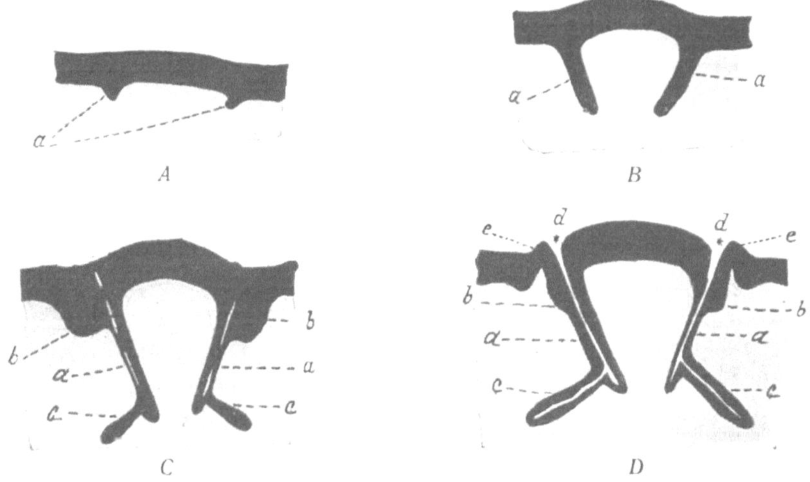

Fig. 64.

Schemata, die Entwicklung der Papillae circumvallatae zeigend. Nach GRÅBERG: Morphol. Arbeiten, Bd. 8. *a* primäre Epitheleinstülpungen. *b* sekundäre Epitheleinstülpungen. *c* v. EBNER'sche Drüsenanlagen. *d* Wallgräben. *e* Wälle.

In den ringförmigen Epithelwucherungen beginnen nun Ende des vierten Embryonalmonats Spalten aufzutreten, welche bald unter sich und mit der Mundhöhle konfluieren und so um jede Papille einen offenen Wallgraben herstellen. Die v. EBNER'schen Drüsen bekommen jetzt auch ein Lumen.

Die Papillae fungiformes entstehen als zapfenartige Erhebungen des Bindegewebes, welche in das Epithel einspringen. Die Epithelschicht bedeckt zuerst gleichmässig die bindegewebigen Anlagen der Papillen, welche an der Oberfläche der Zunge also nicht sichtbar sind. Erst Anfang des fünften Monats werden die Papillen von oben her deutlich und zwar durch Zerfall der oberflächlichen Epithelschichten zwischen ihnen (HINTZE, 1890).

Die Papillae filiformes entstehen in hauptsächlich derselben Weise wie die Papillae fungiformes.

Entwicklung des eigentlichen Geschmacksorgans.

Das Geschmacksorgan wird bekanntlich von den sog. Geschmacksknospen repräsentiert, welche beim erwachsenen Menschen in grosser Menge an den Papillae circumvallatae und foliatae zu finden sind. In kleinerer Zahl findet man sie an den Papillae fungiformes (3—4 an jeder Papille) und am weichen Gaumen (unregelmässig zerstreut).

Die ersten Anlagen der Geschmacksknospen der Papillae circumvallatae sind nach GRÅBERG schon Anfang des 4. Embryonalmonats als an einzelnen Stellen verlängerte Basalzellen des 3—4schichtigen Epithels zu finden. Zu diesen Stellen ziehen Fasern des Nervus glossopharyngeus, unter dessen Einfluss die Differenzierung der Basalzellen wahrscheinlich beginnt. In späteren Stadien wachsen die Basalzellen die ganze Dicke des Epithels fast durch und beginnen jetzt mit ihren oberen Enden gegeneinander zu konvergieren. So entstehen knospenförmige Bildungen, welche von dem unterliegenden Bindegewebe nicht mehr deutlich abgegrenzt sind. Von dem umgebenden Epithel markieren sich die Knospen dagegen deutlich.

In den folgenden Stadien nehmen die Knospen stark an Dicke zu, dagegen wachsen sie jetzt relativ wenig in die Länge. Da nun die umliegenden Epithelschichten stetig an Dicke zunehmen, kommen die Knospen allmählich in die Tiefe eines trichterförmigen „Geschmacksporus" zu liegen.

Erst in der zweiten Hälfte des intrauterinen Lebens beginnt die Differenzierung der Knospenzellen in Stütz- und Sinneszellen. Die Nervenfasern, welche jetzt in die Knospen hineindringen, geben wahrscheinlich zu dieser Differenzierung Anlass.

Die Knospen treten zuerst an den beiden Wänden des Wallgrabens, dann aber auch zahlreich auf der oberen Fläche der Papilla circumvallata auf. In der zweiten Hälfte des intrauterinen Lebens degenerieren im allgemeinen die Geschmacksknospen an der freien Oberfläche der Papillae circumvallatae fast vollständig.

Auch an den Papillae fungiformes werden beim menschlichen Embryo eine grössere Zahl von Geschmacksknospen gebildet, als wir beim Erwachsenen wiederfinden (STAHR). Die Degenerationsperiode dieser Geschmacksknospen fällt jedoch erst jenseits der Säuglingszeit ein. STAHR schliesst hieraus, dass beim Säuglinge den Papillae fungiformes die Hauptgeschmacksfunktion zuzuweisen ist und dass diese Papillen gleichzeitig mit der Änderung der Ernährungsweise ihre Bedeutung für den Geschmackssinn grösstenteils verlieren.

Die Tatsache, dass der menschliche Embryo eine grössere Zahl von Geschmacksknospen besitzt als der Erwachsene, ist jedenfalls interessant und spricht wohl — vorausgesetzt, dass sich nicht allzu grosse qualitative Unterschiede zwischen den Geschmacksknospen finden — dafür, dass der Vormensch einen höher entwickelten Geschmackssinn als der jetzige hatte.

Wann treten die ersten Geschmacksempfindungen auf?

Schon in dem siebenten oder achten Monat besitzen menschliche Embryonen Geschmacksempfindlichkeit für süss, bitter und sauer (KUSSMAUL, GENZMER). Denn wenn die Zunge frühgeborener Kinder aus dieser Entwicklungsperiode mit Zucker- und Chininlösungen etc. benetzt wird, zeigt die Mimik unzweideutig, dass diese Geschmacksqualitäten unterschieden werden können. Die Reflexbahn vom Geschmacksnerven auf die Bewegungsnerven der Gesichtsmuskeln ist also schon zu dieser Zeit hergestellt und gangbar. Indessen ist das Zustandekommen einer Geschmacksempfindung oder nur eines Geschmacksreflexes vor der Geburt höchst unwahrscheinlich. Denn weder das Fruchtwasser noch der Speichel hat einen starken Geschmack, und die Grundbedingung für alle Empfindung: schnelle und nicht allzu unbedeutende Änderung der Umgebung des erregbaren Nervenendes, ist hier nicht verwirklicht (PREYER, 1885).

Entstehung und Schicksal der Schlundtaschen.

Das kraniale Ende des Vorderdarms wird in der dritten Embryonalwoche dorsoventral abgeplattet, breitet sich aber gleichzeitig stark lateralwärts aus. Die auf diese Weise umgeformte Vorderdarmpartie, die sich bei der Entstehung der Nackenbeuge in derselben Richtung wie der ganze Embryo biegt, stellt die Anlage der Schlundhöhle und einer Partie der Mundhöhle dar.

Die lateralen Schlundhöhlenwände werden sehr früh uneben, indem hier taschenförmige Ausbuchtungen des Entoderms entstehen. Diese Entodermtaschen werden Schlundtaschen oder Kiementaschen genannt. Sie werden, wie schon (S. 68) erwähnt, von ähnlich verlaufenden Ektodermeinstülpungen, den sog. Kiemenfurchen, begegnet und grenzen zusammen mit diesen die Kiemenbogen voneinander ab.

Beim menschlichen Embryo werden fünf solche Schlundtaschen angelegt. Von diesen tritt zuerst die kranialste Schlundtasche auf. Die folgenden schliessen sich der Reihe nach an. Schon bei etwa 2,5 mm langen Embryonen sind vier Schlundtaschenpaare angelegt.

Das fünfte (kaudalste) Schlundtaschenpaar tritt erst Anfang der vierten Embryonalwoche (bei etwa 5 mm langen Embryonen [KEIBEL u. ELZE]) auf, bleibt unbedeutend und wurde daher früher gar nicht erkannt.

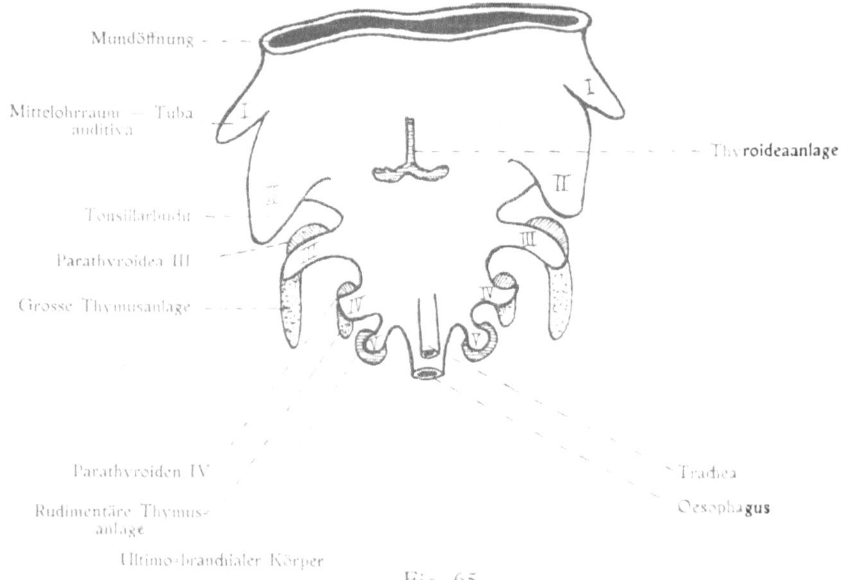

Fig. 65.
Schema, das Schicksal der Schlundtaschen zeigend.

An der Stelle, wo eine Kiementasche der entsprechenden Kiemenfurche begegnet, schwindet das Mesenchym. Die Kiementaschen werden also dann nur durch ein Epithelseptum (aus Ektoderm und Entoderm bestehend) von der Aussenfläche des Embryos getrennt.

Dieses Epithelseptum bricht bei niederen Wirbeltierembryonen konstant durch, sodass die Kiemenbogen durch Kiemenspalten voneinander isoliert werden. In diesen Kiemenspalten entwickeln sich dann von den Kiemenbogen aus blättrige oder fadenartige, reich vaskularisierte Fortsätze, sog. Kiemen, welche das Respirationsorgan der Wassertiere darstellen.

Bei den höheren Wirbeltieren einschliesslich des Menschen werden dagegen keine Kiemen gebildet, und die Epithelsepta zwischen den Kiemenbogen brechen in der Regel nicht durch. Kiemenfurchen und Kiementaschen werden hier mehr oder weniger vollständig reduziert, und die persistierenden Partien derselben werden zu ganz neuen Zwecken verwendet.

Von den Schlundtaschen des menschlichen Embryos bleibt die fünfte rudimentär. Vorübergehend bildet sie den sog. „ultimobrauchialen Körper", der aber bald wieder verschwindet.

Aus dem Epithel der vierten Schlundtasche gehen eine Parathyroideaanlage und eine bald rudimentäre Thymusanlage hervor (vgl. Fig. 65).

Die Anlage der definitiven Thymusdrüse geht aus dem Epithel der dritten Schlundtasche hervor. Von diesem Epithel stammt ausserdem die eine Parathyroideaanlage.

Die zweite Schlundtasche persistiert nur als Tonsillarbucht. Dagegen bleibt die erste Schlundtasche in grosser Ausdehnung bestehen. Aus ihr bilden sich nämlich der Mittelohrraum und die Tuba auditiva heraus.

Entwicklung der Tonsillen.

Die Tonsillen (Tonsillae palatinae) des Menschen entstehen im Anfange des dritten Embryonalmonats jederseits aus einer taschenartigen Schleimhauteinsenkung an der Seitenwand des Isthmus faucium, aus einem sog. Sinus tonsillaris (His), welcher teilweise durch das Überbleibsel der zweiten inneren Schlundtasche gebildet wird (Hammar).

Die Leukozyten treten in dem Mesenchymgewebe der Tonsille relativ spät auf. Die sog. „Sekundärknötchen" sind in den letzten Embryonalmonaten nur andeutungsweise vorhanden und werden erst nach der Geburt gut entwickelt (Stöhr).

Über den Ursprung der Tonsillenleukozyten herrschen verschiedene Ansichten. Nach Stöhr wandern sie von den Blutgefässen in das Mesemchymgewebe der Tonsille hinaus.

Nach den Untersuchungen von Hammar ist diese Entstehungsweise aber weniger glaubhaft; wahrscheinlicher ist, dass die Leukozyten in loco aus den Mesenchymzellen entstehen.

Entwicklung der Schilddrüse.

Die Anlage der Schilddrüse, Thyroidea, ist schon etwa Mitte der dritten Embryonalwoche zu erkennen und gehört also zu den allerersten Organanlagen des jungen Embryos.

Sie entsteht aus der ventralen Wandung der kranialen Vorderdarmpartie (vgl. Fig. 65). Um diese Stelle herum markieren sich bald die drei Zungenanlagen, zwischen welchen also die Ausgangsstelle der Thyroideaanlage zu liegen kommt.

Die Thyroideaanlage wächst nun zunächst als ein kurzer solider Epithelzapfen kaudalwärts in die kraniale Wandpartie der Perikardialhöhle hinein, wo sie in unmittelbarer Nähe des Truncus arteriosus zu liegen kommt.

Bei der folgenden Kaudalwärtsverschiebung des Herzens verlängert sich der betreffende Epithelzapfen beträchtlich. Dem Herzen kann er aber hierbei nicht ganz folgen, sondern er bleibt beim Menschen zunächst im Halsgebiet, am kranialen Ende der Trachea, liegen, wenn das Herz in die Brustregion herabrückt.

Anfang der vierten Embryonalwoche teilt sich das kaudale Ende des Epithelzapfens in zwei lateralwärts gerichtete Lappen, welche bald je ein Lumen bekommen. Zu dieser Zeit bekommt die kraniale Partie des Epithelzapfens, der sog. Ductus thyreoglossus, gewöhnlich auch zwei Lumina. Dieser Ductus thyreoglossus wird nun bald lang ausgezogen und dünn, und Ende der vierten Embryonalwoche atrophiert er gewöhnlich vollständig.

An der Ausgangsstelle von der Mundhöhle bleibt indessen der Ductus thyreoglossus nicht selten partiell als das sog. Foramen coecum der Zunge erhalten, und in Ausnahmefällen können grössere Partien des Ductus thyreoglossus zeitlebens persistieren.

Wenn die kaudale Partie des Ductus thyreoglossus nicht zugrunde geht, bildet sie sich gewöhnlich zu Drüsengewebe um, das entweder mit der Schilddrüse in Zusammenhang bleibt, den sog. Lobus pyramidalis bildend, oder von dieser abgeschnürt wird. In diesem Falle entstehen aus demselben sog. „mediane Nebenschilddrüsen".

Die beiden Seitenlappen der Thyroideaanlage bilden schon früh eine in die Breite stark ausgezogene Masse, die sich bei fortgesetztem Wachstum hufeisenförmig umbiegt.

Schon vorher hat das Epithel der Thyroideaanlage angefangen, Sprossen zu bilden, die von einander durch Bindegewebe getrennt werden und bald Lumen bekommen. Die auf diese Weise entstandenen Epithelröhrchen werden später durch zahlreiche Einschnürungen perlschnurartig umgeformt und zuletzt in zahlreiche Epithelbläschen zerlegt, die alle von gefässreichem Bindegewebe umhüllt werden.

Entwicklung der Thymusdrüse.

In der vierten Embryonalwoche wird die definitive Thymusdrüse von dem Epithel des dritten Schlundtaschenpaares aus paarig angelegt. Jede Anlage stellt eine Ausstülpung der betreffenden Schlundtasche dar und bleibt mit dieser eine Zeitlang in Verbindung (vgl. Fig. 65).

Bei ihrer Vergrösserung verlängern sich die beiden Thymusanlagen in kaudaler Richtung. Sie werden hierbei so stark in die Länge gezogen, dass ihre kaudalen Enden bald in derselben Höhe wie die kaudalwärts verschobene Thyroideaanlage (und zwar lateralwärts von dieser) zu liegen kommen.

Jetzt schnüren sich die beiden Thymusanlagen von dem Schlundepithel ab, und sie werden dann ganz und gar immer mehr kaudalwärts verschoben. Ende des 2. Embryonalmonats findet man sie schon kaudalwärts von der Thyroidea (Fig. 68, Taf. II).

Gleichzeitig nähern sich die kaudalen Enden der Thymusanlagen in der Medianebene und werden hier (unmittelbar vor der Trachea) miteinander durch Bindegewebe verbunden.

Bei fortgesetzter Verlängerung werden immer grössere Partien der paarigen Thymusanlagen miteinander zu einer scheinbar einfachen Bildung verbunden, die zuletzt im Mediastinum (gewöhnlich vor dem kranialen Perikardialteil) zu liegen kommt.

Am längsten behält die kraniale Partie der Thymusdrüse das paarige Aussehen. Hier findet man noch im dritten Embryonalmonat paarige Thymushörner, welche bis zur Thyroidea hinaufreichen. Indem aber diese später atrophieren, vermehrt sich der Abstand zwischen Thyroidea und Thymusdrüse und die letztgenannte sieht überall einfach aus.

Das die beiden epithelialen Thymusanlagen umgebende gefässreiche Mesenchym bildet um dieselben eine gemeinsame Bindegewebskapsel, von welcher aus gefässreiche Bindegewebszüge zwischen die sich verzweigenden Epithelmassen hineindrängen. Noch in den Kinderjahren sind aber diese Bindegewebszüge (das sog. interstitielle Bindegewebe der Thymus) relativ spärlich. Erst zur Zeit der Pubertät werden sie breiter. Im Mannesalter beginnt das interstitielle Bindegewebe der Thymus den Charakter des Fettgewebes anzunehmen (HAMMAR).

Die kaudalen, dickeren Partien der entodermalen Thymusanlagen zeigen schon frühzeitig an ihrer Oberfläche solide Epithelknospen, die sich durch weitere Sprossenbildungen zu Drüsenlappen ausbilden. — Diese Drüsenlappen haben kein Lumen. Das ursprüngliche Lumen jeder Thymusanlage atrophiert vollständig.

Die ursprünglich dicht gelagerten Epithelzellen der Thymus lockern sich und wandeln sich in sternförmige Zellen, sog. Reticulumzellen um. In die zwischen diesen Reticulumzellen liegenden Maschen wandern wahrscheinlich von aussen her (HAMMAR) Lymphocyten ein.

Additional material from *Grundriss der Entwicklungsgeschichte des Menschen,*
ISBN 978-3-642-89576-0 (978-3-642-89576-0_OSFO2),
is available at http://extras.springer.com

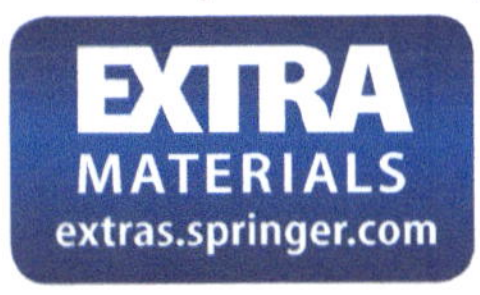

Die Zellen des Reticulums nehmen nun im Zentrum des Organs grössere Formen an als in seiner Peripherie. Gleichzeitig wird die Zahl der Lymphocyten in den Randpartien grösser als in der Mitte. Auf diese Weise differenzieren sich Mark und Rinde der Thymusdrüse (HAMMAR).

Indem einzelne Zellengruppen des Markreticulums besonders stark hypertrophieren, entstehen daraus Komplexe von konzentrisch gelagerten Epithelzellen. Diese Zellenkomplexe, die sog. HASSAL'schen Körperchen, zeigen beim Menschen eine auffallende Ausbildung. Sie beginnen schon im dritten Embryonalmonat aufzutreten, steigen in Zahl bis zum Beginn der Pubertät (SYK, 1909), um nach dieser Zeit weniger zahlreich zu werden. — Bei der Hungerinvolution (vgl. unten!) der Thymusdrüse verschwinden sie allmählich (JONSSON, 1909), werden aber bei einer nachfolgenden Rekonstitution des Organs wieder neugebildet. HAMMAR (1909) findet es daher glaubhaft, „dass sie mit der Organfunktion zusammengehörige Bildungen darstellen".

Das mittlere Gewicht der Thymusdrüse ist zur Zeit der Geburt etwa 13 g und vermehrt sich in den ersten fünf Kinderjahren bis zu 23 g. Seine höchste Ausbildung erreicht das Organ in den 11.—15. Jahren, zu welcher Zeit es etwa 37 g wiegt. (HAMMAR, 1906).

Dann tritt die sog. Altersinvolution ein, die zuerst schnell einsetzt, dann aber langsamer verläuft. Dieselbe besteht grösstenteils in einer Rarefizierung der Thymuslymphozyten, zum kleineren Teil in einer Atrophie der Reticulumzellen. Daraus erklärt sich die Tatsache, dass die Rinde in erster Linie reduziert wird.

Der Substanzverlust der Thymus wird gleichzeitig teilweise durch interstitielles Fettgewebe gedeckt. Daraus erklärt sich, dass das spezifische Gewicht der Thymus im Alter zwischen 25 bis 35 Jahren gewöhnlich geringer als das des Wassers wird (HAMMAR).

Wie WALDEYER (1890) gezeigt hat, bleiben indessen noch bis ins Alter Züge aus Thymusparenchym erhalten und mehrere Gründe sprechen dafür, dass die Thymusdrüse zu dieser Zeit noch als ein im Haushalt des Organismus wirksamer Faktor zu betrachten ist.

Mit der physiologischen Altersinvolution darf die pathologische oder sog. akzidentelle Involution der Thymus nicht verwechselt werden. Diese beruht in erster Linie auf einer massenhaften Ausfuhr der Lymphocyten auf den Blut- und besonders auf den Lymphwegen (HAMMAR) und tritt beim Hungern, bei zehrenden Krankheiten, Röntgenbeleuchtung etc. sehr schnell ein. Für solche Einflüsse wetteifert nämlich das Thymusparenchym mit dem Fettgewebe an Empfindlichkeit.

Entwicklung der Parathyroideadrüsen.

Die von SANDSTRÖM 1880 entdeckten Parathyroideadrüsen werden als vier in naher Relation zu den Thymusanlagen stehenden Entodermtaschen (und etwa gleichzeitig mit diesen) paarweise angelegt (vgl. Fig. 65, S. 112).

Unter diesen Parathyroideaanlagen entsteht das ursprünglich kraniale Taschenpaar von den Wandpartien des dritten Schlundtaschenpaares aus (im Anschluss an die grossen Thymusanlagen), während das ursprünglich kaudale Taschenpaar von den entsprechenden Wandpartien des vierten Schlundtaschenpaares aus (im Anschluss an die rudimentären Thymusanlagen) gebildet wird.

Bald verschieben sich die Parathyroideaanlagen kaudalwärts, und zwar werden die aus den dritten Schlundtaschen stammenden Anlagen stärker als die aus den vierten Schlundtaschen stammenden disloziert. Auf diese Weise wechseln die beiden Parathyroideapaare Platz, so dass zuletzt die ursprünglich kranialen, aus dem dritten Schlundtaschenpaar stammenden Parathyroideaanlagen kaudalwärts von den beiden übrigen zu liegen kommen.

Alle vier bleiben sie zuletzt in der Nähe der Thyroidea liegen, was zu ihrem Namen Anlass gegeben hat. Durch Bindegewebe werden sie auch mit der Thyroidea mehr oder weniger intim verbunden.

Entwicklung der Atmungsorgane.

Die Atmungsorgane, Larynx, Trachea und Lungen entstehen aus der ventralen Vorderdarmpartie und aus dem dieselbe umgebenden Mesenchym. Die Anlagen dieser Organe stammen, mit anderen Worten, zum einen Teil aus dem Entoderm, zum anderen Teil aus dem Mesoderm.

Diese entodermale Anlage liefert das Epithel der Schleimhaut und der Drüsen, die mesodermale Anlage die übrigen Partien der betreffenden Organe.

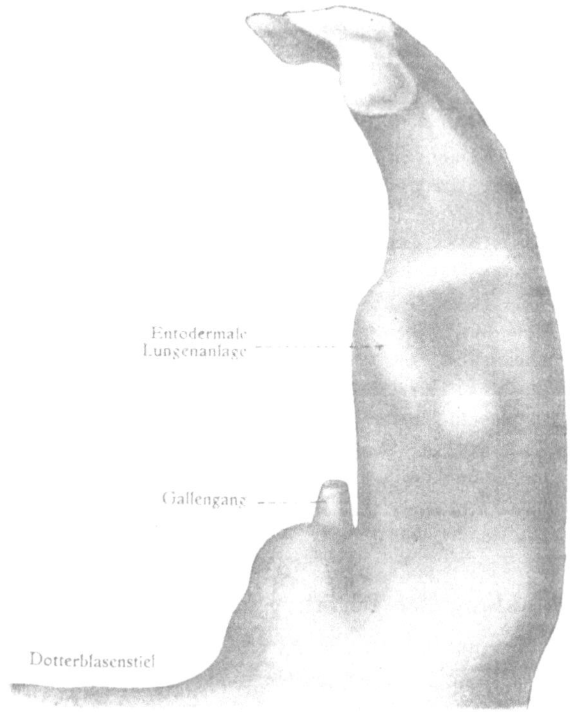

Fig. 69.
Rekonstruktionsmodell des entodermalen Vorderdarmes eines 3,4 mm langen Embryos von der linken Seite gesehen. $\frac{100}{1}$. Nach BROMAN: Bursa omentalis.

Zuerst werden die mesodermalen Lungenanlagen deutlich erkennbar. Dieselben werden nämlich schon bei Embryonen ohne Nackenbeuge kaudalwärts durch paarige Cölomtaschen abgegrenzt.

In diesem Entwicklungsstadium hat die uns interessierende entodermale Vorderdarmpartie die in Fig. 69 abgebildete Form. Sie ist von den Seiten her abgeplattet und grenzt sich kranialwärts von der dorso-ventral abgeplatteten Schlundanlage deutlich ab. Dagegen ist eine kaudale Grenze der entodermalen Atmungsorgananlage noch nicht markiert. Wie etwas ältere Embryonen zeigen, ist aber diese kaudale Grenze unmittelbar unterhalb der mit „entodermale Lungenanlage" bezeichneten, ventralen Ausbuchtung zu setzen (Fig. 69).

Kaudal- und dorsalwärts von dieser ventralen Ausbuchtung bildet sich nun bald jederseits am entodermalen Vorderdarm eine seichte Furche aus, die sich allmählich kranialwärts verlängert. An der Innenseite der Vorderdarmwand markieren sich diese Furchen als entsprechend verlaufende Längsleisten, welche das früher O-förmige Lumen biskuitförmig umgestalten.

Diese Längsleisten dringen immer tiefer in das Vorderdarmlumen ein, bis sie sich berühren und dann mit einander verwachsen. Auf diese Weise entstehen aus dem

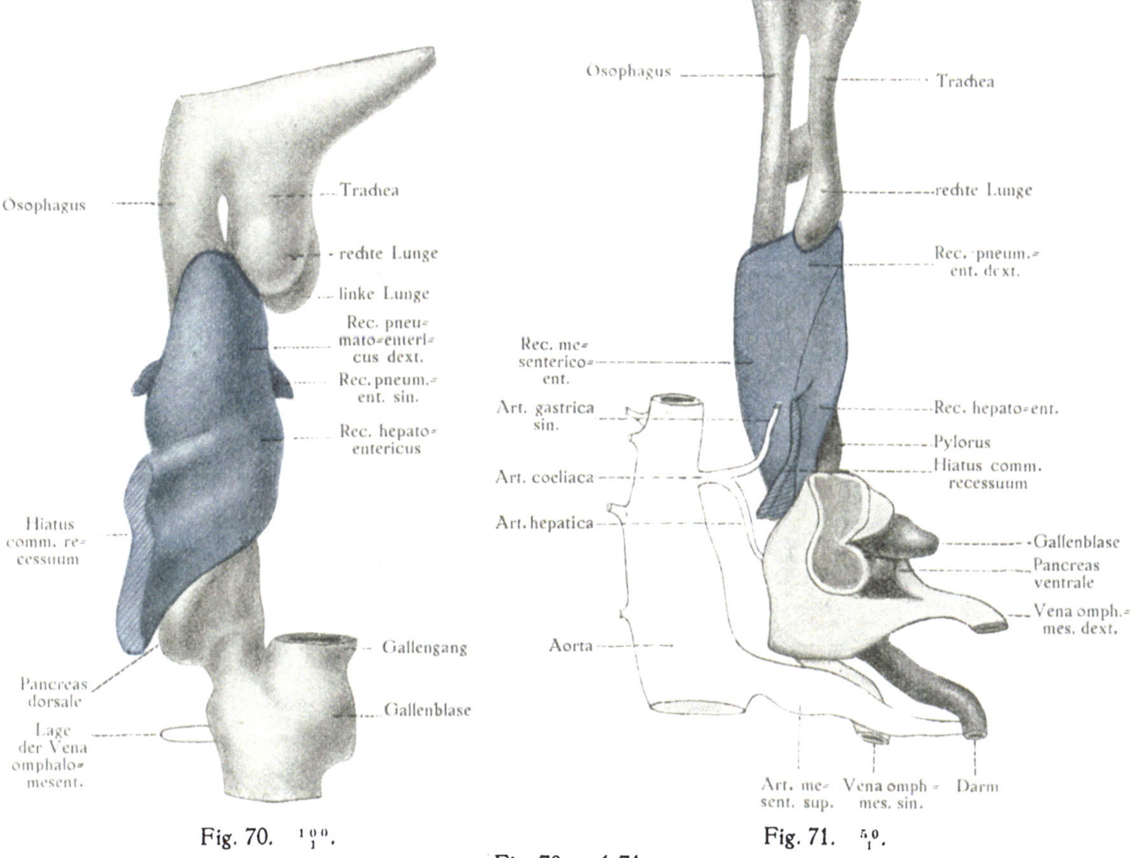

Fig. 70 und 71.

Rekonstruktionsmodelle des entodermalen Vorderdarmes zweier junger Embryonen, resp. 3 und 5 mm lang, von rechts gesehen. Nach BROMAN: Bursa omentalis.

einfachen Vorderdarmlumen zwei Lumina, von welchen nur das dorsale mit der kaudalen Vorderdarmpartie in Verbindung bleibt, während das ventrale Lumen kaudalwärts blind endigt.

Zuletzt (Ende der dritten Embryonalwoche) beginnt sich die dieses ventrale Lumen begrenzende Wand von derjenigen des dorsalen Lumens abzuschnüren.

Diese Abschnürung schreitet zuerst ein wenig dorsal- und dann kranialwärts fort. Sie trennt zuerst die Lungenanlage von der kranialen Partie der Magenanlage und dann allmählich die Anlage der Luftröhre von derjenigen der Speiseröhre. — Etwa Ende des ersten Embryonalmonats macht die Abschnürung kranialwärts Halt. Die jetzt noch persistierende, nur sehr kleine Kommunikationsöffnung zwischen Respirations- und Verdauungsrohr stellt den werdenden Kehlkopfeingang dar (vgl. Fig. 70—72).

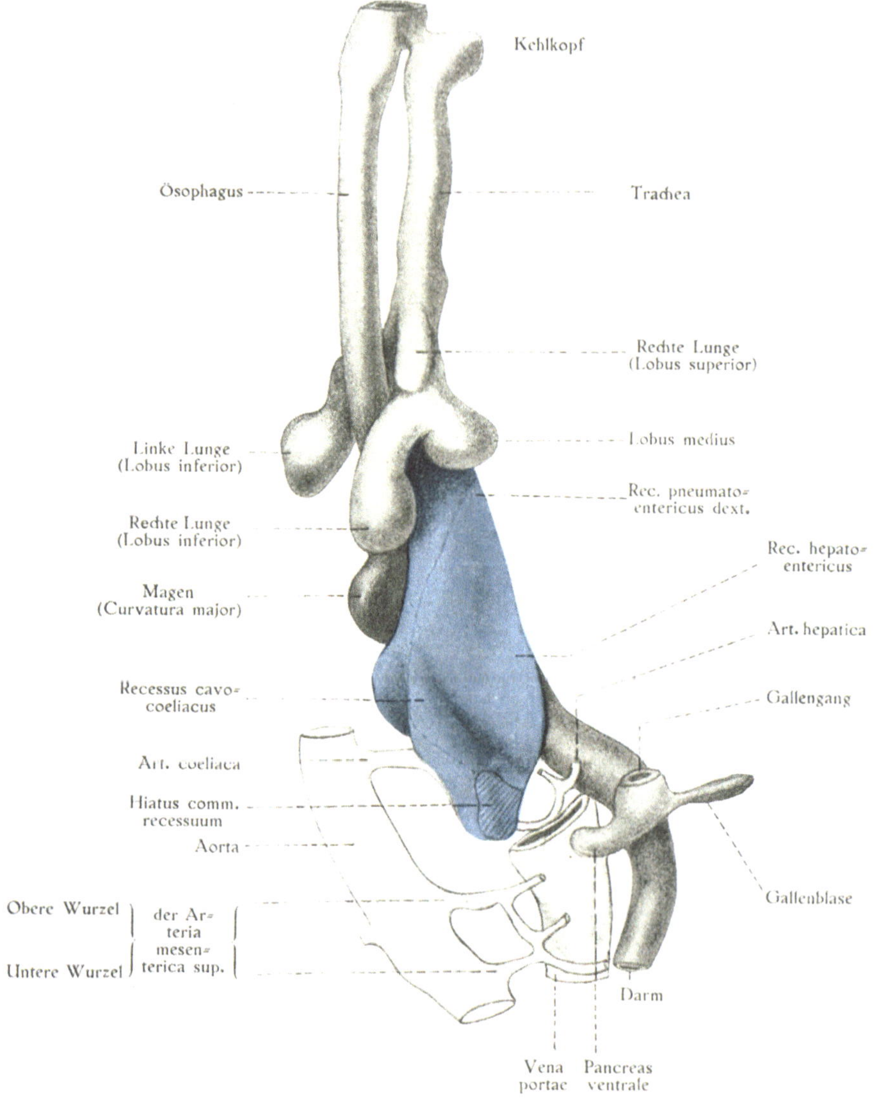

Fig. 72.

Rekonstruktionsmodell des entodermalen Vorderdarmes eines 8 mm langen Embryos. $\frac{50}{1}$.
Von rechts gesehen. Nach BROMAN: Bursa omentalis.

Gleichzeitig damit, dass die erwähnte Abschnürung stattfindet, fangen in den verschiedenen Partien des Respirationsrohres Umbildungsprozesse an, welche zu der Differenzierung dieses Rohres in Kehlkopf, Luftröhre und Lungen führen.

Entwicklung des Kehlkopfes.

Ehe noch die Trachea-Anlage sich vollständig von der Ösophagus-Anlage abgeschnürt hat, beginnt die Larynx-Anlage erkennbar zu werden.

Etwa Ende der dritten Embryonalwoche werden nämlich in den lateralen Wänden des Vorderdarmes, und zwar an der kaudalen Grenze der Schlundanlage, zwei symmetrische Wülste sichtbar, welche nach KALLIUS Arytänoidwülste genannt werden, weil in denselben sich später die Cartilagines arytänoideae entwickeln.

Unmittelbar nach vorne von diesen Wülsten tritt etwa gleichzeitig ein dritter, querliegender Wulst auf, der die noch nicht getrennten Anlagen des Zungengrundes und der Epiglottis enthält.

Die Epiglottisanlage trennt sich aber bald von der Zungengrundanlage und stellt schon Ende des ersten Embryonalmonats einen selbständigen Querwulst dar, an welchem eine dickere, mittlere Hauptpartie, und zwei dünnere, faltenartige Seitenteile zu erkennen sind.

Diese Seitenteile der Epiglottisanlage werden in der Folge mehr oder weniger vollständig zurückgebildet. Durch zwei im dritten Embryonalmonat heranwachsende, neue Falten, die sog. Plicae aryepiglotticae werden sie gewissermassen ersetzt.

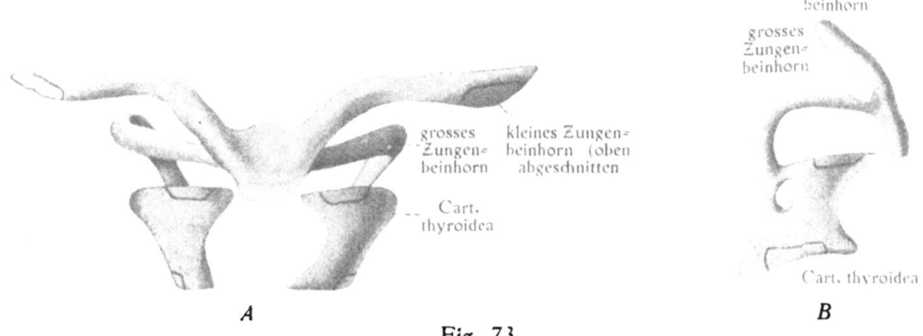

Fig. 73.

Rekonstruktionsmodell der Zungenbein- und Schildknorpelanlage eines 39—40 Tage alten menschlichen Embryo. $\frac{40}{1}$. *A* von vorn, *B* von rechts gesehen. Die Stellen, die die Anlage von hyalinem Knorpel zeigen, sind mit schwarzen Linien umzogen. Nach KALLIUS: Anat. Hefte, Bd. IX, (1897).

Nur der Mittelteil des embryonalen Epiglottiswulstes bildet sich also zu der definitiven Epiglottis aus.

Medialwärts vergrössern sich die beiden Arytänoidwülste stark. Sie werden hierbei bald gegeneinander gepresst, und die sich berührenden Epitheloberflächen verkleben miteinander fast überall. Nur am dorsalen Ende der Arytänoidwülste bleibt eine minimale, röhrenförmige Kommunikation zwischen dem Kehlkopfeingang und der Trachea offen.

Mitte des dritten Embryonalmonats lösen sich wieder grösstenteils die epithelialen Verklebungen, und das Lumen nimmt die definitive Form an.

Hand in Hand mit dieser Lösung erscheinen die echten Stimmbänder.

Schon etwas vorher entsteht jederseits der Ventriculus laryngis als eine seichte Furche. Indem sich nun diese Furche später allmählich vertieft, treten gleichzeitig auch die sie begrenzenden Falten, das wahre und das falsche Stimmband, deutlich hervor.

Entwicklung der Larynxknorpel.

In dem Innern der mesenchymalen Larynxanlage entstehen schon frühzeitig Blastemmassen, welche sich später in Vorknorpel und Knorpel umwandeln. Die betreffenden Blastemmassen stellen also die erste sichtbare Anlage des Larynxskelettes dar.

Die blastematöse Anlage der Cartilago cricoidea wird schon Ende des ersten Embryonalmonats erkennbar und zwar als ein einfacher Ring zunächst ohne Dorsalplatte. Eine solche entsteht erst später durch Wachstum am Rande der dorsalen Ringpartie. Die Verknorpelung beginnt in der ventralen Ringpartie, und greift zuletzt auf die Platte über.

Die Cartilago thyroidea entsteht aller Wahrscheinlichkeit nach aus Überresten des ursprünglichen Visceralskeletts, und zwar aus den persistierenden Skeletteilen des 4. und des 5. Kiemenbogens (KALLIUS).

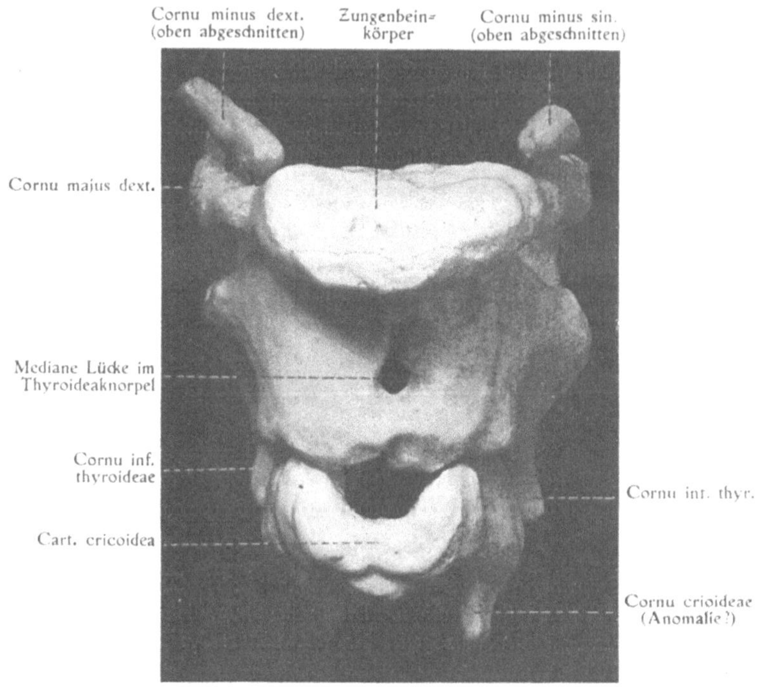

Fig. 74.

Kehlkopf- und Zungenbeinanlage eines 33 mm langen menschlichen Embryos. Nach einem von Herrn stud. med. W. SJÖBERG unter meiner Leitung hergestellten Rekonstruktionsmodell, von vorn gesehen. $\frac{25}{1}$.

Mit dem Zungenbein, welches aus Skeletteilen des 2. und des 3. Kiemenbogens gebildet wird, ist die Cartilago thyroidea von Anfang an eng verbunden.

Etwa Mitte des zweiten Embryonalmonats ist die Anlage der Cartilago thyroidea aus zwei mesenchymalen Seitenplatten repräsentiert, welche in der Mittellinie durch eine breite Lücke von einander getrennt werden (Fig. 73 *A*).

Kranialwärts hängt dagegen jede Seitenplatte mit der Anlage des betreffenden Zungenbeinhorns direkt zusammen (Fig. 73 *B*).

Im dritten Embryonalmonat vergrössern sich die Seitenplatten, so dass sie sich oben und unten in der Mittellinie berühren. Indem sie sich jetzt an diesen beiden Stellen mit einander verwachsen, entsteht an der Stelle der beiden Incisuren eine grosse mediane Lücke (Fig. 74).

In dieser Lücke tritt aber bald ein selbständiger (fünfter) Verknorpelungskern auf (NICOLAS, KALLIUS), welcher Ende des dritten Embryonalmonats mit den benachbarten Knorpelteilen zusammenfliesst.

Etwa zu derselben Zeit trennt sich der Schildknorpel jederseits von der knorpeligen Verbindung mit dem Zungenbein ab. An einer umschriebenen Stelle wandelt sich nämlich das Knorpelgewebe in Bindegewebe um. Auf diese Weise entsteht das Lig. hyothyroideum laterale.

Unmittelbar unterhalb des erwähnten Ligamentes persistiert aus dem knorpeligen Verbindungsstrang eine kleine Partie, das obere Schildknorpelhorn bildend. Das untere Schildknorpelhorn wird erst im vierten Embryonalmonat gebildet. Dasselbe wächst gegen den Ringknorpel herab und verbindet sich unter Vermittlung eines Gelenkes mit diesem.

Die Cartilagines arytaenoideae werden etwas später als der Schildknorpel angelegt. Erst etwa um die Mitte des Embryonallebens entsteht in dem Mittelteil der Epiglottisanlage die Cartilago epiglottica.

Wachstum und Lage des Kehlkopfes während verschiedener Entwicklungsperioden.

Die erste Anlage des Kehlkopfes ist relativ sehr gross. In späterer Embryonalzeit erfährt sie zwar eine relative Verkleinerung, aber noch beim geburtsreifen Fetus ist der Kehlkopf im Verhältnis zum übrigen Körper ziemlich gross (C. L. MERKEL).

In den ersten Lebensjahren wächst nun der Kehlkopf gleichmässig, wenn auch relativ langsam fort. Vom fünften bis sechsten Lebensjahre ab bis zur Pubertät bleibt er aber bei beiden Geschlechtern im Wachstum fast völlig stehen.

Mit dem Eintritt der Pubertät beginnt eine neue Wachstumsperiode des Kehlkopfes.

Bei weiblichen Individuen wächst indessen der Kehlkopf zu dieser Zeit nur ganz langsam, unbedeutend und mehr gleichmässig.

Bei männlichen Individuen dagegen tritt ein sehr schnelles Wachstum des Kehlkopfes ein und zwar nimmt besonders der sagittale Durchmesser stark zu. Hand in Hand hiermit bildet sich die Protuberantia laryngis (sog. „Adamsapfel") aus und die Stimmbänder verlängern sich so beträchtlich, dass sie jetzt etwa sechs Mal länger als beim Neugeborenen (C. L. MERKEL) werden.

Bei solchen Individuen, welche in der Kindheit kastriert wurden, bleibt dieses für das männliche Geschlecht charakteristische schnelle Wachstum des Kehlkopfes aus. In der entsprechenden Zeitperiode wächst zwar der Kehlkopf, aber dies nur langsam und gleichmässig etwa wie bei weiblichen Individuen. Die definitive Grösse des Kehlkopfes bleibt auch bedeutend kleiner als bei normalen Männern derselben Grösse, eine Tatsache, die sich bekanntlich auch in der Stimme kundgibt.

Die Lage des Kehlkopfes ist ursprünglich eine sehr hohe. Noch um die Mitte des Embryonallebens ragt der Kehlkopf in das Cavum pharyngonasale herein, und die Epiglottis steht hinter dem Gaumensegel (SYMINGTON, GEGENBAUR, HOWES).

Diese Lage des Kehlkopfes ist die definitive bei vielen Säugetieren (RÜCKERT).

Während der zweiten Hälfte des Embryonallebens verschiebt sich der ganze Atmungsapparat, einschliesslich des Kehlkopfes nicht unbeträchtlich kaudalwärts. Noch beim Neugeborenen steht aber der Kehlkopf relativ hoch.

Die Kaudalwärtsverschiebung des Atmungsapparates setzt sich bis ins hohe Alter allmählich aber stetig fort (MEHNERT, 1901, I. HOLMGREN, 1909). Gleichzeitig senkt sich zwar auch der Brustkorb und hiermit die untere, vordere Grenze des Halses (MEHNERT). Da indessen diese letztgenannte Senkung weniger schnell vor sich geht, so wird das Resultat eine normal fortschreitende Annäherung zwischen Kehlkopf und oberer Brustapertur (I. HOLMGREN, 1909).

Entwicklung der Luftröhre.

Unmittelbar nach der Abschnürung vom Ösophagus stellt die entodermale Anlage der Trachea ein relativ kurzes Epithelrohr dar. Um dasselbe häuft sich bald mesodermales Gewebe an, in welchem (in der sechsten Embryonalwoche) blastematöse Knorpelring-anlagen erkennbar werden.

Die Verknorpelung der Trachealringe beginnt um die achte Embryonalwoche im oberen Ende der Trachealanlage. Sie schreitet dann, wie die Ausbildung der Luftröhre überhaupt, von diesem Trachealende aus nach den Lungen hin fort (PHILIP, KOELLIKER).

Zur Zeit der Geburt ist die Trachea etwa 45 mm lang und besitzt ein Kaliber, das ungefähr ebenso stark ist wie der kleine Finger des betreffenden Individuums (BALLANTYNE).

Entwicklung der Lungen.

Die Lungen (einschliesslich der Bronchien) entstehen, wie erwähnt

1. aus einer entodermalen Anlage, welche
   a) das Schleimhautepithel und die Drüsen der Bronchien und
   b) das Alveolarepithel (= das sog. respiratorische Epithel) liefert; und
2. aus einer mesodermalen Anlage, die die übrigen Partien des Lungenparenchyms und der Bronchialwände bildet.

Entwicklung der entodermalen Lungenanlage.

Die zuerst vom Digestionsrohr abgeschnürte (kaudalste) Partie des Respirationsrohres sendet schon Ende der dritten Embryonalwoche nach beiden Seiten divertikelähnliche Hohlsprossen aus, welche, stark divergierend, in je eine mesodermale Lungenanlage herabwachsen.

Wie Fig. 51, S. 94 zeigt, sind diese beiden Hohlsprossen anfangs symmetrisch.

Dieselben stellen zum grössten Teil die Anlagen der beiden Hauptbronchien dar, enthalten aber in ihren blinden Enden den Keim für alles weitere Wachstum des epithelialen Bronchialbaumes und können daher schon jetzt mit dem Namen entodermale Lungenanlagen bezeichnet werden.

In der Folge wachsen die beiden entodermalen Lungenanlagen in die Länge und schwellen in ihren blinden Enden birnenförmig an. Schon in diesem Entwicklungsstadium (bei etwa 5 mm langen Embryonen) beginnen sie asymmetrisch zu werden, indem die rechte Lungenanlage etwas schneller in die Länge wächst und die linke Lungenanlage mehr quer gelagert wird (Fig. 53, S. 95).

In einem nächstfolgenden Stadium beginnt kranialwärts von der Endknospe eine monopodische Verzweigung der beiden Hauptbronchien. Zuerst entsteht jederseits ein ventralwärts (oder ventro-lateralwärts) gerichteter Zweig; und bald nachher sendet die rechte Lungenanlage noch einen Zweig aus, der an der linken Lungenanlage ohne Gegenstück bleibt. Dieser letztgenannte Bronchialzweig, welcher kranialwärts von dem erstgebildeten Seitenzweig entsteht und mehr dorsal als dieser gerichtet wird (er wird entweder als Apikalbronchus oder als erster Dorsalbronchus bezeichnet) ist schon Ende des ersten Embryonalmonats gebildet (vgl. Fig. 75).

Zu dieser Zeit (bei etwa 8 mm langen Embryonen) findet man also an der rechten Lungenanlage drei Knospen (die Endknospe und zwei Seitenknospen), während die linke Lungenanlage nur zwei Knospen (die Endknospe und eine Seitenknospe) besitzt, eine Tatsache, die von Interesse ist, weil schon hierdurch die definitive Gliederung der Lungen in rechts drei und links zwei Lappen eingeleitet und bestimmt wird.

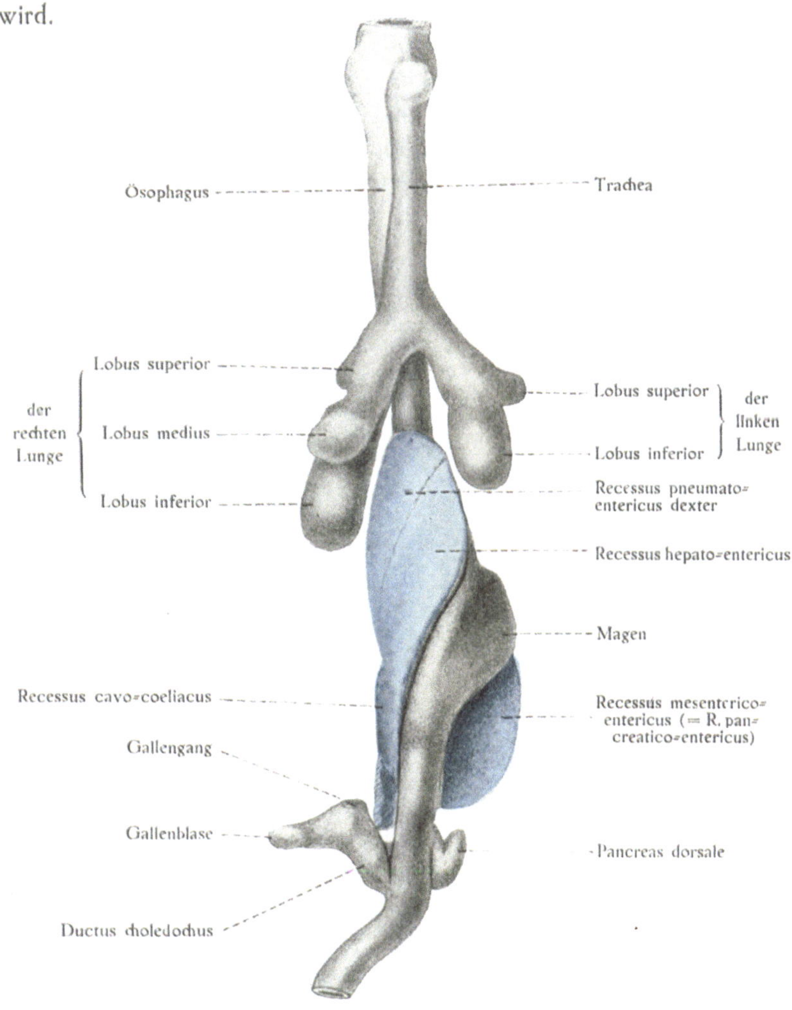

Fig. 75.

Rekonstruktionsmodell des entodermalen Vorderdarmes mit anheftendem Abguss (blau) der vereinigten rechtsseitigen Mesenterialrezesse, von vorn. $\frac{50}{1}$. Nach BROMAN (1904): Bursa omentalis.

Die primären Seitenzweige verlängern sich und schwellen als Vorbereitung zur weiteren Verzweigung in ihren freien Enden keulenförmig an. Der Verzweigungsmodus bleibt nun während geraumer Zeit der dichotomische, d. h. die keulenförmigen Bronchialknospen kerben sich an ihrer höchsten Rundung ein und lassen endlich je zwei divergierende Röhren entstehen, deren blinde Enden sich bald verdicken und abermals in ähnlicher Weise verzweigen (vgl. Fig. 67 u. 68, Taf. II).

Zuletzt tritt aber nach HIS ein Zeitpunkt ein, wo die Bronchialknospen „aufhören, sich dichotomisch zu teilen, und wo sie wieder in ein System mehr oder minder ausgiebiger Seitenknospen auslaufen". Auf diese Weise entstehen nämlich die Lungenalveolen, nachdem die eigentliche Verzweigung des Bronchialbaumes (im 6. Embryonalmonat nach KOELLIKER) beendet ist. Anstatt sich dichotomisch zu teilen, wandeln sich — mit anderen Worten — die zuletzt gebildeten Bronchialknospen in die mit Alveolen dicht besetzten Infundibula um.

Die Lungenalveolen sind zur Zeit ihres ersten Auftretens nur etwa 0,05 mm gross, eine Grösse, die bis zur Geburt bestehen bleibt. Dagegen nehmen sie während der letzten Fetalmonate an Zahl beträchtlich zu. Sie treten hierbei nicht nur in den Wänden der Infundibula, sondern auch in denjenigen der allerfeinsten Bronchien (der sogenannten Bronchioli respiratorii) auf.

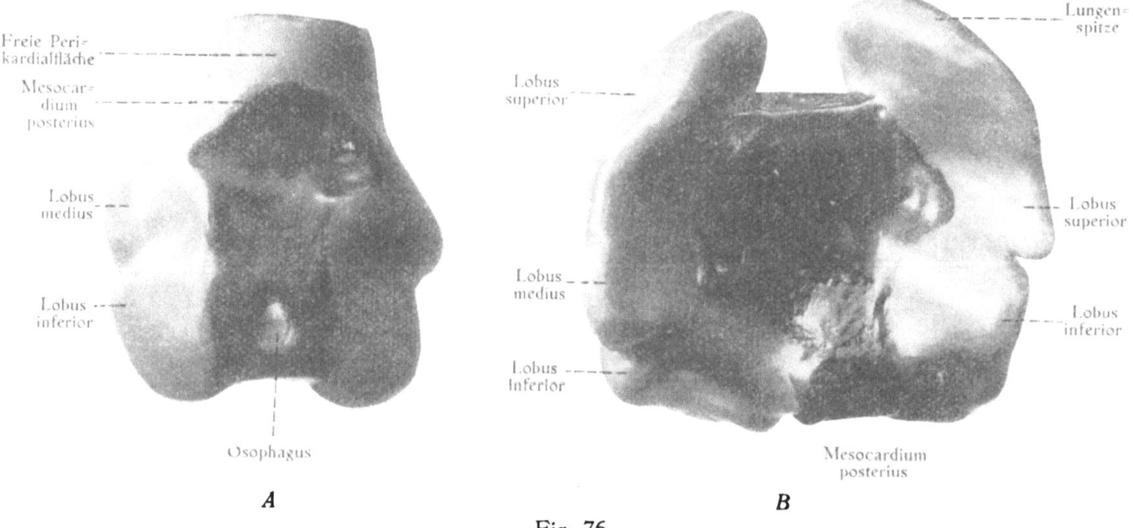

Fig. 76.
Mesodermale Lungenanlagen *A* eines 8,3 mm langen Embryo (von vorne). $\frac{50}{1}$. *B* eines 20 mm langen Embryo (von vorne). Die Schnittflächen sind schwarz. $\frac{20}{1}$.

Nach der Geburt sollen dagegen keine neuen Lungenalveolen mehr gebildet werden.

Etwa Mitte des Embryonallebens findet man die allergrössten Bronchialäste mit Flimmerepithel ausgekleidet. Zu derselben Zeit beginnen in denselben Ästen die ersten Drüsenanlagen zu erscheinen.

Entwicklung der mesodermalen Lungenanlagen.

Äussere Formentwicklung der Lungen.

Die mesodermalen Lungenanlagen entwickeln sich anfangs symmetrisch (Fig. 50, S. 94). Sie werden aber bald asymmetrisch, indem die linke Lungenanlage von dem linken Leberlappen in kranialer Richtung verdrängt wird. Hand in Hand hiermit verschwindet der linke Recessus pneumato-entericus spurlos und die linke entodermale Lungenanlage wird fast transversal gerichtet (vgl. Fig. 52 u. 53, S. 95).

Erst wenn Ende des ersten Embryonalmonats (bei etwa 8 mm langen Embryonen) alle Primärzweige des entodermalen Bronchialbaumes gebildet worden sind, beginnen an der Oberfläche der Lungenanlagen die lappentrennenden Furchen erkennbar zu werden.

Die Totalform der Lungenanlagen weicht anfangs sehr stark von derjenigen der definitiven Lungen ab. Noch in der ersten Hälfte des zweiten Embryonalmonats sind die Lungenanlagen dem Mesenterium breit angeheftet. Kraniale Lungenspitzen fehlen noch. Lungenbasen existieren nicht; anstatt deren finden sich dagegen freie, kaudale Lungenspitzen (vgl. Fig. 76 *A*).

Erst wenn die Lungenanlagen Ende des zweiten Embryonalmonats stärker zu wachsen beginnen, werden die ursprünglich breiten Anheftungen der Lungen relativ kleiner. Von nun an können wir sie Lungenwurzel nennen. Gleichzeitig wachsen die oberen Lungenlappen kranialwärts frei hinauf, die definitiven Lungenspitzen bildend (Fig. 76 *B*).

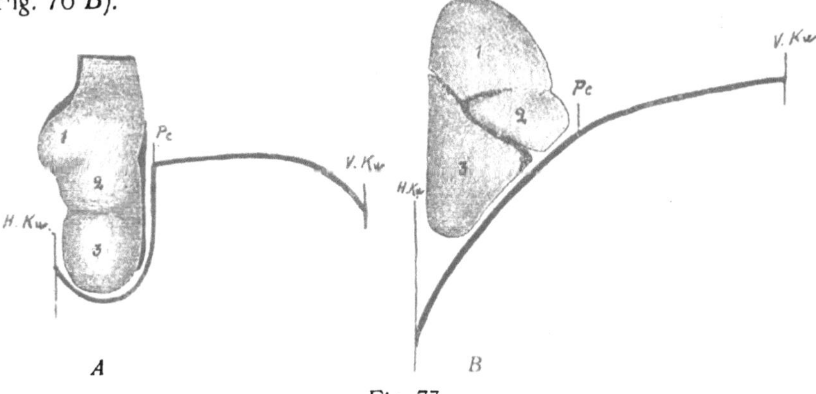

Fig. 77.

Halbschematischer Sagittalschnitt der Zwerchfellsanlage (rechts von der Medianebene). *A* von einem 8,3 mm langen Embryo. $\frac{30}{1}$. *B* von einem 21 mm langen Embryo. $\frac{10}{1}$. Nach BROMAN: Verh. d. Anat. Ges. in Halle, 1902). Die Anheftungsstellen an der vorderen *(V. Kw.)* und hinteren Körperwand *(H. Kw.)*, ebenso wie die des Pericardiums *(Pc)* sind schematisch mit Linien bezeichnet. — Die rechte Lunge (von der lateralen Seite gesehen) ist in ihrer Lage zum Zwerchfell abgebildet. *1* oberer, *2* mittlerer, *3* unterer Lungenlappen

Etwa zu derselben Zeit drängt die sich stark vergrössernde Leber kranial- und dorsalwärts. Sie verändert hierbei die Totalform des Zwerchfells und plattet die kaudalen Lungenspitzen zu Lungenbasen ab (Fig. 77). — Schon bei etwa 3 cm langen Embryonen wird die definitive Lungenform fast erreicht.

Innere Ausbildung der mesodermalen Lungenanlagen.

Die mesodermalen Lungenanlagen stellen ursprünglich einheitliche Mesenchymmassen dar. Um jedes Epithelrohr herum sammeln sich aber bald kleine Mesenchymzellen zu besonderen Hüllen (Fig. 78), in welchen sich später elastische Bindegewebsfasern, glatte Muskelzellen und Knorpelplatten herausdifferenzieren.

Im übrigen behält das aus dem Mesoderm stammende Lungenstroma längere Zeit das Aussehen gewöhnlichen, embryonalen Bindegewebes. Je reicher die Verästelung der Bronchialäste wird, desto spärlicher (relativ) wird das zwischenliegende Bindegewebsstroma um die zusammengehörigen Zweige herum. Zwischen nicht zusammengehörigen Bronchialzweigen bleiben dagegen grössere Mengen des Bindegewebsstromas erhalten, die Grenzen zwischen den Lungenläppchen darstellend.

Entwicklung der Lungengefässe.

Die Lungenarterien entstehen sehr frühzeitig und zwar als Zweige des sechsten Aortenbogenpaares (Fig. 148). Sie verlaufen anfangs steil abwärts (dem ventrolateralen Rande der Trachealanlage folgend) zu den Lungen.

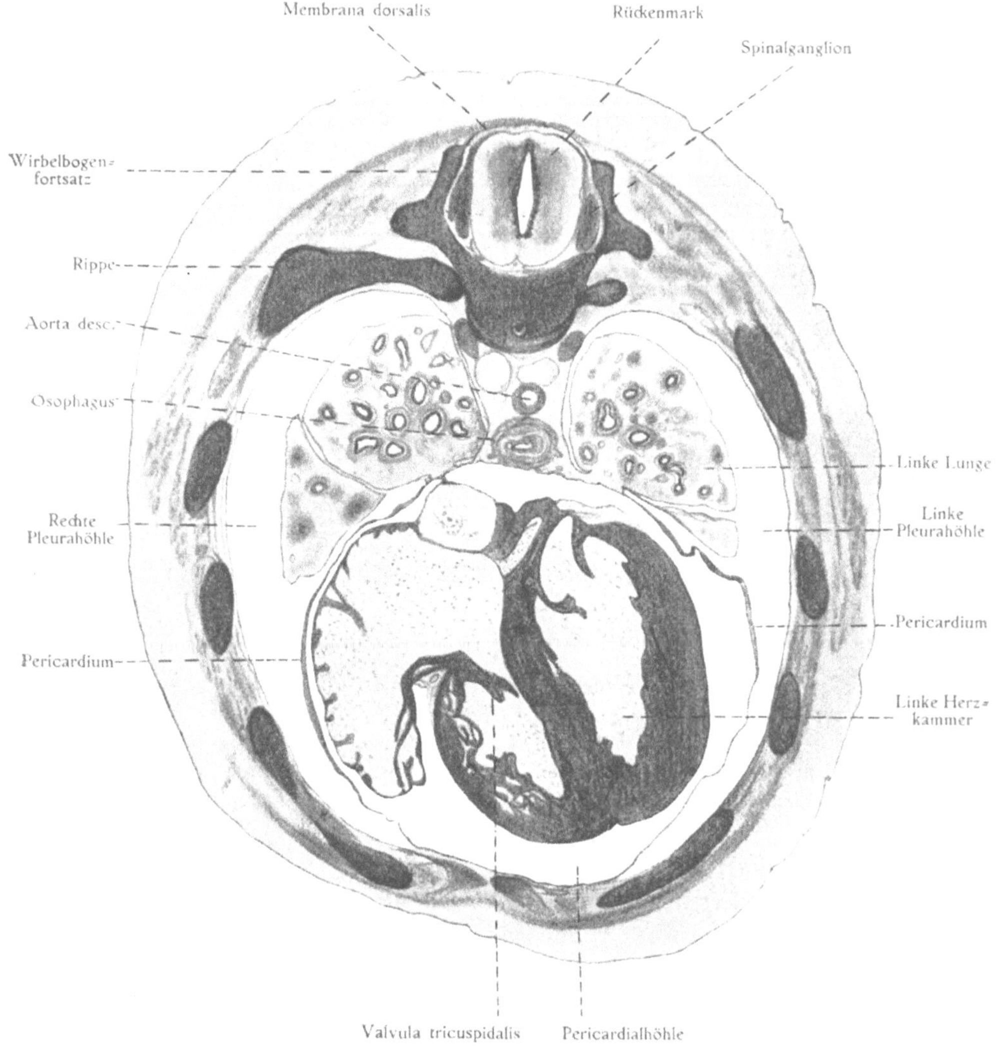

Fig. 78.

Querschnitt eines 25 mm langen Embryos in der Höhe der Lungen und des Herzens. 15/1. Nach einem Originalpräparat von O. VAN DER STRICHT.

In einem späteren Entwicklungsstadium, (Fig. 67, Taf. II) wenn der Bronchialbaum beginnt, seine Hauptäste zu entsenden, findet man, dass die rechte Arteria pulmonalis zwischen dem apikalen Bronchus (der hinter ihr bleibt) und dem ersten Ventralbronchus (welcher vor ihr liegt) absteigt, während die linke Arteria pulmonalis hinter dem ersten Ventralbronchus herabtritt. Die Dorsalbronchien sprossen an der medialen Seite der Arterie hervor.

Die ursprüngliche Richtung der Pulmonalarterien wird in der Folge verändert. Indem nämlich das Herz stärker als die Lungen kaudalwärts verschoben wird, werden die ursprünglich oberen Partien der Pulmonalarterien vom Herzen mitgenommen und von der Trachea ventralwärts abgebogen. Der rechte Apikalbronchus kommt hierbei oberhalb der Pulmonalarterie zu liegen. Er wird — wie wir es auszudrücken pflegen — eparteriell, während alle übrigen Bronchien hyparteriell werden, d. h. unterhalb der Pulmonalarterie zu liegen kommen (vgl. Fig. 67 und 68, Taf. II).

Die Lungenvenen werden Ende des ersten Embryonalmonats von einem unpaaren, kurzen, dünnen Venenstämmchen repräsentiert, welches aus einer Anzahl feinster (im Bifurkasionswinkel der Trachea liegenden) Kapillaren entsteht und, das Mesocardium posticum durchsetzend, in den linken Herzvorhof mündet.

Schon in der ersten Hälfte des zweiten Embryonalmonats verschwindet aber dieses Venenstämmchen als solches, indem es trichterförmig erweitert und zuletzt in die Vorhofswand vollständig einbezogen wird. Die beiden Hauptzweige der Pulmonalvene münden danach direkt in den Vorhof.

In der zweiten Hälfte desselben Monats verschwinden in ähnlicher Weise auch die beiden Hauptzweige der Pulmonalvene. Sie erweitern sich trichterförmig und werden zuletzt in die Vorhofwand einverleibt. Da diese Hauptzweige selbst je zwei Zweige besassen, so erklärt sich die Tatsache, dass sich bei einem zweimonatlichen Embryo vier Pulmonalvenen finden, die alle direkt in den linken Vorhof münden.

Bau und Lage der Lungen zur Zeit der Geburt.

Bei geburtsreifen Feten, welche noch nicht geatmet haben, haben die Lungen etwa dieselbe Konsistenz wie Drüsen im allgemeinen. Ihr spezifisches Gewicht ist 1,056. Sie schwimmen also nicht auf dem Wasser. Ihre Farbe ist grauweiss. Ihr Volumen ist so gering, dass sie nur die kranio-dorsalen Partien der Pleurahöhlen ausfüllen.

Das respiratorische Epithel der Lungenalveolen besteht noch durchweg aus kleinen dicken Zellen.

Bei dem ersten Atemzug werden gewöhnlich nur die vorderen Lungenränder lufthaltig. Dann folgen die Seitenteile und später die unteren Lungenränder. Erst nach drei (oder mehr) Tagen extrauterinen Lebens werden die Lungen aber vollständig von Luft gefüllt (DOHRN).

Von Interesse ist, dass die rechte Lunge sich gewöhnlich leichter und früher als die linke mit Luft füllt, eine Tatsache, die wohl darin ihre Erklärung findet, dass der rechte Hauptbronchus kürzer, weiter und mehr kaudalwärts gerichtet ist als der linke.

Indem die Alveolen mit Luft aufgebläht werden, beginnt das respiratorische Epithel das definitive Aussehen anzunehmen. Neben noch persistierenden kleinen, kernhaltigen Zellen sieht man in demselben jetzt auch Platten, welche offenbar aus jenen durch Dehnung entstanden sind.

Bei der Dehnung der Alveolenwände werden auch die sie begleitenden Gefässkapillaren gedehnt und strotzend mit Blut gefüllt. Die Farbe der Lunge ändert sich hierbei in eine blassrötliche um und gleichzeitig werden die Konsistenz und das spezifische Gewicht der Lunge etwa dieselbe wie beim Erwachsenen. Die lufthaltigen Lungen (bezw. Lungenpartien) schwimmen also auf dem Wasser.

Extrauterine Entwicklung der Lungen.

Die extrauterine Vergrösserung der Lungen soll ausschliesslich durch Wachstum bezw. Dehnung der bei der Geburt schon vorhandenen Bronchien und Alveolen stattfinden.

Die Grösse der Alveolen nimmt während des ganzen Lebens stetig zu; beim Erwachsenen ist sie etwa viermal grösser als beim Neugeborenen. Auch die Lungenläppchen nehmen hierbei selbstverständlich an Grösse zu. Dagegen erfährt das interstitielle Bindegewebe, welches die Läppchen von einander trennt, eine bedeutende Reduktion.

In diesem interstitiellen Bindegewebe beginnt in den späteren Kinderjahren makroskopisch sichtbares schwarzes Pigment („Anthracosis") abgelagert zu werden.

Die Hauptmasse der elastischen Fasern der Lungen gelangt erst im Laufe der ersten Kindermonate zur Entwicklung (LINSER). Gleichzeitig bildet sich auch der negative Druck der Brusthöhle aus, was wohl einerseits durch die Vermehrung der elastischen Spannung der Lungen und andererseits durch das relativ (im Verhältnis zu dem Lungenwachstum) starke Wachstum des starren Brustkorbes erklärt werden kann. Die Lungen werden nämlich, da sie selbst nicht in gleichem Takt wachsen, bei dieser Brustkorbvergrösserung gezwungen, sich stärker als früher zu dehnen. Da sie nun gleichzeitig stark elastisch werden und ihr elastisches Gleichgewicht bei geringerem Volumen haben, streben sie stets danach, sich — wenn möglich — zu verkleinern. Von dieser Zeit ab sinken sie also bei einer Öffnung des Brustkorbes zusammen.

Entwicklung der Verdauungsorgane.

Entwicklung der Speiseröhre.

Auch die Speiseröhre wird — wie das Verdauungsrohr überhaupt — von einer entodermalen und einer mesodermalen Anlage gebildet.

Die entodermale Ösophagusanlage, aus welcher das Epithel der Schleimhaut (einschliesslich der Drüsen) des Ösophagus hervorgeht, entsteht aus dem entodermalen Vorderdarm Hand in Hand mit der Abschnürung der Trachealanlage von demselben (vgl. Fig. 69—71, S. 117).

Diese Vorderdarmpartie ist vor der Abschnürung sehr kurz. Sie verlängert sich aber beträchtlich nach der Abschnürung (vgl. Fig. 71 u. 72, S. 118). Besonders stark verlängert sich zu dieser Zeit die Ösophagusanlage. Hierbei verschiebt sich das kaudale Ende der Ösophagusanlage stark kaudalwärts, was, wie wir unten sehen werden, für die Entstehung der definitiven Lage des Magens offenbar von grosser Bedeutung ist.

Das Epithel der Speiseröhrenanlage, das vor der Trachealabschnürung einschichtig und kurz zylindrisch oder kubisch war, ist unmittelbar nach der Trennung der beiden Röhren zweischichtig, zylindrisch.

Zur Zeit der Geburt ist das Ösophagusepithel 9—10 schichtig. In der Folge verdickt es sich allmählich, so dass es beim Erwachsenen im Durchschnitt 24 schichtig wird.

Anfang des 3. Embryonalmonats (bei 19–30,4 mm langen Embryonen nach FORSSNER) treten regelmässig im Ösophagusepithel interessante Wachstumprozesse auf, welche das früher einfache Ösophaguslumen unregelmässig machen und zu der Entstehung von mehr oder weniger zahlreichen interzellulären Hohlräumen, Vakuolen, Anlass gibt. Mitte des 3. Embryonalmonats verschwinden die Vakuolen; das Hauptlumen vergrössert sich und bekommt wieder ein einfaches Aussehen.

Die mesodermale Hülle der entodermalen Ösophagusanlage bleibt während des esten Embryonalmonats undifferenziert. Erst Anfang des zweiten Embryonalmonats beginnt das betreffende Mesenchym dichter zu werden und sich konzentrisch um das Epithelrohr herum zu schichten.

In dieser Mesenchymhülle tritt bald die Anlage der zirkulären Muskelschicht auf (TANDLER). Die Anlage der Längsmuskulatur wird erst später deutlich.

Nach innen von der zirkulären Muskelschicht wandelt sich das Mesenchym in lockeres Bindegewebe (Submucosa) um.

Ende des dritten Embryonalmonats beginnt das Epithelrohr sich so stark zu erweitern, dass es innerhalb des Muskelrohres nicht ohne Faltung Raum haben kann. Hierbei bilden sich Längsleisten aus, welche in das Lumen einbuchten.

Zur Zeit der Geburt hat die Speiseröhre eine Länge von etwa 10 cm. Das Lumen lässt ein Katheter von 5 mm Durchmesser durch.

Während der ersten 20 Lebensjahre wächst der ganze Körper relativ viel stärker als der Ösophagus in die Länge. Dieser erfährt — mit anderen Worten — zu dieser Zeit eine bedeutende relative Verkürzung.

Nach dem 20. Lebensjahr bis zum 80. verschiebt sich das kaudale Ösophagusende nicht weniger als etwa fünf Wirbelhöhen (bis zum ersten Lendenwirbel) kaudalwärts (KOLSTER). Gleichzeitig senkt sich auch das obere Ösophagusende (MEHNERT); jedoch nicht ganz so viel wie das untere.

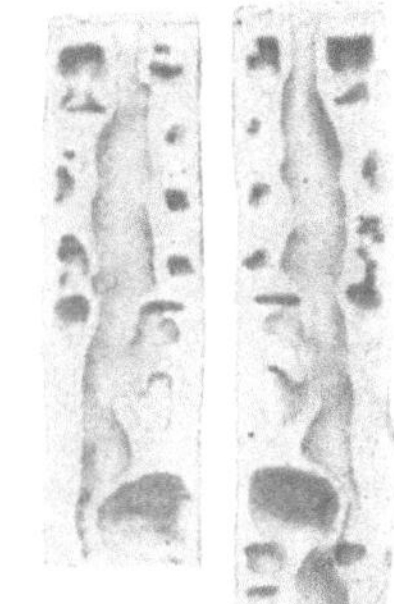

Fig. 79.
Rekonstruktionsmodell des Ösophagusepithels im Längsschnitt von einem 22,7 mm langen Embryo. $\frac{16}{1}$. Nach Hj. FORSSNER (1907).

Entwicklung des Magens.

In der zweiten Hälfte der dritten Embryonalwoche bildet sich die erste deutliche Magenanlage und zwar — in Analogie mit der Lungenbildung — in der Weise, dass der mesodermale Teil zuerst deutlich als eine Verdickung zu erkennen ist (Fig. 50, S. 94). In diesem Stadium (Embryo 3 mm) ist die entodermale Magenanlage so schwach als eine transversale Verdickung angedeutet (Fig. 51), dass sie nur durch ihre Lage im Inneren der mesodermalen Magenanlage oder bei einem Vergleich mit etwas älteren Stadien als solche erkannt werden kann.

Der im übrigen fast senkrecht stehende Magen hat schon in diesem Stadium zusammen mit der kranialen Partie des Duodenum eine schwache Biegung nach links von der Medianebene erfahren, „eine Tatsache, welche wahrscheinlich in der asymmetrischen Entwicklung der beiden Leberlappen ihre nächste Erklärung findet". (BROMAN, 1904.)

Bald nachher beginnt die Magenanlage sich um ihre vertikale Achse nach rechts zu drehen, so dass ihre ursprünglich linke Fläche nach vorn, ihre ursprünglich rechte Fläche nach hinten zu liegen kommt.

Die wichtigste Formentwicklung des menschlichen Magens findet bei 3—16 mm langen Embryonen statt. Während dieser Entwicklungsperiode eilt die betreffende Partie des Verdauungsrohres den übrigen Partien im Dickenwachstum voraus und nimmt der Hauptsache nach das charakteristische Aussehen des definitiven Magens an (Fig. 80—83).

Die allerstärkste Wachstumsperiode der Magenanlage ist bei menschlichen Embryonen von 5—8 mm Länge zu finden. Während dieser Zeit wächst der Magen nicht nur in transversaler Richtung, sondern auch und zwar besonders mit seiner kranialen Partie, in longitudineller Richtung recht beträchtlich.

Zu derselben Zeit verlängert sich auch der Ösophagus sehr stark (vgl. Fig. 80 u. 81). Der Magen fängt hierbei an, in kaudaler Richtung disloziert zu werden.

Da nun das Duodenum sowohl durch den Gallengang, wie in anderer Weise

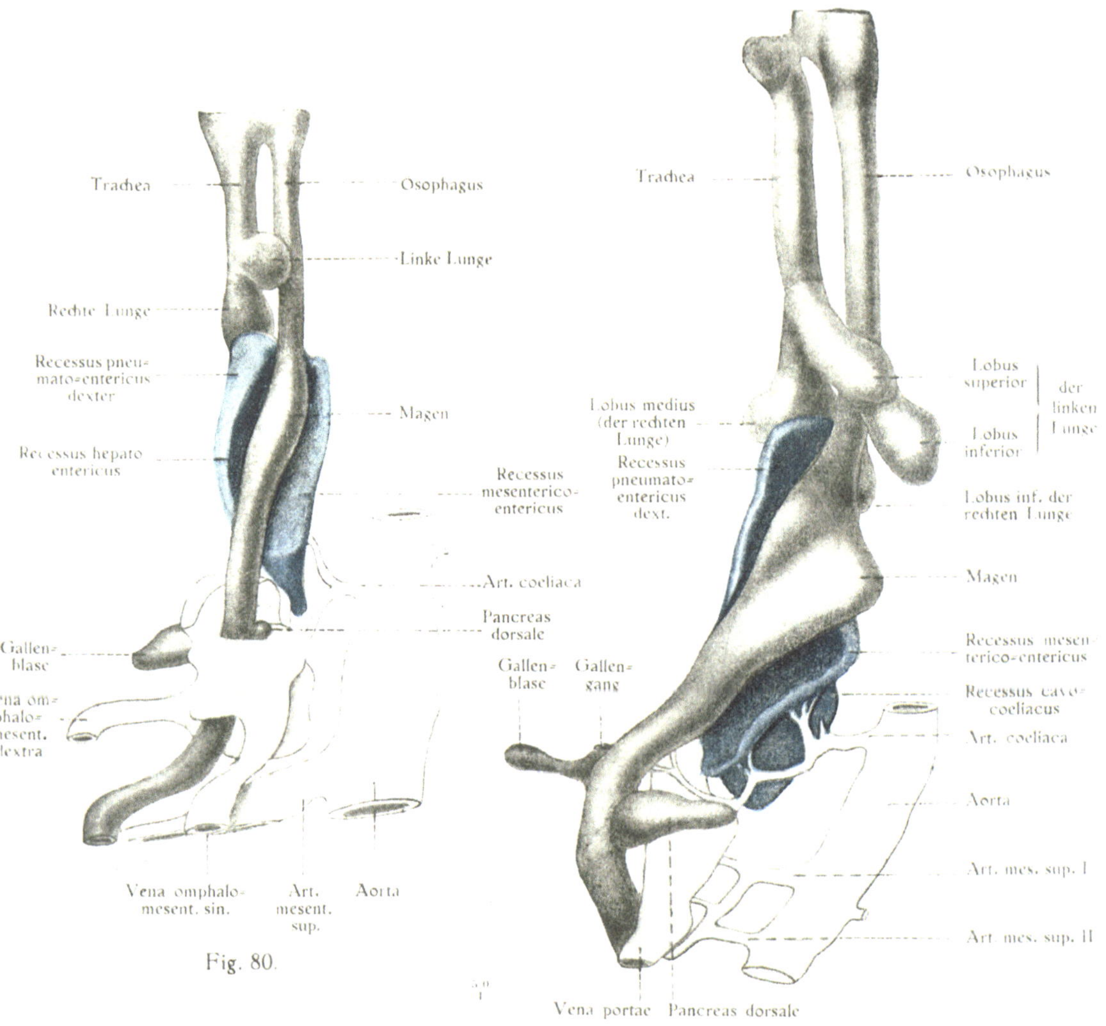

Fig. 80 und 81.

Rekonstruktionsmodelle des entodermalen Vorderdarms mit Abgüssen (blau) der angrenzenden Mesenterialrezesse; von links gesehen. Fig. 80. Eines 5 mm langen Embryos. Fig. 81. Eines 8 mm langen Embryos. Nach BROMAN (1904): Bursa omentalis.

(vgl. unten!) relativ fixiert ist, wird es verständlich, dass das Duodenum und die Pars pylorica ventriculi nicht in gleichem Grade wie die Pars cardiaca ventriculi kaudalwärts verschoben werden können. Magen und Duodenum müssen sich darum S-förmig biegen und nehmen so allmählich ihre beinahe definitive Form und Stellung an (vgl. Fig. 80—84).

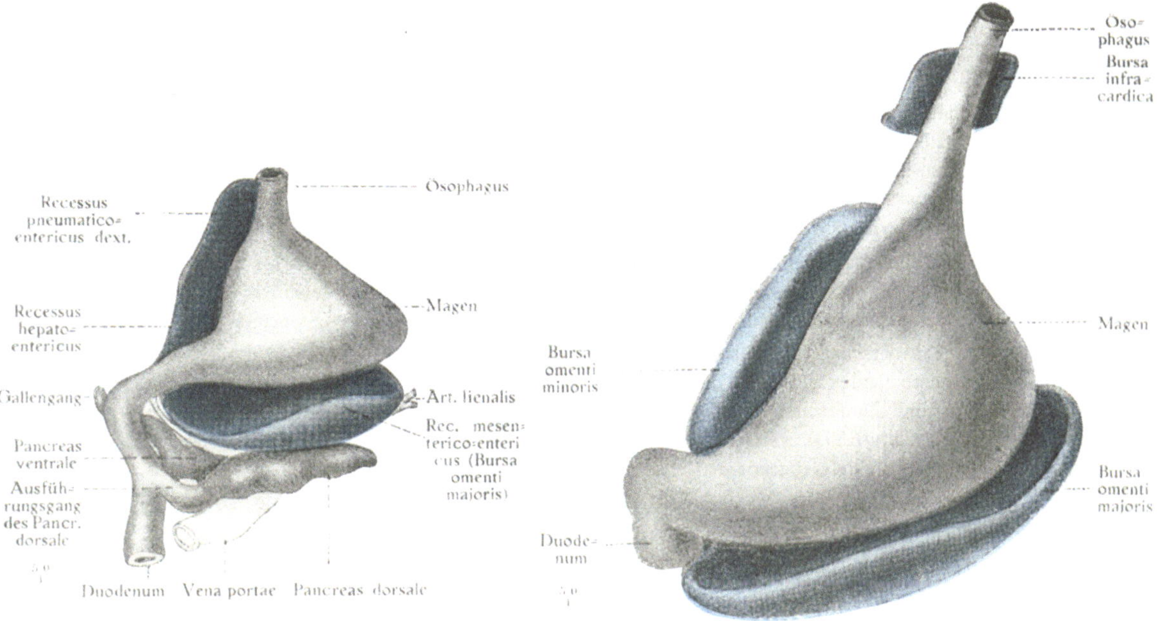

Fig. 82. Fig. 83.

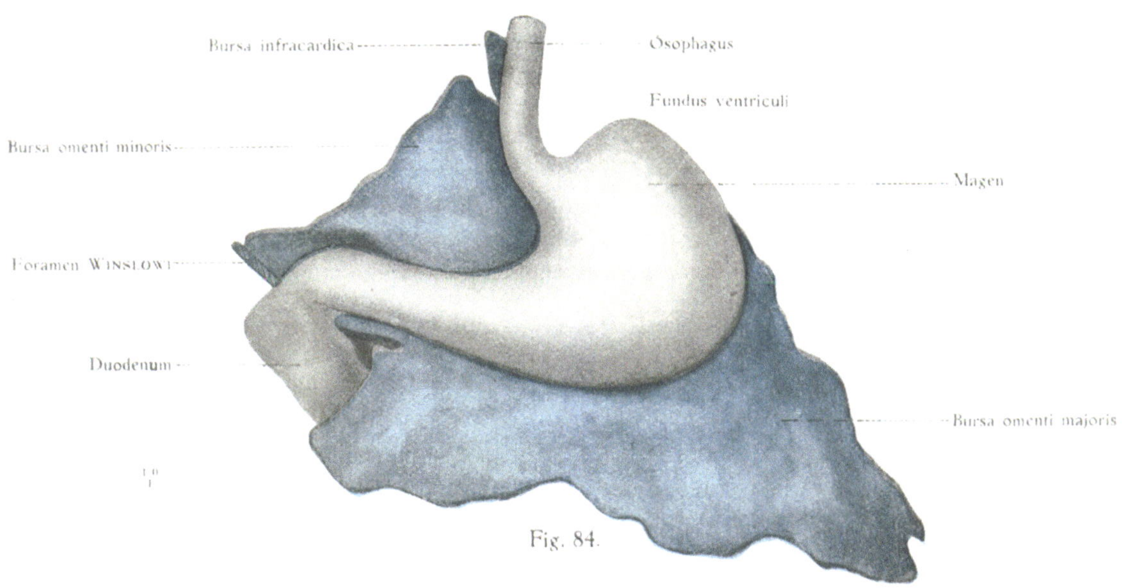

Fig. 82 – 84.

Drei Entwicklungsstadien der entodermalen Magenanlage mit Abgüssen (blau) der angrenzenden Mesenterialrezesse: von links und vorn gesehen. Fig. 82 von einem 8,3 mm, Fig. 83 von einem 11,7 mm, Fig. 84 von einem 70 mm langen Embryo. Nach BROMAN (1904): Bursa omentalis.

Die ursprünglich ventrale Wandpartie des Magens bleibt hierbei relativ kurz und stellt die Curvatura minor ventriculi dar, während die ursprünglich dorsale Wandpartie sich am stärksten verlängert und die Curvatura major bildet.

Die kraniale Partie der Curvatura major beginnt schon Anfang des zweiten Embryonalmonats relativ stark auszubuchten (Fig. 82). Erst im dritten Embryonalmonat, oder später wird aber diese Ausbuchtung im allgemeinen so stark kranialwärts gerichtet, dass ihr blindes Ende oberhalb der Einmündungsstelle des Ösophagus zu liegen kommt. Erst von dieser Zeit an können wir also von einem deutlichen Magenfundus (Fig. 84) sprechen.

Dank der plötzlichen Ausbuchtung der kranialen Partie der Curvatura major wird die Cardia des Magens schon Anfang des zweiten Embryonalmonats nachweisbar. Kaudalwärts verjüngt sich dagegen der Magen allmählich und geht ohne äusserlich deutliche Grenze in das Duodenum über.

Die Pylorusanlage markiert sich zuerst nur als eine Epithelverdickung. Erst viel später findet man in der mesodermalen Pyloruswand die Anlage eines Sphinkters. Von dieser Zeit an ist die Grenze zwischen Pylorus und Duodenum scharf. Gegen den Magen zu grenzt sich dagegen der Pylorus noch nicht ab (Erik Müller, 1897). An dieser Seite wird die Valvula pylori erst im späteren Fetalleben markiert. Aber noch beim Neugeborenen ist sie gewöhnlich nur schwach angedeutet (A. Retzius, 1857).

Die Kapazität des Magens beträgt bei Neugeborenen nur etwa 30 ccm. Nach der Geburt findet aber eine schnelle Zunahme der Kapazität statt, namentlich in der zweiten oder dritten Woche.

Von praktischem Interesse ist, dass der infradiaphragmatische Teil des Ösophagus bei sehr jungen Kindern noch mehr senkrecht als bei Erwachsenen steht und gar keine oder nur eine schwache Abknickung durch das Zwerchfell erfährt. Der klappenartige Verschluss dieser Stelle beim Erwachsenen ist — mit anderen Worten — bei jungen Kindern noch nicht vorhanden. Dadurch erklärt sich das häufige und leichte Erbrechen der Säuglinge.

Histologische Ausbildung der Magenwand.

Die Entwicklung der Wandung des Magens erfolgt früher als die des übrigen Darmes (Maurer, 1902).

Nach Toldt (1880) besteht das aus dem Entodermrohr stammende Magenepithel zuerst aus einem Zylinderepithel, welches allmählich an Dicke zunimmt, bis die Bildung von Drüsen beginnt.

Die Drüsenanlagen treten zuerst, und zwar schon bei etwa 2 cm langen Embryonen (Keibel-Elze) im Fundusteil auf. Bald nachher werden solche auch in den übrigen Partien der Magenwand sichtbar.

Die mesodermale Magenanlage besteht zuerst nur aus lockerem Mesenchym, dessen äussere Zellschicht sich zu Peritonealendothel verdünnt. Etwa Mitte des zweiten Embryonalmonats (Tandler) beginnt aber die Ringmuskelschicht des Magens erkennbar zu werden. Nach aussen von dieser Schicht tritt später die Längsmuskelschicht auf, und zuletzt bildet sich nach innen von der Ringmuskelschicht in der (aus lockerem Bindegewebe bestehenden) Submucosa die Muscularis mucosae.

Wie schon Anders Retzius (1857) beobachtet hat, entwickelt sich die Ringmuskelschicht besonders stark nicht nur in der Gegend der Valvula pylori, sondern auch in der ganzen Canalis pylori des Magens.

Entwicklung des Darmes.

Schon oben wurde beschrieben, wie die primitive Darmanlage aus Entoderm und Splanchnopleura gebildet wurde (S. 68), wie die den Darm fixierenden Mesenterien entstanden und teilweise wieder zu grunde gingen (S. 93), und wie die anfangs weite Verbindung des Darmes mit der Dotterblase in den Dotterblasenstiel umgewandelt wurde (S. 40). Auch wurde hervorgehoben, dass bei der letztgenannten Umwandlung der Mitteldarm grösstenteils in den Vorderdarm bezw. den Hinterdarm aufging S. 68).

Dass der schon vorher ausgewachsene Allantoisgang bei der Bildung des Hinterdarms von diesem ausgeht, wurde ebenfalls schon erwähnt (S. 41).

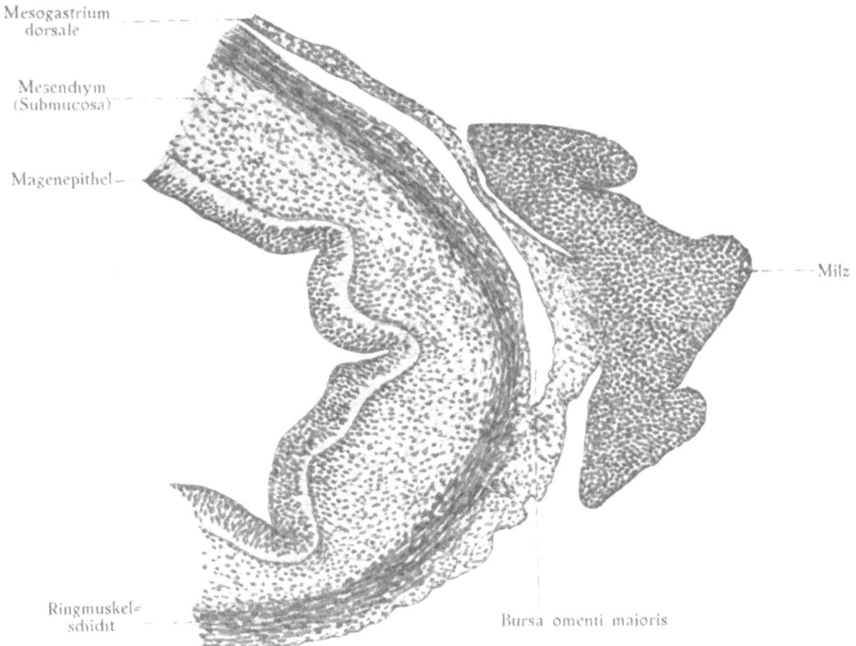

Fig. 85.
Querschnitt durch Magenwand und Milzanlage eines 25 mm langen Embryos.

Entstehung der Leber- und Pankreasanlagen.

Schon ehe der Darmnabel sich viel zusammengezogen hat, entsteht an der kranialen Grenze desselben eine Entodermausbuchtung (Fig. 86), die die erste Anlage der Leber darstellt und daher Leberbucht genannt worden ist.

Aus dem kranialen Teil (der sog. „Pars hepatica") der Leberbucht beginnen bald epitheliale Trabekel in das umgebende Mesenchym auszuspriessen (vgl. Fig. 66, Taf. II).

Die Lebertrabekel vermehren sich schnell, so dass die Leber schon bei 3 mm langen Embryonen ein recht ansehnliches Organ (Fig. 101) darstellt.

In diesem letztgenannten Stadium beginnt die Gallenblasenanlage sich von der ventro-kaudalen Partie (der sog. „Pars cystica") der Leberbucht zu differenzieren (vgl. Fig. 86 u. 87). Die übrige Partie der Leberbucht, die mit dem Vorderdarm in Verbindung bleibt, wird in die Länge gezogen und stellt die Anlage des Gallenganges dar (Fig. 75, S. 123).

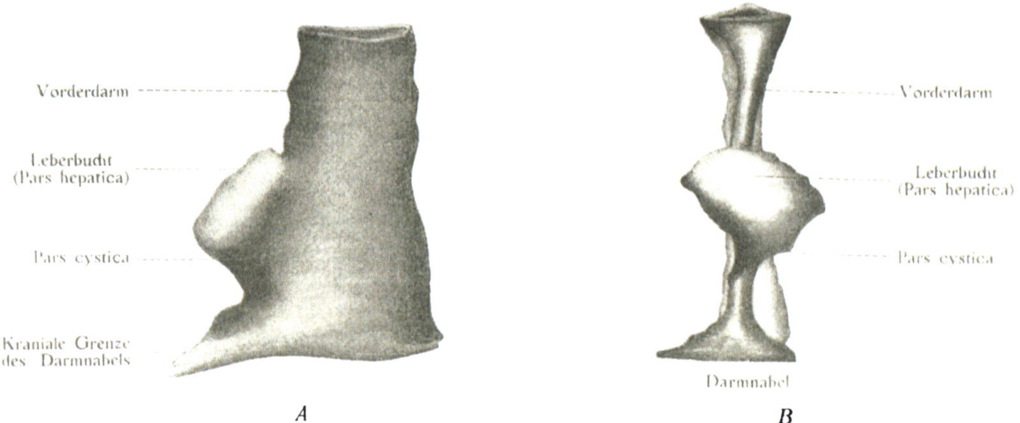

Fig. 86.

Rekonstruktionsmodell der kaudalen entodermalen Vorderdarmpartie eines 2,5 mm langen Embryos mit der ersten Leberanlage. $\frac{75}{1}$. *A* von der linken Seite gesehen, *B* von der ventralen Seite gesehen. Nach TOMPSON (1908).

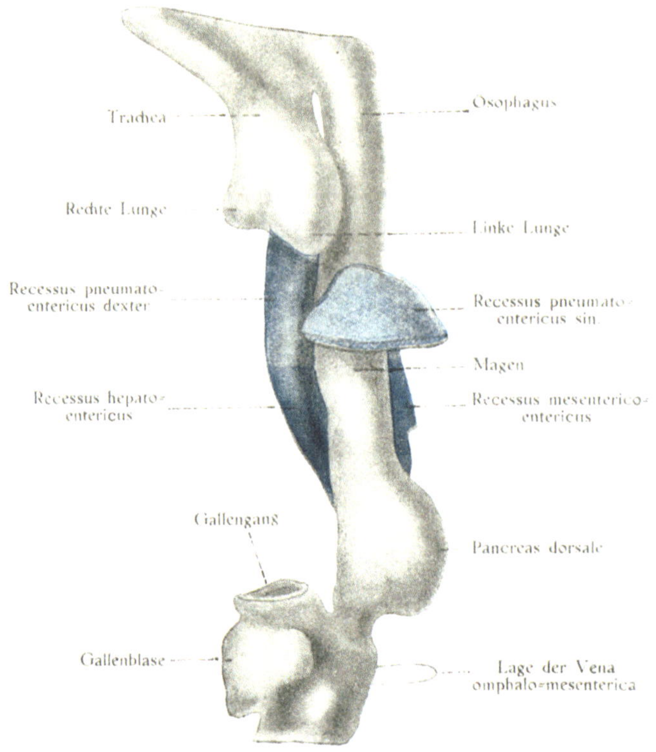

Fig. 87.

Rekonstruktionsmodell der mittleren entodermalen Vorderdarmpartie mit Abgüssen (blau) der angrenzenden Mesenterialrezesse eines 3 mm langen Embryos, von links gesehen. $\frac{100}{1}$. Nach BROMAN (1904): Bursa omentalis.

Das Pankreas wird von doppelten Anlagen und zwar von einer dorsalen und einer ventralen Anlage gebildet.

Von diesen tritt die dorsale Anlage zuerst auf. Dieselbe ist als dorsale Ausbuchtung des entodermalen Vorderdarmes zwischen Magenanlage und Lebergang schon bei dem oben erwähnten, 3 mm langen Embryo deutlich zu sehen (Fig. 87).

Die ventrale Pankreasanlage entsteht bei etwa 4 mm langen Embryonen als ventrale Ausbuchtung des entodermalen Vorderdarmes unmittelbar kaudalwärts vom Lebergang (vgl. Fig. 71 und 72, S. 118).

Bei der bald stattfindenden Verlängerung des letztgenannten wird die ventrale Pankreasanlage, so zu sagen, vom Lebergang mitgenommen und von der direkten Darmverbindung isoliert. Es entsteht also eine kurze Ausführungsgangpartie, die für die Leber und die ventrale Pankreasanlage gemeinsam ist (Fig. 72).

Die ventrale Pankreasanlage wird bald nach rechts und dorsalwärts gedreht und kommt auf diese Weise der dorsalen Pankreasanlage sehr nahe zu liegen (vgl. Fig. 82, S. 131). Bei ihrem Wachstum kommen die beiden Pankreasanlagen einander noch näher und zuletzt verschmelzen sie miteinander.

In späteren Entwicklungsstadien geht meistens die ursprüngliche Einmündungsstelle der dorsalen Pankreasanlage durch Abschnürung verloren, und nur der Ausführungsgang der ventralen Pankreasanlage bleibt bestehen.

Entstehung und Rückbildung des Schwanzdarmes.

Die kaudalste Partie des Hinterdarmes wird auch entodermale Kloake genannt. Von der ventralen Seite desselben geht — wie erwähnt — der Allantoisgang hinaus (Fig. 88 *A*).

Von der dorsalen Seite der entodermalen Kloake aus bildet sich der nur kurze Zeit existierende Schwanzdarm (Fig. 88 *A* u. *B*).

Der Schwanzdarm ist als kurze Ausstülpung der entodermalen Kloake zuerst bei etwa 4 mm langen Embryonen zu erkennen (Keibel und Elze). Er verlängert sich schnell bis zur Schwanzspitze hin, um aber bald wieder spurlos zu verschwinden.

Abschnürung des Dotterblasenstiels vom Darme.

Der Dotterblasenstiel Ductus vitello-intestinalis, der, wie der letztgenannte Name andeutet, eine Zeitlang die Dotterblase mit dem Darm verbindet, ist schon bei 3—4 mm langen Embryonen (mit Nackenbeuge) so dünn geworden, dass er an Dicke dem Darm etwa gleichkommt (vgl. Fig. 48, S. 91).

Indem er sich aber in den nächstfolgenden Stadien noch mehr verdünnt, wird der entodermale Teil desselben zuerst solide und dann vom Darme abgeschnürt.

Der mesodermale Teil des Ductus vitello-intestinalis bleibt länger als der entodermale bestehen. Seine Insertion verschiebt sich aber allmählich von dem Ileum ab auf das Mesoileum über. Er enthält die Arteria vitellina, reisst aber trotzdem gewöhnlich bei 15—20 mm langen Embryonen durch.

Entstehung der ersten Darmschlinge und des physiologischen Nabelbruches.

Ehe der Dotterblasenstiel vom Darme vollständig abgeschnürt wird, zieht er den sich jetzt relativ stark verlängernden Darm in eine ventralwärts gerichtete Schlinge aus.

Diese Darmschlinge wird bald so lang gezogen, dass sie mit ihrem Scheitel im Nabelstrangcölom zu liegen kommt. In den nächstfolgenden Stadien wird allmählich eine grössere Partie der ersten Darmschlinge in das Nabelstrangcölom hingezogen.

Diese Darmpartie bleibt noch lange im Nabelstrangcölom und verlängert sich hier, mehrere sekundäre Darmschlingen bildend. Sie stellt den schon seit MECKEL (1817) beim menschlichen Embryo bekannten physiologischen Nabelbruch dar.

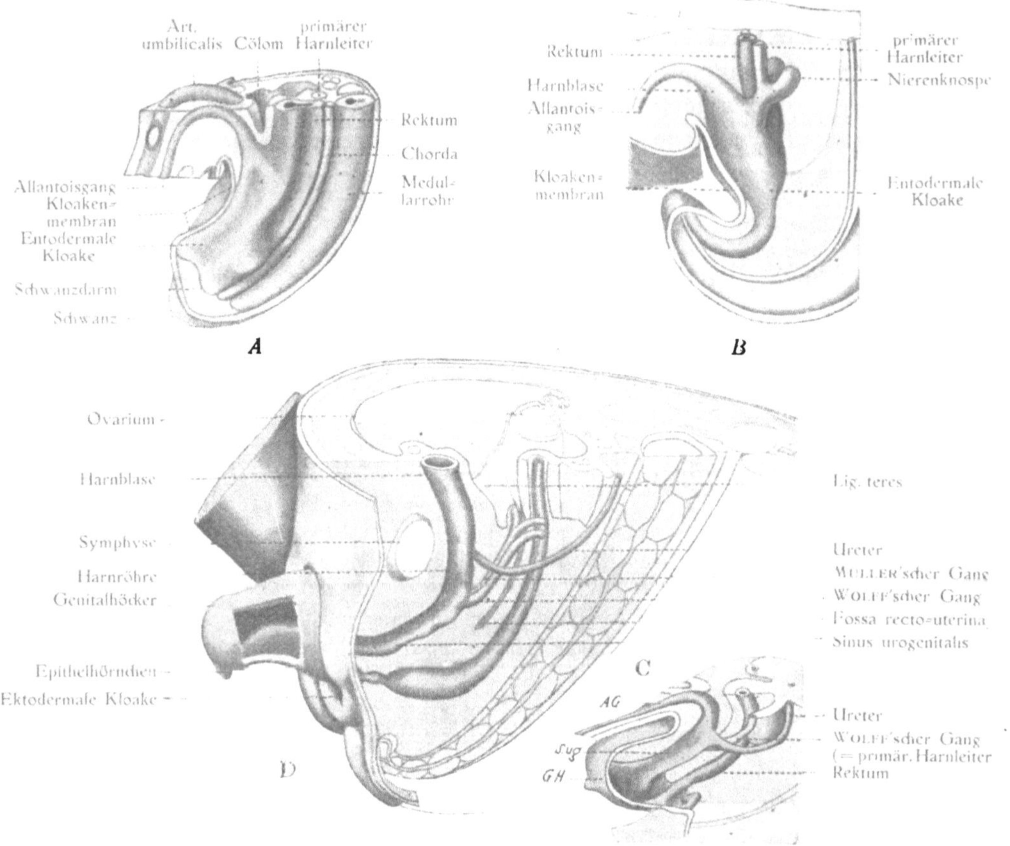

Fig. 88.
Rekonstruktionsmodelle, die Sonderung der entodermalen Kloake in Rektum und Sinus urogenitalis zeigend. *A* von einem 3 mm langen Embryo, *B* von einem 6,5 mm langen Embryo, *C* von einem 14 mm langen Embryo, *D* von einem 29 mm langen Embryo. *AG.* Allantoisgang; *GH.* Kloakenhöcker; *S. ug.* Sinus urogenitalis. Nach KEIBEL (1896) aus VEIT's Handb. d. Gynäk. Bd. V.

Abgrenzung der Dickdarm- und Dünndarm-Anlagen. Entstehung der Blindarmanlage.

Schon ehe die erste Darmschlinge so lang geworden ist, dass sie in das Nabelstrangcölom hinausreicht, entsteht am distalen (= kaudalen) Schenkel der Schleife und zwar unweit des Scheitels desselben eine spindelförmige Erweiterung.

Indem diese Erweiterung sich später einseitig vergrössert, geht aus ihr der Blinddarm hervor (vgl. Fig. 66—68, Taf. II).

Die obenerwähnte spindelförmige Erweiterung ist also als die erste Blinddarmanlage zu bezeichnen. Die kranialwärts von dieser Erweiterung gelegene Darmpartie lässt sich von nun ab als Dünndarmanlage erkennen. Die übrige Darmpartie mit der Coecalerweiterung stellt die Anlage des Dickdarmes dar.

Weitere Formentwicklung des Darmes.

Gleichzeitig damit, dass die erste Darmschleife gebildet wird, beginnt sich diese um sich selbst zu drehen und zwar derart, dass sich der ursprünglich kaudale Schenkel nach der linken Seite und der ursprünglich kraniale Schenkel nach der rechten Seite des Körpers wendet.

Die beiden Schleifenschenkel sind anfangs gerade und gehen dorsalwärts durch je eine Biegung in die dorsal liegengebliebenen Darmpartien über. Die letztgenannten stellen die Anlagen des Duodenum bezw. des Colon descendens dar. Von den erwähnten Darmbiegungen würde man also schon jetzt die rechte, kraniale mit dem Namen Flexura duodeno-jejunalis[1]) und die linke, kaudale mit dem Namen Flexura coli sinistra[1]) bezeichnen können. Die sagittal in das Nabelstrangcölom hinein verlaufende Colonpartie entspricht grösstenteils dem werdenden Colon transversum.

Etwa in der Mitte des zweiten Embryonalmonats beginnt der rechte Schleifenschenkel relativ stark zu wachsen und eine gesetzmässige (Mall) Anzahl sekundärer Biegungen zu zeigen, die die ersten Anlagen der Dünndarmschlingen darstellen.

Bei der relativ starken Verlängerung der im Nabelstrangcölom liegenden Dünndarmschlingen tritt bald aus mechanischen Gründen eine partielle Aufwindung derselben ein und eine Drehung derselben von links nach rechts unterhalb der gerade und relativ kurz gebliebenen Anlage des Colon transversum. Durch diese Drehung des Dünndarmes um die sagittal stehende Dickdarmpartie als Achse wird die definitive Lagerung der Därme schon im Nabelbruchsack vorbereitet.

Bei der starken Vergrösserung der im Nabelbruchsack liegenden Dünndarmschlingen (diese wachsen nach Mall rascher als die intraabdominale Dünndarmpartie) wird der Bruchsack allmählich ausgedehnt. Die Kommunikationsöffnung desselben mit der Bauchhöhle (die „Bruchpforte") bleibt dagegen relativ klein.

Es kann daher wundernehmen, dass der physiologische Nabelbruch trotzdem bei 4—5 cm langen Embryonen regelmässig wie von selbst in die Bauchhöhle reponiert wird.

Die Ursache der Reposition ist meiner Meinung nach zunächst in der starken Vergrösserung der Leber zu suchen.

Der ventro-kaudale Leberrand verschiebt sich nämlich hierbei (in der ersten Hälfte des dritten Embryonalmonats) so stark kaudalwärts, dass er an beiden Seiten fast zur Beckenhöhe herabreicht. In der Mittellinie bewirkt zwar die anfangs gerade nabelwärts ziehende Darmschleife eine immer tiefer werdende Inzisur des Leberrandes. Die Darmschleife selbst wird aber hierbei von dem Drucke der Leber nicht unbeeinflusst. Sie wird offenbar von der Leber kaudalwärts gepresst und zwar mit einer Gewalt, die zuletzt gross genug wird, um die Repositionshindernisse des Nabelbruches zu überwinden und die extraabdominale Partie der Darmschleife in die Bauchhöhle zu ziehen. Wie Tiisala (1918) kürzlich hervorgehoben hat, spielt sicher auch die Vergrösserung der Leber in dorso-ventraler Richtung eine bedeutende Rolle bei der Nabelbruchsreposition.

---

[1]) Ganz genau entsprechen allerdings diese Biegungen nicht den definitiven.

Nach der Reposition des Nabelbruches findet man die in Fig. 89 angegebene Darmlage. Die früher sagittal verlaufende Dickdarmpartie verläuft jetzt schief frontal, das Colon transversum darstellend. Das Colon descendens ist dorsal geblieben, und von den Dünndarmschlingen etwas nach links gedrängt (und von vorne gesehen, gedeckt).

Dorsalwärts vom Colon transversum biegt sich das noch relativ dicke Duodenum nach links und setzt sich an der linken Hälfte der Bauchhöhle in die Jejunalschlingen fort. Die Ileumschlingen, welche früher im Nabelstrangcölom lagen, liegen dagegen grösstenteils in der rechten Hälfte der Bauchhöhle.

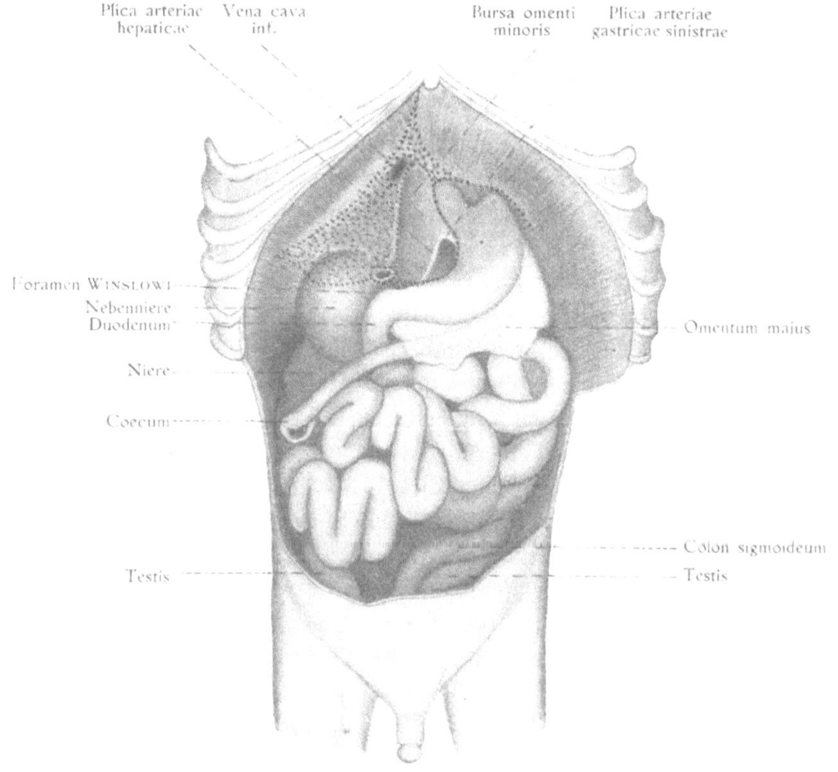

Fig. 89.
Bauchhöhle eines 6 cm langen Embryo, von vorn gesehen. Die Leber ist entfernt. $\frac{5}{1}$.
Nach BROMAN (1904): Bursa omentalis.

Durch die Drehung der oberen Dünndarmschlingen nach links kommt die kaudale Partie des Duodenum unterhalb der punktförmigen Ausgangsstelle desjenigen Mesenteriums zu liegen, das dem Jejuno-Ileum und dem Colon transversum gemeinsam ist (vgl. Fig. 98 u. 97 A).

Die Ausgangsstelle des Mesenteriums des Colon descendens (einschliesslich des Colon sigmoideum) ist bedeutend länger als diejenige des übrigen Darmes. Von dieser streckt sie sich nämlich in der Mittellinie der Dorsalwand linearförmig bis in das Becken herab (Fig. 97 A). Dieses Mesocolon descendens verlängert sich allmählich Hand in Hand damit, dass das Colon descendens immer mehr nach der linken Seite hin verlagert wird.

Im vierten Embryonalmonat komplizieren sich die mesenterialen Verhältnisse des Darmes, indem durch sekundäre Verwachsungen gewisse Mesenterialpartien ganz zugrunde gehen, andere neue Ausgangsstellen gewinnen (vgl. unten!).

Der Dickdarm ist anfangs relativ sehr lang, indem er fast die Hälfte des ganzen Darmes bildet. Bis zum Ende des dritten Embryonalmonats nimmt der Dünndarm kolossal, der Dickdarm aber nur relativ mässig an Länge zu. Der Dickdarm erfährt hierbei eine starke relative Verkürzung, so dass seine Länge Ende des dritten Embryonalmonats kaum $^1/_8$ der ganzen Darmlänge beträgt.

Nach dieser Zeit wächst indessen der Dickdarm wieder relativ schneller, so dass seine Länge im achten Embryonalmonat etwa $^1/_6$ der ganzen Darmlänge beträgt. Etwa dieselbe relative Länge hat der Dickdarm bekanntlich beim Erwachsenen.

Die relative Verlängerung des Dickdarmes macht sich zuerst am unteren Teil des Colon descendens erkenntlich. Hier bildet sich nämlich schon in der ersten Hälfte des vierten Embryonalmonats die Flexura sigmoidea aus (vgl. Fig. 98).

Bald nachher beginnt auch diejenige Colonpartie, die an der Grenze zwischen Colon transversum und Coecum liegt, relativ stark in die Länge zu wachsen. Das Coecum stösst hierbei bald an die rechte Körperwand und muss daher bei der fortgesetzten Verlängerung kaudalwärts umbiegen. Auf diese Weise entsteht die Flexura coli dextra und die erste kurze Anlage des Colon ascendens.

In den nächstfolgenden Stadien verlängert sich nun stetig das Colon ascendens, und Hand in Hand hiermit wird das Coecum immer mehr kaudalwärts verschoben (vgl. Fig. 99), bis es seine definitive Lage in der rechten Fossa iliaca erreicht.

Von Interesse ist, dass der Dickdarm während beträchtlicher Zeit nicht dicker, ja sogar dünner als der Dünndarm ist. Dieses ist der Fall schon ehe ein Darminhalt vorhanden ist (vgl. Fig. 89).

Relativ noch dicker wird aber der Dünndarm, wenn (im vierten Embryonalmonat) die Gallensekretion der Leber anfängt und zu der Entstehung des embryonalen Darminhaltes, des sog. Meconium Anlass gibt.

Schon bei etwa 11 cm langen Embryonen findet man im Dünndarm hellgelbgrünes Meconium (Hennig, 1879). Die Menge desselben wird bald beträchtlicher und die Farbe dunkler, blaugrün bis fast schwarz. Es dehnt zunächst den Dünndarm stark aus und regt offenbar auch die Wände desselben zu stärkerem Wachstum an.

Peristaltische Bewegungen der Darmwände führen das zuerst gebildete Meconium immer weiter kaudalwärts, während in der kranialen Dünndarmpartie neue Meconiummassen auftreten. Während der letzten Fetalmonate dringt das Meconium auch in den Dickdarm ein und sammelt sich hier in grosser Menge an. Der Dickdarm wird jetzt immer mehr ausgedehnt und zu Dickenwachstum angeregt. Daraus erklärt sich, dass der Dickdarm etwa vom 7.—8. Fetalmonat ab den Dünndarm an Dicke zu übertreffen beginnt.

An dieser starken Ausdehnung des Dickdarmes nimmt indessen die distale Partie des Blinddarmes nicht teil, weil eine valvelähnliche Schleimhautfalte das Meconium verhindert, hier einzudringen. Daraus erklärt sich, dass diese Blinddarmpartie so dünn bleibt und sich jetzt (bei ausgedehntem Dickdarm) so scharf gegen das definitive Coecum abgrenzt. Von nun ab ist diese Darmpartie also ohne Schwierigkeit als Appendix vermiformis zu erkennen.

Gesetzmässige Lagerung der Dünndarmschlingen.

Dass der Dickdarm eine bestimmte Lage sowohl beim Embryo wie beim Erwachsenen einnimmt, ist seit Alters her bekannt. Dagegen glaubte man allgemein bis vor kurzer Zeit, dass die Dünndarmschlingen ganz regellos lagen.

Dass dies aber nicht der Fall ist, sondern dass die Dünndarmschlingen eine ebenso gesetzmässige Lage einnehmen wie z. B. die Grosshirnwindungen, wurde durch gleichzeitige, aber voneinander unabhängige Untersuchungen von Erik Müller (1897) und Mall (1897) festgestellt.

Nach Erik Müller sind vom dritten Embryonalmonat an die Dünndarmschlingen konstant in zwei Hauptgruppen (eine linke, obere und eine rechte, untere Hauptgruppe) gesammelt, die „durch eine bestimmte Form und eine besondere Verlaufsrichtung der Schlingen charakterisiert sind". In der linken, oberen Hauptgruppe windet sich nämlich der Darm in queren Zügen allmählich von oben nach unten, während er in der rechten, unteren Hauptgruppe in vertikalen Zügen von links nach rechts zieht.

Diese Anordnung, die im vierten Embryonalmonat besonders schön (fast wie im Schema) ausgeprägt sein kann, ist im grossen gesehen (also wenn man von dem Verlauf der Nebenschlingen absieht) meistens noch beim Erwachsenen zu erkennen.

Histologische Entwicklung der Darmwände.

Das vom Entoderm stammende Darmepithel ist anfangs an der Innenfläche vollständig glatt. Es proliferiert Anfang des zweiten Embryonalmonats stark. Hierbei vergrössert sich die Peripherie des Epithelrohres gleichzeitig damit, dass das Lumen desselben verengt wird und zwar verschieden stark an verschiedenen Stellen.

Das Lumen des Duodenum bekommt jetzt ein unregelmässiges Aussehen und geht stellenweise vollständig verloren. Bei 12—14 mm langen Embryonen sieht die entodermale Duodenalanlage daher als eine kompakte Epithelmasse aus, in welcher hier und da grössere oder kleinere Reste des Lumens zu erkennen sind (Fig. 90).

Diese zuerst von Tandler (1900) entdeckte physiologische Duodenalatresie ist später von Hj. Forssner (1907) an einem noch grösseren Untersuchungsmaterial studiert worden. Nach diesem Autor ist die betreffende Epithelokklusion im allgemeinen nicht auf das Duodenum beschränkt, sondern sie tritt etwas später auch in der oberen Partie des Jejunum auf. In Ausnahmefällen kommt sie auch in kaudalen Darmpartien vor.

Die physiologische Epithelokklusion des Darmes variiert bedeutend der Intensität und der Zeitdauer nach bei verschiedenen Individuen (Forssner). Gewöhnlich findet man sie nur bei 10 bis 20 mm langen Embryonen (Tandler) Nicht selten kann sie aber noch bei 30 mm langen Embryonen vorhanden sein (Forssner). „Sie löst sich dadurch, dass im Epithel unregelmässige Lücken auftreten, die allmählich zu einem neuen zusammenhängenden Lumen verschmelzen."

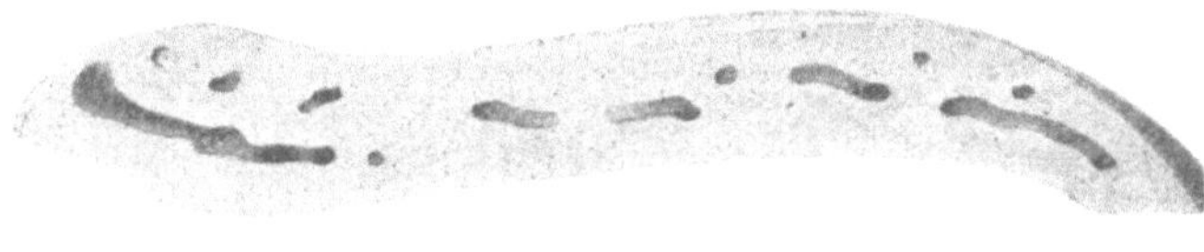

Fig. 90.
Rekonstruktionsmodell des Duodenum (im Längsschnitt) eines 14 mm langen Embryos. $\frac{166}{1}$. Nach Hj. Forssner: Anat. Hefie, Bd. 34, (1907).

Die vom Splanchnopleura gebildete mesodermale Darmanlage stellt anfangs eine undifferenzierte Mesenchymmasse dar, deren oberflächliche Zellen sich später zum Peritonealepithel abplatten.

In dem Innern der mesenchymalen Darmwand beginnen Mitte des zweiten Embryonalmonats zirkuläre Züge aufzutreten, die die erste Anlage der zirkulären Muskelschicht darstellen. Dieselbe wird zuerst im Duodenum erkennbar und tritt erst nach und nach auch in den mehr kaudalen Darmpartien auf. Erst bei 24—26 mm langen Embryonen findet man Ringmuskulatur im ganzen Darmtractus (KEIBEL und ELZE).

Diejenige Mesenchymschicht, welche peripher von der Ringmuskelschicht liegt, bildet sich später (bei etwa 70 mm langen Embryonen) zu einer Längsmuskelschicht um. Die zwischen Ringmuskelschicht und Darmepithel liegende Mesenchymschicht stellt die Anlage der Submucosa dar.

Anfangs vollzieht sich die Entwicklung des Mesenchyms unabhängig von derjenigen des Darmepithels. Anfang des dritten Embryonalmonats beginnen aber gefässhaltige Mesenchymzäpfchen in das Darmepithel hineinzudringen (FORSSNER). Diese Zäpfchen entwickeln sich bald zu mehr oder weniger lange. Falten, die in der Längsrichtung des Darmes lokalisiert sind (Fig. 91).

Diese Längsfalten stellen ein Vorstadium der Darmzotten dar. Durch quere Einschnürungen beginnen sie nämlich (bei etwa 60 mm langen Embryonen) in zottenähnliche Zäpfchen zu zerfallen (BERRY, 1900, FORSSNER, 1907).

Zu bemerken ist indessen, dass zahlreiche Darmzotten direkt (d. h. ohne ein Längsfaltenvorstadium zu passieren) als Zäpfchen auswachsen.

Im vierten Embryonalmonat sind Villi gebildet sowohl überall im Dünndarm wie auch im Dickdarm. Sie haben schon zu dieser Zeit etwa dieselbe Grösse wie beim Erwachsenen. Die Zahl derselben nimmt dagegen bei der Vergrösserung des Darmes in den folgenden Entwicklungsstadien stetig zu, indem zwischen den fertigen Zotten nach und nach neue longitudinelle Falten entstehen, die allmählich auch in Zotten zerfallen. Im wachsenden Darm sind also verschiedene Entwicklungsstadien der Villi Seite an Seite zu sehen.

An derjenigen Stelle des Darmes, wo die Zottenbildung zuerst anfing, behält sie zeitlebens Vorsprung. Daraus erklärt sich, dass beim Erwachsenen die Villi im oberen Dünndarmteil bedeutend zahlreicher sind und dichter stehen als im unteren Dünndarmteil.

Im Dickdarm verschwinden die Zotten wieder (im 9. Embryonalmonat) und zwar dadurch, dass sie bei der starken Ausdehnung des Darms immer niedriger werden und zuletzt in die glatte Schleimhautoberfläche aufgehen.

Die LIEBERKÜHN'schen Drüsen werden etwas später als die Zotten angelegt und zwar als sich dunkler färbende Schläuche, die sich in entgegengesetzter Richtung allmählich verlängern.

Ausser den LIEBERKÜHN'schen Drüsen entstehen im Duodenum grössere sog. BRUNNER'sche Drüsen. Dieselben werden am Ende des vierten Embryonalmonats (BONNET) aus Epithelsprossen angelegt, die sich bald bis zur zirkulären Muskelschicht hinaus verlängern und sich in der Submukosa verzweigen (KOELLIKER).

„Die solitären und agminierten Lymphknötchen (PEYER'sche Haufen) des Darmes werden beim Menschen im fünften Monate als schärfer begrenzte Leukocytenansammlungen im Bindegewebe der Schleimhaut deutlich" (BONNET, 1907). Erst vom siebenten Embryonalmonat an sind sie aber makroskopisch ganz deutlich (KOELLIKER).

Im achten Embryonalmonat beginnt in der oberen Dünndarmpartie die Schleimhaut stärker in die Länge zu wachsen als die peripheren Wandpartien. Die Folge hiervon

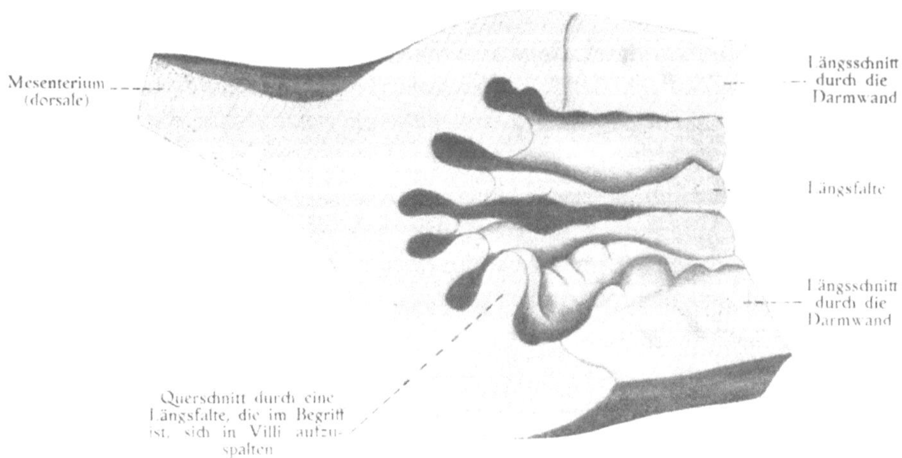

Fig. 91.
Rekonstruktionsmodell des Dünndarmes eines 28 mm langen Embryos, die Entstehung der Villi aus den Längsfalten zeigend. Unwesentlich verändert. Nach BERRY: Anat. Anz. Bd. (1900).

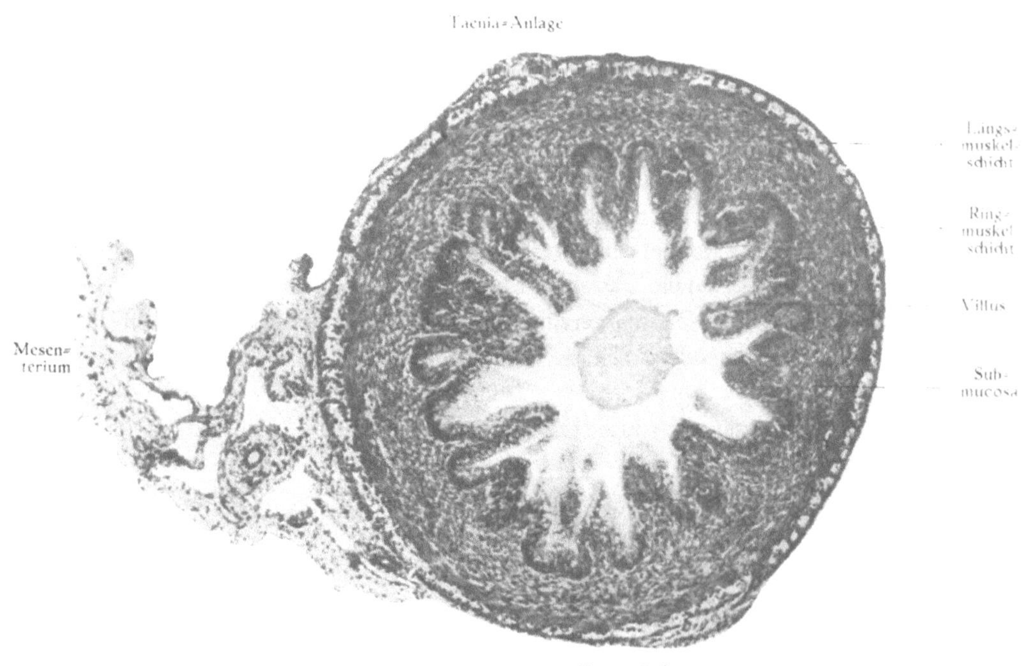

Fig. 92.
Querschnitt des Colon descendens eines 13 cm langen Embryos. $\frac{75}{1}$.

wird, dass die Schleimhaut sich in querliegende Falten legen muss, die allmählich immer höher werden. Auf diese Weise entstehen die Plicae circulares (= Valvulae conniventes) des Dünndarmes. Bei geburtsreifen Feten sind diese Falten noch recht niedrig und nur in den kranialen Teilen des Dünndarms gebildet.

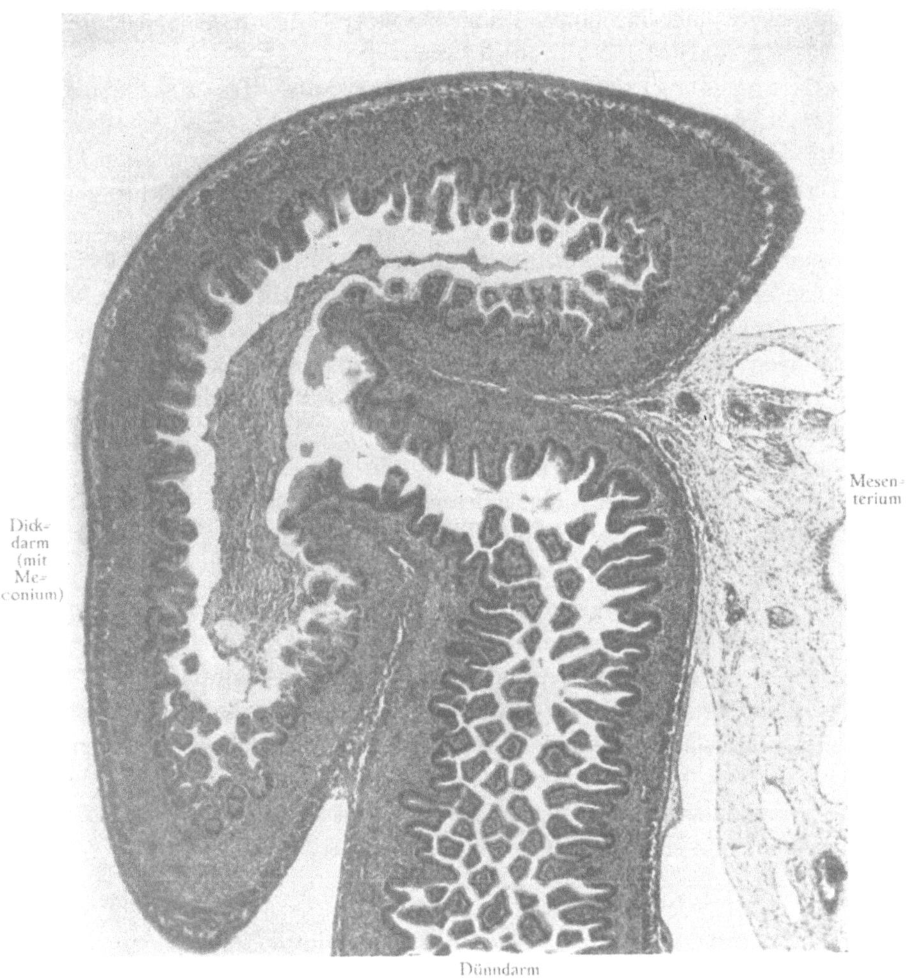

Fig. 93.

Längsschnitt durch Ileum und Coecum eines 13 cm langen Embryos. $\frac{40}{1}$. Die Vavula ileo-coecalis ist vom Schnitte quer getroffen. Das Dünndarmslumen ist grösstenteils durch Darmzotten-Querschnitte ausgefüllt.

Entwicklung der Valvula iliocoecalis. Im dritten Embryonalmonat tritt gewöhnlich eine Abknickung der Blinddarmanlage gegen das Colon auf. Hierbei verliert das Endstück des Dünndarmes, das in den Knickungswinkel zu liegen kommt, seine zylindrische Gestalt, indem es „von oben und unten her durch die angrenzenden Wandteile des Dickdarms abgeflacht wird und daher gegen seine Mündung hin keilförmig wird" (Toldt, 1894).

In den nächstfolgenden Stadien wird das Dünndarmende immer tiefer in das Dickdarmlumen eingeschoben (vgl. Fig. 93) und hierbei an seiner Aussenseite von den angrenzenden Dickdarmwänden bekleidet.

Diejenigen Partien des Dünn- bezw. Dickdarmes, die hierbei mit ihren Aussenseiten gegeneinander gepresst werden, verwachsen fast sofort mit einander. Auf diese Weise entstehen eine obere und eine untere Falte, die lateralwärts in einander übergehen und zusammen die sog. Valvula iliocoecalis darstellen.

Entwicklung der Taeniae und Haustra coli. Bis zur Geburt bleibt die Oberfläche des Colon gewöhnlich eben. Nur wenn das Meconium intrauterin (beim Ersticken des Fetus) entleert worden ist, zeigt das Colon schon jetzt Haustrierung. Auch die Taeniae coli sind dann an den kontrahierten Colonpartien makroskopisch zu sehen (HESS-THAYSEN, 1916).

Mikroskopisch sind die Taeniae schon im 4. Embryonalmonat als Mesenchymverdickungen zu erkennen (vgl. Fig. 92). An diesen Stellen entwickelt sich die Längsmuskelschicht viel kräftiger als zwischen denselben. Die zwischen denselben liegenden Wandpartien des Colon sind bedeutend dünner und dem Drucke weniger widerstandsfähig als die die Taeniae einschliessenden Wandpartien, und werden daher bedeutend stärker als diese ausgedehnt.

Die betreffende Ausdehnung findet nicht nur in der Quer- sondern auch in der Längsrichtung des Colons statt. Da indessen hierbei die Taeniae immer relativ kurz bleiben, so müssen die zwischenliegenden Wandpartien sich der Quere nach falten. Auf diese Weise entstehen die sog. Haustra coli.

Die die Haustra coli trennenden, in das Darmlumen einbuchtenden Querfalten der Darmwand sind nicht immer konstant an bestimmten Stellen lokalisiert. Sie stellen nur Wandpartien dar, deren Ringmuskelschicht zufälligerweise kontrahiert ist. Eine solche eingeschnürte Wandpartie kann also in einem folgenden Moment ein Haustrum bilden. Daraus erklärt sich, dass die seröse Bekleidung des Colon gegenüber den Querfalten kleine Vorratsfalten bildet, die bei einer folgenden Ausdehnung wieder verstreichen. Indem diese Vorratsfalten aber später übermässig gross werden und sich partiell mit Fett ausfüllen, entstehen die sog. Appendices epiploicae.

Entwicklung des Rektum.

Der Enddarm entsteht grösstenteils aus der dorsalen Partie der entodermalen Kloake (vgl. Fig. 88, S. 136).

Diese Partie wird schon vor dem dritten Embryonalmonat von der ventralen Kloakenpartie abgesondert, und zwar dadurch, dass zwei laterale Längsfalten, die sog. Urorektalfalten, in das Kloakenlumen einbuchten und miteinander in der Medianebene verschmelzen. An der Verwachsungsstelle geht schnell das Epithel der Urorektalfalten verloren, so dass diese bald miteinander mesenchymatös verwachsen.

Die Entwicklung und Verwachsung dieser Urorektalfalten beginnt kranial und schreitet allmählich kaudalwärts fort. Beide zusammengenommen bilden diese Falten eine frontale Scheidewand (das sog. Septum uro-rectale), die sich kaudalwärts verlängert, bis sie die Kloakenplatte erreicht.

Die entodermale Rektalanlage ist jetzt vollständig von der entodermalen Anlage der Blase, der Urethra und des Sinus urogenitalis getrennt (Fig. 88*D*).

Durch ähnliche, wenn auch sehr viel kürzere Seitenfalten, die ebenfalls in der Medianebene miteinander verwachsen, wird die Kloakengrube in eine vordere Urogenitalgrube und eine hintere Aftergrube gesondert.

Diese Aftergrube vertieft sich in der Folge ein wenig, wird aber beim Menschen nie besonders tief. Sie stellt die ektodermale Rektalanlage dar. Diese bleibt noch eine Zeitlang von der entodermalen Rektalanlage durch eine Epithelschicht getrennt. Erst wenn diese Epithelmembran bei etwa 22 mm langen Embryonen durchreisst, bekommt der Darmkanal also eine Analöffnung.

Die histologische Entwicklung der entodermalen Rektalanlage stimmt der Hauptsache nach mit derjenigen des übrigen Dickdarmes überein. Nur eilt sie dieser nicht unbeträchtlich voraus. Die Längsmuskelschicht bleibt überall gleichdick. Es bilden sich also hier keine Taeniae aus. Die untere Partie der Ringmuskelschicht entwickelt sich besonders stark und stellt den Sphincter ani internus dar.

Oberhalb des letztgenannten entsteht schon im 3. Embryonalmonat (H. Holmdahl, 1914) die unter dem Namen Ampulla recti bekannte Erweiterung. Erst in den ersten Kinderjahren und zwar nach Bodenhamer (1884) erst, wenn die Defäkation unter dem Einfluss des Willens zurückgehalten wird, wird die Ampulla recti aber zu einem grösseren Behälter ausgebildet.

Die Längsfalten des Mastdarmes (Columnae rectales) werden ebenfalls schon im 3. Embryonalmonat angelegt (H. Holmdahl, 1914).

Komplikationen der Mesenterien durch die Bildung der Bursa omentalis und des Omentum majus sowie durch sekundäre Verwachsungen.

Entstehung der gemeinsamen Anlage der Bursa omentalis und der Bursa infracardiaca.

Wir haben oben (S. 93) schon die Entwicklung der Mesenterien bis zu dem Stadium verfolgt, in welchem der Digestionskanal ein nur unvollständiges, ventrales Mesenterium (nur oberhalb des Nabels) aber ein vollständiges, von der dorsalen Mittellinie der Körperwand ausgehendes, dorsales Mesenterium besitzt.

Diese relativ einfachen mesenterialen Verhältnisse werden nun frühzeitig durch das Auftreten von taschenähnlichen Mesenterialrezessen kompliziert, die die Aufgabe zu haben scheinen, andere im Mesenterium sich entwickelnde Organe (Lungen, Leber, Pankreas und Milz) von dem Digestionskanal relativ frei zu machen.

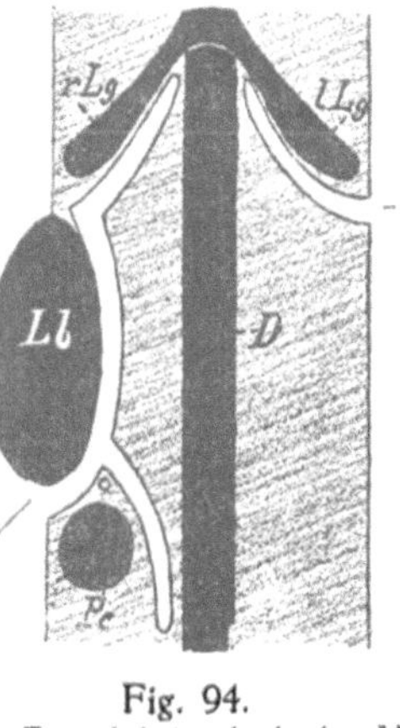

Von den beim menschlichen Embryo auftretenden Mesenterialrezessen sind diejenigen beiden schon beschrieben worden (S. 96), welche die mesodermalen Lungenanlagen vom Digestionskanal isolieren und daher Recessus pneumato-enterici genannt worden sind. Dort wurde auch erwähnt, dass der linke Rezess sehr frühzeitig vollständig zugrunde geht, während der rechte zeitlebens persistiert.

Fig. 94.
Schematischer Frontalschnitt durch das Mesenterium eines menschlichen Embryos, die ursprünglichen Organbeziehungen der taschenförmigen Mesenterialrezesse zeigend. Nach Broman (1904): Bursa omentalis. *D* Darm *Lb* Leber, *l Lg* linke, *r Lg* rechte Lunge, *Pc* Pancreas

An der linken Seite des Mesenteriums entstehen keine anderen taschenförmigen Rezesse (vgl. Fig. 94).

An der rechten Seite des Mesenteriums entstehen dagegen fast unmittelbar kaudalwärts vom Recessus pneumato-entericus dexter noch zwei bedeutende taschenförmige Rezesse, von welchem der eine ventralwärts vordringt und die Leber vom Digestionskanal isoliert, der andere dorsalwärts gerichtet wird und die Pankreasanlage (sowie die Milzanlage) vom Digestionskanal trennt (vgl. Fig. 94).

Diese beiden Mesenterialrezesse können wir also mit dem Namen Recessus hepato-entericus bezw. Recessus pancreatico-entericus bezeichnen.

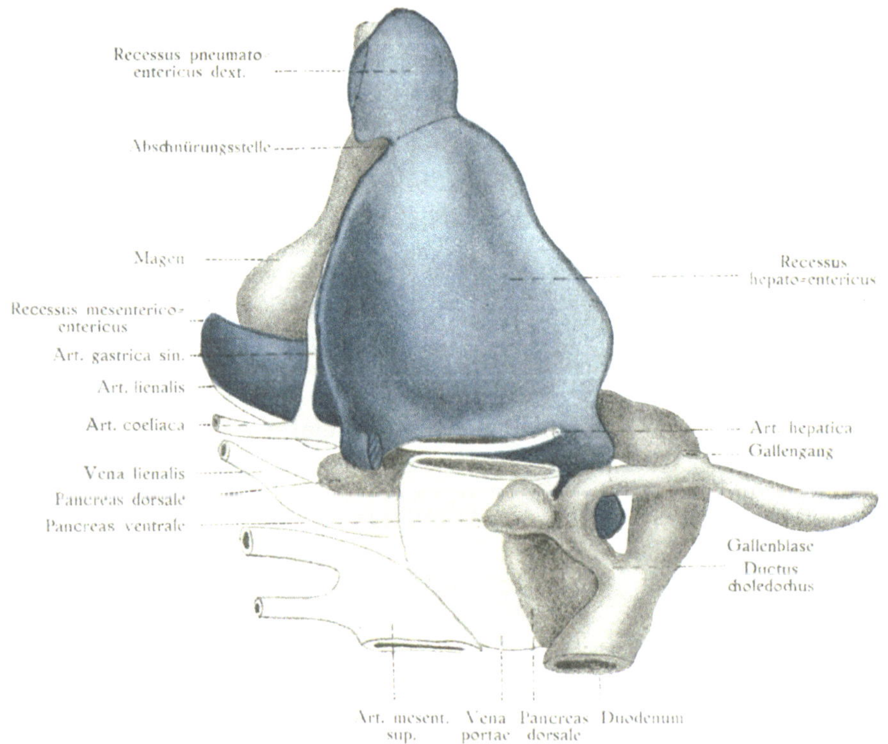

Fig. 95.

Rekonstruktionsmodell, die Abschnürung der Bursa infracardiaca von der Bursa omentalis zeigend, von einem 11,7 mm langen Embryo. $\frac{50}{1}$. Nach BROMAN (1904): Bursa omentalis.

Die Ursache, dass diese beiden letztgenannten Mesenterialrezesse unpaar sind, d. h. nur an der rechten Seite des Mesenteriums angelegt werden, „ist wahrscheinlich in der Asymmetrie der Gefässe und der wohl hierdurch bedingten Asymmetrie der Leber und des Digestionskanal zu suchen" (BROMAN, 1904).

Die Eingangsöffnungen der drei in verschiedene Richtungen hin vorgedrungenen rechtsseitigen Mesenterialrezesse liegen einander von Anfang an recht nahe. In den folgenden Entwicklungsstadien wird nun der zwischen diesen drei Eingangsöffnungen gelegene Teil der grossen Körperhöhle in die Rezessbildung sozusagen hineingezogen, indem die Leber in die kaudalste Partie der mesodermalen Lungenanlage hineinwächst und dieselbe bei ihrer weiteren Vergrösserung kaudalwärts verschiebt.

Auf diese Weise verschmelzen die rechtsseitigen Mesenterialrezesse zu einer einzigen Tasche mit einer einzigen Eingangsöffnung. Diese grosse Tasche stellt die gemeinsame Anlage der Bursa omentalis und der Bursa infracardiaca dar. Die gemeinsame Eingangsöffnung ist das Foramen epiploicum Winslowi.

Entwicklung der Bursa infracardiaca.

Bei der Entstehung der beiden sog. „kaudalen Begrenzungsfalten" der Pleurahöhlen werden die Wände der Recessus pneumato-entericus dexter an einer umschriebenen Stelle wahrscheinlich stark gegeneinander gepresst und verwachsen hier miteinander. Durch diese Verwachsung wird die kraniale Partie der vereinigten Rezessen abgeschnürt (Fig. 95) und bildet so die Bursa infracardiaca (Fig. 83, S. 131). Die kaudalwärts von der Abschnürungsstelle gelegene Partie bildet die Bursa omentalis.

Im allgemeinen vergrössert sich nachher die Bursa infracardiaca etwa in demselben Masse wie der Ösophagus dicker wird und ist noch beim Erwachsenen als ein etwa markstückgrosser Spaltraum zwischen Zwerchfell und Ösophagus zu finden.

Beim Menschen hat also offenbar die Bursa infracardiaca ihre ursprüngliche Bedeutung (die rechte Lunge vom Digestionskanal zu isolieren) verloren und eine neue Funktion (die Durchtrittsstelle des Ösophagus vom Zwerchfell freier zu machen) bekommen.

Von grosser praktischer Bedeutung ist sie allerdings nicht mehr. Theoretisch ist sie aber eine hochinteressante Bildung, die bei vielen Säugetieren noch eine beträchtliche Höhle, die sog. „dritte Pleurahöhle" darstellt, den Lobus infracardiacus der rechten Lunge noch vom Ösophagus isoliert und also offenbar noch ihre ursprüngliche Funktion teilweise beibehalten hat.

Entwicklung der Bursa omentalis und der Netze.

Aus der oben gegebenen Schilderung über die Entstehung und Verschmelzung der rechtsseitigen Mesenterialrezesse, geht hervor, dass die Entstehung der Bursa omentalis von den Lageveränderungen des Magens vollständig unabhängig ist.

Dagegen wird die Form und Lage der Bursa omentalis nicht unbeträchtlich von den Lageveränderungen des embryonalen Magens beinflusst.

Bei Kaudalwärtsverschiebung kommt der Magen bald in die Höhe der Arteria coeliacae herab, und da die Verschiebung fortfährt, hebt dieses Gefäss (zusammen mit seinem einen Zweig, der Arteria hepatica) (vgl. Fig. 89, S. 138) eine Falte — die Plica arteriae coeliacae — hoch, welche die Bursa omentalis in eine linke Abteilung, die Bursa omenti majoris und eine rechte Abteilung, die Bursa omenti minoris sondert (Fig. 84, S. 131).

Die Bursa omenti minoris wird anfangs nur sehr wenig vom ventralen Mesenterium begrenzt; denn dieses stellt dann nur eine unmittelbare Verbindung zwischen Leber und Magen dar. Erst wenn der die Bursa omentalis begrenzende Lobus caudatus Spigeli anfängt, stark nach links auszubuchten, wird die erwähnte kurze Verbindung ausgedehnt und so in das Omentum minus umgewandelt.

Das anfangs von der Mittellinie schief nach vorn und rechts verlaufende Omentum minus nimmt später eine hauptsächlich frontale Stellung an. Die Ursache hiervon ist zum Teil in der stärkeren Hervorwölbung des Lobus caudatus der Leber nach links und zum Teil in der allmählich mehr frontalen Stellung des Magens zu suchen.

Gewöhnlich geht die kaudalwärts vom Ductus choledochus gelegene Partie des ventralen Mesenteriums zugrunde. Man findet daher im allgemeinen schon frühzeitig den Ductus choledochus mit den ihn begleitenden Gefässen im freien Rande des Omentum minus.

Bei etwa 5 cm langen Embryonen fängt die in der Nähe der Curvatura major ventriculi gelegene Wandpartie der Bursa omenti majoris an, stark zu wachsen; sie verlängert sich hierbei kaudalwärts vom Magen, das eigentliche Omentnm majus bildend (Fig. 89, S. 138).

Während des 4.—8. Embryonalmonats trennt das grosse Netz im allgemeinen nur die dorsokaudale Leberfläche von den Därmen, und erst während der letzten zwei Embryonalmonate wird es so beträchtlich vergrössert, dass es auch zwischen der ventralen Bauchwand (bis zum Nabel herab) und den

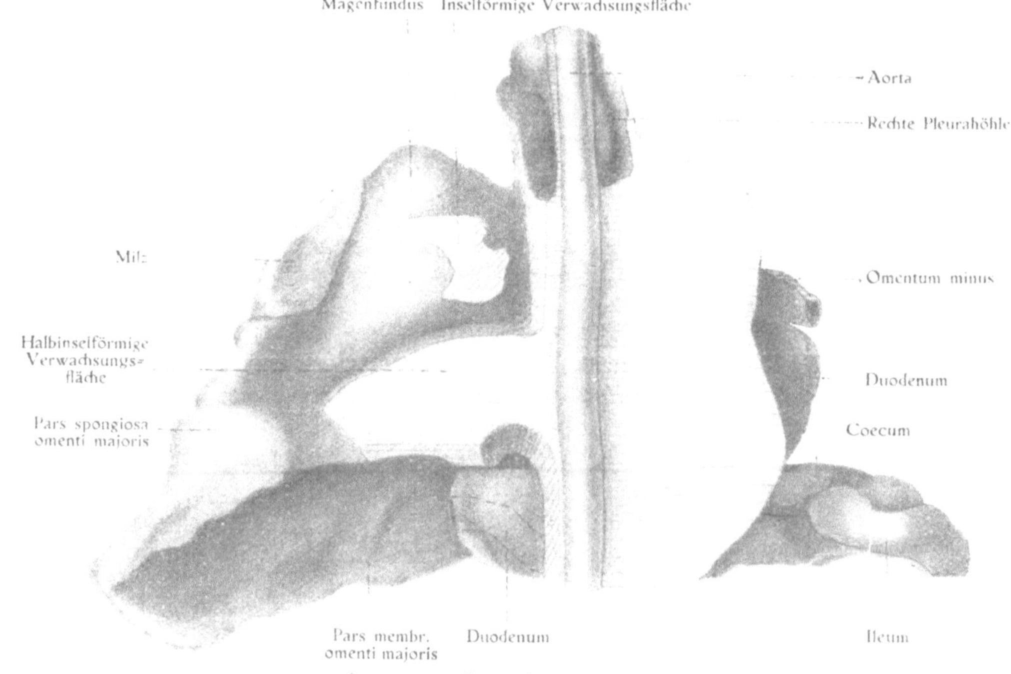

Fig. 96.
Rekonstruktionsmodell, die dorsale Wand der Bursa omenti majoris zeigend, von einem 70 mm langen Embryo. $\frac{25}{1}$. Nach BROMAN (1904): Bursa omentalis.

Därmen zu liegen kommt. Hand in Hand mit der Vergrösserung des Omentum majus wird auch die Bursa omenti majoris entsprechend vergrössert.

Die Entwicklungsgeschichte und die komparative Anatomie lehren, dass das Omentum majus ein aktiv auftretendes lymphoides Organ ist, das den Säugetieren eigen ist. Das konstante Auftreten dieses Organs bei allen Säugetieren deutet darauf hin, dass es ein wichtiges Organ darstellt. Wahrscheinlich ist das Omentum majus als ein lymphoides Schutzorgan gegen allgemeine Peritonitis zu betrachten.

Sekundäre Verwachsungen in der Bauchhöhle.

Im dritten und vierten Embryonalmonat treten in der Bauchhöhle sekundäre Verwachsungen auf, welche den Mesenterien ganz neue Verbindungen bezw. Ausgangslinien geben.

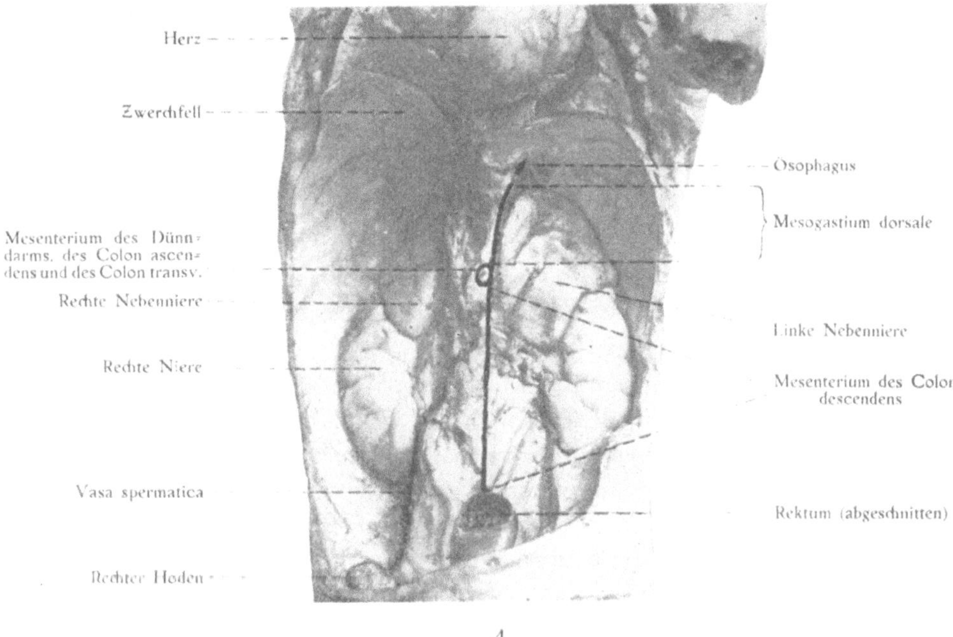

A

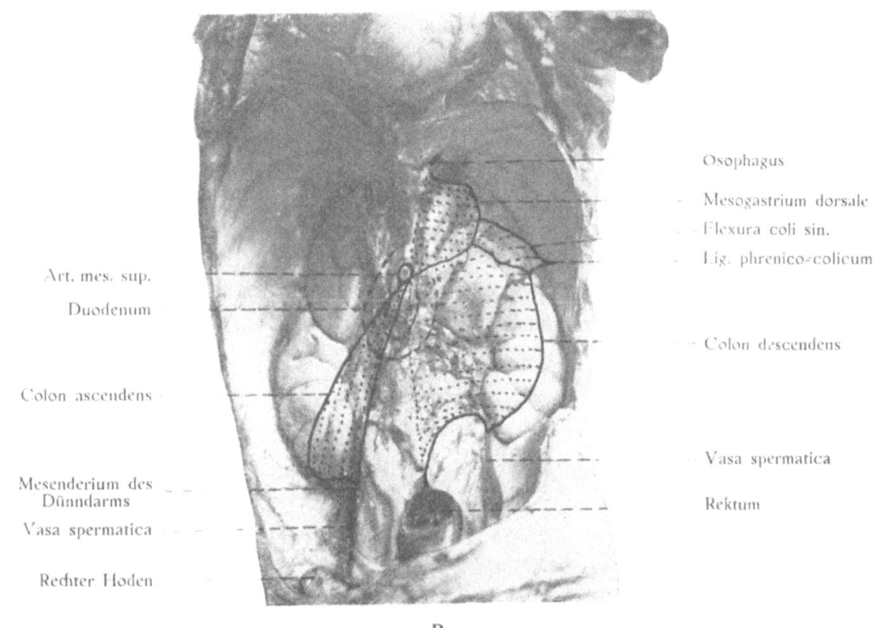

B

Fig. 97.

Schemata, die Ausgangsstellen der dorsalen Mesenterien von der dorsalen Bauchwand zeigend. *A* vor und *B* unmittelbar nach den sekundären Verwachsungen der Mesenterien.

Zuerst verwächst die dorsale Wandpartie der Bursa omenti majoris mit der dorsalen Bauchwand an der Stelle, wo die linke Nebenniere hervorbuchtet. Schon im 4. Embryonalmonat erreicht diese Verwachsung der Bursawand ihre definitive Ausbreitung. Durch dieselbe bekommt das dorsale Mesogastrium eine ganz neue Insertion nach links von der Mittellinie (Fig. 97).

Die Verwachsung der dorsalen Bursawand mit der dorsalen Bauchwand erreicht bald die Ausgangsstelle des Mesocolon transversum und setzt sich dann auf dieses und auf das Colon transversum fort.

Wenn sie die Flexura coli sinistra erreicht hat, setzt sie sich im allgemeinen von hier aus auf das Zwerchfell fort. Auf diese Weise entsteht aus dem Omentum majus das Ligamentum phrenico-colicum.

Im 4. Embryonalmonat verwächst das Mesocolon resp. Colon descendens mit der dorsalen Körperwand an derjenigen Stelle, wo die linke Niere und Nebenniere am stärksten hervorbuchten. In einem etwas späteren Stadium ist die Verwachsung bis zu der Peripherie dieser Organe fortgeschritten und setzt sich dann nicht weiter fort. Was während dieser Embryonalzeit kaudalwärts von der Niere liegt, bleibt frei und bildet das Colon resp. Mesocolon sigmoideum.

Etwa zu derselben Zeit verwächst die kurze (noch kaum als solche erkennbare) Anlage des Colon ascendens mit der dorsalen Bauchwand genau an der Stelle, wo das Colon gegen die rechte Niere gedrückt wird (vgl. Fig. 97 *B*).

Diese Verwachsungsfläche vergrössert sich später kaudalwärts in demselben Masse wie das Colon ascendens länger und mehr kaudalwärts verschoben wird. Es erscheint also, als ob die bei älteren Embryonen kaudalwärts von der rechten Niere gelegene Verwachsungsfläche des Colon nicht neu entstanden wäre, sondern dadurch, dass die primäre (d. h. im ersterwähnten Stadium schon gebildete) Verwachsungsfläche mit dem dazu gehörigen Colonteil nur länger gezogen worden wäre. — In etwa ähnlicher Weise verliert nach der Geburt — oder etwas früher — auch das Colon descendens (bei der relativen Verkleinerung der Nieren) zum grossen Teil seine ursprüngliche Beziehung zur rechten Niere (BROMAN, 1904).

Das von Anfang an kurze Mesenterium des Duodenum geht ebenfalls durch Verwachsung mit der dorsalen Bauchwand grösstenteils zugrunde. Nur die kranialste Partie desselben bleibt bestehen.

Durch diese Verwachsungen bekommen also sowohl das Colon ascendens und das Colon descendens wie das Duodenum neue Insertionen an der dorsalen Bauchwand.

Dasselbe ist mit dem Mesenterium des Jejuno-Ileum der Fall (VAN LOGHEM, 1903). „Bei einem etwa 10 cm langen menschlichen Embryo — bei welchem ein Mesenterium commune des Darmes noch existiert — inseriert das für die Anlage des Colon ascendens einschliesslich des Coecums und der Appendix, für die rechte Hälfte des Colon transversum und für das ganze Jejuno-Ileum gemeinsame Gekröse fast punktförmig in der Höhe der Flexura duodeno-jejunalis. Diese punktförmige Insertion geht aber bald — bei der Verwachsung des Mesocolon ascendens mit der dorsalen Bauchwand — in eine schiefe lineare Insertion über, deren oberes Ende von der ursprünglichen, punktförmigen Insertion gebildet wird, deren unteres Ende aber mit der unteren Grenze von der sekundären Verwachsung des Mesocolon ascendens zusammenfällt (BROMAN, 1904) (Fig. 97).

Betreffs der erst im extrauterinen Leben stattfindenden Verwachsungen zwischen den beiden Wänden des Omentum majus unter sich ist es — meiner Meinung nach — am wahrscheinlichsten, dass sie, nicht physiologisch, sondern pathologisch sind und mit den auch sehr gewöhnlichen, aber anerkannt pathologischen Adherenzbildungen zwischen der Pleura visceralis und der Pleura parietalis in eine Linie zu stellen sind.

Über die Ursachen der physiologischen Verwachsungen in der Bauchhöhle.

Einander berührende Peritonealflächen haben wahrscheinlich überall in der Bauchhöhle eine gewisse Tendenz, miteinander zu verwachsen, sobald sie 1. längere Zeit unbeweglich sind und 2. mit einer gewissen Intensität gegeneinander gedrückt werden.

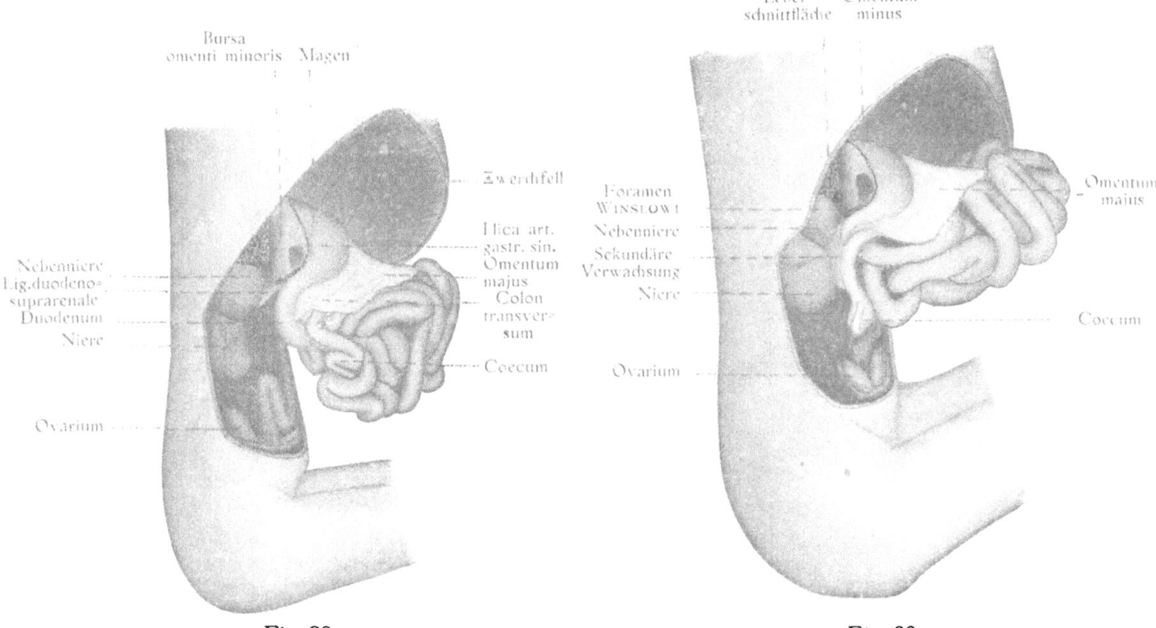

Fig. 98. Fig. 99.

Fig. 98 und 99.

Die embryonale Bauchhöhle von rechts und vorn gesehen. Fig. 98 von einem 105 mm langen Embryo. Fig. 99 von einem 135 mm langen Embryo. $\frac{2}{1}$. Nach BROMAN (1904): Bursa omentalis.

Während der betreffenden embryonalen Entwicklungsperiode, in welcher die allermeisten physiologischen Verwachsungen stattfinden, werden die Dünndärme vom Meconium ausgespannt und in allen Dimensionen beträchtlich vergrössert. Hierdurch wird wahrscheinlich der allgemeine intraabdominale Druck erhöht, was wiederum sekundäre Verwachsungen begünstigen muss.

Dass nicht alle Bauchorgane mit den Bauchwänden und unter sich verwachsen, hängt wohl einesteils davon ab, dass der allgemeine positive, intraabdominale Druck nicht gross genug ist, um allein eine Verwachsung zu veranlassen, sondern dass es dafür nötig ist, dass derselbe an den betreffenden Stellen durch aktiv hervorbuchtende Organe vermehrt wird. Dadurch erklärt sich die Tatsache, dass die Verwachsungen immer in der Höhe von Nieren, Nebennieren und Pankreas etc. beginnen.

Andererseits ist anzunehmen, dass die Bauchorgane nicht alle genügend unbeweglich sind, um eine Verwachsung zu gestatten. So ist es höchst wahrscheinlich, dass der Magen und die relativ stark entwickelten Dünndärme schon zu dieser Zeit peristaltische Bewegungen ausführen, während der unbedeutende und noch leere Dickdarm relativ unbeweglich ist.

An allen Stellen, wo nicht beide Verwachsungsbedingungen gleichzeitig existieren, können — meiner Ansicht nach — keine Verwachsungen auftreten.

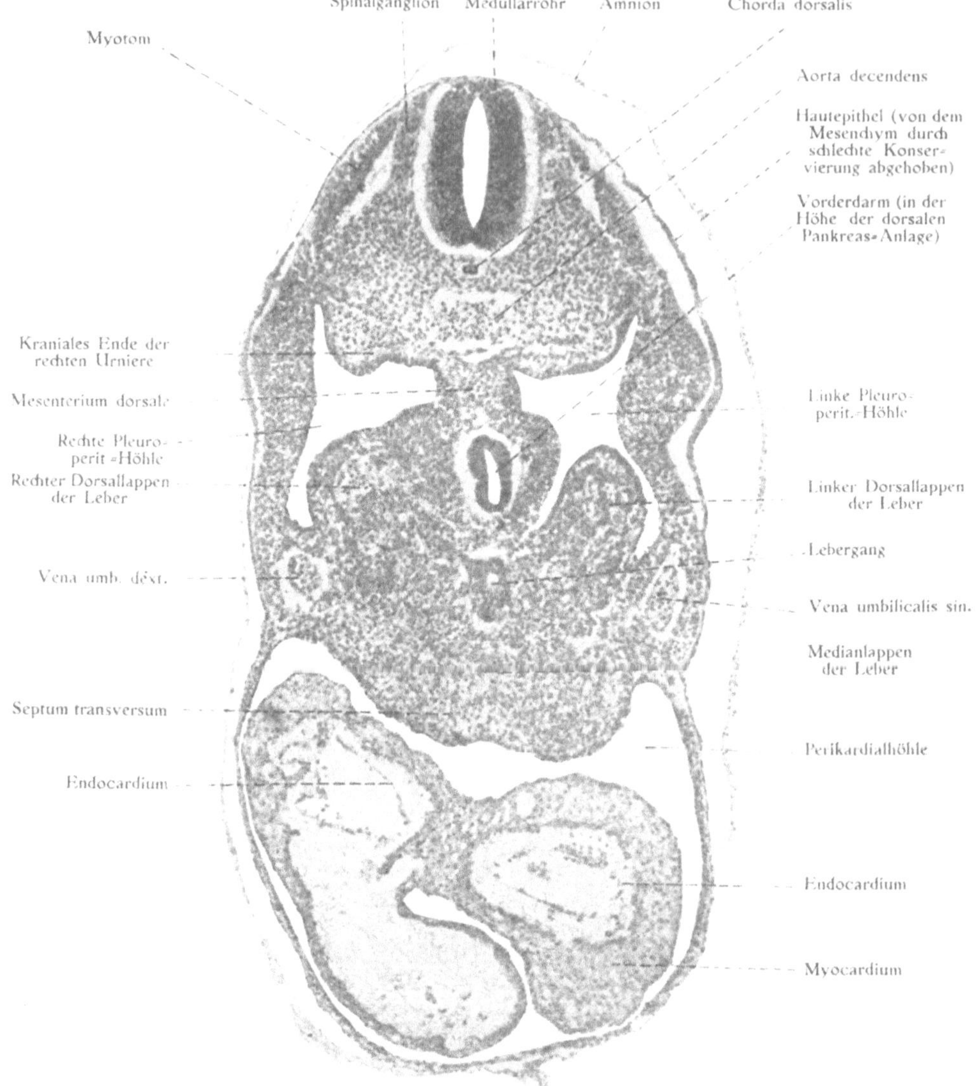

Fig. 100.

Querschnitt in der Höhe der Leberanlage von einem 3 mm langen Embryo. $\frac{80}{1}$.

Entwicklung der Leber.

Wir lernten oben (S. 133), dass die epitheliale Leberanlage mit Gallengang und Gallenblase von dem entodermalen Vorderdarm stammt und (etwa in der Höhe der kaudalen Herzgrenze) in das ventrale Mesenterium hineinwächst.

Von hier aus wachsen die Leberzelltrabekel in eine quergestellte Mesenchymmasse ein, die die kaudale Partie der Perikardialhöhle von den beiden Pleuro-peritonealhöhlen sondert und unter dem Namen Septum transversum bekannt ist.

Die kraniale Partie des Septum transversum wird von einem grossen venösen Sinus, dem Sinus venosus des Herzens, eingenommen. Die kaudale Partie des Septum transversum ist es dagegen, die mit entodermalem Lebergewebe ausgefüllt wird und sich also grössenteils in eine quergestellte Lebermasse, den sog. Medianlappen umwandelt. Diese Septumpartie stellt, mit anderen Worten, die erste mesenchymatöse Leberanlage dar.

Von dem Medianlappen der Leberanlage aus wachsen schon in der dritten Embryonalwoche zwei kleinere Dorsallappen hervor, die zu beiden Seiten der mesenterialen (den Darm einschliessenden) Scheidewand dorsalwärts in je eine Pleuroperitonealhöhle emporragen.

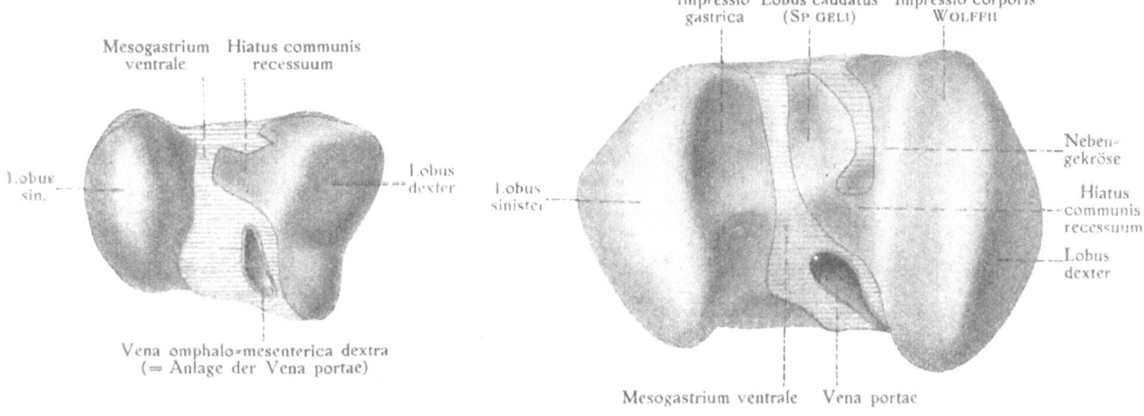

Fig. 101. Fig. 102.

Fig. 101 u. 102.

Rekonstruktionsmodelle der Leberanlagen (von der dorsalen Seite gesehen). $\frac{50}{1}$. Fig. 101 von einem 3 mm langen Embryo. Fig. 102 von einem 5 mm langen Embryo. Nach BROMAN (1904): Bursa omentalis.

In diesem Entwicklungsstadium befindet sich die in Fig. 101 abgebildete Leber. Schon in diesem Stadium ist der rechte Dorsallappen deutlich grösser als der linke, was offenbar davon abhängt, dass die Vena portae an der medialen Seite des rechten Dorsallappens mündet und also diesen Lappen in erster Linie mit Nahrung versorgt[1]).

Anfang der vierten Embryonalwoche verbindet sich die linke Nabelvene (Vena umbilicalis sinistra) mit den Lebergefässen und übernimmt dann die Nutrition der Leber.

Hierbei wird aber nicht die linke Leberpartie in erster Linie mit Nahrung versorgt. Denn die Nabelvene verbindet sich zunächst mit der Vena-porta-Anlage, deren alte Zweige also jetzt vornehmlich Lebervenenblut zu führen anfangen. Aus dieser Tatsache, dass das Lebervenenblut in der Leber durch alte Blutbahnen distribuiert wird, von denen diejenigen des rechten Lappens schon im voraus grösser waren, erklärt es sich, dass der rechte Leberlappen auch in den folgenden Stadien seinen Vorsprung an Grösse beibehält.

Überhaupt scheint das Wachstum der Leber dort am besten vor sich zu gehen, wo die Nutrition am besten ist oder wo die mechanischen Hindernisse eines Hervorwachsens am kleinsten sind.

---

[1]) Andere zuführende Lebergefässe existieren in diesem Stadium noch nicht.

So ist es für die erste Entwicklung der Leber charakteristisch, dass die Zentra des stärksten Leberwachstums zu verschiedenen Zeitpunkten sehr verschieden liegen können und dass das epitheliale Lebergewebe allmählich in fast allen angrenzenden Mesenchymmassen hineinwächst.

Das letztgenannte hat zur Folge, erstens, dass die Leber in der betreffenden Höhe das Lumen der beiden Pleuroperitonealhöhlen immer kleiner macht und zuletzt vernichtet. (Die Leber vermittelt also die Trennung der Peritonealhöhle von den beiden Pleurahöhlen.) Zweitens wird die Folge dieser Wachstumsart die, dass die Leber anfangs sehr ausgedehnte Verbindungen mit den angrenzenden Bauchwänden hat, die erst sekundär zu den definitiven Leberligamenten verkleinert werden.

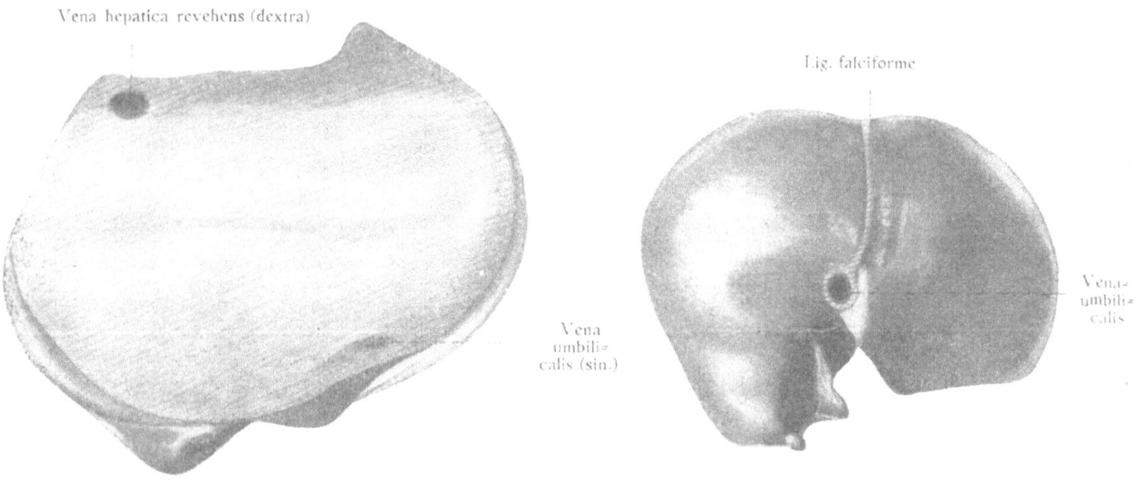

Fig. 103. $\frac{50}{1}$.　Fig. 104. $\frac{15}{1}$.

Fig. 103 und 104.

Zwei Lebermodelle (von der ventralen Seite gesehen), die Entwicklung des Ligamentum falciforme hepatis zeigend. Fig. 103 von einem 8 mm langen Embryo. Fig. 104 weniger stark vergrössert, von einem 21 mm langen Embryo. Die Schnittflächen sind schraffiert.

Bei dieser Wachstumsart der embryonalen Leber ist es selbstverständlich, dass die Form und die Relationen dieses Organs während der Entwicklung stark wechseln muss. Dieses ist um so mehr der Fall, als die Leberanlage sehr leicht Impressionen von angrenzenden Organen bekommt, die teilweise nur vorübergehend in unmittelbarer Nähe der Leber liegen, teilweise erst sekundär mit der Leber in Berührung kommen.

Entwicklung der Leberligamente.

Wie schon erwähnt, ist die Leberanlage eines 3 mm langen Embryos nicht nur mit dem ventralen Mesenterium, sondern auch mit dem Septum transversum und mit den lateralen Körperwänden breit verbunden.

In der vierten Embryonalwoche vergrössert sich die (zwischen Nabel und Perikardialhöhle liegende) untere Leberpartie relativ stark. Hand in Hand hiermit entsteht die supraumbilikale Bauchwandpartie, mit welcher die Leberanlage primär breit verbunden ist. — Auch mit der dorsalen Zwerchfellanlage ist die Leber primär breit verbunden.

Diese breiten Leberverbindungen beginnen indessen schon in der fünften Embryonalwoche allmählich reduziert zu werden und zwar nicht nur relativ, sondern auch absolut, indem die Leber durch hervordringende Peritonealrezesse von den betreffenden Bauchwandpartien sozusagen lospräpariert wird (vgl. Fig. 103 u. 104).

Diese Lospräparation der Leber schreitet während des zweiten Embryonalmonats so weit fort, dass schon am Anfang des dritten Embryonalmonats von den breiten Leberverbindungen nur die definitiven Leberligamente zurückgeblieben sind.

Die ursprüngliche, von dem ventralen Mesenterium gebildete Verbindung zwischen der Leber einerseits und dem Magen + Duodenum andererseits ist anfangs sehr kurz und breit. Später wird sie, wie erwähnt, in die Länge gezogen und fast frontal gestellt. Von nun ab nennen wir sie Omentum minus.

Entwicklung der definitiven Leberlappen.

Die Anlagen der beiden definitiven Hauptlappen der Leber können schon in der dritten Embryonalwoche erkannt werden, wenn sie auch zu dieser Zeit eine ganz andere Form und ganz andere Verbindungen besitzen und nach vorne von einander nicht ganz scharf abzugrenzen sind. Sobald aber das Ligamentum falciforme hepatis sich entwickelt hat, ist selbstverständlich auch die vordere Grenze zwischen den beiden Hauptlappen deutlich.

Von den Nebenlappen des rechten Hauptlappens wird der Lobus caudatus (Spigeli) zuerst abgrenzbar und zwar als eine die Bursa-omentalis-Anlage begrenzende Fläche des rechten Dorsallappens (vgl. Fig. 102, S. 153).

Der Lobulus quadratus wird relativ spät an der Leberoberfläche abgegrenzt. Seine Begrenzungen, die Vena umbilicalis, bezw. die Gallenblase verlaufen nämlich eine Zeit lang in der Tiefe der Leber und werden erst später durch Atrophie des sie unten deckenden Lebergewebes oberflächlich.

Die Grösse der Leber zu verschiedenen Entwicklungsperioden ist sehr verschieden. Relativ am stärksten scheint die Leber sich in der ersten Hälfte des dritten Embryonalmonats zu vergrössern.

Nach der Reposition des Nabelbruches vergrössert sich aber die Leber, wie es scheint, nur kurze Zeit unbehindert weiter. Sie beginnt jetzt (Anfang des vierten Embryonalmonats) Galle abzusondern, was wiederum bald zur Bildung von Meconium im Darme führt.

Die Anhäufung von Meconium im Darme gibt nicht nur zu einer Dehnung des Darmes Anlass, sondern reizt den Darm, wie es scheint, auch zum rapiden Wachstum an. Hierbei scheinen die Bauchwände nicht mehr im Wachstum gleichen Schritt mit dem Bauchinhalt halten zu können. Auf diese Weise entsteht zwischen dem Raum und dessen Inhalt eine Disproportion, die sich in einem erhöhten, positiven Intraabdominaldruck kundgibt.

Da nun die Leber gegen Druck besonders empfindlich und ausserdem sehr modellierbar ist, so darf es nicht wundernehmen, dass eben zu dieser Zeit eine deutliche Druckatrophie an gewissen Stellen der Leber anfängt und dass die Leber sich den neuen Verhältnissen durch Umformung anpasst.

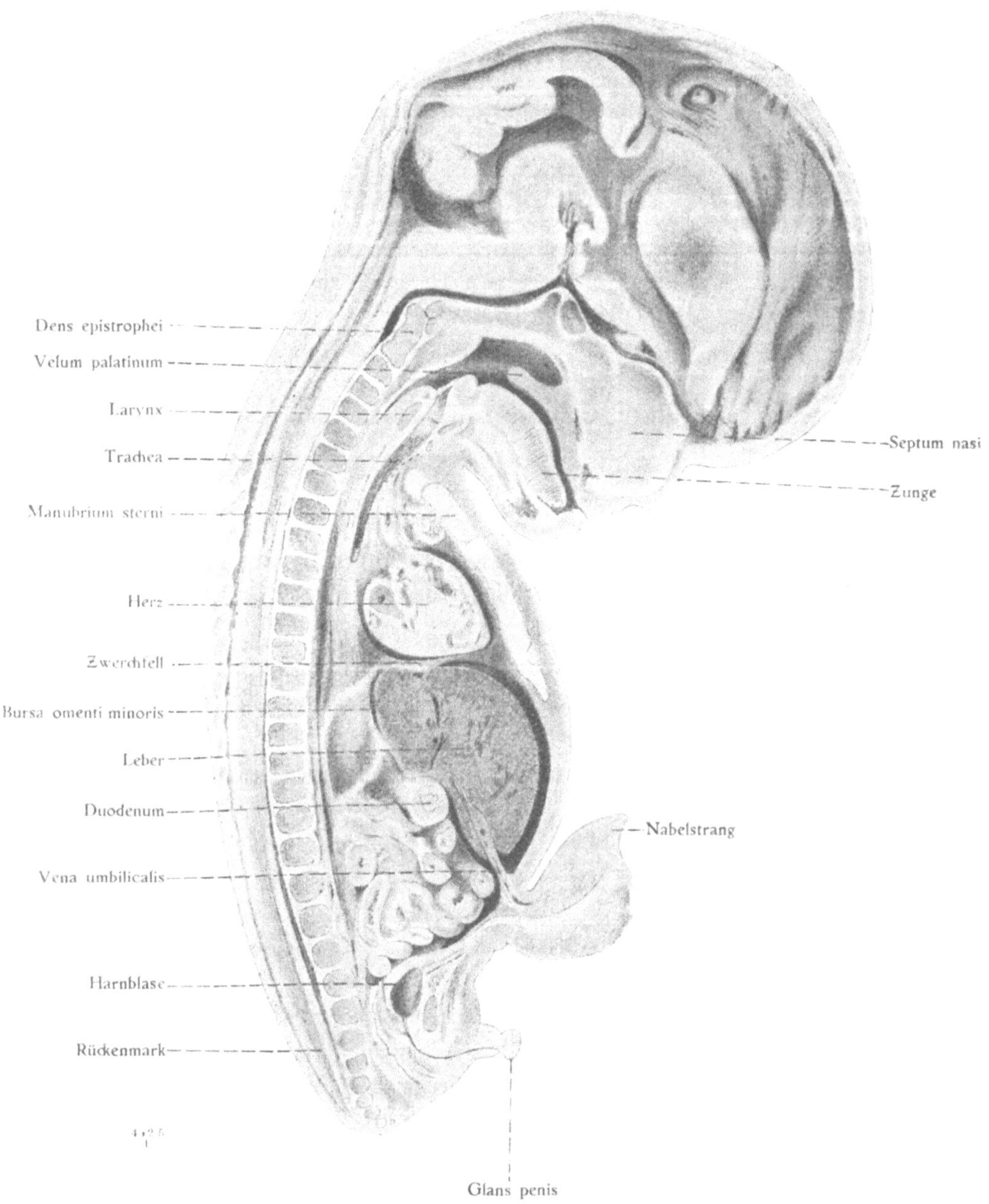

Fig. 105.
Medianschnitt eines 3 Monate alten menschlichen Embryos (Sch.-St.-L. 43 mm). Nach MERKEL: Menschliche Embryonen verschiedenen Alters auf Medianschnitten untersucht. Göttingen 1894.

Die Druckatrophie und die relative Verkleinerung scheinen anfangs die beiden Leberhauptlappen etwa gleichmässig zu betreffen. In der folgenden Embryonalzeit verkleinert sich dagegen der linke Leberlappen relativ am stärksten, so dass die Leber immer stärker asymmetrisch wird.

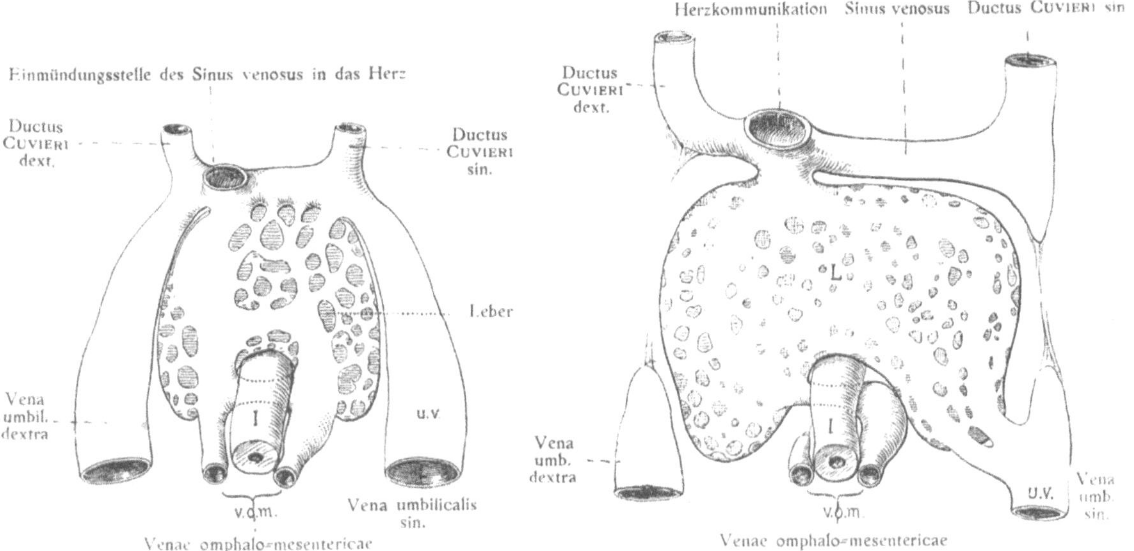

Fig. 106. Fig. 107.

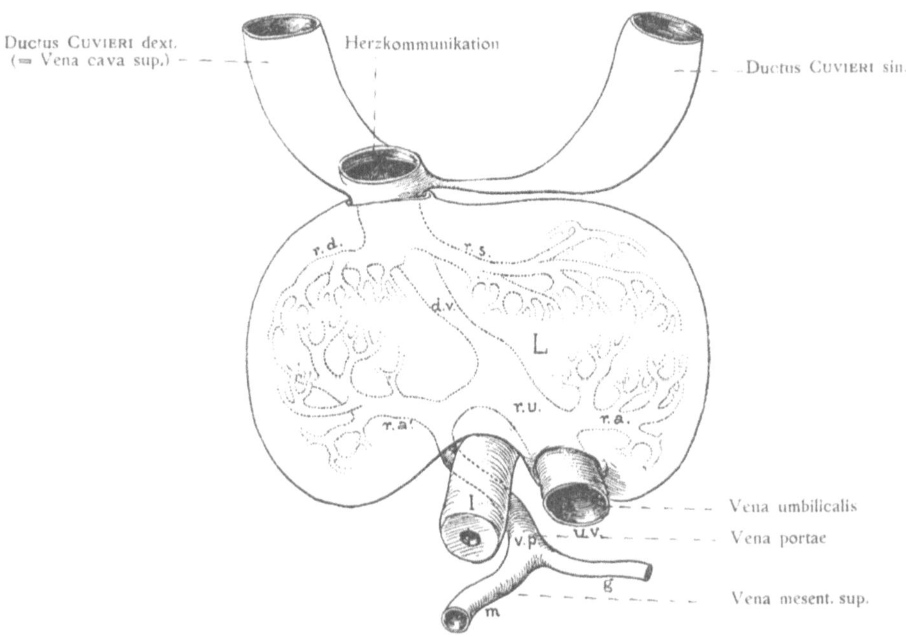

Fig. 108.

Fig. 106—108.

Entwicklung der Lebervenen, halbschematisch dargestellt nach MALL, Amer. Journ. of Anat., Bd. 5. (1906). Fig. 106 Lebervenen eines 4,5 mm langen Embryos, Fig. 107 Lebervenen eines 4 mm langen Embryos, Fig. 107 Lebervenen eines 9 mm langen Embryos. — *d. v.* Ductus venosus ARRANTII; *l.* Darm; *L.* Leber; *g.* Vena gastrica.

Über die Entwicklung der Lebergefässe.

Die Entwicklung der Leber und speziell die Histogenese derselben ist mit der Lebergefässentwicklung sehr eng verknüpft. Ehe ich zu der Schilderung der Leberhistogenese übergehe, schicke ich daher hier eine Beschreibung über die Entwicklung der Lebergefässe voraus.

Durch das mesenchymatöse Septum transversum passieren anfänglich zwei relativ grosse, symmetrische Venen, welche von der Dotterblasenwand kommen und — dem Dotterblasenstiel dorsalwärts folgend — zuletzt innerhalb des Mesenteriums bezw. des Septum transversum den Sinus venosus des Herzens erreichen. Diese Venen werden daher Venae omphalomesentericae genannt. Sie führen die Hormone der Dotterblase zum Embryo.

Bei der Entstehung des Medianlappens der Leber (d. h. bei der gegenseitigen Durchwachsung der entodermalen und der mesenchymalen Leberanlagen) werden die innerhalb des Septum transversum verlaufenden Venenpartien in je ein Gefässnetz zersplittert (Fig. 106). Die beiden auf diese Weise entstandenen Gefässnetze verschmelzen bald zu einem einzigen Netz, indem sie sich durch Anastomosen mit einander verbinden.

Die Maschen des Lebergefässnetzes werden von dem gleichzeitig aus Leberepithelzellen gebildeten Trabekelnetz ausgefüllt.

Die Venenstämme, welche sich als solche erhalten haben und das Blut zum Lebergefässnetz führen bezw. von demselben wegführen, können jetzt mit den Namen Venae advehentes bezw. Venae revehentes hepatis bezeichnet werden.

Schon frühzeitig stellen sich die beiden Venae advehentes hepatis mit einander durch drei Queranastomosen in Verbindung (in Fig. 106 sind nur die beiden kranialen Queranastomosen markiert).

Von diesen Queranastomosen verläuft die mittlere im dorsalen Mesenterium (also dorsalwärts vom Darme), die beiden anderen liegen ventralwärts vom Darme. Zusammen mit den beiden Stämmen der Venae advehentes hepatis (= Venae omphalomesentericae) bilden also diese Queranastomosen zwei Venenringe um den Darm herum (His).

Indem nun bald der rechte Schenkel des kaudalen und der linke Schenkel des kranialen Venenringes schwindet (Fig. 107), entsteht eine einfache Vena advehens hepatis, die den Darm in spiraligem Verlauf umgreift und in die rechte Leberhälfte mündet (His). Diese einfache Vena advehens hepatis nimmt bald eine Vena mesenterica und eine Vena gastro-lienalis in sich auf und kann dann als Vena portae (Fig. 108) bezeichnet werden (Hochstetter).

Die Einmündungsstelle des Sinus venosus (in das Herz) verschiebt sich schon in der dritten Embryonalwoche nicht unbeträchtlich nach rechts von der Medianebene. Als Folge hiervon fliesst das Blut des Lebergefässnetzes am günstigsten durch die Vena revehens dextra ab. Die Vena revehens sinistra wird hierbei immer unnötiger. Sie verkleinert sich daher schnell und verschwindet schon Anfang der vierten Embryonalwoche. Hand in Hand hiermit vergrössert sich die Vena revehens dextra bedeutend. Sie wird jetzt — nach dem Zugrundegehen der Vena revehens sinistra — auch Vena revehens communis genannt (vgl. Fig. 106—108).

Etwa gleichzeitig mit der Reduktion des linken Vena revehens hepatis erfahren zwei in unmittelbarer Nähe der Leber verlaufende Venen, die Venae umbilicales, wichtige Veränderungen. — Diese Venen, welche das Blut aus der in Bildung begriffenen

Placenta zum Sinus venosus führen, verlaufen noch am Ende der dritten Embryonalwoche etwa gleichstark in den lateralen Körperwänden bis zum Sinus venosus hinauf, und zwar ohne mit der Leber in direkte Beziehung zu treten (Fig. 106).

Bald nachher geht aber die rechte Vena umbilicalis zugrunde und die linke Vena umbilicalis setzt sich mit der kranialsten Queranastomose der Venaportae-Anlage in Verbindung (Fig. 107). Hier scheint das Blut der Vena umbilicalis sinistra einen leichteren Abfluss als durch ihre ursprüngliche Einmündung in den Sinus venosus zu finden, denn das kraniale Endstück dieser Vene atrophiert bald vollständig. Das Blut der persistierenden Vena umbilicalis benutzt also jetzt ausschliesslich die der Vena-portae-Anlage gehörenden, schon fertigen Blutbahnen innerhalb der Leber, um zum Sinus venosus zu kommen.

Hand in Hand damit, dass die Placenta sich besser ausbildet, wird die persistierende Vena umbilicalis immer mächtiger. Unter dem Drucke der grossen Blutmenge, die diese Vene der Leber zuführt, vergrössert sich innerhalb der Leber besonders diejenige Blutbahn, die den nächsten Weg zwischen der Eintrittsstelle der Vena umbilicalis (sin.) und der Austrittsstelle der Vena revehens communis (früher dextra) bildet. Auf diese Weise entsteht der Ductus venosus Arrantii (Fig. 108 d. v.).

Nach der Bildung dieses Gefässes geht ein grosser Teil des Nabelvenenblutes durch dasselbe direkt zum Sinus venosus und nur ein kleinerer Teil desselben passiert durch die Leberkapillaren.

Schon in der vierten Embryonalwoche wächst von der Vena revehens dextra (= communis) eine kleine Vene kaudalwärts in eine dorsale Mesenterialfalte (das sog. Nebenmesenterium) herab. Bald nachher wächst auch Lebersubstanz in dieselbe Falte herab. Die betreffende Vene macht daher den Eindruck eines kleinen Lebergefässes.

In einem folgenden Stadium verlängert sich aber diese kleine Vene kaudalwärts von der Leber herab (vgl. Fig. 109) und verbindet sich durch quere Anastomosen mit den kaudalen Partien der Venae cardinalis inferiores (vgl. Fig. 151 *B*).

Von jetzt ab bildet die erstgenannte Vene für das aus der kaudalen Körperhälfte kommende Blut den direktesten Weg zum Herzen. Sie erweitert sich daher bald zu einem Hauptgefäss (das wir mit dem Namen Vena cava inferior primitiva bezeichnen) gleichzeitig damit, dass die kranialen Partien der Venae cardinales inferiores reduziert werden.

Nach der Ausbildung der Vena cava inferior, in welcher auch die Stammpartie der Vena revehens communis aufgeht, stellen die Hauptzweige der Vena revehens communis die definitiven in die Vena cava inferior mündenden Venae hepaticae dar.

Als Zweig der Arteria coeliaca entsteht schon in der vierten Embryonalwoche eine Arteria hepatica, die in die Leberpforte eindringt und sich in dem die Portazweige umgebenden Bindegewebe (der Anlage der sog. Capsula Glissoni) verzweigt. — Die Arteria hepatica ist von Anfang an ein relativ kleines Gefäss und bleibt dies auch in den folgenden Entwicklungsperioden.

Veränderungen der grossen Lebergefässe nach der Geburt.

Nach der Geburt wird der Leber kein Blut mehr durch die Vena umbilicalis zugeführt. Diese Vene und ihre direkte Fortsetzung, der Ductus venosus Arrantii, obliterieren dann und stellen nachher nur bindegewebige Stränge dar, das sog. Ligamentum teres hepatis (= die obliterierte Vena umbilicalis) bezw. Ligamentum venosum (= der obliterierte Ductus venosus Arrantii).

Die lange Zeit relativ unbedeutende Vena portae wird also jetzt das wichtigste zuführende Gefäss der Leber.

Histogenese der Leber.

Aus der Pars cystica der entodermalen Leberanlage entsteht die Schleimhaut der Gallenblase und des Ductus cysticus; aus der Pars hepatica das epitheliale Leberparenchym und die Schleimhaut des Ductus hepaticus.

Die anfangs kompakte Pars hepatica wird durch einsprossendes Mesenchym, das Zweige der beiden Venae omphalomesentericae enthält, in ein Netzwerk von relativ dicken, soliden Leberzellbalken zerteilt.

Diese primären Leberzellbalken bekommen schon in der vierten Embryonalwoche je ein Lumen. Zu dieser Zeit besteht also das Leberparenchym aus einem Netzwerk hohler Epithel-Schläuche, das sich mit dem gefässhaltigen Mesenchymnetz durchdringt.

Indem sich diese beiden Netzwerke in einander gegenseitig verzweigen, werden sie beide immer feiner aufgeteilt. Hierbei werden die zuerst bestehenden dicken Leberschläuche in sekundäre Leberzellbälkchen zerteilt.

Die Anordnung dieser Leberzellbälkchen ist anfangs eine ganz unregelmässige. Auch die Anordnung der feineren Gefässe ist eine ganz andere als später. Die Zweige der Vena-hepatica-Anlage und diejenige der Vena-portae-Anlage sind nämlich anfangs in verschiedenen Leberpartien lokalisiert (Fig. 109 *A*). Später wachsen diese Gefässzweige derart zu, dass ihre Ausbreitungsgebiete immer mehr in einander greifen (Fig. 109 *B* u. *C*).

Die Zweige der Vena portae, die immer reichlicher als diejenige der Vena hepatica mit Bindegewebe umhüllt sind, teilen hierbei das Leberparenchym in sog. primäre Leberläppchen auf. Diese sind grösser als die definitiven. Sie enthalten je mehrere Zweige der Vena hepatica und zwischen denselben unregelmässig liegende Leberzellbälkchen.

Erst nach der Geburt wandeln sich diese primären Leberläppchen in die sekundären, definitiven Leberläppchen um und zwar dadurch, dass Fortsätze des Mesenchymnetzwerkes, welche Anlagen neuer Pfortaderäste enthalten, in das Innere der primären Leberläppchen eindringen und diese in ebensoviele sekundäre Läppchen zerteilen, wie Lebervenenzweige innerhalb derselben vorhanden waren (Fig. 109 *C*). Die sekundären Leberläppchen bekommen — mit anderen Worten — nur je einen Lebervenenzweig, der im Zentrum des Läppchens zu liegen kommt (daher Vena centralis genannt). Um diese Vene herum ordnen sich jetzt die Leberzellbälkchen regelmässig radiär.

Die zuerst gebildeten, hohlen Leberschläuche verlaufen mit den Pfortaderästen zusammen und bilden sich später zu den grösseren Ausführungsgängen der Gallenkapillaren aus.

Die embryonalen Gallenkapillaren, die durch Verlängerung des Gallengang-lumens in die Leberzellbälkchen hinein entstehen, zeichnen sich dadurch aus, dass sie im Querschnitt von wenigstens 3—4 Zellen gebildet werden, d. h. wie gewöhnliche Drüsen-querschnitte aussehen. Von diesen unterscheiden sich die zuletzt gebildeten, definitiven Gallenkapillaren dadurch, dass ihr Lumen im Querschnitt von nur je zwei Leberzellen begrenzt wird.

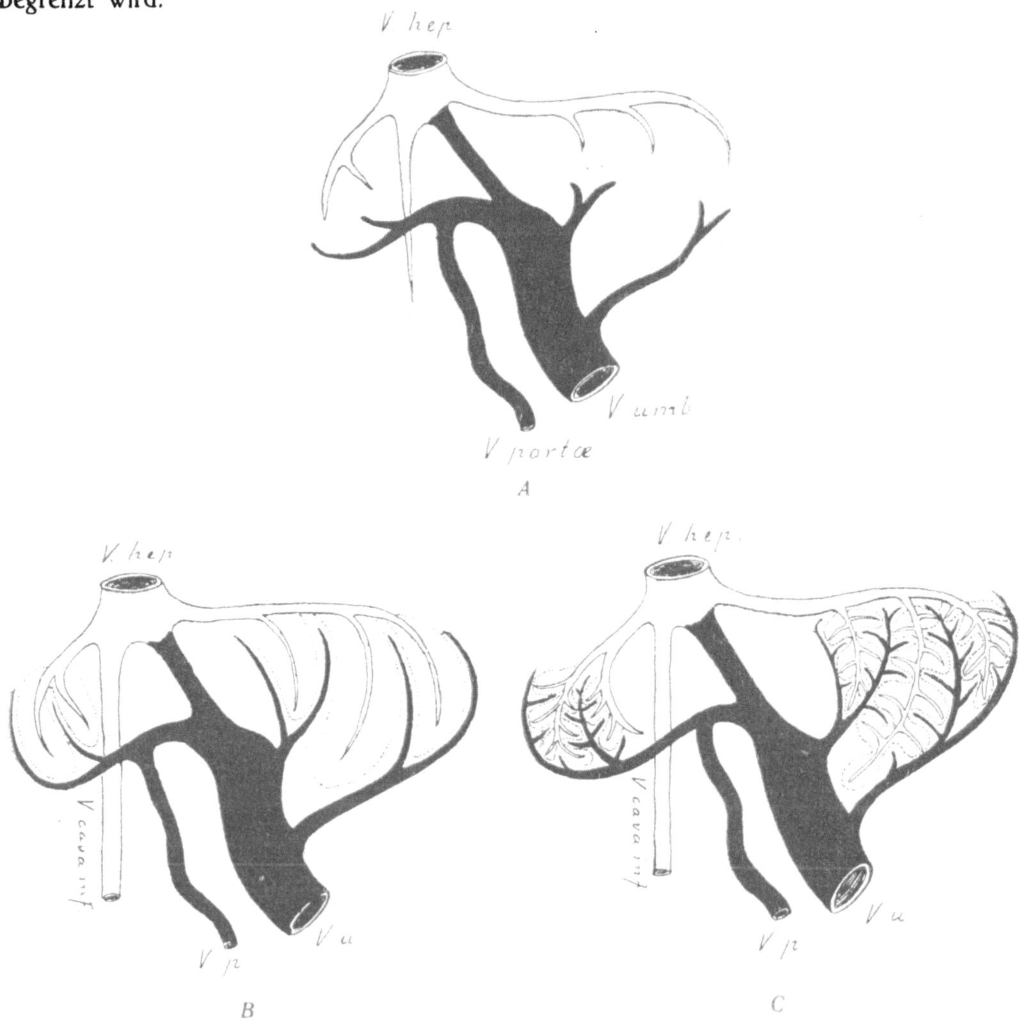

Fig. 109.
Schemata, die verschiedene Anordnung der Porta- *(V. p.)* und Hepatica-Zweige *(V. hep.)* in verschiedenen Entwicklungsstadien zeigend. *V. u.* Vena umbilicalis.

Die älteren embryonalen Gallenkapillaren bilden sich in intrahepatische Gallen-ausführungsgänge um.

Das Mesenchymnetz der Leberanlage differenziert sich nach Mollier (1909) einerseits zu Blutstammzellen und Gefässen (vgl. unten!) und andererseits zu dem Stützgewebe (dem Gitterfasernetz und der Capsula Glissoni) der Leber.

Entwicklung der extrahepatischen Gallengänge (einschliesslich der Gallenblase).

Die ausserhalb der Leber liegenden Gallenwege entstehen, wie erwähnt, aus der sog. Pars cystica der primären Leberanlage.

Ende der 3. Embryonalwoche ist die Pars cystica grösstenteils als Gallenblasenanlage zu bezeichnen. Erst später, wenn die Entfernung zwischen der Leberpforte und dem Duodenum grösser wird, werden die Gallengänge (D. hepaticus, D. cysticus und D. choledochus) in die Länge gezogen und als solche deutlich. Wie das Duodenum laufen sie alle ein kurzes kompaktes Stadium durch, ehe sie (im 2. oder 3. Embryonalmonat) wieder hohl werden.

Die mesodermale Anlage des Ductus cysticus ist beim Menschen stark fixiert und bleibt relativ kurz. Dagegen wächst die entodermale Anlage dieses Ganges im 3. Embryonalmonat stark in die Länge und muss sich daher innnerhalb der mesodermalen Anlage spiralig drehen. Auf diese Weise entsteht nach T. Rietz (1917) die „Valvula spiralis" des D. cysticus.

In dem kurzen Ductus hepato-pancreaticus bilden sich erst später die Taschenklappen aus.

Entwicklung der Bauchspeicheldrüse.

Wie oben (S. 135) erwähnt, kam die ursprünglich ventrale Pankreasanlage schon früh in das dorsale Mesenterium des Duodenum hinein. In diesem lag (etwas weiter kranialwärts) schon vorher die zuerst gebildete dorsale Pankreasanlage.

Gleichzeitig mit der Kaudalwärtsverschiebung des Magens wird auch die dorsale Pankreasanlage mit ihrer Hauptmasse so weit kaudalwärts verschoben, dass sie (Ende des ersten Embryonalmonats) etwa in derselben Höhe, ja, teilweise sogar etwas mehr kaudal zu liegen kommt als die ventrale Pankreasanlage (Fig. 67, Taf. II).

Die oben (S. 135) erwähnte Verschmelzung findet zwischen der noch relativ sehr kleinen, ventralen Pankreasanlage und dem kranialen Rande der 4—5 mal grösseren dorsalen Pankreasanlage statt.

Kurze Zeit nach der Verschmelzung sind die beiden Pankreasanlagen noch von einander abzugrenzen. Zu dieser Zeit lässt es sich erkennen, dass die dorsale Pankreasanlage nicht nur den Corpus und die Cauda des fertigen Pankreas, sondern auch die kaudale Partie des Caput pancreatis bildet.

Der von der Duodenalschlinge umgebene Pankreaskopf wird also in seinem oberen Teil von dem Pancreas ventrale, in seinem unteren Teil von dem Pancreas dorsale gebildet.

Die aus dem Pancreas dorsale allein gebildeten Anlagen des Corpus und der Cauda strecken sich zuerst gerade dorsalwärts in das (die linke Wand der Bursa omentalis bildende) dorsale Mesogastrium hinein. Bei der Rotation des Magens und bei seiner Verschiebung nach links wird aber bald die Pankreasanlage mit ihrem freien Ende nach links verschoben und mit ihrer Längsachse frontal gestellt.

Solange das dorsale Mesogastrum noch von der dorsalen Mittellinie des Körpers ausgeht, ist sowohl die vordere wie die hintere Seite des Pankreas von Peritoneum bekleidet (vgl. Fig. 110). Bei der schon oben (S. 150) geschilderten sekundären Verwachsung des dorsalen Mesogastriums mit der linken Hälfte der dorsalen Körperwand geht aber selbstverständlich die dorsale Peritonealbekleidung des Pankreas zugrunde. Nach dieser Zeit rechnen wir daher das Pankreas nicht mehr zu den intraperitonealen, sondern zu den retroperitonealen Organen.

Nach der Verschmelzung der beiden Pankreasanlagen persistieren noch eine Zeitlang ihre beiden Ausführungsgänge. Früher oder später löst sich aber beim Menschen gewöhnlich der ursprüngliche Ausführungsgang der dorsalen Pankreasanlage vom Duodenum ab, und der gemeinsam mit dem Ductus choledochus mündende Ausführungsgang des Pancreas ventrale führt also jetzt das exocrine Sekret des ganzen Pankreas in den Darm ein.

Histogenese des Pankreas.

Schon Anfang des zweiten Embryonalmonats fangen die entodermalen Pankreasanlagen an, sich zu verzweigen. Die Zweige erscheinen unmittelbar nach ihrer Entstehung kompakt zu sein, bekommen aber bald wieder Lumen (Fig. 110).

An den Drüsenröhrchen entwickeln sich zuletzt zahlreiche Epithelknospen zweierlei Art. Die einen bekommen Lumen und bilden sich zu den exocrinen Acini der Drüse aus. Die anderen bleiben kompakt und schnüren sich von den Drüsenzweigen vollständig ab. Sie stellen die Anlagen der endocrinen Zellhäufchen dar, die auch unter dem Namen LANGERHANS'sche Zellinseln bekannt sind und eine wichtige innere Sekretion haben.

Die mesodermale Anlage des Pankreas wird von dem Mesenchym des dorsalen Mesenteriums gebildet. In dem Inneren des Pankreas entwickelt sich dieses Mesenchym zu lockerem Bindegewebe, das stellenweise relativ reichlich wird und daher dem Organ ein lobuliertes Aussehen verleiht. — In der Peripherie des Pankreas häuft sich das Bindegewebe zu einer derben straffen Kapsel an.

Entwicklung der Milz.

Die erste Anlage der Milz lässt sich schon am Ende des ersten Embryonalmonats erkennen und zwar als eine kaum abgrenzbare Verdickung der dorsalen Bursa-omentalis-Wand in der Nähe der Curvatura major ventriculi und der dorsalen Pankreasanlage.

Erst Mitte des 2. Embryonalmonats beginnt indessen diese Milzverdickung sich histologisch zu differenzieren, indem sie allmählich zellenreicher als die angrenzende Bursawandpartie wird.

Anfang des 3. Embryonalmonats beginnt die Milzanlage, sich von der Bursawand partiell frei zu machen. Die Abschnürung schreitet bald bis auf die Stelle des späteren Hilus fort, wo die Blutgefässe in das Organ eintreten (vgl. Fig. 110).

Bald nachher treten hier und da an der Milzoberfläche Incisuren auf, die mehr oder weniger tief in das Organ einschneiden. Solche Incisuren findet man während der letzten Hälfte des dritten

Embryonalmonats und im vierten Embryonalmonat nicht nur am vorderen, sondern auch am hinteren Rand des Organs. Am tiefsten werden sie gewöhnlich in der kaudalen Partie der Milz, wo sie nicht selten kleinere Milzpartien (sog. Nebenmilzen) von der Hauptmilz vollständig isolieren.

In späteren Entwicklungsstadien verschwinden die seichteren Milzincisuren wieder vollständig. Die tieferen und zwar besonders diejenigen des vorderen Randes werden auch an Tiefe reduziert, bleiben aber meistens zeitlebens als Einkerbungen bestehen.

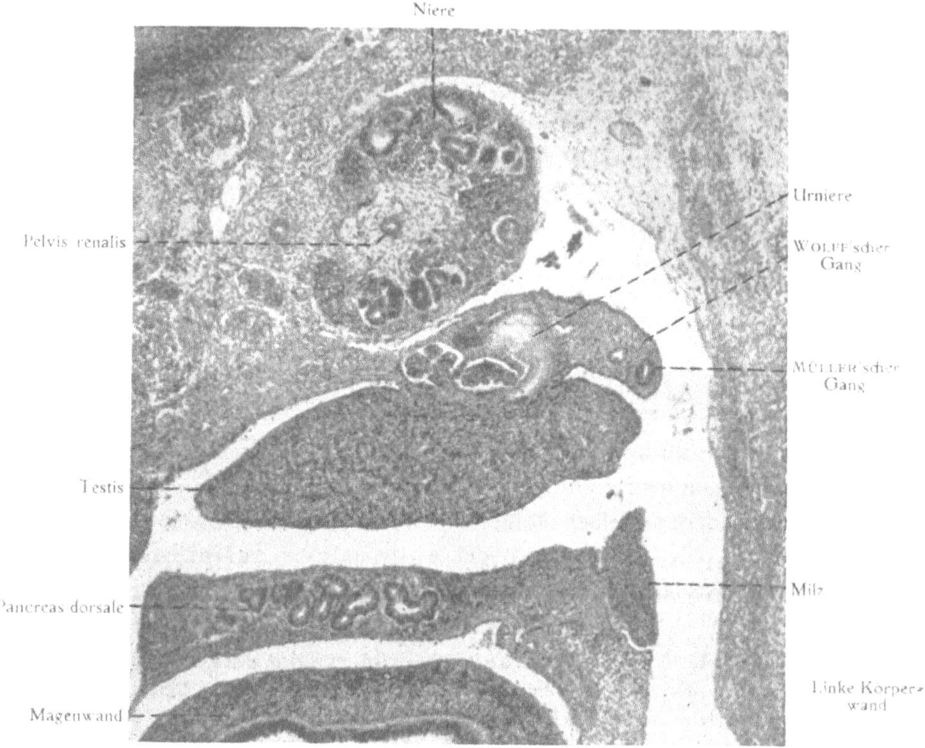

Fig. 110.

Querschnitt in der Milzgegend von einem 16 mm langen Embryo. $\frac{25}{1}$.

Schon Ende des 3. Embryonalmonats erreicht die Milz beinahe ihre definitive Form und ihre definitiven relativen Proportionen.

Die Grösse der Milz nimmt während des Embryonallebens allmählich zu. Zur Zeit der Geburt hat das Organ eine Länge von beinahe 5 cm und ein Gewicht von etwa 10 g.

Histogenese der Mi z.

Die Zellen der Milzanlage liegen Anfang des dritten Embryonalmonats noch dicht zusammengepackt, ohne sichtbare Zwischenräume. Bald treten aber in der Zellenmasse Spatien auf, die dieselbe in ein Netzwerk von Zellenbälkchen umbilden. Innerhalb der Spatien liegen zahlreiche Zellen, welche wahrscheinlich von den eingewanderten Peritonealepithelzellen stammen und sich zu Leukocyten usbilden.
a

Das Mesenchym der Milzanlage bildet sich teilweise in gewöhnliches Bindegewebe um, das um das ganze Organ herum eine dicke Kapsel bildet und von hier aus Bindegewebszüge (sog. Trabekel) in das Innere des Organs sendet.

Die spezifisch veränderten Partien des Milzmesenchyms wandeln sich in retikuläres Bindegewebe um. Aus solchem Bindegewebe werden also die Milzpulpa-Bälkchen gebildet, die durch die oben erwähnten Spatien voneinander getrennt werden. Die Spatien fliessen bald zu einem Netzwerk zusammen, das sich zuerst mit der Vena lienealis und später auch mit der Arteria lienalis in Verbindung setzt. Sie bilden dann die weiten venösen Kapillaren der Milz.

Um die feineren Zweigen der Arteria lienalis herum wird das retikuläre Bindegewebe dichter. Besonders an den Verzweigungsstellen derselben sammelt es sich zu makroskopisch sichtbaren Herden, die, da sie keine blutgefüllte Spatien, sondern nur dünne arterielle Kapillaren enthalten, makroskopisch heller [1]) als die übrige Milzpulpa aussehen. Diese unter dem Namen der MALPIGHI'schen Körperchen (Noduli lymphatici lienales) bekannten Bildungen, beginnen schon im sechsten Embryonalmonat (MINOT) mikroskopisch sichtbar zu werden.

Erst Ende des dritten Embryonalmonats werden die venösen Spatien der Milzanlage stärker mit roten Blutkörperchen ausgefüllt. Als Folge hiervon nimmt die Milz jetzt ihre charakteristische blaurote Farbe an.

Die embryonale Milz gehört zu den wichtigeren Blutbildungsstätten des Körpers. In derselben vermehren sich sowohl die roten wie die weissen Blutkörperchen durch wiederholte Teilungen.

Entwicklung der Milzligamente.

Die definitiven Milzligamente stammen von der Wand der Bursa omenti majoris her. Mit dieser bleibt nämlich die Milz an ihrem Hilus in Verbindung.

Wenn die Bursawand sich zu dem Omentum majus vergrössert, kommt die Milz am linken Rande desselben zu liegen, wo die dorsale Wandpartie in die ventrale scharf umbiegt. Wenn (nach der Geburt) diese beiden Bursawände zwischen dem Milzhilus und der Curvatura major ventriculi miteinander verwachsen (TOLDT), so entsteht das definitive Ligamentum gastro-lienale.

Das Ligamentum phrenico-lienale entsteht aus der dorsalen Bursawand, wenn diese mit der dorsalen Bauchwand bis zum lateralen Lumbalteil des Zwerchfells verwächst.

Entwicklung der Nebennieren.

Die Nebennieren des Erwachsenen sind bekanntlich aus zwei histologisch verschiedenen Substanzen aufgebaut, von welchen die eine das Mark, die andere die Rinde des Organs bildet.

Die Marksubstanz ist vor allem dadurch charakterisiert, dass sie nach Behandlung mit chromsauren Salzen eine dunkelbraune Chromfärbung annimmt (HENLE). Die Hauptmasse dieser Substanz wird nämlich von sog. phäochromen Zellen (KOHN) gebildet.

Die Zellen der Rindensubstanz zeigen bei Chrombehandlung keine solche Farbenreaktion. Sie sind im wesentlichen dadurch charakterisiert, dass sie reichlich fettähnliche Körnchen, sog. Lipoidkörnchen oder Rindenkörner (HULTGREN u. O. ANDERSSON) einschliessen.

Bei niederen Wirbeltieren bilden Mark- und Rindensubstanz jederseits keine einheitliche Nebenniere, sondern zwei räumlich getrennte Organe: 1. das Interrenalorgan (oder die Zwischenniere), das der Rindensubstanz entspricht und 2. das Suprarenalorgan, das der Marksubstanz homolog ist.

---

[1]) An gefärbten Präparaten erscheinen sie dagegen dunkler, weil die Zellen hier dichter als in der übrigen Milzpulpa gedrängt liegen.

Entstehung der Rindenanlage (der „Zwischenniere").

In der vierten Embryonalwoche entsteht die erste Anlage der Nebennierenrinde und zwar als mehrere knospenähnliche Verdickungen im Cölomepithel jederseits der Gekrösewurzel (SOULIÉ, POLL). Diese sog. Zwischennierenknospen schnüren sich bald von dem Cölomepithel vollständig ab und verschmelzen jederseits unter sich zu einer einheitlichen Zellenmasse, die sog. Zwischenniere (oder Nebennierenrindenanlage).

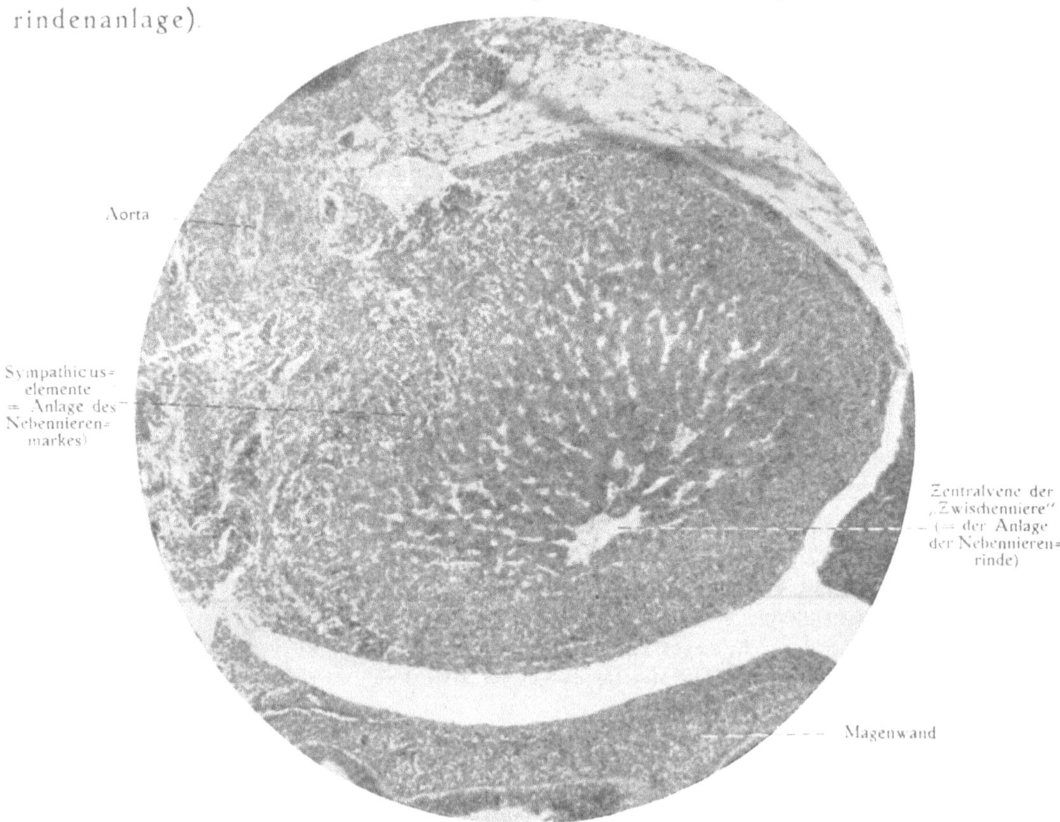

Fig. 111.
Querschnitt der linken Nebennieren-Anlage eines 16 mm langen Embryos. $\frac{60}{1}$.

Die einheitliche Zwischenniere ist schon Ende der 4. Embryonalwoche zu erkennen. Sie liegt als eine kleine Epithelzellenmasse im Mesenchym zwischen dem kranialen Ende der Urniere und der Aorta, dorsal von der inzwischen entstandenen Geschlechtsdrüsenanlage.

Entstehung und histologische Entwicklung der Markanlage.

Die Anlage des Markes der werdenden Nebenniere wird später als die oben beschriebene Rindenanlage und ausserhalb dieser gebildet. Sie entsteht aus Sympathicuselementen, die — den naheliegenden Sympathicusstamm verlassend — sich dorso-medial von der Rindenanlage sammeln und später (in kleinen, ballenähnlichen Gruppen) allmählich in das Zentrum dieser Anlage hineinwandern (vgl. Fig. 111).

Die am frühesten eingewanderten Sympathicuselemente erreichen zuerst die centralen Teile der Zwischenniere. Hier werden sie zunächst noch durch grosse Zwischennierenpartien voneinander geschieden, die sie aber nach und nach immer mehr aus dem Zentrum verdrängen. Im rein topographischen Sinne kann das eingewanderte, sympathische Gewebe nunmehr als Marksubstanz bezeichnet werden (POLL).

Von nun ab können wir auch von einer wahren Nebenniere (mit Mark und Rinde) beim menschlichen Embryo sprechen.

Die einwandernden Sympathicuselemente bestehen zum grösseren Teil aus Zellen, zum kleineren Teil aus Nervenfasern. Durch die letztgenannten wird die Nebenniere dauernd mit dem Sympaticus verbunden. Die Zellen, welche zur Zeit des Einwanderns alle ein einheitliches Aussehen haben (WIESEL), werden Sympathogonien genannt (POLL). Diese entwickeln sich aber in der Folge nach sehr verschiedenen Richtungen hin indem sich einige zu sympathischen Nervenzellen weiter ausbilden, während andere (und zwar die allermeisten) sich zu chromaffinen Markzellen differenzieren.

Weitere Ausbildung der Rindenanlage.

Anfang des zweiten Embryonalmonats vergrössern sich die beiden Zwischennieren beträchtlich und wachsen hierbei teilweise in die kaudalen Begrenzungsfalten der Pleurahöhlen hinein.

Noch bei etwa 1 cm langen Embryonen ist die Zwischenniere durchweg gleichförmig gebaut.

Die Zellen derselben liegen anfangs ohne erkennbare Ordnung. Bald beginnen sie sich aber stellenweise zu Strängen zu gliedern, die in geradem Verlauf gegen das Zentrum der Zwischenniere konvergieren. Auf diese Weise entsteht die erste Andeutung des Zona fascicularis der Nebennierenrinde.

Im Zentrum der Zwischenniere entsteht etwa gleichzeitig die Anlage der Zona reticularis.

Erst im 3. Embryonalmonat entsteht unmittelbar unter der bindegewebigen Kapsel die Zona glomerulosa.

Entwicklung der Nebennierengefässe.

Zu den „Zwischennieren" werden schon bei 1 cm langen Embryonen kleine Zweige von den in der betreffenden Höhe verlaufenden Urnierenarterien abgegeben. Gerade diese Urnierenarterien gehen aber bald vollständig zugrunde. Gleichzeitig hiermit bekommen indessen die zu dieser Zeit kaudalwärts wandernden Zwischennieren neue Arterienverbindungen und zwar mit weiter kaudal gelegenen Urnierenarterien.

Zuletzt sind es jederseits gewöhnlich 2—3 (von dem 20. und 21. Aortensegment kommenden) Urnierenarterien, welche auch die Nebennieren mit Blut versorgen.

Indem nun die zu den Urnieren gehenden Hauptzweige dieser Arterien Hand in Hand mit den betreffenden Urnierenpartien der Atrophie anheimfallen, während sich gleichzeitig die zu den Nebennieren gehenden Nebenzweige vergrössern, so wandeln sich die betreffenden Urnierenarterien (Ende des 3. Embryonalmonats in die definitiven Arteriae suprarenales um. Diese gehen zunächst alle (bezw. beide) von der Aorta direkt aus.

Schon in der Mitte des zweiten Embryonalmonats (bei etwa 14 mm langen Embryonen) tritt im Zentrum der Zwischenniere ein grobes Venennetz auf, das sich zu einer Zentralvene sammelt. Diese Vene setzt sich als Vena supranalis ausserhalb des Organs fort und mündet in die Vena cava inferior.

Beziehungen der Nebennieren während der Entwicklung.

Die engen Beziehungen, welche die Nebennierenanlagen anfangs zu den kranialen Enden der Urnieren und der Geschlechtsdrüsenanlagen besitzen, verlieren sie gewöhnlich vollständig schon am Anfang des dritten Embryonalmonats.

Bis zu der Mitte des zweiten Embryonalmonats liegen die Nebennierenanlagen von den Nierenanlagen weit entfernt. Erst zu dieser Zeit ist die Kaudalwanderung der Nebennierenanlagen bezw. die Kranialwärtswanderung der Nierenanlagen so weit fortgeschritten, dass diese beiden Organe sich berühren.

Zu der Zwerchfellsanlage treten die Nebennierenanlagen schon früher in enge Beziehung, indem sie, wie erwähnt, teilweise in die kaudalen Begrenzungsfalten der Pleurahöhlen einwachsen. Vielleicht tragen sie hierbei zur Verengerung der Kommunikationsöffnungen zwischen Peritoneal- und Pleurahöhlen bei.

In der Mitte des dritten Embryonalmonats besitzt die Nebenniere nahezu dieselben syntopischen Beziehungen, wie sie dem ausgebildeten Organe zukommen (POLL).

Über die Grösse der Nebennieren in verschiedenen Entwicklungsperioden.

Anfang des zweiten Embryonalmonats ist die Nebennierenanlage schon etwa millimeterlang geworden. Während der zunächst folgenden Entwicklungsperiode wächst die Nebenniere aber fast gar nicht, so dass man sie gewöhnlich noch am Anfang des dritten Embryonalmonats nur noch millimeterlang findet.

Nachdem sich aber (Anfang des dritten Embryonalmonats) die definitiven Nebennierenarterien ausgebildet haben, fangen die Nebennieren wieder stark zu wachsen an und werden schon in der zweiten Hälfte des dritten Embryonalmonats 3—4mal länger als am Anfang desselben. — In der folgenden Embryonalzeit wachsen sie allmählich weiter, so dass sie schon im sechsten Embryonalmonat etwa ihre definitive Grösse erreicht haben.

Nach der von VIERORDT zusammengestellten Gewichtstabelle erscheint es wahrscheinlich, dass die Nebennieren regelmässig schon in den ersten Lebensmonaten stark an Gewicht verlieren, um erst nach der Pubertätszeit allmählich wieder ihr früheres Gewicht zu erreichen.

Die relative Grösse der Nebennieren im Verhältnis zu den Nieren ist in verschiedenen Entwicklungsperioden sehr verschieden. — In der ersten Hälfte des zweiten Embryonalmonats, wenn die beiden Organe noch entfernt von einander liegen, ist die Nebenniere bedeutend grösser (etwa doppelt länger) als die Niere. Gegen Ende des dritten Embryonalmonats gleicht sich aber der Grössenunterschied aus, und von dieser Zeit ab bleiben die Nebennieren immer mehr hinter den Nieren im Wachstum zurück.

Entwicklung des Urogenitalsystems.

Entwicklung des Harnapparates.

Die Entwicklung des Harnapparates der höheren Wirbeltiere wird vor allem dadurch kompliziert, dass nicht weniger als zwei provisorische Harnorgane, die Vorniere und die Urniere nacheinander gebildet werden, ehe die definitive Niere, die Nachniere, angelegt wird.

In der menschlichen Phylogenese haben die provisorischen Harnorgane je zu ihrer Zeit offenbar eine sehr wichtige Rolle als Exkretionsorgane gespielt.

In der Ontogenese des Menschen ist dies aber nicht der Fall. Die Vorniere wird beim menschlichen Embryo nie funktionsfähig ausgebildet. Und viele Gründe (vgl. unten S. 171) sprechen dafür, dass auch die menschliche Urniere — obgleich in einer gewissen Periode histologisch hoch differenziert — nie als Exkretionsorgan tätig ist. Bei der Ausbildung dieser provisorischen Harnorgane beim menschlichen Embryo spielt also die Erblichkeit als Entstehungsursache die Hauptrolle.

Sowohl die provisorischen wie die definitiven Nieren sind Derivate des Mesoderms, und zwar entstehen sie alle aus den Ursegmentstielen. Mit Recht kann man daher auch die Vorniere, die Urniere und die Nachniere nur als drei zeitlich verschieden auftretende und verschieden hoch ausgebildete Abteilungen eines einheitlichen Exkretionsorgans betrachten.

Entwicklung der Vorniere (Pronephros).

In der dritten Embryonalwoche treten auch beim menschlichen Embryo in einzelnen, weit kranialwärts liegenden Körpersegmenten Querkanälchen auf, welche als Rudimente einer Vorniere gedeutet werden. Diese Vornierenkanälchen entstehen wahrscheinlich je aus einem Ursegmentstiel, welcher seine Verbindung mit dem Ursegment verliert, aber mit der Seitenplatte in Verbindung bleibt. Mit ihren proximalen Enden öffnen sich die Vornierenkanälchen in die allgemeine Leibeshöhle, die sog. „Vornierentrichter" bildend, mit ihren distalen Enden verbinden sie sich frühzeitig mit einander zu einem longitudinal verlaufenden Ausführungsgang, dem primären Harnleiter (dem sog. WOLFF'schen Gang).

Der primäre Harnleiter wächst nun in kaudaler Richtung allmählich so lang, dass er zuletzt (Ende der dritten Embryonalwoche) bis zu der Kloake herabreicht und sich mit dieser verbinden kann.

Jederseits von der Insertionslinie des dorsalen Mesenteriums entsteht auch ein (rudimentärer) äusserer Vornierenglomerulus. Sowohl dieser wie Querkanälchen gehen aber schon vor dem Ende des ersten Embryonalmonats restlos zugrunde. Der primäre Harnleiter persistiert dagegen, um zunächst in den Dienst des Vornieren-Nachfolgers (der Urniere) zu treten.

Entwicklung der Urniere (Mesonephros).

Diejenigen Ursegmentstiele, welche kaudalwärts von der Vorniere liegen, schliessen sich bei den Säugetierembryonen jederseits sehr früh zu einem langen Blastemstrang zusammen. Aus diesem Blastemstrang geht später das sezernierende Parenchym sowohl der Urniere wie der Nachniere hervor, der betreffende Strang wird daher auch von Anfang an mit dem Namen „der nephrogene Gewebsstrang" bezeichnet.

Der einfach gewordene nephrogene Gewebsstrang wird indessen bald wieder segmentiert und in eine Kette von Zellkugeln umgewandelt. Die Zellkugeln vergrössern sich, schnüren sich von einander ab und wandeln sich, indem sie je ein Lumen bekommen, in Bläschen um.

Jedes Zellbläschen verändert nun seine Form, indem es dorso-lateralwärts eine Ausstülpung (das sog. Querkanälchen) bekommt und ventro-medialwärts abgeplattet wird. Die letztgenannte Blasenpartie wird durch einen Gefässknäuel (Glomerulus) eingestülpt und bildet sich unter Abplattung ihrer Wandzellen in eine BOWMAN'sche Kapsel um. Die erstgenannte Blasenpartie (das Querkanälchen) verlängert sich rohrförmig, bis sie den primären Harnleiter erreicht und sich mit ihm verbindet.

Schon früh wird jedes Querkanälchen durch sein starkes Längenwachstum gezwungen, sich in drei Windungsabschnitte zu legen. Durch fortgesetztes Längenwachstum der Tubuli entstehen bald mehrere Nebenkrümmungen derselben.

Die Glomeruli beginnen schon Anfang der vierten Embryonalwoche angelegt zu werden und sind Ende derselben Woche überall in der Urniere ausgebildet. Jeder Glomerulus bekommt ein Vas afferens aus der Aorta und ein Vas efferens, das in die Vena cardinalis post. einmündet (HIS, 1880). Die Glomeruli setzen im zweiten Embryonalmonat ihr Wachstum fort und erreichen zuletzt (bei etwa 2 cm langen Embryonen) eine so beträchtliche Grösse, dass sie schon mit freiem Auge erkannt werden können.

Zwischen den erstgebildeten segmentalen Urnierenkanälchen entstehen während der Ontogenese neue, nicht-segmentale Kanälchen. Sowohl hierdurch wie durch die starke Ausbildung der ursprünglichen Kanälchen verliert die Urniere bald ihr metameres Aussehen und buchtet jederseits als ein einheitlicher, unsegmentierter Körper, der WOLFF'sche Körper genannt, ventralwärts in die Leibeshöhle hervor.

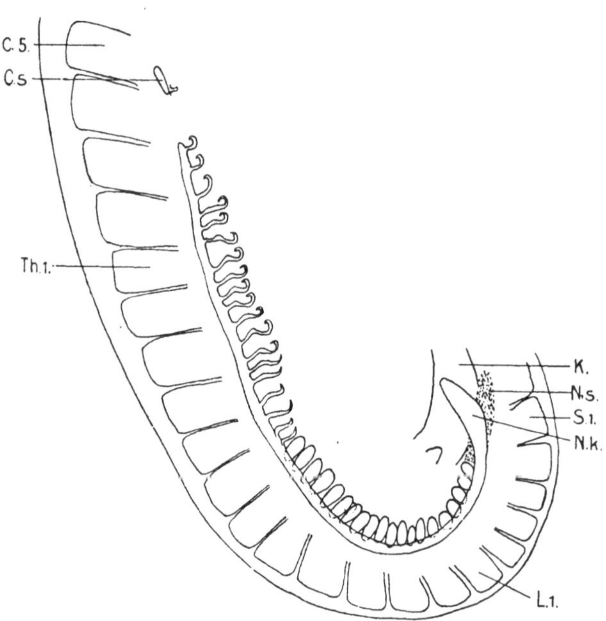

Fig. 112.
Sagittalrekonstruktion der rechten Urniere eines 4,9 mm langen Embryos. Nach INGALLS: Archiv f. mikr. Anat., Bd. 70 (1907). *C. 5.* fünftes Hals-, *Th. 1.* erstes Brust-, *L. 1.* erstes Lenden-, *S. 1.* erstes Sakralsegment, *C. s.* isolierter Anfangsteil des WOLFF'schen Ganges (mit Glomerulusanlage), *N. k.* erste Anlage der Nierenknospe, *N. s.* nephrogener Blastemstrang, *K.* entodermale Kloake.

Die WOLFF'schen Körper sind schon Ende der dritten Embryonalwoche als zwei jederseits von dem dorsalen Mesenterium liegende Wülste der dorsalen Leibeshöhlenwand zu erkennen.

In der lateralen Partie jeder Urniere verläuft der von der Vorniere übernommene Ausführungsgang, der primäre Harnleiter oder — wie er auch genannt wird — der WOLFF'sche Gang. In der medialen Urnierenpartie sind die Glomeruli (mit den sie umgebenden BOWMAN'schen Kapseln) und in der intermediären Urnierenpartie die gewundenen Urnierenkanälchen gelagert.

Ende des ersten Embryonalmonats hat die menschliche Urniere ihre relativ grösste Länge erreicht. Sie erstreckt sich jetzt von der Höhe der kaudalen Lungenpartie aus kaudalwärts durch etwa 14—18 Körpersegmente hindurch und erhält von der lateralen Aortaseite nicht weniger als etwa 20 Arterien.

Rückbildung der Urniere.

Anfang des dritten Embryonalmonats beginnt die Rückbildung der Urniere und zwar zuerst in den kranialsten Körpersegmenten, von wo sie kaudalwärts fortschreitet. Die diese kraniale Urnierenpartie umgebende Peritonealfalte wird bei der Atrophie ihres Inhaltes dünn und ligamentähnlich und stellt jetzt die Urnierenfalte oder das sog. Zwerchfellsband der Urniere dar.

In den nächstfolgenden Stadien findet auch in der kaudalsten Urnierenpartie eine kranialwärts fortschreitende Rückbildung statt. Die mittlere Urnierenpartie persistiert histologisch also am längsten. Von dieser wird der kraniale Teil auch der Geschlechtsteil der Urniere genannt (FÜRBRINGER), weil er mit der betreffenden Geschlechtsdrüse in Verbindung tritt und, teilweise persistierend, gewisse Partien der Geschlechtsteile bildet. Erst Ende des vierten Embryonalmonats ist die Rückbildung der Urniere definitiv vollendet. Nach dieser Zeit persistieren von der ganzen Urniere hauptsächlich nur diejenigen Kanalpartien, welche inzwischen in den Dienst des Geschlechtsapparats getreten sind.

Über die verschiedene Ausbildung der Urniere bei verschiedenen Säugetieren.

Die Urniere bekommt bei verschiedenen Säugetierarten eine sehr verschiedene Ausbildung. So werden z. B. bei der Ratte gar keine Glomeruli der Urniere ausgebildet, und das ganze Organ macht auch zur Zeit seiner höchsten Ausbildung den Eindruck, rudimentär zu sein. Bei Schweineembryonen dagegen bilden sich die Urnieren zu wahren Riesenorganen aus, welche erst bei etwa 10 cm langen Embryonen anfangen, allmählich rückgebildet zu werden. — Beim menschlichen Embryo zeigen die Urnieren eine mittelstarke Entwicklung.

Sondern die Urnieren des menschlichen Embryos Harn ab?

Die Frage, ob die menschlichen Urnieren in der Ontogenie als Exkretionsorgane funktionieren oder nicht, ist nicht leicht definitiv zu beantworten. Nach WEBER (1897) ist es aber am wahrscheinlichsten, dass die menschliche Urniere nie funktioniert [1]). Denn obwohl der Sinus urogenitalis, in welchem die primären Harnleiter nach der Aufteilung der entodermalen Kloake münden, sich erst bei 14 mm langen Embryonen nach aussen öffnet, findet man in den nächst vorhergehenden Entwicklungsstadien nirgends Stauungserscheinungen, was ja sonst zu erwarten wäre, da die Urnieren schon bei 8 mm langen Embryonen — histologisch gesehen — funktionsfähig erscheinen. Wahrscheinlicher ist es wohl dann, dass die embryonalen Urnieren nur als Repetition der in der Phylogenie einmal wichtigen Organe entstehen, und dass die Exkretionsprodukte des jungen Embryos ausschliesslich durch die Nieren der Mutter verarbeitet und abgeschieden werden.

Entwicklung der Nachniere (Metanephros).

Die definitive Niere oder Nachniere hat gleich wie die Urniere einen doppelten Ursprung.

Das eigentliche, aus gewundenen Kanälchen bestehende Drüsenparenchym, an welchem sowohl die filtratorische wie die exkretorische Tätigkeit geknüpft ist, stammt nämlich — wie schon oben angedeutet wurde — aus dem nephrogenen Gewebsstrang her, während das aus gerade verlaufenden Kanälchen bestehende Ausführungsgangsystem durch wiederholte Verzweigung des Ureters entsteht und wie dieser ein Produkt des primären Harnleiters (des WOLFF'schen Ganges) darstellt.

---

[1]) Sogar die viel stärker entwickelten Urnieren der Schweineembryonen funktionieren nach FELIX (1905) wahrscheinlich nicht.

Entstehung des Ausführungsystems.

Anfang der vierten Embryonalwoche verdickt sich die kaudale Partie des WOLFF-schen Ganges spindelförmig (vgl. Fig. 112, S. 170). Von der dorso-medialen Seite dieser verdickten Gangpartie wächst bald eine kleine, ausgehölte Knospe, die **Ureterknospe**, heraus (Fig. 88 *B*, S. 136).

Diese wächst zunächst rein dorsal auf die Anlage der Wirbelsäule zu. Sobald die Ureterknospe eine gewisse Länge erreicht hat, wird sie pilzförmig, d. h. sie zeigt einen **kurzen Stiel** und ein **endständiges Bläschen** (Fig. 113).

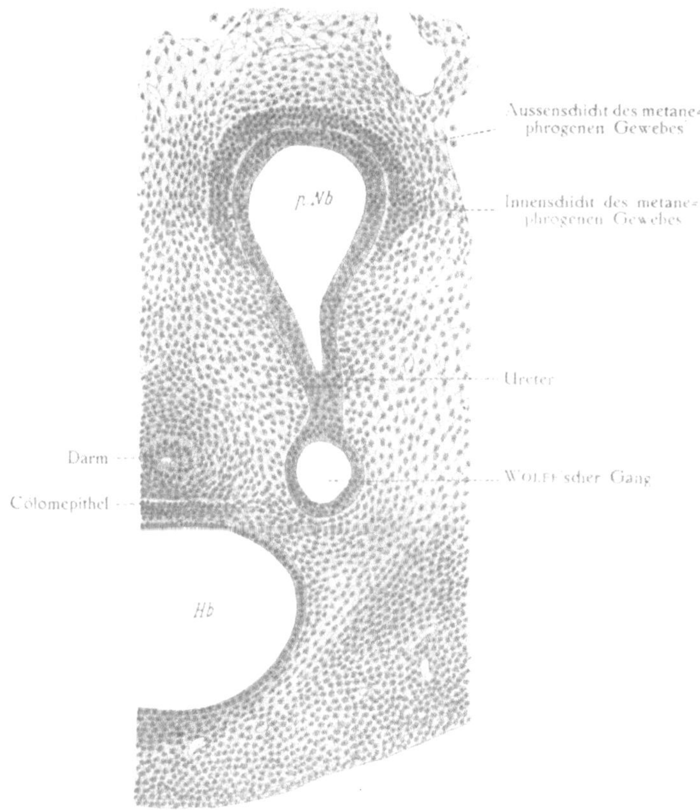

Fig. 113.
Schnitt durch die hintere Nierenanlage eines etwa 4 Wochen alten Embryos. $\frac{120}{1}$. Nach SCHREINER, Zeitschr. f. wiss. Zool., Bd. 71 (1902). *Hb.* Harnblase; *p. Nb.* Primäres Nierenbecken.

Der **Stiel der Ureterknospe** stellt die **eigentliche Ureteranlage** dar. Das **Endbläschen** können wir bis auf weiteres mit dem Namen **primitives Nierenbecken** bezeichnen.

Bei der Verlängerung der Ureteranlage wird das primitive Nierenbecken bald gegen die Wirbelsäulenanlage abgeplattet. Von nun ab vergrössert sich dasselbe nicht mehr gleichmässig, sondern es wächst in **einen kranialen und einen kaudalen Schenkel** aus (Fig. 114).

Diese beiden Nierenbeckenschenkel können als **Sammelröhre erster Ordnung** betrachtet werden. Sie stellen die Anlagen der **Calyces majores** des definitiven

Nierenbeckens dar. Zwischen denselben bilden sich oft noch zwei Nierenbeckenzweige aus, die wir (obwohl sie etwas später auftreten) mit FELIX ebenfalls als Sammelröhre erster Ordnung bezeichnen. Aus diesen gehen zwei zentrale Calyces majores hervor, die von den zuerst gebildeten polaren Calyces majores zu unterscheiden sind.

Durch wiederholte Verzweigungen dieser 2—4 Sammelröhren erster Ordnung gehen nun in der Folge die übrigen Sammelröhren (9.—12. oder noch höherer Ordnung) der definitiven Niere hervor.

Entstehung der Harnkanälchen aus dem nephrogenen Gewebsstrang.

Die kraniale, grössere Partie des nephrogenen Gewebsstranges wurde, wie (S. 169) erwähnt, für die Bildung der Querkanälchen der Urniere verwendet.

Unmittelbar kaudalwärts von der fertigen Urniere restiert aber in etwa 3 Körpersegmenten eine kleine Partie des nephrogenen Gewebstranges, die für den Aufbau der definitiven Niere („Metanephros") reserviert ist, und daher das metanephrogene Gewebe genannt wird.

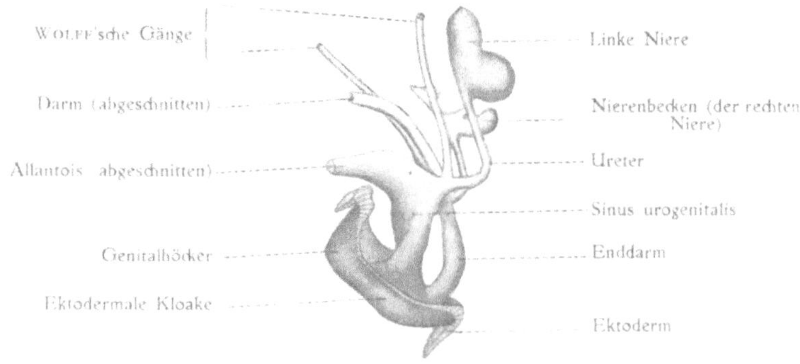

Fig. 114.

Rekonstruktionsmodell der Urogenitalorgane eines 10,3 mm langen Embryos. $\frac{2,5}{1}$. Nach HAMMAR aus KEIBEL-ELZE, Normentafel zur Entwicklungsgesch. des Menschen. Jena, 1908.

Dasselbe liegt zuerst der medialen Wand der sich spindelförmig verdickenden Partie des primären Harnleiters dicht an. Wenn aber später die Ureterknospe auswächst, wird das metanephrogene Gewebe durch diese von dem primären Harnleiter isoliert und dorsalwärts verschoben.

Das metanephrogene Gewebe überzieht jetzt mützenähnlich die Ureterknospe. Wenn diese sich bald in Ureteranlage und primäres Nierenbecken differenziert, überzieht das metanephrogene Gewebe aber nur das letztgenannte (Fig. 113).

Zu dieser Zeit differenziert sich das metanephrogene Gewebe in zwei Schichten: eine epithelähnliche Innenschicht und eine mesenchymatöse Aussenschicht.

Die Aussenschicht stellt die Anlage des Nierenbindegewebes (einschliesslich der Nierenkapsel) dar. — Aus der Innenschicht gehen dagegen die gewundenen Harnkanälchen hervor.

Bei der Bildung der Sammelröhre erster Ordnung (Calyces majores) wird die Innenschicht in ebenso viele kleinere Zellmützen zersplittert, die die Blindenden je eines Sammelrohres bekleiden.

Wenn nun in der Folge die zuerst gebildeten Sammelröhre sich wiederholt verzweigen, so teilen sich etwa gleichzeitig die schon vorhandenen metanephrogenen Zellmützen in entsprechend viele neue Zellmützen, die den blinden Enden der jeweiligen jüngsten Sammelröhren aufsitzen (Fig. 115).

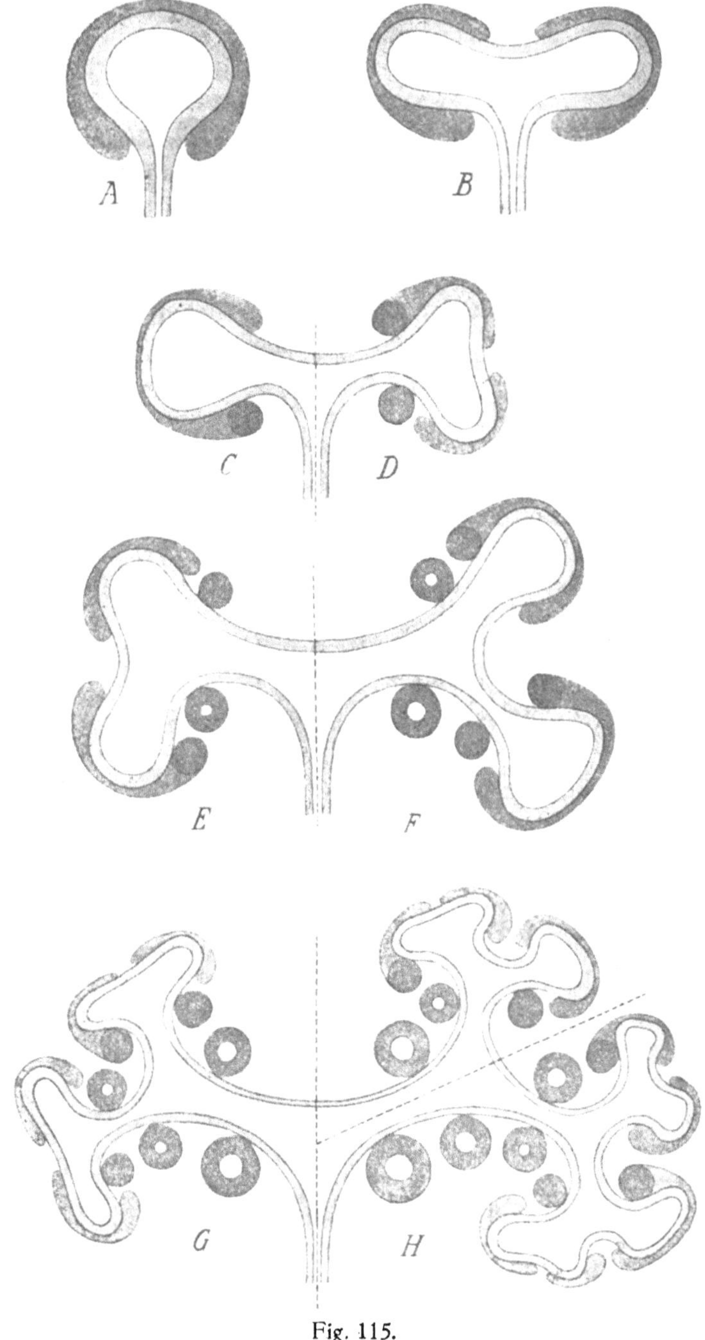

Fig. 115.
Schema der Nierenkanälchen-Entwicklung. Nach SCHREINER: Zeitschr. f. wiss. Zool., Bd. 71, 1902.

Ende des zweiten Embryonalmonats schnüren sich von den metanephrogenen Zellmützen kleinere Zellgruppen ab in Form von 1—2 kompakten Zellkugeln neben jedem Sammelrohr. Die Zellkugeln bekommen bald ein Lumen und wandeln sich in eiförmige Zellbläschen um (Fig. 115*D*—*H*).

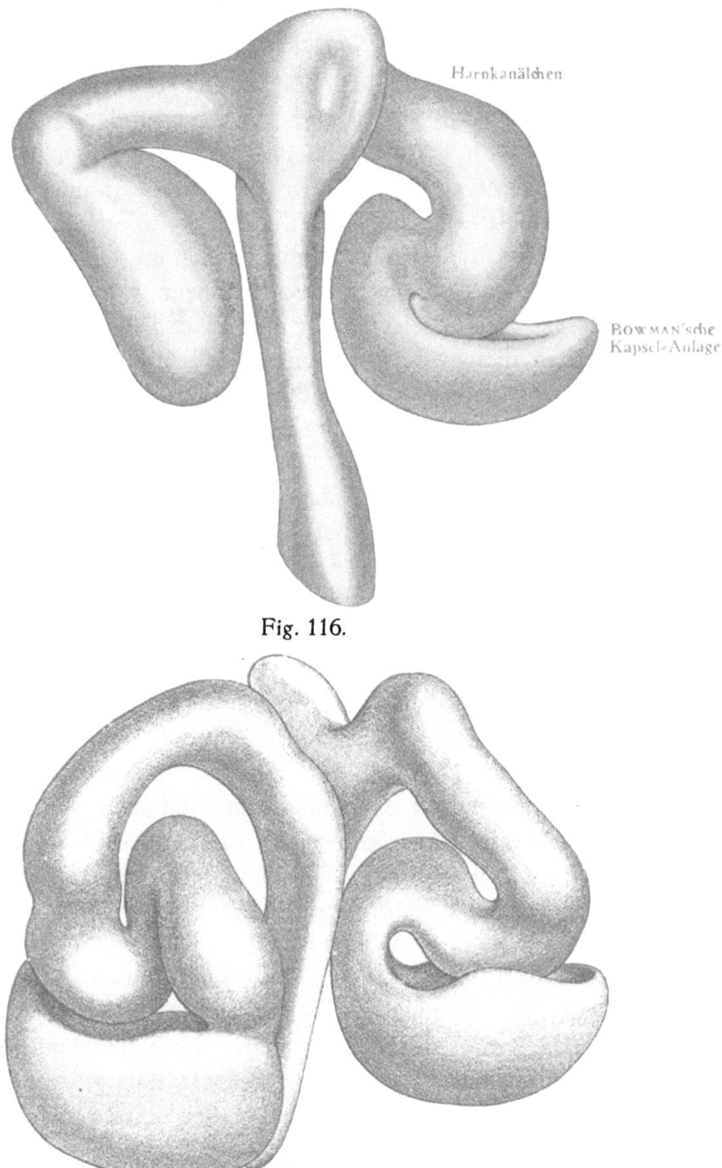

Fig. 116.

Fig. 117.

Rekonstruktionsmodelle der sich entwickelnden Harnkanälchen. $\frac{800}{1}$. Nach STOERK (1904).

Die Zellbläschen wachsen nun zu Röhrchen, Harnkanälchen aus, welche sich bei ihrer Verlängerung S-förmig biegen. Der untere (d. h. dem Nierenbecken am nächsten liegende) Bogen des S-förmigen Harnkanälchens breitet sich zuerst löffelförmig aus. In dem die Vertiefung dieser Kanälchenpartie ausfüllenden Mesenchym entstehen Gefässkapillaren, die sich durch zu- und abführende Gefässe mit den Arter- und Venensystemen des Körpers in Verbindung setzen und sich zu Gefässknäueln, Glomeruli, ausbilden. — Die löffelförmige Verbreitung des S-förmigen Kanälchens wächst immer vollständiger um den betreffenden Glomerulus herum und bildet sich so zu einer BOWMAN'schen Kapsel um (Fig. 116).

Der Glomerulus und die ihn umgebende BOWMAN'sche Kapsel stellen zusammen ein Corpusculum renale (MALPIGHI'sches Körperchen) dar.

In der BOWMAN'schen Kapsel wird auch das Mittelstück des S-förmigen Kanälchens eingezogen. Der obere (d. h. der Nierenperipherie am nächsten liegende) Bogen dieses Kanälchens verwächst mit dem naheliegenden Sammelrohr (fünfter Ordnung) und öffnet sich bald in dieses (Fig. 116).

Von nun ab kommuniziert also das Harnkanälchen mit dem Ausführungsgangsystem.

Der obere Bogen des S-förmigen Harnkanälchens wächst besonders stark in die Länge und wird hierbei gezwungen, sich in mehrere Schlingen zu biegen.

Eine der mittleren dieser Schlingen kommt bald in das Gebiet der Sammelröhrchen hinein und verlängert sich nachher (aus mechanischen Gründen) geradlinig gegen das Nierenbecken hin. Auf diese Weise entsteht die sog. HENLE'sche Schlinge des Harnkanälchens.

Die zu beiden Seiten der HENLE'schen Schlinge liegenden Partien des Harnkanälchens werden dagegen bei ihrer weiteren Verlängerung immer mehr gewunden. Aus ihnen gehen die gewundenen Nierenkanälchen 1. bezw. 2. Ordnung hervor.

Die zu Zellkugeln etc. unverbrauchten Reste der metanephrogenen Zellmützen werden von neuen Sammelrohrzweigen immer weiter peripherwärts getragen. An jeder neuen Verzweigungsstelle der Sammelröhre werden hierbei neue Zellkugeln etc. aus den metanephrogenen Zellmützen gebildet, bis diese zuletzt zu Harnkanälchen ganz verbraucht werden.

Daraus erklärt sich die Tatsache, dass die MALPIGHI'schen Körperchen in mehreren (wahrscheinlich 11—18) Etagen zu liegen kommen, und dass die zentralsten Körperchen während der Embryonalzeit immer grösser als die peripheren sind. Die zuerst (schon bei etwa 3 cm langen Embryonen) gebildeten zentralen Nierenkörperchen behalten nämlich während dieser Zeit in ihrem Wachstum Vorsprung.

Die letzten MALPIGHI'schen Körperchen entstehen erst nach der Geburt und zwar bei etwa wochenalten Kindern. — Nach dieser Zeit wachsen die älteren MALPIGHI'schen Körperchen zunächst gar nicht, die jüngeren dagegen relativ stark, so dass sie schon am Ende des ersten Lebensjahres etwa dieselbe Grösse (etwa 140 μ) wie jene erreichen. — Während der folgenden Entwicklungsperiode wachsen nun alle Nierenkörperchen gleichmässig weiter, so dass sie beim Erwachsenen einen Durchmesser von etwa 240 μ erreichen.

Über die peripherwärts gerichtete „Wanderung" der Harnkanälchenmündungen.

Die zuerst gebildeten Harnkanälchen münden — wie erwähnt — in Sammelröhren 5. Ordnung. Beim Erwachsenen findet man dagegen Harnkanälchenmündungen erst in Sammelröhren von 10. und höherer Ordnung.

Teilweise erklärt sich diese Verschiedenheit daraus, dass die zuerst gebildeten Harnkanälchen schon während der Embryonalzeit wieder zugrunde gehen. — Grösstenteils scheint aber die betreffende Verschiedenheit dadurch zu entstehen, dass bei dem Auswachsen einer neuen Generation von Sammelröhren aus den vorhergehenden „die Mündungsstellen der Harnkanälchen mit emporgehoben werden" (Felix).

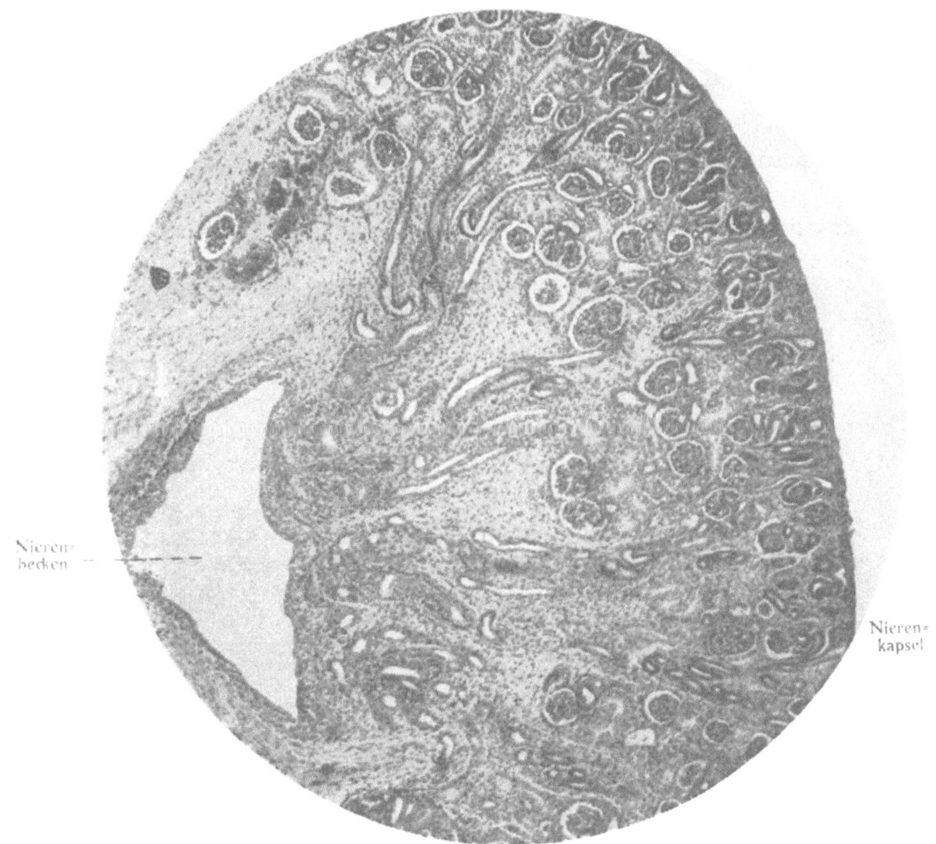

Fig. 118.
Frontalschnitt durch die Niere eines 13 cm langen Embryos. $\frac{60}{1}$.

Es erscheint, mit anderen Worten, wahrscheinlich, dass diejenigen Harnkanälchen, welche (primär oder sekundär) in den Sammelröhren 6.—9. Ordnung münden, diese alten Mündungsstellen verlieren und allmählich neue Mündungen in Sammelröhren von nächst höherer Ordnung bekommen.

Entwicklung des definitiven Nierenbeckens.

Beim menschlichen Embryo vergrössern sich die Sammelröhren erster und zweiter Ordnung stark in allen Richtungen. — Die nächstfolgenden Sammelröhren (dritter, vierter und fünfter Ordnung) wachsen dagegen stark nur in die Breite. Bei der Entstehung der Pyramidenpapillen werden sie umgestülpt und auf diese Weise mit den Sammelröhren zweiter Ordnung einverleibt (vgl. Fig. 119 u. 120).

Die vergrösserten Sammelröhren erster Ordnung stellen, wie schon erwähnt, die sog. Calyces majores des definitiven Nierenbeckens dar. Die Calyces minores desselben gehen aus der Verschmelzung der Sammelröhren 2.—5. Ordnung hervor.

Daraus erklärt sich die Tatsache, dass sich in jeder Calyx minor der fertig gebildeten Niere nicht 2 (wie ursprünglich in jedem Sammelrohr zweiter Ordnung), sondern immer mehrere (16—64) Sammelröhren direkt öffnen.

Entwicklung der Nierenlappen (Renculi) und der Columnae renales.

Die embryonale Niere ist zuerst oval und mit glatter Oberfläche versehen, d. h. ohne Lappung.

Ein jedes der 2—4 Sammelröhren erster Ordnung bildet indessen von Anfang an mit seinen Verzweigungen und mit den darin sich öffnenden Harnkanälchen ein Rohrsystem für sich. — Da nun diese Rohrsysteme je für sich fächerförmig angeordnet sind und gegen die Nierenperipherie hin immer voluminöser werden, so beginnen sie sich bald in der Nierenperipherie voneinander abzugrenzen.

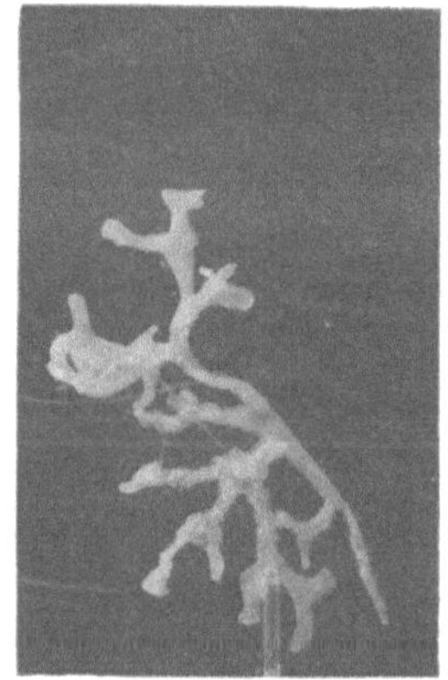

Fig. 119.

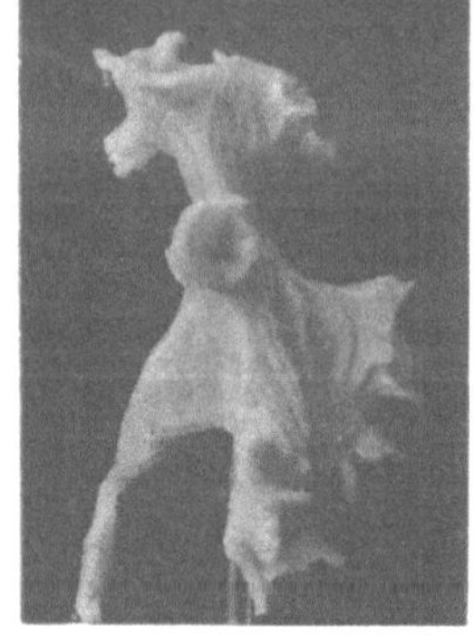

Fig. 120.

Fig. 119 und Fig. 120.

Rekonstruktionsmodelle des Nierenbeckens. Fig. 119 von einem $2\frac{1}{2}$ Monate alten Embryo. $\frac{21}{1}$. Fig. 120 von einem $4\frac{3}{4}$ Monate alten Embryo. $\frac{7}{1}$. Nach HAUCH (1903).

Von nun ab erscheint also die Niere in 2—4 konischen Primärlappen oder primäre Renculi gesondert, die durch immer tiefer werdende Furchen voneinander getrennt werden. — Gleichzeitig beginnt die Nierenanlage ihre definitive charakteristische Totalform (Bohnenform) anzunehmen und zwar dadurch, dass die peripheren Renculuspartien sich nach den freien Seiten stärker entfalten. Hierbei krümmt sich nämlich die ganze Niere um den Uretereintritt und bildet eine konvexe periphere Seite und eine konkave Hilusseite aus. Die ersten Ureterverzweigungen, die Calyces majores et minores, kommen selbstverständlich dadurch in den Nierenhilus zu liegen (FELIX).

Jeder Renculus enthält also zentral- und hiluswärts das fächerförmig geordnete ältere Sammelrohrsystem und peripherwärts eine Parenchymschicht, worin die Verzweigung der jüngeren Sammelröhre und die Neubildung der Harnkanälchen vor sich geht (Fig. 118). Diese Neubildungszone (oder „neogene Zone") bildet also eine Rindenschicht, die das pyramidenförmige Sammelrohrsystem halbkugelförmig umgibt.

Zwischen den aneinander grenzenden Nierenlappen streckt sich ein Mesenchymstreifen von der Nierenkapsel zentralwärts bis zum Sinus renalis hinein. — Zu beiden Seiten dieses (später immer undeutlicher werdenden) Mesenchymstreifens liegen die Neubildungszonen der hier zusammenstossenden Nierenlappen. Diese beiden Neubildungszonen (= Rindenpartien) kommen auch bis an den Sinus renalis heran und bilden zusammen eine sog. primäre Columna renalis (Bertini).

Innerhalb der primären Nierenlappen findet bald in ähnlicher Weise eine Sonderung in sekundäre Nierenlappen statt, welche den Calyces minores entsprechen. Die neuen Teilstücke gewinnen allmählich wieder Halbkugelgestalt und kehren sich schliesslich ihren Neubildungszonen zu, so dass sekundäre Columnae renales Bertini entstehen. — Später beginnen die grösseren sekundären Nierenlappen sich in tertiäre Lappen zu sondern. Diese Sonderung wird aber im allgemeinen nie vollständig. Die hierbei gebildeten tertiären Columnae renales Bertini schreiten mit anderen Worten zentralwärts nicht sehr weit fort und erreichen gewöhnlich nie den Sinus renalis.

Auf diese Weise bleiben die sekundären Nierenlappen gegen den Sinus renalis hin meistens einfach, während sie peripherwärts zusammengesetzt werden.

Die Niere hat jetzt (bei etwa 20 cm langen Embryonen) ihre maximale Lappung erreicht, und zeigt an ihrer Oberfläche etwa 20, durch Furchen getrennte, konvexe Lappenbasen (Fig. 121). — Diese Furchen sind (besonders beim Abtragen der Nierenkapsel) noch zur Zeit der Geburt und in den ersten Kinderjahren sehr deutlich. Nach dem 4.—5. Lebensjahre pflegen sie indessen zu verschwinden.

Entwicklung von Mark und Rinde der Niere.

In jedem Nierenlappen markiert sich bald die hauptsächlich aus gewundenen Harnkanälchen mit MALPIGHI'schen Körperchen bestehende Rinde von dem zentralen, ausschliesslich aus gerade verlaufenden Sammelröhren bestehenden Mark.

Die periphere Grenze der Nierenrinde ist durch die sehr früh auftretende bindegewebige Nierenkapsel gegeben. Ihre zentrale Grenze gegen das Mark wird durch die erste Etage der MALPIGHI'schen Körperchen angedeutet.

Zentralwärts von dieser Etage bildet sich nach HAMBURGER (1890) frühzeitig ein Bindegewebsnetz aus, durch dessen Maschen sich die gewundenen Harnkanälchen nicht hindurch zu drängen vermögen, wenn sie sich nicht innerhalb der Markstrahlen zentralwärts verlängern. Dieses Bindegewebsnetz „funktioniert also als eine Art von Sieb" (FELIX), das nur Fascikeln von gerade verlaufenden Sammelröhren und HENLE'sche Schlingen durchlässt und auf diese Weise die Grenze zwischen Mark und Rinde scharf hält.

Solche aus gerade verlaufenden Sammelröhren gebildete Fascikeln (sog. Markstrahlen) beginnen schon bei etwa 10 cm langen Embryonen vom Marke in die Rinde einzustrahlen. Etwa Mitte des Embryonallebens verlängern sie sich bis zur Nierenperipherie hinaus (HAUCH).

Das aus gerade verlaufenden Sammelröhren gebildete Nierenmark ist anfangs nur schwach entwickelt. Bei der Entstehung der Nierenlappen wird dasselbe in kleinere Gruppen, sog. Nierenpyramiden, zersplittert. — In der Folge wachsen diese relativ stark in die Höhe und verlängern sich hierbei papillenartig in die Calyces minores hinein.

Zur Zeit der Geburt beträgt die Dicke der Nierenrinde etwa 2,5 mm, diejenige (= die Höhe) der Nierenpyramiden etwa 9 mm. — Während des 1.—7. Lebensjahres bleibt das Mark fast vollständig im Wachstum stehen, während gleichzeitig die Rinde an Dicke stetig zunimmt. Nach dieser Zeit wachsen aber Mark und Rinde fast gleichmässig weiter, bis sie ihre definitive Dicke erreicht haben.

Weitere Ausbildung der Harnkanälchen.

Etwa gleichzeitig mit der Entstehung der HENLE'schen Schleifen beginnt in den Wänden der Harnkanälchen die histologische Differenzierung.

Dieselbe geht von der BOWMAN'schen Kapsel aus und reicht zunächst etwa zur Umbiegungsstelle der HENLE'schen Schleife. In diesem Abschnitt des Harnkanälchens erweitert sich die Lichtung, und das bisher spärliche und dunkle Protoplasma der Wandzellen wird lichter und reichlicher, so dass die Zellen heller erscheinen. Die übrigen Abschnitte des Harnkanälchens behalten das alte, dunkle Epithelkleid bei. Die Tubuli contorti erhalten ihr charakteristisches Nierenepithel im dritten Embryonalmonat oder sogar noch früher.

Die zuerst gebildeten Harnkanälchen erreichen in kurzer Zeit eine bedeutende Grösse. Die dazu gehörenden MALPIGHI'schen Körperchen stellen Riesenbildungen dar, die sogar grösser als diejenigen der erwachsenen Niere werden können. Sie haben indessen nur ein kurzes Dasein. Bereits bei Embryonen des sechsten Embryonalmonats sind sie nicht mehr nachzuweisen (FELIX).

Die zuerst gebildeten HENLE'schen Schleifen verlängern sich (schon in der Mitte des Embryonallebens) weit in die Pyramidenpapillen hinein. Die später entstehenden Schleifen dringen dagegen nur eine relativ kurze Strecke in die Pyramiden hinein.

Die gewundenen Kanälchen bleiben, wie erwähnt, alle im Rindengebiet liegen und stellen die Hauptmasse der Nierenrinde, die sog. Nierenlabyrinthsubstanz dar. In dieser Labrinthsubstanz strecken sich die Markstrahlen eine Zeitlang bis zur Nierenperipherie heraus.

Bei wochenalten Kindern liegen die MALPIGHI'schen Körperchen der Niere etwa fünfmal dichter als beim Erwachsenen. Nach dieser Zeit nehmen, wie erwähnt, die MALPIGHI'schen Körperchen nicht mehr an Zahl zu. — Dagegen wachsen jetzt die gewundenen Harnkanälchen (sowohl erster wie zweiter Ordnung) stark sowohl in Länge wie in Dicke.

Hierbei vermehrt sich die Masse der Nierenlabyrinthsubstanz relativ stark und braucht immer mehr Raum. Auf diese Weise werden die MALPIGHI'schen Körperchen immer mehr von einander entfernt und die Sepimente werden relativ breiter; peripherwärts von den Markstrahlen entsteht eine aus lauter gewundenen Kanälchen bestehende Schicht (Regio suprafascicularis) und die lappentrennenden Furchen der Nierenoberfläche werden ausgeglichen.

Die Nieren nehmen hierbei allmählich ihre definitiven Proportionen an. Während des ersten Lebensjahres wachsen die Nieren relativ wenig, während der Pubertätszeit relativ stark. Das Nierenwachstum soll erst im 37. Lebensjahr beendigt sein (THOMA).

Bis zum 25. Lebensjahr wächst der Körper indessen bedeutend stärker als die Nieren, so dass das relative Gewicht dieser Organe im Verhältnis zu demjenigen des Körpers nach der Geburt etwa dreimal kleiner wird.

Lageveränderungen der Nieren während der Entwicklung.

Bei der Verlängerung der Ureteranlage wird die Nierenanlage allmählich aus der Beckenregion entfernt und in die Bauchregion hinaufgeschoben.

Hierbei kommt die Nierenanlage bald mit der Nebenniere in Berührung.

Ende des zweiten Embryonalmonats liegt die Nierenanlage in der Höhe der 1.—4. Lendenwirbel. In der nächstfolgenden Zeit (bis zur Mitte des Embryonallebens) „behält der kaudale Pol der Niere stets seine Beziehung zum vierten Lendenwirbel bei, während der kraniale sich immer höher empordrängt" und am Ende des fünften Embryonalmonats die elfte Rippe erreicht. Diese letztgenannte Kranialwärtsverschiebung hängt also von der eigenen Vergrösserung der Niere ab (FELIX).

In den folgenden (grösstenteils extrauterinen) Entwicklungsperioden wachsen die Nieren umgekehrt viel schwächer als die betreffende Rumpfpartie. Hierbei bleiben ihre kranialen Pole in der Höhe des 12. Brustwirbels fixiert, während ihre kaudalen Polen immer höher steigen, bis sie zuletzt die Höhe des 2. Lendenwirbels erreichen. Ihre definitive Höhelage bekommen die Nieren also erst beim Erwachsenen.

In der zweiten Hälfte des zweiten Embryonalmonats führt die Nierenanlage um ihre Längsachse eine Rotation aus und zwar derart, dass der bisher ventralwärts sehende Nierenhilus gerade medialwärts gerichtet wird. — Später findet indessen wieder eine Drehung statt, aber in entgegengesetztem Sinne, so dass der quere Durchmesser der Niere ungefähr in der Mitte zwischen frontaler und sagittaler Ebene gestellt wird. Die Ursache hiervon ist wahrscheinlich in der zu dieser Zeit stattfindenden stärkeren Entwicklung der Lumbalwirbelkörper und der Psoasmuskeln zu suchen.

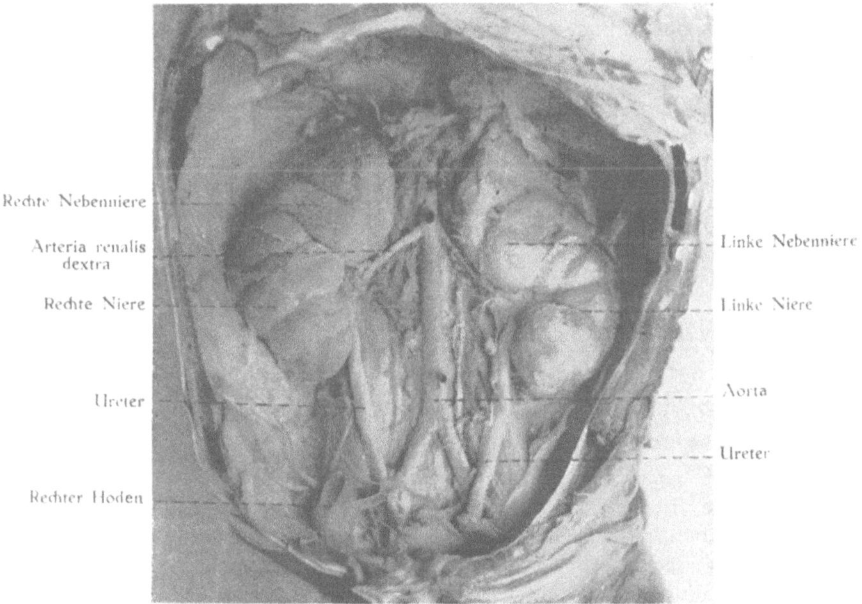

Fig. 121.
Nieren und Nebennieren in situ von einem etwa 20 cm langen Embryo. $\frac{2}{1}$.

Gleichzeitig und aus demselben Grunde beginnen die Längsachsen der beiden Nieren (die bei 5 cm langen Embryonen fast vertikal stehen und früher sogar kaudalwärts konvergierten) kaudalwärts voneinander zu divergieren.

Entwicklung der Nierengefässe.

Die Nierenarterien entstehen, wie zuerst Hochstetter (1892) gezeigt hat, erst dann, wenn die Nieren ihre definitive Lage fast erreicht haben. — Vor dieser Zeit fehlen ihnen aber nicht Blutgefässe. Diese stellen aber wahrscheinlich alle venöse Gefässe dar, welche einem vorübergehenden Nierenpfortadersystem angehören (Broman, 1907).

Erst bei etwa 2 cm langen Embryonen kann eine Arterie in die Niere hinein verfolgt werden. Diese Arterie stellt in der Regel einen Nebenzweig von der kaudalsten Arteria suprarenalis dar. Indem sich aber dieser Nebenzweig später stark vergrössert, imponiert er zuletzt als Hauptzweig.

In letzter Instanz stammt also die normale Arteria renalis (Fig. 121) von einer ursprünglichen Urnierenarterie ab.

Die primitiven Nierenvenen, welche dem obenerwähnten, temporären Nierenpfortadersystem angehören, kommen einerseits von den unteren Kardinalvenen und münden andererseits in die Venae revehentes der Urnieren (Fig. 150 *A*, S. 238).

Zur Zeit der Entstehung der Nierenarterien scheinen sie alle zugrunde zu gehen und jederseits durch eine laterale Fortsetzung der oberen Queranastomose der hinteren Kardinalvenen ersetzt zu werden. Das auf diese Weise entstandene Gefäss stellt die definitive Nierenvene dar (Fig. 150 *B—D*).

Wann fangen die Nieren an, Harn abzusondern?

Nach Zuntz und Cohnstein sind in den fetalen Nieren die Blutdruckverhältnisse für eine Sekretion sehr ungünstig und zwar um so ungünstiger, je jünger der Fetus ist. Auch kann eine Funktion der embryonalen Nieren nicht als notwendig für das intrauterine Wachstum des Embryos betrachtet werden, denn Feten mit völligem Mangel beider Nieren können trotzdem geburtsreif werden (Ahlfeld).

Andererseits kann aber jeder Geburtshelfer die Tatsache konstatieren, dass mehrmals die Kinder unmittelbar nach der Geburt — und bei Steiss- und Fuss-Geburten sogar noch vor der Geburt des Kopfes — eine ziemliche Menge Urin von sich geben.

„Also muss", sagt Preyer (1885), „die embryonale Niere tätig sein, freilich in geringerem Grade, vielleicht ausgiebig nur gegen Ende der intrauterinen Zeit, und in etwas anderer Weise als später." — Die hauptsächliche, lebenswichtige Ausscheidung der Stoffwechselprodukte des Embryos geschieht aber offenbar unter Vermittlung der Placenta durch die Nieren der Mutter.

Die Exkretion der fetalen Nieren können wir daher mehr als eine Funktion pro exercitio betrachten, d. h. als eine Vorbereitung zu der unmittelbar nach der Geburt einzusetzenden lebenswichtigen Exkretion.

Als ein Ausdruck dafür, dass die Nieren des Neugeborenen nur mit Mühe ihre filtratorische Funktion erfüllen können, ist wohl der sogen. Harnsäureinfarkt zu betrachten. Derselbe besteht aus Harnsäure- und Uratniederschläge, die sich in den Sammelröhren anhäufen und hier makroskopisch sichtbare, hellgelbliche bis ziegelrote Streifen hervorrufen. — Der Harnsäureinfarkt erreicht am ersten oder zweiten Tage nach der Geburt seinen Höhepunkt. Nach dieser Zeit verschwindet er (gewöhnlich bis zum sechsten Tage) wieder allmählich, indem die Niederschläge von dem kräftiger werdenden Harnstrom fortgeschwemmt werden.

Entwicklung der Geschlechtsorgane.

Ende des ersten Embryonalmonats entsteht an der medio-ventralen Oberfläche jeder Urniere eine epitheliale Verdickung, welche von mehrschichtigem Cölomepithel gebildet wird. Diese Epithelverdickung hebt sich bald (Anfang des zweiten Embryonalmonats) als ein langer (sich über die ganze Länge der Urniere erstreckender), schmaler Streifen, die Genitalleiste, auf.

Die Genitalleiste wird in den folgenden Stadien allmählich immer höher, und zwar nicht nur durch rasche mitotische Vermehrung der betreffenden Cölomepithelzellen, sondern auch dadurch, dass Mesenchymgewebe aus der Urniere in die Genitalleiste hineinwächst.

Von den Epithelzellen der Genitalleiste behalten die meisten ihr ursprüngliches Aussehen als gewöhnliche Cölomepithelzellen; einzelne vergrössern sich aber schon in diesen frühen Entwicklungsstadien stark und werden zu Genitalzellen. Von diesem Stadium ab wird das Epithel der Genitalleiste Keimepithel genannt, unter welchem Namen wir also ein Gemisch von Cölomzellen und Genitalzellen verstehen.

In der Folge atrophiert die kaudale Genitalleistenpartie fast vollständig. Aus ihr geht nur das kaudale Geschlechtsdrüsenligament (Lig. ovarii bezw. Lig. testis) hervor (Fig. 122).

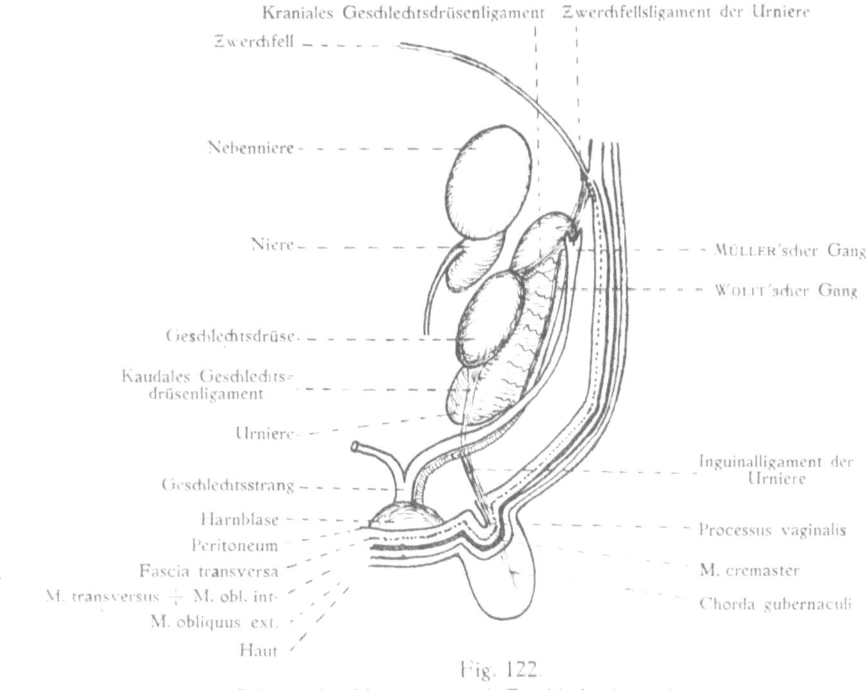

Fig. 122.
Schema der Urnieren- und Geschlechtsdrüsenligamente.

In die kraniale Genitalleistenpartie sendet das Coelomepithel netzförmig verbundene Zellstränge hinein, welche bald von dem Oberflächenepithel vollständig abgeschnürt werden. Später werden diese Netzbildungen kaudalwärts verschoben, bis sie die Höhe der mittleren Genitalleistenpartie erreichen. Sie stellen die Anlage des Rete testis bezw. des Rete ovarii dar. Nach der Kaudalwärtsverschiebung dieser Netzbildungen atrophiert auch die kraniale Genitalleistenpartie als solche und wandelt sich in das kraniale Geschlechtsdrüsenligament um (Fig. 122).

Nur die mittlere Genitalleistenpartie bildet sich also normalerweise zur eigentlichen Geschlechtsdrüse aus. Die am tiefsten gelegenen Schichten des Keimepithels gruppieren sich hier zu mehr oder weniger deutlich getrennten Strängen, den Keimsträngen, welche durch spärliches Mesenchymgewebe von einander abgegrenzt werden.

Die weitere Ausbildung der Geschlechtsdrüse gestaltet sich nun verschieden, je nachdem sie sich zu Testis oder zu Ovarium differenzieren soll.

Das Stadium der indifferenten Geschlechtsdrüsenanlage dauert nicht lange. Dasselbe fällt etwa in die erste Hälfte des zweiten Embryonalmonats.

Schon Mitte des zweiten Embryonalmonats werden nämlich in der männlichen Geschlechtsdrüsenanlage die Keimstränge kräftig entwickelt und deutlich abgegrenzt (Fig. 110, S. 164), während die weibliche Geschlechtsdrüse noch eine Zeitlang ein mehr homogenes Aussehen behält. Bei gut konservierten Embryonen lässt sich also schon zu dieser Zeit das Geschlecht durch histologische Untersuchung der Geschlechtsdrüsenanlage bestimmen.

Die ursprünglich breite Verbindung der Geschlechtsdrüsenanlage wird allmählich dünner und mesenterienähnlich ausgezogen. Auf diese Weise entsteht das Mesorchium bezw. das Mesovarium.

Entwicklung der Testes.

Bei der Ausbildung der männlichen Geschlechtsdrüsen aus den indifferenten Anlagen scheint eine relativ starke Entwicklung des eingewanderten Mesenchymgewebes eine wichtige Rolle zu spielen. Durch diese starke Mesenchymentwicklung werden die Keimstränge von einander deutlich abgegrenzt (Fig. 110). Zwischen den Keimsträngen dringt das Mesenchymgewebe bald bis zur oberflächlichsten Keimepithelschicht hervor und sammelt sich unter ihr zu einer dicken Bindegewebskapsel, die sog. Tunica albuginea, des Hodens. Hand in Hand mit der Bildung der Albuginea werden die Keimstränge von der oberflächlichen Keimepithelschicht abgeschnürt und von ihr durch die Albuginea getrennt.

Durch die Ausbildung dieser Albuginea unmittelbar unter einem niedrigen, einschichtigen Epithel und durch die Entstehung von kräftigen, deutlich abgegrenzten Keimsträngen bekommen die Hoden schon Anfang des dritten Embryonalmonats ein sehr charakteristisches histologisches Aussehen. Hierzu trägt noch bei, dass die Äste der Vasa spermatica einen sehr charakteristischen Verlauf haben. Sie gehen nämlich nicht (wie bei den Ovarien) durch den Hilus in das Innere des Organs hinein, sondern verlaufen zunächst in der Hodenperipherie und senden von hier aus ihre Zweige durch die Septula testis gegen den Hilus ein. Auch makroskopisch sind die Hoden früh von den Ovarien zu unterscheiden, indem sie bald grösser, rundlicher und mehr weissglänzend als diese werden.

Unmittelbar nach ihrer Abschnürung vom Oberflächenepithel stellen die Keimstränge kompakte, etwas verzweigte Zellenstränge dar, welche meistens fast gerade und zwar senkrecht zur Oberfläche verlaufen. Sie konvergieren gegen den angehefteten Hodenrand zu, welcher von reichlichem Bindegewebe (dem sog. Mediastinum testis) ausgefüllt wird. — In diesem Mediastinalgewebe liegt das wahrscheinlich von dem Epithel der kranialen Genitalleistenpartie stammende Rete testis. Dieses wird ebenfalls aus kompakten Zellensträngen gebildet.

Von den Marksträngen unterscheiden sich diese Retestränge dadurch, dass sie bedeutend dünner sind und durch Querzweige reichlicher mit einander verbunden werden; ausserdem sind sie von kleineren, stärker färbbaren Zellen zusammengesetzt und enthalten — wie schon oben erwähnt — keine Genitalzellen.

Von dem Rete testis aus wachsen kurze gerade Ausläufer, die Anlagen der Tubuli recti des Hodens, den Marksträngen entgegen und verschmelzen mit diesen. In späteren Stadien wachsen andere Ausläufer des Rete durch das Mesorchium hindurch bis zu den in der Nähe liegenden Urnierenquerkanälchen (welche die Anlage des Nebenhodenkopfes darstellen) und verbinden sich mit ihnen. Unter Vermittlung vom Rete testis werden also die Markstränge des Hodens in epitheliale Verbindung mit der Urniere gebracht.

Die Keimstränge stellen die Anlagen der Tubuli seminiferi contorti dar.

Einzelne zwischen den Anlagen der Tubuli contorti liegenden Bindegewebszellen bilden sich schon früh (nach Tourneux und Nagel sogar schon bei 5—10 cm langen Embryonen) zu sogenannten interstitiellen Hodenzellen aus, indem sie sich stärker vergrössern, gelbliche Pigmentkörnchen im Zellkörper aufnehmen und ihre Kernstruktur verändern. Solche interstitiellen Hodenzellen sollen im vierten Embryonalmonat bezw. in der Pupertätszeit relativ zahlreich sein. Wahrscheinlich stellen sie eine endocrine Drüse dar, deren Hormone die Entstehung der männlichen Geschlechtscharaktere bewirken.

Die Anlagen der Tubuli seminiferi contorti bleiben bis zum Ende der Fetalzeit solid. In denselben sind zwei Arten von Zellen zu unterscheiden: 1. grössere Ursamenzellen (= Genitalzellen), welche sich in der Pubertätszeit zunächst zu Spermatogonien ausbilden, und 2. kleinere, indifferente Stützzellen, welche die Anlagen der SERTOLI'schen Zellen darstellen.

Nach dem Auftreten des Lumens stellen die Tubuli seminiferi contorti charakteristische Röhrchen dar, deren Wände von mehrschichtigem Keimepithel gebildet werden. Ihre volle Entwicklung erreichen sie indessen erst mit dem Anfangen der Spermiogenese, also während der Pubertätszeit.

Entwicklung der Ovarien.

Bei schwacher Vergrösserung zeigen die Ovarien lange etwa dasselbe histologische Aussehen wie die indifferenten Keimdrüsen. Keimstränge bilden sich aus, werden aber nie deutlich abgegrenzt und markieren sich daher bei schwacher Vergrösserung fast gar nicht. Das zwischen denselben liegende Mesenchymgewebe dringt zwar peripherwärts hervor und sammelt sich zu einer sog. primären Albuginea. Diese liegt aber viel tiefer als in den Hoden, und zwar von einem mehrschichtigen Keimepithel, der sog. Rindenschicht, bedeckt. Mit dieser Rindenschicht bleiben die Keimstränge längere Zeit in Verbindung.

Bis zum siebenten Embryonalmonat persistiert die primäre Albuginea und scheidet (jedoch unvollständig) die aus verdicktem Keimepithel bestehende Rindenschicht von der aus Mesenchym mit eingebetteten Keimsträngen gebildeten Markschicht ab.

Das Rete ovarii hat keine physiologische Funktion. Beim Menschen verfällt dasselbe gewöhnlich frühzeitig (Ende der Fetalzeit oder in den ersten Kinderjahren) der Rückbildung anheim.

Die Rindenschicht des Ovariums wächst etwa Mitte der Embryonalzeit stark an Dicke zu und wird gleichzeitig von spärlichen Bindegewebszügen durchdrungen. Auf diese Weise entstehen aus der ursprünglich homogenen Rindenschicht grössere Keimepithelzellgruppen, die sog. Eiballen, welche durch feine Bindegewebszüge voneinander getrennt werden.

Durch gegenseitige Durchwachsung von Keimepithel und Bindegewebe werden sowohl die Markstränge wie die Eiballen in kleinere Zellengruppen zerteilt. Die tieferen Partien der epithelialen Rindenschicht dringen hierbei in die primäre Albuginea hinein und vernichtet sie bald (im siebenten Embryonalmonat) als solche. Das Bindegewebe der primären Albuginea wird mit anderen Worten in kleineren Zügen zersplittert und eine Grenze zwischen Mark und Rinde ist im Ovarium längere Zeit nicht mehr zu erkennen.

Die Zersplitterung der Markstränge und der Eiballen fährt fort, bis sie alle in kleine, durch Bindegewebe isolierte Zellengruppen zerteilt sind, welche nur je eine einzige Genitalzelle, die Oogonie, enthalten. Um die Oogonie herum bilden die indifferenten Epithelzellen der betreffenden Zellengruppe eine einfache Schicht. Eine solche Zellengruppe wird Primärfollikel genannt, die die Oogonie umgebenden kleineren Epithellzellen heissen Follikelepithelzellen.

Die Entstehung der Primärfollikel beginnt während der letzten Embryonalmonate in der Tiefe des Ovariums und schreitet von hier aus allmählich nach der Oberfläche desselben hervor. Im 2.—3. Lebensjahre soll die Bildung der Primärfollikel (und hiermit auch die Bildung von neuen Oogonien) beim Menschen beendet sein.

Zu dieser Zeit ist von der dicken Rindenschicht nur eine einfache Epithelzellenschicht als Hülle übrig geblieben, und dieses Oberflächenepithel hat seine frühere Fähigkeit, Genitalzellen zu produzieren, vollständig verloren. Unmittelbar unter diesem Oberflächenepithel sammelt sich langsam eine Bindegewebsschicht, welche beim Erwachsenen gewöhnlich im Schnitte makroskopisch zu erkennen ist, im höheren Alter immer dicker wird und die sog. sekundäre oder definitive Albuginea des Ovariums bildet.

Schon während der letzten Fetalzeit beginnen einzelne der zuerst gebildeten Primärfollikel sich in Sekundärfollikel oder sog. GRAAF'sche Follikel umzuwandeln. Diese Umwandlung findet in folgender Weise statt: Durch wiederholte Teilungen vermehren sich die Follikelepithelzellen stark und bilden eine dicke, mehrschichtige Hülle um die Eizelle umher. In einer gewissen Entfernung vom Ei entsteht nun durch Absonderung oder Filtration der Zellen im Follikelepithel eine mit wasserheller Flüssigkeit gefüllte Höhle, welche zuerst nur eine kleine Spalte zwischen den von einander getrennten Follikelzellen darstellt, später aber stark an Grösse zunimmt. Bei der Spannung der immer reichlicher abgesonderten Follikelflüssigkeit nimmt die Höhle allmählich eine fast sphärische Form an. Nur diejenige Wandpartie, welche die inzwischen vergrösserte Eizelle enthält, buchtet halbkugel- und später kugelförmig in die Follikelhöhle hinein, den sogenannten Cumulis ovigerus bildend. Durch Auflockerung der Stielzellen des Cumulus soll sich dieser mit dem Ei zuletzt von der Follikelwand ablösen und in die Follikelflüssigkeit frei zu liegen kommen.

Bei der starken Vergrösserung des Sekundärfollikels (derselbe bekommt einen Durchmesser von 0,5—12 mm) erreicht derselbe bald die Oberfläche des Ovariums, und wenn er zuletzt an der der Eierstockoberfläche zugekehrten Seite berstet, wird also die Eizelle in die Bauchhöhle entleert. Hier wird sie von dem Eileiter aufgenommen und weiter befördert.

Es wurde oben erwähnt, dass die Grenze zwischen Mark und Rinde des Ovariums etwa im siebenten Embryonalmonat verwischt wurde, indem die sie trennende, primäre Albuginea als solche zugrunde ging, und die Marksubstanz etwa dasselbe Aussehen wie die Rindensubstanz bekam. Da indessen in den folgenden Entwicklungsstadien die Primärfollikel der Marksubstanz in erster Linie vernichtet werden — indem sie sich zuerst entweder zu reifen Sekundärfollikeln etc. entwickeln oder durch regressive Metamorphose zugrunde gehen —, so ist allmählich eine Markpartie des Ovariums wieder von der Rindenpartie desselben zu unterscheiden. Die Grenze wird indessen nie scharf. — Das auf diese Weise entstandene sekundäre Mark des Ovariums besteht nur aus gefässreichem Bindegewebe, während die sekundäre Ovarialrinde allein die Follikel enthält.

Das fetale Ovarium ist ein längliches, fast bandförmiges Gebilde von rötlicher Farbe, welches im allgemeinen schon makroskopisch von dem grösseren, mehr rundlichen und weissglänzenden Hoden leicht zu unterscheiden ist. — Zur Zeit der Geburt hat das Ovarium zwar fast dieselbe Länge wie der Hoden desselben Stadiums (10—12 mm), ist aber schmäler und vor allem bedeutend dünner als dieser.

Entwicklung der primären Eileiter (= der MÜLLER'schen Gänge).

In der fünften Embryonalwoche, ehe noch die Geschlechtsdifferenzierung der Keimdrüsen deutlich geworden ist, beginnen die primären Eileiter, die sog. MÜLLER'schen Gänge angelegt zu werden.

Die erste Anlage des MÜLLER'schen Ganges tritt als eine longitudinale, rinnenförmige Einsenkung des Cölomepithels am kranialen Urnierenende auf (Fig. 123). Die kaudale Partie dieser Rinne vertieft sich bald; ihre Ränder kommen hierbei miteinander in Berührung und verwachsen dann zu einem kaudalwärts blind endenden Gang, welcher von seinem Mutterboden abgeschnürt wird. Die ganze Anlage des MÜLLER'schen Ganges stellt jetzt ein dütenförmiges Gebilde dar, deren Öffnung von der offen gebliebenen, kranialen Rinnenpartie, deren Spitze von der abgeschnürten, kaudalen Rinnenpartie gebildet worden ist.

Durch selbständiges Auswachsen der Dütenspitze verlängert sich nun die Anlage des MÜLLER'schen Ganges kaudalwärts innerhalb des freien Randes der Urnieren. Etwas weiter von diesem Rande entfernt liegt in unmittelbarer Nähe der WOLFF'sche Gang (Fig. 123), welcher sozusagen als Leitband für den MÜLLER'schen Gang funktioniert.

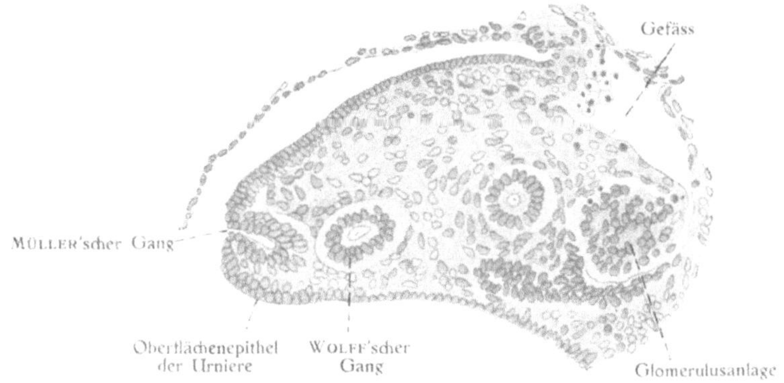

Fig. 123.

Querschnitt der Urniere eines 22 mm langen Embryos (die erste Anlage des MÜLLER'schen Ganges zeigend). Nach NAGEL (1897) aus VEIT's Handb. d. Gynäk., Bd. V.

Unter freiem Rande der Urniere verstehe ich hier denjenigen Rand, welcher dem Anheftungsrand der Urniere gegenüberliegt. Hervorzuheben ist nun, dass dieser Anheftungsrand, welcher zu dieser Zeit in der kranialen Hauptpartie der Urniere medio-dorsalwärts gerichtet ist, kaudalwärts zuerst auf die dorsale und weiter kaudalwärts auf die laterale Körperwand übergeht. Als Folge hiervon sieht der freie — den MÜLLER'schen und den WOLFF'schen Gang einschliessende — Rand der Urniere in der kranialen Hauptpartie ventrolateralwärts (Fig. 110, S. 164), weiter unten rein ventralwärts und noch weiter kaudal gerade medialwärts.

Die letztgenannte Partie der Urniere, die sog. Urogenitalfalte, enthält keine Querkanälchen, sondern nur den WOLFF'schen Gang.

Die medialwärts gerichteten freien Ränder der beiden Urogenitalfalten wachsen nun (etwa Mitte des zweiten Embryonalmonats) miteinander zusammen. Auf diese Weise entsteht aus den beiden Urogenitalfalten eine einheitliche Bildung, welche die Form eines frontal gestellten Septums besitzt und unter dem Namen des Genitalstranges (THIERSCH) bekannt ist.

Kaudalwärts geht dieses frontale Septum in den Boden der Beckenhöhle über, kranialwärts endigt dasselbe mit winkelgebogenem, freiem Rande, welcher sich kranialwärts in die freien Ränder der beiden Urnierenfalten fortsetzt.

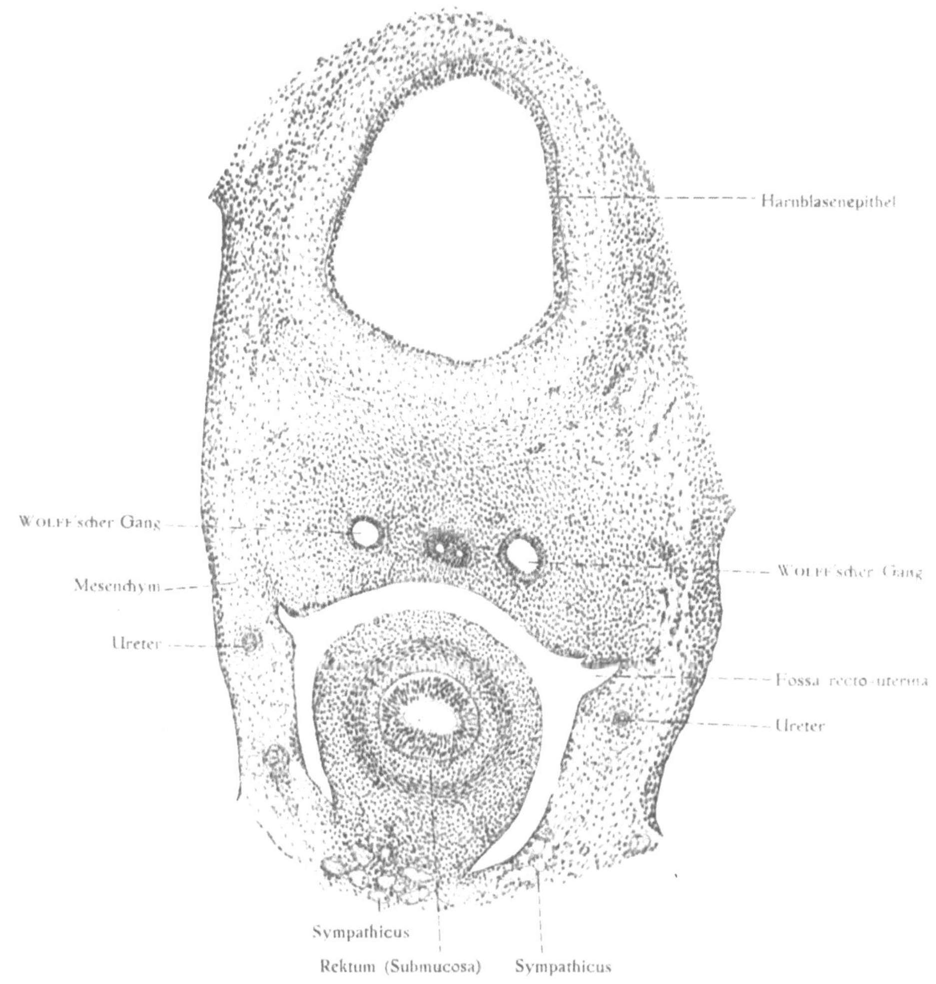

Fig. 124.

Querschnitt (unmittelbar kaudalwärts von der Fossa vesico-uterina) durch Blase, Rektum, WOLFF'sche und MÜLLER'sche Gänge (verschmolzen) etc. eines 25 mm langen Embryos. $\frac{80}{1}$. Nach einem Originalpräparat von O. VAN DER STRICHT.

Durch dieses Septum wird die seröse Beckenhöhle in zwei kaudalwärts getrennte Vertiefungen (die Anlagen der Fossa recto-uterina bezw. der Fossa vesico-uterina) geteilt.

Oben wurde hervorgehoben, dass sowohl der WOLFF'sche Gang wie der MÜLLER'sche Gang in der Nähe des freien Urnierenrandes verlaufen und zwar so, dass der MÜLLER'sche Gang von dem Anheftungsrand der Urniere am weitesten entfernt liegt (Fig. 110, S. 164).

Wenn man dieses weiss und auch den oben beschriebenen Verlauf der Urnierenfalte kennt, so versteht sich von selbst, dass die MÜLLER'schen Gänge zuerst (d. h. in ihren kranialen Partien) ventro-lateralwärts, dann ventralwärts und zuletzt (mit ihren kaudalen Partien) medialwärts von den WOLFF'schen Gängen verlaufen müssen.

Diese medialwärts gerichteten Partien der MÜLLER'schen Gänge sind es eben, welche in dem Genitalstrang zu liegen kommen.

Ende des zweiten Embryonalmonats wachsen die MÜLLER'schen Gänge in den Geschlechtsstrang hinein und erreichen schnell das kaudale Ende desselben.

Jetzt beginnen die Genitalstrangpartien der beiden MÜLLER'schen Gänge miteinander zu verschmelzen. Die Verschmelzung beginnt gewöhnlich am Übergang des mittleren in das kaudale Drittel des Genitalstranges, entsprechend der späteren Grenze zwischen Uterus und Vagina. In dieser Höhe liegen nämlich die beiden MÜLLER'schen Gänge einander am nächsten. Von hier aus schreitet die Verschmelzung sowohl kaudal- wie kranialwärts weiter.

Zunächst behalten die epithelial verschmolzenen MÜLLER'schen Gänge je ihr Lumen (Fig. 124). Indem aber die epitheliale Scheidewand normalerweise bald zugrunde geht, findet ein Zusammenfluss der beiden Lichtungen statt: Aus den Genitalstrangpartien der beiden MÜLLER'schen Gänge wird dann ein einfacher Uterovaginalkanal, welcher die Anlage der ganzen Vagina und des Cervixteils des Uterus darstellt.

Bis zu diesem Stadium entwickeln und verhalten sich die MÜLLER'schen Gänge beim männlichen Menschenembryo in vollständig ähnlicher Weise wie bei dem weiblichen (NAGEL u. a.). Dasselbe ist mit den Urogenitalfalten und dem Genitalstrang der Fall. Zu dieser Zeit sind ausserdem die äusseren Geschlechtsteile der verschiedenen Geschlechter einander noch vollständig ähnlich. Vor Verwechslung kann also nur eine histologische Untersuchung der Keimdrüse retten.

Die weitere Ausbildung der MÜLLER'schen Gänge beim weiblichen Embryo. Entwicklung des Uterus und der Vagina.

Der MÜLLER'sche Gang kann in eine kraniale — innerhalb der eigentlichen Urniere verlaufende — und eine kaudale — innerhalb der Urogenitalfalte (bezw. des Genitalstranges) verlaufende — Hauptpartie geteilt werden. Die erstgenannte stellt die Anlage des Eileiters dar, die letztgenannte bildet die gemeinsame Anlage der betreffenden Hälfte des Uterus und der Vagina. Die Grenze zwischen diesen beiden Hauptpartien wird durch die Ausgangsstelle des schon früh gebildeten Inguinalligamentes der Urniere markiert (Fig. 122).

Dieses Inguinalligament der Urniere bildet sich später beim weiblichen Embryo zum Ligamentum uteri rotundum (Fig. 132), beim männlichen Embryo zum Gubernaculum testis aus.

Nachdem die beiden Urogenitalfalten bis zu einer gewissen Höhe miteinander zum Genitalstrang verschmolzen sind, hört die Verwachsung derselben beim männlichen Embryo definitiv auf. Beim weiblichen Menschenembryo setzt sich dagegen diese Verwachsung kranialwärts weiter fort, bis auch die kranialsten Urogenitalfaltenpartien miteinander zu einem einfachen Genitalstrang verschmolzen sind.

Diese zuletzt gebildete Genitalstrangpartie enthält eben die paarigen Epithel-Anlagen des Corpus uteri, welche nun auch bald zu dem einfachen Uteruskörper verschmelzen.

Mit anderen Worten: der (Mitte des dritten Embryonalmonats) zweihörnige Uterus (Uterus bicornis) geht (Ende desselben Monats) in einen Uterus simplex über. Die Funduspartie des einfach gewordenen Uterus bleibt indessen noch einige Monate mehr oder weniger stark eingesattelt (Uterus arcuatus s. fetalis) und geht erst Ende des Fetallebens in den geraden Fundus des Uterus infantilis über.

Unmittelbar nach der Verschmelzung der beiden Uterushörner zu dem einfachen Uteruskörper ist die Grenze zwischen den Eileiteranlagen und der Utero-vaginalanlage — auch ohne Zuhilfenahme des Inguinalligamentes der Urniere — natürlich leicht zu setzen und zwar dort, wo die verschmolzenen Partien der MÜLLER'schen Gänge in die unverschmolzen gebliebenen Partien derselben übergehen.

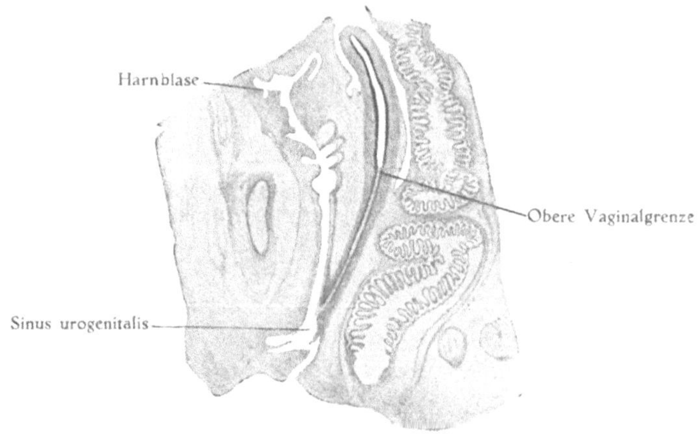

Fig. 125.
Medianschnitt durch das Becken eines 10 cm langen Embryos. Nach NAGEL (1896) aus VEIT's Handb. d. Gynäk.

Dagegen ist zu dieser Zeit die Utero-Vaginalgrenze noch nicht zu erkennen. Diese Grenze wird erst Mitte des vierten Embryonalmonats erkenntlich, und zwar dadurch, dass die Uterusanlage ihr Lumen behält, während das Lumen der Vaginalanlage durch kubische Epithelzellen vollständig ausgefüllt wird. Ausserdem tritt zu gleicher Zeit an der Uterovaginalgrenze eine Winkelbiegung ein, welche den Uterus antevertiert. Der Uterus und die Vagina stellen sich mit anderen Worten schon zu dieser Zeit in die Beckenachse ein (Fig. 125).

Die Obliteration des Vaginallumens fährt bis zur Mitte des Embryonallebens fort. Während dieser Obliterationsperiode vermehrt sich das Vaginalepithel sehr stark. Diese Epithelproliferation führt einerseits zur Verlängerung und zur Verdickung der soliden Vaginalanlage und andererseits zur Entstehung von quer gelagerten Epithelausbuchtungen derselben. — Diese Epithelausbuchtungen geben, wenn sie später ausgehöhlt werden, zu der Entstehung der queren Vaginalfalten (Rugae) Anlass.

Mitte der Embryonalzeit bilden sich in der kranialsten Vaginalpartie zwei ähnliche, aber besonders grosse, mit einander zusammenhängende Epithelausbuchtungen aus, welche die Anlagen der Fornices vaginae darstellen.

Wenn die solide Vaginalanlage sich zu verdicken beginnt, bleibt die Mündungspartie derselben (in den Sinus urogenitalis) dünn. Auf diese Weise entsteht hier allmählich eine von Epithel bekleidete Bindegewebsfalte, welche die enge Vaginalmündung umrahmt. Diese Falte stellt die Anlage des Hymens dar.

Wenn nun — etwa Mitte des Embryonallebens — das definitive Lumen der Vagina und der betreffenden Cervixpartie durch fettige Degeneration der zentralen Epithelzellen und nachfolgende Detritusbildung auftritt, so zeigt es sich, dass die einmal obliteriert gewesenen Kanalpartien geschichtetes Plattenepithel bekommen, während die Uterushöhle von Zylinderepithel ausgekleidet bleibt.

Unmittelbar nach der Verschmelzung der MÜLLER'schen Gänge bildet sich das die epitheliale Utero-Vaginalanlage umgebende Mesenchym in zellenreiches Blastem (Fig. 124) um. Dieses Blastem stellt die Anlage der eigentlichen muskulösen und bindegewebigen Wand des Utero-Vaginalrohres dar. Es differenziert sich bald in eine innere, dichtere Schicht, die Anlage des Stratum proprium mucosae, und in eine äussere, mehr lockere Schicht, in welcher sich Mitte des vierten Embryonalmonats glatte Muskelzellen ausbilden.

Das Vaginalepithel bildet keine Drüsen.

Das Wachstum des embryonalen Uterus ist kein gleichmässiges. Der Cervixteil wächst schneller als der Corpusteil. Hierdurch entsteht etwa Mitte des Embryonallebens die typische Form des Uterus fetalis mit dem grossen Cervixteil und dem kleinen, eingesattelten Corpus.

Die Schleimdrüsen des Cervix uteri bilden sich schon in der zweiten Hälfte der Embryonalzeit aus. Dagegen werden die Drüsen der Corpusschleimhaut erst postfetal (im 1.—5. Kinderjahre) angelegt.

Sehr bemerkenswert ist die Tatsache, dass der Uterus im ersten Kinderjahre absolut verkleinert wird. Derselbe pflegt während dieser Zeit um mehr als ein Viertel kleiner zu werden.

Das weitere Wachstum des Uterus ist ein sprunghaftes mit zwei Perioden rascheren Wachsens (im 6. bezw. im 10.—15. Lebensjahr) zwischen solchen von Stillstand oder allmählichem Wachsen. In der letzten Wachstumsperiode (unmittelbar vor der Pubertätszeit) entwickelt sich besonders der Corpus uteri stark, während der Cervixteil im Wachsen nachbleibt. Gleichzeitig wird der Fundus uteri nach oben gewölbt; die Corpusschleimhaut bildet ihre Drüsen vollständig aus, und die Flimmerhaare des Uterusepithels treten auf. Auf diese Weise wandelt sich der infantile Uterus in den ausgebildeten, virginellen Uterus um.

Entwicklung des definitiven Eileiters.

Wie schon erwähnt, bilden sich die beiden definitiven Eileiter aus den kranialen Partien der primitiven Eileiter (= der MÜLLER'schen Gänge) aus. Das dieselben umgebende Mesenchym differenziert sich in eine innere Bindegewebsschicht und eine äussere Schicht, aus welcher die Eileitermuskulatur hervorgeht. Etwa Mitte der Embryonalzeit bildet sich hier eine Ringmuskelschicht aus, welche nach der Geburt (SOBOTTA, 1891) an ihrer Aussenseite von einer Längsmuskelschicht bedeckt wird.

An der Innenseite der ursprünglich im Querschnitt kreisförmigen Eileiteranlage treten Anfang des vierten Embryonalmonats 4—6 primäre Längsfalten auf, an welchen später sich zahlreiche Sekundärfalten ausbilden.

Etwa gleichzeitig mit dem Auftreten der erwähnten inneren Längsfalten wird auch die früher glatte Abdominalmündung der Eileiteranlage mit fransenähnlichen Auswüchsen, Fimbrien, versehen und zwar zuerst mit 4—6 primären Fimbrien, auf welchen sich dann eine grössere Zahl sekundärer Fimbrien ausbilden. Diese Fimbrien sind als die freien Endpartien der inneren Tubarfalten zu betrachten. Ende der Embryonalzeit bekommt das Oberflächenepithel sowohl der Fimbrien wie der ganzen Innenseite des Eileiters Cilien, welche einen nach dem Uterus zu gerichteten Flimmerstrom erzeugen. — Ähnliches Flimmerepithel bildet sich auch an dem kranialen Geschlechtsdrüsenligament aus, das das freie Tubarende mit dem Ovarium verbindet. Dieses Ligament wird hierbei in die sog. Fimbria ovarica umgewandelt.

In Übereinstimmung mit dem Vaginalepithel bildet das Tubarepithel keine Drüsen.

Hand in Hand mit dem Descensus ovariorum werden die ursprünglich kranialen Tubarenden lateral- und kaudalwärts verlagert, bis die Hauptrichtung der Eileiter zuletzt fast transversal wird (Fig. 132). In der zweiten Hälfte der Embryonalzeit wachsen die Eileiter relativ stark in die Länge, was bei dem beschränkten Raum zu einer starken Schlängelung derselben führt; eine Schlängelung, welche indessen im Laufe der Kinderzeit (bei dem Breiterwerden des Beckens) allmählich wieder — wenigstens teilweise — ausgeglichen wird.

Entwicklung der Ligamente des Uterus und der Ovarien.

Nach der Atrophie der Urnierenquergänge stellt die Urniere nur eine dünne Peritonealfalte (die Urnierenfalte) dar, in deren freiem Rande der Eileiter verläuft. Kaudalwärts setzt sich jederseits diese Urnierenfalte in das aus den verschmolzenen Urogenitalfalten gebildete frontale Septum fort, welches oben unter dem Namen des Genitalstranges beschrieben wurde.

Nur die mittlere Partie dieses Genitalstranges bildet sich zu dem Uterus bezw. der Vagina aus; die lateralen Partien desselben bilden zusammen mit den die beiden Eileiter einschliessenden Urnierenfalten die Anlage des Ligamentum uteri latum.

An jeder Urnierenfalte inseriert als eine kleinere Peritonealfalte zweiter Ordnung das Mesovarium, in dessen freiem Rande 1. das kraniale Ovarialligament (= die Fimbria ovarica), 2. das Ovarium und 3. das kaudale Ovarialligament (= das Ligamentum ovarii proprium) zu finden sind (vgl. Fig. 122, S. 183).

Noch Ende des dritten Embryonalmonats bildet die Anlage des Ligamentum uteri latum eine U-förmige Falte, deren peripherer Rand kaudalwärts an dem Beckenboden und lateralwärts an den Seitenwänden der Becken- bezw. der Bauchhöhle fixiert ist. Der zentralwärts gerichtete Rand der U-Falte ist frei und enthält den Fundus uteri mit den beiden Eileitern.

In den folgenden Entwicklungsstadien verschieben sich indessen (Hand in Hand mit der Kaudalwärtsverschiebung der kranialen Eileiterenden) die kranialen Partien der beiden lateralen Insertionslinien des Ligamentum latum kaudalwärts. Auf diese Weise wird der U-förmig gebogene, freie Rand des Ligamentum uteri latum allmählich fast geradlinig in die Quere gestellt. Der ganze freie Rand wird — mit anderen Worten — kranialwärts gerichtet.

Bei der postfetalen Vergrösserung der Höhle des kleinen Beckens senken sich sowohl der Uterus mit den Eileitern wie die Ovarien in das Gebiet dieser Höhle vollständig herab. Gleichzeitig verliert auch das Ligamentum uteri latum grösstenteils seine Anheftungen an die Seitenwände der Bauchhöhle. Als Rest hiervon persistiert jederseits nur das sog. Lig. suspensorium ovarii.

Das Zwerchfellsligament der Urniere verstreicht schon frühzeitig.

Das Inguinalligament der Urniere persistiert dagegen zeitlebens und bildet — wie schon erwähnt — das Ligamentum uteri rotundum.

Entwicklung der Fossa recto-uterina und der Fossa vesico-uterina.

Die seröse Beckenhöhle wird — wie erwähnt — durch das Ligamentum uteri latum in eine vordere Tasche, die Fossa vesico-uterina, und eine hintere Tasche, die Fossa recto-uterina geteilt (Fig. 88 *D*, S. 136). Von diesen ist die Fossa vesico-uterina die seichtere. Sie bekommt schon Mitte des Embryonallebens ihre definitiven Beziehungen zu den angrenzenden Organen.

Die Fossa recto-uterina (Fossa Douglasi) dringt viel tiefer ins Becken herab. Bei etwa 3 cm langen Embryonen streckt sie sich weiter kaudalwärts als die Mündungsstelle der MÜLLER'schen Gänge in den Sinus urogenitalis herab (KEIBEL, 1896); d. h. ihre seröse Wand bekleidet die ganze Dorsalwand der Utero-Vaginalanlage (Fig. 88 *D*). In späteren Entwicklungsstadien wird diese Tasche immer flacher und zwar nach ZUCKERKANDL (1891) wahrscheinlich durch kranialwärts fortschreitende Verwachsung der Taschenwände. — Noch beim Erwachsenen streckt sie sich aber so tief ins Becken herab, dass ihre seröse Ventralwand das hintere Fornix vaginae bekleidet.

Beim männlichen Embryo verschmelzen diese beiden Fossae miteinander zu der einfachen Fossa recto-vesicalis, und zwar dies dadurch, dass der Genitalstrang hier immer niedriger wird und zuletzt (im 7. Embryonalmonat) vollständig verschwindet.

Das Schicksal der MÜLLER'schen Gänge beim männlichen Embryo.

Bei etwa 5—8 cm langen (Sch.-S.-L.) männlichen Embryonen fallen die MÜLLER'schen Gänge relativ schnell der Rückbildung anheim. Ihre Epithelzellen degenerieren, die daraus gebildeten Detritusmassen werden resorbiert und durch Bindegewebe ersetzt. Auf diese Weise verschwinden gewöhnlich spurlos die unverschmolzenen kranialen Hauptpartien der beiden Gänge, ebenso wie der kraniale Teil des einfachen Utero-vaginalrohres.

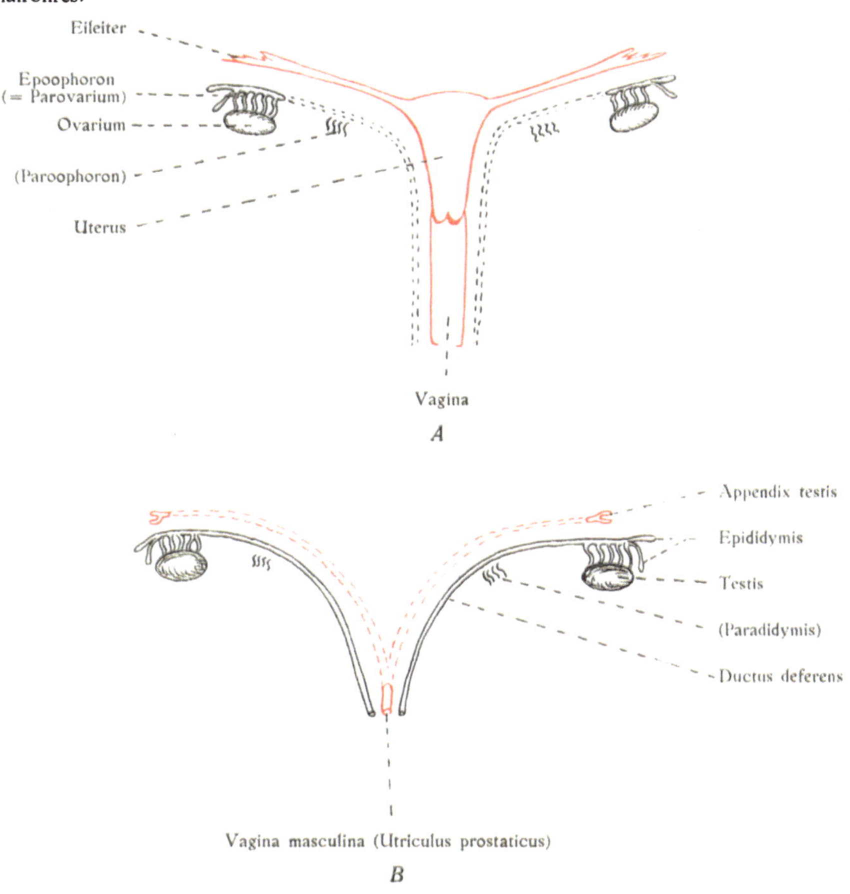

Fig. 126.
Schicksal der Urnieren (schwarz) und der MÜLLER'schen Gänge (rot). *A* beim weiblichen Embryo, *B* beim männlichen Embryo.

Nur die kaudale Partie des Utero-vaginalrohres, welche etwa der Vaginalanlage des weibligen Embryos entspricht, persistiert konstant. Sie öffnet sich in den Sinus urogenitalis, bleibt aber klein und wird bei der folgenden starken Entwicklung der Prostata ganz und gar in diese Drüse eingeschlossen. Sie bildet so die Vesicula prostatica oder Vagina masculina, welcher offenbar nur die Bedeutung einer rudimentären, atavistischen Bildung zukommt.

In etwa einem Viertel der Fälle persistieren indessen von den MÜLLER'schen Gängen auch die kranialsten Endpartien. Diese sollen dann jederseits an den kranialen Testispol fixiert werden und die sog. ungestielte Hydatide des Hodens (den Appendix testis) bilden.

Das weitere Schicksal der Urniere.

Bei der Beschreibung der Urnierenrückbildung wurde schon oben (S. 171) angegeben, dass gewisse Urnierenpartien persistieren und in den Dienst des Geschlechtsapparats treten. Sie bildeten sich in der Phylogenese wahrscheinlich anfangs bei allen Individuen in gleicher Weise zu einem Ausführungsgangsystem des männlichen Geschlechtsdrüsenteils aus.

Wenn aber in einem späteren phylogenetischen Entwicklungsstadium die hermaphroditischen Geschlechtsdrüsen in Hoden bezw. Ovarien umgewandelt wurden, so braucht sich das betreffende Ausführungsgangsystem natürlich nur beim männlichen Geschlecht beizubehalten. Und in der Tat wurde dasselbe auch von nun ab beim weiblichen Geschlecht mehr oder weniger vollständig zurückgebildet.

Das Schicksal der Urnieren und der WOLFF'schen Gänge beim männlichen Embryo. Entwicklung des Epididymis und des Ductus deferens.

Die kranialsten Quergänge der Urniere gehen — wie schon S. 171 erwähnt — gewöhnlich zugrunde. Unter Umständen können aber einzelne derselben persistieren und sich zu Zysten des Epididymiskopfes entwickeln.

Die danach folgenden Urnierenquergänge, welche mit der dazu gehörigen Partie des WOLFF'schen Ganges den sog. Sexualteil der Urniere darstellen, persistieren dagegen zeitlebens und werden unter Vermittlung von dem Rete testis mit den Tubuli seminiferi contorti des Testis in Verbindung gesetzt. Ihre Glomeruli werden zurückgebildet, und ihr Lumen bekommt überall etwa die gleiche Weite. Sie wachsen stark in die Länge und werden hierbei noch mehr als früher geschlängelt. Sie werden alle in eine gemeinsame, straffe Bindegewebsmasse eingehüllt und stellen mit dieser zusammen die Anlage des Caput epididymidis dar.

Die kranialste Partie des WOLFF'schen Ganges scheint bisweilen atrophieren zu können. Oft persistiert er aber und bildet sich zu einer Cyste des Epididymis aus.

Die nächstfolgende Hauptpartie des WOLFF'schen Ganges wächst stark in die Länge und wird hierbei in zahlreiche Windungen gelegt. Von diesen nehmen die kranialsten an der Bildung des Caput epididymidis teil, die mittleren und die kaudalen Windungen werden von derselben Bindegewebsmasse wie der Nebenhodenkopf umhüllt und bilden den Corpus bezw. die Cauda des Nebenhodens.

Die ursprünglich kaudale Hauptpartie des WOLFF'schen Ganges, welche in der betreffenden Urogenitalfalte bezw. im Genitalstrang verläuft, bildet sich grösstenteils zu dem Ductus deferens (einschliesslich des Ductus ejaculatorius, der Ampulla ductus deferentis und der Vesicula seminalis) aus.

Entwicklung der Vesiculae seminales.

Etwa Mitte des dritten Embryonalmonats nehmen die in dem Genitalstrang eingeschlossenen Partien der WOLFF'schen Gänge beträchtlich an Weite zu und bilden etwa in der Höhe des Urinblasenhalses je eine laterale, hohle Ausbuchtung (Fig. 127). Diese Ausbuchtungen werden nach PALLIN (1901) in kaudauler Richtung von den WOLFF'schen Gängen teilweise abgeschnürt und stellen die Anlagen der Vesiculae seminales dar.

Die anfangs einfachen Samenblasenanlagen, welche kaudalwärts mit den WOLFF'schen Gängen in Verbindung bleiben, beginnen Ende des vierten Embryonalmonats kurze Zweige, sog. Divertikel auszusenden; und Mitte des Embryonallebens sind die Samenblasen schon so weit entwickelt dass sie der Form und Lage nach mit den Samenblasen des Erwachsenen fast übereinstimmen (PALLIN, 1901).

Diejenigen Partien der WOLFF'schen Gänge, von welchen die Samenblasen abgeschnürt wurden, bilden etwa gleichzeitig mit den Samenblasen ähnliche aber kürzere Divertikel wie diese aus. Sie entwickeln sich auch im übrigen in ähnlicher Weise wie die Samenblasen und bilden so die sog. Ampullen der Ductus deferentes (PALLIN, 1901).

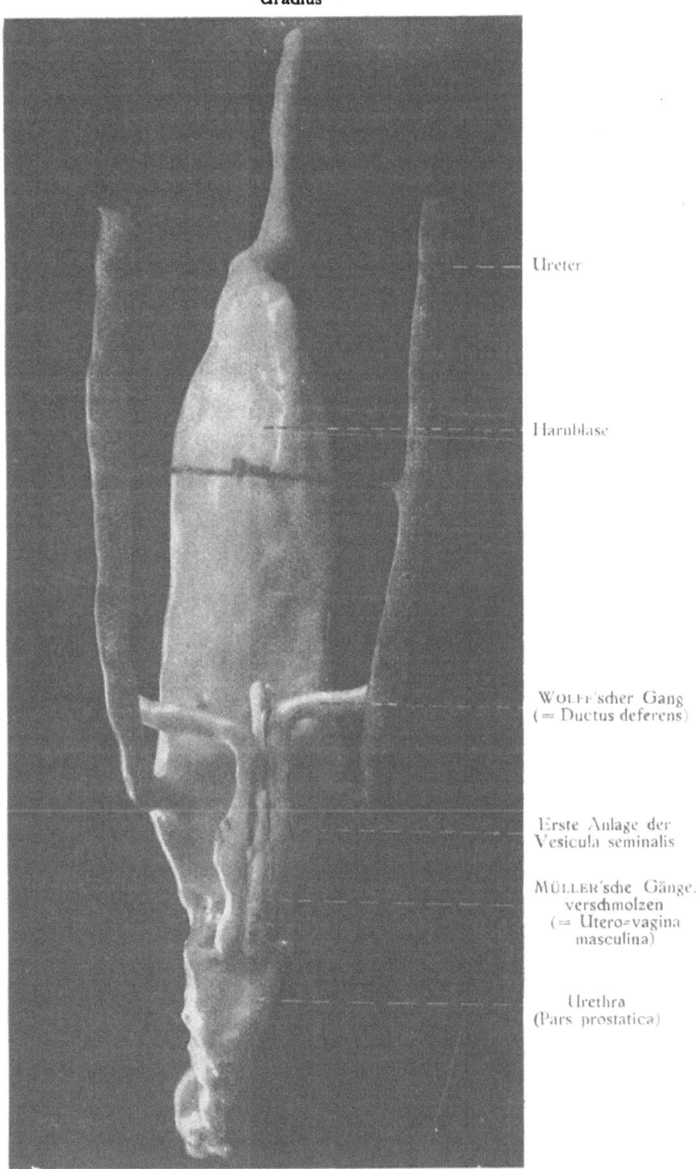

Fig. 127.

Blase und Urethra etc. eines 6 cm langen männlichen Embryos; von der dorsalen Seite gesehen. Nach einem von Herrn cand. med. T. RIETZ unter meiner Leitung hergestellten Rekonstruktionsmodell. $\frac{2.5}{1}$.

Das Schicksal der Urnieren und der WOLFF'schen Gänge beim weiblichen Embryo. — Entwicklung des Epoophoron.

Die kranialsten Querkanälchen der Urniere gehen gewöhnlich zugrunde. Einzelne derselben können aber unter Umständen persistieren und zu Cysten des Ligamentum latum werden.

Die danach folgenden Querkanälchen des Sexualteils der Urniere persistieren zeitlebens mehr oder weniger vollständig und bilden das im Mesosalpinx eingeschlossene Epoophoron. Gleich wie beim männlichen Embryo büssen diese Kanälchen ihre Glomeruli ein und werden mit dem Rete der Geschlechtsdrüse verbunden. Nach der Geburt wächst das Epoophoron Hand in Hand mit der dasselbe einschliessenden Partie des Ligamentum latum an Grösse; trotzdem hat man ihm bisher eine physiologische Funktion abgesprochen und dasselbe nur als ein dem Epididymiskopfe homologes, rudimentäres Organ betrachtet. Ich finde es aber sehr verdächtig, dass es eine vielleicht wichtige endokrine Drüse darstellt.

Die kaudalwärts von dem Sexualteil gelegenen Querkanälchen der Urniere verlieren alle ihre Verbindung mit dem WOLFF'schen Gange. Die meisten gehen schon früh vollständig zugrunde. Einige persistieren indessen wenigstens bis zur Mitte des Embryonallebens und bilden im Wurzelgebiet das Ligamentum latum oder in der dorsalen Körperwand (HJ. FOSSNER) eingeschlossen das sog. Paroophoron. Dasselbe bildet ein nunmehr physiologisch bedeutungsloses, rudimentäres Organ.

Von dem WOLFF'schen Gange persistiert gewöhnlich die kraniale Partie und geht in der Bildung des Epoophoron ein.

Die kaudalwärts vom Sexualteil der Urniere gelegene Hauptpartie des WOLFF-schen Ganges geht dagegen frühzeitig zugrunde.

Die Entwicklung der Kloake.

Die in der hinteren Partie der Area embryonalis median gelegene Primitivrinne wird durch die Ausbildung des Schwanzhöckers in zwei von diesem getrennte seichte Vertiefungen geteilt, eine kraniale Vertiefung, in welche der Canalis neurentericus mündet, und eine kaudale Vertiefung, welche die Anlage der ektodermalen Kloake darstellt.

Indem sich nun der Schwanzhöcker erhöht und weiter ausbildet und die Embryonalplatte sich in einen rohrförmigen Embryo mit freier Ventralfläche umbildet, wird allmählich die Anlage der ektodermalen Kloake an die ventrale Seite des Embryos übergeführt.

Gleichzeitig hiermit entsteht der Hinterdarm, in dessen Ventralwand der Allantoisgang mündet und von dessen kaudalem Ende der Schwanzdarm auswächst.

Diejenige aus der kaudalen Hinterdarmpartie gebildete Höhle, in welcher also sowohl der Hinterdarm wie der Schwanzdarm und der Allantoisgang primär münden, und in welche sich bald auch die beiden WOLFF'schen Gänge öffnen, stellt die Anlage der entodermalen Kloake dar.

Die ventrale Wand der entodermalen Kloake ist nun von Anfang an mit dem Boden der ektodermalen Kloake intim verbunden. An dieser Stelle hat sich nämlich nie Mesenchymgewebe zwischen Ekto- und Entoderm entwickelt. Ekto- und Entoderm sind — mit anderen Worten — hier zu einer einheitlichen Membran, die Kloakenmembran, verschmolzen.

In der Peripherie der Kloakenmembran findet sich dagegen Mesenchymgewebe. Dieser mesenchymatöse Rahmen der Membran verdickt sich in den folgenden Stadien, treibt hierbei seine ektodermale Bekleidung nach aussen hervor und bildet so zusammen mit dieser eine Erhabenheit, den Kloakenhöcker, in dessen Mitte die Kloakenmembran eingefasst sitzt.

Die Kloakenmembran hat zuerst eine relativ sehr grosse Ausdehnung, indem sie sich von der Schwanzbasis bis zum Nabel erstreckt. Ursprünglich hat sie eine longitudinale, d. h. der Darmlängsachse parallele Lage und gehört der ventralen Körperwand an (vgl. Fig. 88*A*, S. 136). Indem sich aber die kraniale Partie des Kloakenhöckers stärker als die kaudale Partie desselben entwickelt, wird der ursprünglich kraniale Rand der Kloakenmembran allmählich ventral- und kaudalwärts verschoben, bis derselbe zuletzt etwa in derselben Höhe wie der kaudale Membranrand zu liegen kommt. Die ganze Kloakenmembran rotiert — mit anderen Worten — etwa 90°, so dass sie etwa senkrecht zur Darmachse zu sitzen kommt (vgl. Fig. 88*A*—*C*).

Anfang des zweiten Embryonalmonats wächst der vordere Teil des Kloakenhöckers in der Nähe der Kloakenmembran relativ stark in die Länge und bildet sich so zu einem besonderen Zäpfchen, dem Genitalhöcker (Fig. 88*D*) aus. Derselbe stellt die erste Anlage des Penis bezw. der Clitoris dar.

An der unteren Seite des Genitalhöckers findet man in der Mittellinie eine lang und dünn ausgezogene Kloakenmembranpartie, das sog. Urethralseptum. Dieses wandelt sich bald durch Zugrundegehen seiner zentralen Epithelzellen in eine nach unten offene Epithelrinne, die Urethralrinne, um (Fig. 128). Die diese Rinne begrenzenden Falten werden Urethrallippen oder Genitalfalten genannt und stellen beim weiblichen Embryo die Anlage der Labia minora, beim männlichen Embryo die Anlage des Corpus cavernosum urethrae dar.

Trennung der Kloake in Urogenitalrohr und Enddarm.

Die Trennung der entodermalen Kloake in ein ventrales Urogenitalrohr und ein dorsales Enddarmrohr beginnt schon in der vierten Embryonalwoche. Sie findet in der Weise statt, dass die lateralen Kloakenwände je eine longitudinale Falte, die Plica uro-rectalis bildet, welche medialwärts in das Kloakenlumen einbuchtet.

Diese Falten stossen bald in der Medianebene zusammen und verschmelzen hier in kranio-kaudaler Richtung zu einem frontal gestellten Septum, dem Septum uro-rectale.

Etwa Mitte des zweiten Monats erreicht der kaudale, freie Rand des Septum uro-rectale die Kloakenmembran und verschmilzt mit ihr. Die entodermale Kloake ist also von nun ab in ein hinteres Rohr, das Rektum, und ein vorderes Rohr, in welches die Wolff'schen Gänge münden, vollständig getrennt. Das letztgenannte Rohr, das Urogenitalrohr, stellt die gemeinsame Anlage der Blase, der Urethra und des Sinus urogenitalis dar.

Schon vorher ist die ektodermale Kloake durch Verschmelzung ähnlicher (aber kürzerer) Seitenfalten in eine hintere und eine vordere seichte Grube, die Analgrube bezw. Urogenitalgrube, aufgeteilt worden.

In die Urogenitalgrube bricht der Sinus urogenitalis schon bei etwa 16 mm langen Embryonen durch (KEIBEL, 1896). Von dieser Zeit ab existiert also eine wahre Urogenitalöffnung.

Die Analöffnung bildet sich erst später aus. Eine offene Kommunikation zwischen dem entodermalen Enddarm und der Analgrube habe ich erst bei einem 22 mm langen Embryo gesehen.

Die lateralen Partien des Kloakenhöckers heben sich Anfang des zweiten Embryonalmonats zu paarigen Falten, den Genitalwülsten (Tori genitales) auf.

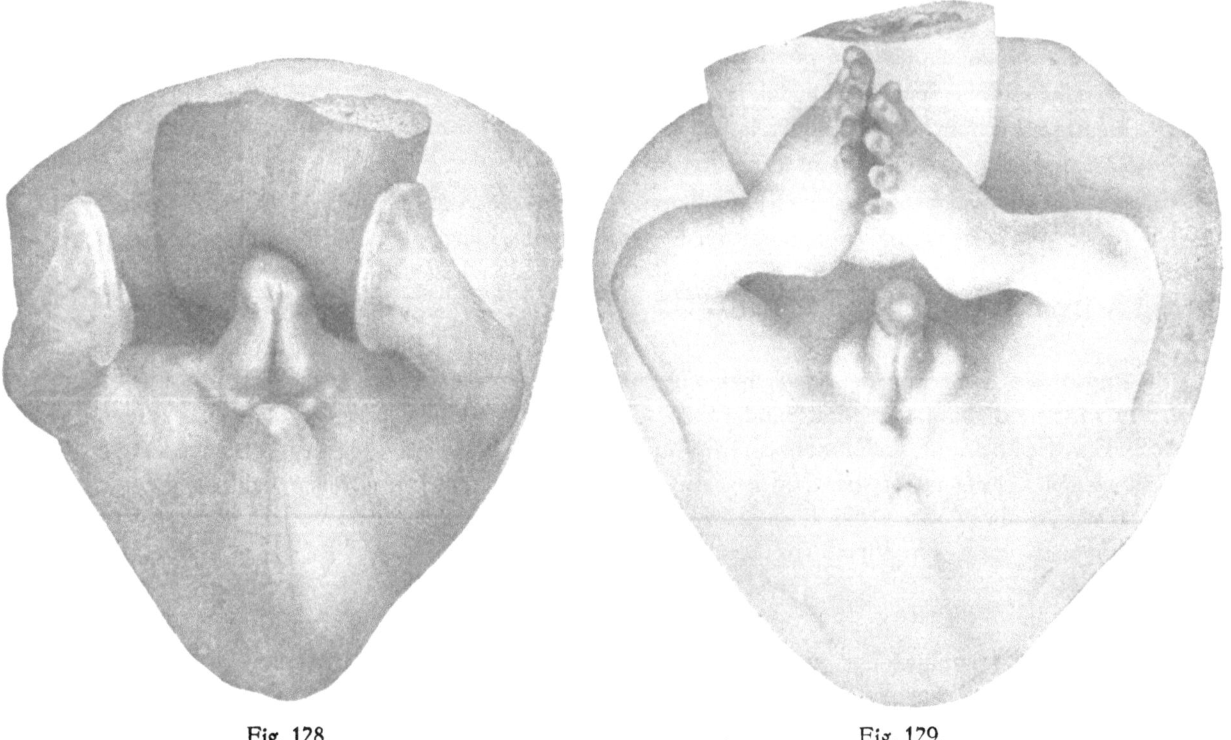

Fig. 128. Fig. 129.

Fig. 128 und 129.

Kaudales Körperende. Fig. 128 eines 19 mm langen Embryos, Fig. 129 eines 25 mm langen Embryos. Nach KOLLMANN's Handatlas d. Entwicklungsgesch., Bd. II, Jena 1907.

Ventralwärts gehen diese in die Basalpartie des Genitalhöckers über. Dorsalwärts vereinigen sie sich zuerst in der Mittellinie hinter der Kloakengrube. Bei der Aufteilung dieser Grube in Analgrube und Urogenitalgrube werden die Genitalwülste auch unmittelbar ventralwärts von der Analgrube mit einander verbunden. In späteren Stadien verstreichen allmählich die die Analgrube umrahmenden Faltenpartien. Die persistierenden vorderen Partien der Genitalwülste verhalten sich nun bei den verschiedenen Geschlechtern verschieden, indem sie beim weiblichen Embryo zu den Labia majora werden, während sie beim männlichen Embryo ventralwärts in die Penisanlage aufgehen, sich dorsalwärts aber zum Scrotum ausbilden.

Bei beiden Geschlechtern beginnt (Anfang des dritten Embryonalmonats) die freie Endpartie des Genitalhöckers sich zu einer Glans-Anlage zu verdicken. Durch Einwachsen des Oberflächenepithels wird bald die Grenze zwischen Glans- und Corpus-Anlage noch stärker markiert.

In dem Inneren des Genitalhöckers treten schon früh Gruppen von dicht liegenden Blastemzellen auf. Dieselben sind anfangs vollständig gefässlos, werden aber in späteren Entwicklungsstadien durch Eindringen von Kapillaren reich vaskularisiert und wandeln sich so in die kavernösen Körper des Penis bezw. der Clitoris um.

Weitere Ausbildung des Urogenitalrohres.

Das aus der ventralen Partie der entodermalen Kloake gebildete Urogenitalrohr stellt — wie schon erwähnt — die gemeinsame Anlage der Blase, der primären Urethra und des Sinus urogenitalis dar (vgl. Fig. 88 *C* u. *D*, S. 136).

In dieses Urogenitalrohr münden — wie auch erwähnt — die beiden primären Harnleiter, die sog. WOLFF'schen Gänge (Fig. 88 *B*).

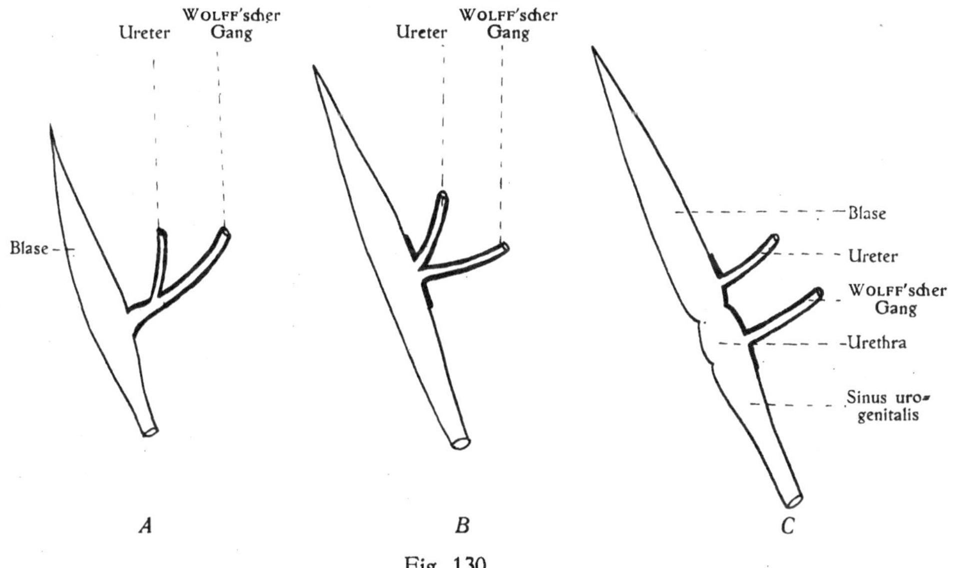

Fig. 130.
Schemata, die Verschiebung der Uretermündungen von den WOLFF'schen Gängen in die Blasenwand zeigend.

Die beiden definitiven oder sekundären Harnleiter münden ursprünglich nicht direkt in das Urogenitalrohr, sondern nur indirekt, und zwar unter Vermittlung von den primären Harnleitern (Fig. 130 *A*).

In den folgenden Stadien werden nun die kaudalen Endpartien der beiden WOLFF-schen Gänge trichterförmig so stark erweitert, dass sie zuletzt vollständig in die Dorsalwand des Urogenitalrohrs aufgehen (vgl. Fig. 130 *A* und *B*).

Jetzt beginnen also die Ureteren direkt in das Urogenitalrohr zu münden. Zuerst befinden sich ihre Mündungsstellen in derselben Höhe wie diejenigen der dünn gebliebenen Hauptpartien der WOLFF'schen Gänge. Anfang des dritten Embryonalmonats wächst aber die zwischen den Uretermündungen einerseits und den Mündungen der WOLFF'schen Gänge andererseits gelegene Wandpartie des Urogenitalrohres allmählich relativ stark in die Länge. Und Hand in Hand hiermit werden die Uretermündungen in kranialer Richtung verschoben und den Mündungen der WOLFF'schen Gänge immer mehr entfernt (Fig. 130 *C*).

Bald nachher beginnt eine schwache Einschnürung die Grenze zwischen der Urethra und der Blase zu markieren, und die Blasenanlage fängt an, dicker als die Urethralanlage zu werden.

Diese primäre Urethra bleibt noch lange sehr kurz. Ihre obere Grenze wird durch die eben erwähnte Einschnürung, ihre untere Grenze durch die Einmündungsstelle der WOLFF'schen (und der MÜLLER'schen) Gänge markiert. Die kaudalwärts von dieser Einmündungsstelle gelegene Partie des Urogenitalrohres stellt den (entodermalen) Sinus urogenitalis dar (vgl. Fig. 130 *C* und Fig. 88 *D*, S. 136), welcher sich bei den verschiedenen Geschlechtern in sehr verschiedener Weise ausbildet.

Entwicklung der Blase.

Das Blasenepithel ist also zweifachen Ursprungs:

1. Die Hauptpartie desselben stammt vom Entoderm her; und
2. eine kleinere dorso-kaudale Wandpartie (in Fig. 130 dicker gezeichnet) desselben ist vom Mesoderm (= von den WOLFF'schen Gängen) herzuleiten.

Das ursprünglich dünne Blasenepithel wird im dritten Embryonalmonat mehrschichtig. Drüsenanlagen beginnt dasselbe erst zur Zeit der Geburt zu produzieren.

Das die epitheliale Blasenanlage umgebende Mesenchymgewebe sondert sich Anfang des dritten Embyonalmonats in zwei Schichten: eine zentrale, lockere, und eine periphere, mehr kompakte Zellenschicht (Fig. 124, S. 188). In der letztgenannten beginnen sich bald glatte Muskelzellen auszubilden. Die zentralwärts von dieser Muskelschicht gelegene lockere Mesenchymschicht stellt die Anlage der Submucosa dar.

Die Blase behält lange die ausgezogene Spindelform (Fig. 127) bei. Zur Zeit der Geburt ist sie — wenn mässig gefüllt — birnförmig mit kranialwärts gerichteter Spitze; wenn leer, hat sie aber noch Spindelform. Sie hat dann eine Länge von etwa 4 cm und liegt noch grösstenteils oberhalb der Symphyse. Die Kapazität der Blase des Neugeborenen beträgt bei mässiger Füllung etwa 10 ccm.

Während der Kinderjahre wächst die Blase besonders stark in die Breite und wird so relativ kürzer. Da sie nun gleichzeitig auch im Verhältnis zu der Höhe des stark wachsenden kleinen Beckens kürzer wird, wird die Folge die, dass die kraniale Blasenspitze kaudalwärts verschoben wird. Noch mehr tragen aber dazu bei 1. die Kaudalwärtsverschiebung des Trigonum urogenitale, in welchem das kaudale Urethralende fixiert ist (DISSE, 1891) und 2. die relative Verkürzung der primären Urethra. Die letztgenannten beiden Faktoren bewirken zusammen eine Senkung der ganzen Blase.

Hervorzuheben ist, dass die Senkung der Blase beim weiblichen Geschlecht beträchtlicher als beim männlichen wird, was wohl hauptsächlich von der Ausbildung der Prostata des Mannes abhängig ist.

Ende des zweiten Embryonalmonats sind die Blasenanlage und die ihre Seitenwände dicht anliegenden Arteriae umbilicales noch in die infraumbilikale Partie der vorderen Bauchwand eingeschlossen. Schon Anfang des dritten Embryonalmonats beginnen aber zwei weit offene medialwärts hervordringende Peritonealrezesse diese Bildungen von der Bauchwand zu isolieren. Das hierdurch entstandene ventrale Blasenmesenterium geht aber bald (durch sekundäre Verwachsung der ventralen Blasenwand mit der Bauchwand) wieder verloren.

Von dieser Zeit ab fehlt der vorderen Blasenwand eine seröse Bekleidung. Die hintere Blasenwand bleibt dagegen grösstenteils frei und vom Peritoneum bekleidet. Nur die kaudalste Partie derselben wird durch sekundäre Verwachsung mit den naheliegenden Organen (Enddarm und Vesiculae seminales bezw. Vagina) verbunden (CUNÉO und VEAU, 1899).

Die drei Plicae vesico-umbilicales kommen erst im extrauterinen Leben zur Entwicklung, und zwar dadurch, dass der Urachus und die obliterierten Arteriae umbilicales je eine Peritonealfalte hochheben.

Entwicklung der weiblichen Urethra.

Gleich wie die Blase ist auch die Urethra zweifachen Ursprungs. Hauptsächlich aus der entodermalen Kloake stammend, nimmt nämlich die Urethra auch die Endpartien der beiden WOLFF'schen Gänge (also mesodermale Bildungen) teilweise in sich auf. — Beim weiblichen Geschlecht bildet sich diese primäre Urethra zu der definitiven Urethra aus.

Die Urethraldrüsen, welche den oberen Prostatadrüsen beim männlichen Geschlecht homolog sind, werden Ende des dritten Embryonalmonats (durch partielle Abschnürung longitudinaler Urethralfalten) angelegt.

Beim männlichen Geschlecht bildet die primäre Urethra nur die Anlage der kranialen (d. h. kranialwärts von der Einmündungsstelle der Ductus ejaculatorii gelegenen) Partie der Pars prostatica urethrae.

Entwicklung des Sinus urogenitalis.

Der Sinus urogenitalis persistiert beim männlichen Geschlecht als enges Rohr und bildet sich zum unteren Teile der Pars prostatica, zur ganzen Pars membranacea und zum hinteren Teil der Pars cavernosa urethrae aus.

Beim weiblichen Geschlecht dagegen wandelt sich der enge, rohrförmige Sinus urogenitalis schon während der ersten Hälfte des Embryonallebens in das weite Vestibulum vaginae um. Diese Umwandlung findet statt:

1. dadurch, dass der Sinus urogenitalis des weiblichen Embryos bald aufhört, in die Länge zu wachsen;
2. dadurch, dass derselbe trichterförmig und zwar besonders stark in sagittaler Richtung erweitert wird;
3. dadurch, dass das ursprünglich kraniale Ende des Sinus urogenitalis kaudalwärts verschoben wird. Hierbei werden auch die Mündungen der Vagina bezw. der Urethra, welche ursprünglich oberhalb des Beckenbodens lagen, durch das Trigonum urogenitale hindurch gezogen und in die Höhe der äusseren Geschlechtsteile hinab verschoben.

Hand in Hand mit der Ausbildung des Vestibulum vaginae verlieren also die Vagina und die Urethra ihren gemeinsamen, engen Ausführungsgang, den Sinus urogenitalis, und sie münden — nachdem die betreffende Umwandlung zu Ende gebracht worden ist — je für sich unmittelbar in die Vulva.

Aus der dem unteren Prostatateil der männlichen Urethra entsprechenden Partie des Vestibulum vaginae bilden sich sog. paraurethrale Gänge aus, welche den unteren Prostatadrüsen homolog sind. Diese Gänge münden meistens nach hinten und lateralwärts von der Urethralmündung.

Entwicklung der Glandulae vestibulares majores (Gl. Bartholini).

Diese Drüsen entstehen Ende des dritten Embryonalmonats und zwar nach VITALIS MÜLLER (1892) als paarige Ausbuchtungen des Urogenitalsinusepithels. Die einfachen Drüsenanlagen verzweigen sich bald und werden in dem Mesenchymgewebe des Trigonum urogenitale eingebettet.

Entwicklung der Glandulae bulbo-urethrales (Gl. Cowperi).

In ähnlicher Weise wie die weiblichen Glandulae vestibulares majores werden die entsprechenden Glandulae bulbo-urethrales als Epithelsprossen aus dem entodermalen Sinus urogenitalis angelegt. Bei der Verlängerung der Penisanlage wird die betreffende Sinuspartie auch stark in die Länge ausgezogen, und die Mündungsstellen der Glandulae bulbo-urethrales werden hierbei nach vorn verlagert, so dass sie zuletzt von einer Urethralpartie ausgehen, der man gern ektodermaler Herkunft hätte zuschreiben wollen.

Die ersten Seitensprossen der Glandulae bulbo-urethrales liegen in der Anlage des Corpus cavernosum urethrae einlogiert. Bei der folgenden Vergrösserung der beiden Drüsen kommen sie aber grösstenteils ausserhalb des Corpus cavernosum urethrae und zwar in dem Bindegewebe des Trigonum urogenitale zu liegen

Entwicklung der Prostata.

Die Prostatadrüsen werden nach PALLIN (1901) etwa Mitte des dritten Embryonalmonats als solide Epithelfalten an der Aussenseite der epithelialen Pars prostatica urethrae angelegt. Von dieser werden die betreffenden Epithelfalten bald partiell abgeschnürt (vgl. Fig. 127 u. 131). Später bekommen die Drüsenanlagen je ein in die Urethra mündendes Lumen.

Die dorsalen Einzeldrüsen der Prostata wachsen in die caudale Geschlechtsstrangpartie hinein und werden also von dem Mesenchymgewebe des Geschlechtsstranges zu einem einheitlichen Organ verbunden.

Gleich wie beim weiblichen Geschlecht differenziert sich das betreffende Mesenchym in Bindegewebe und glatte Muskulatur, welche Gewebsarten also an der Bildung der Prostata teilnehmen.

Die kranialwärts von der Prostataanlage gelegene Geschlechtsstrangpartie bleibt (nach der Atrophie der MÜLLER'schen Gänge) im Wachstum nach und verschwindet schon während des Embryonallebens vollständig.

Differenzierung der äusseren Geschlechtsteile.

Noch bei etwa 3 cm langen Embryonen sind die Genitalia externa der beiden Geschlechter einander vollkommen gleich (Fig. 129, S. 198).

In den nächstfolgenden Stadien beginnen aber Verschiedenheiten aufzutreten, indem

1. sich zuerst die Clitorisanlage mehr nach abwärts biegt, während die Penisanlage nahezu senkrecht zur Längsachse des Körpers stehen bleibt, und dann
2. die hinteren Partien der Genitalwülste beim männlichen Embryo (von etwa 4–5 cm Sch.-St.-L.) zu der Scrotalanlage verwachsen, während sie beim weiblichen Geschlecht getrennt bleiben.

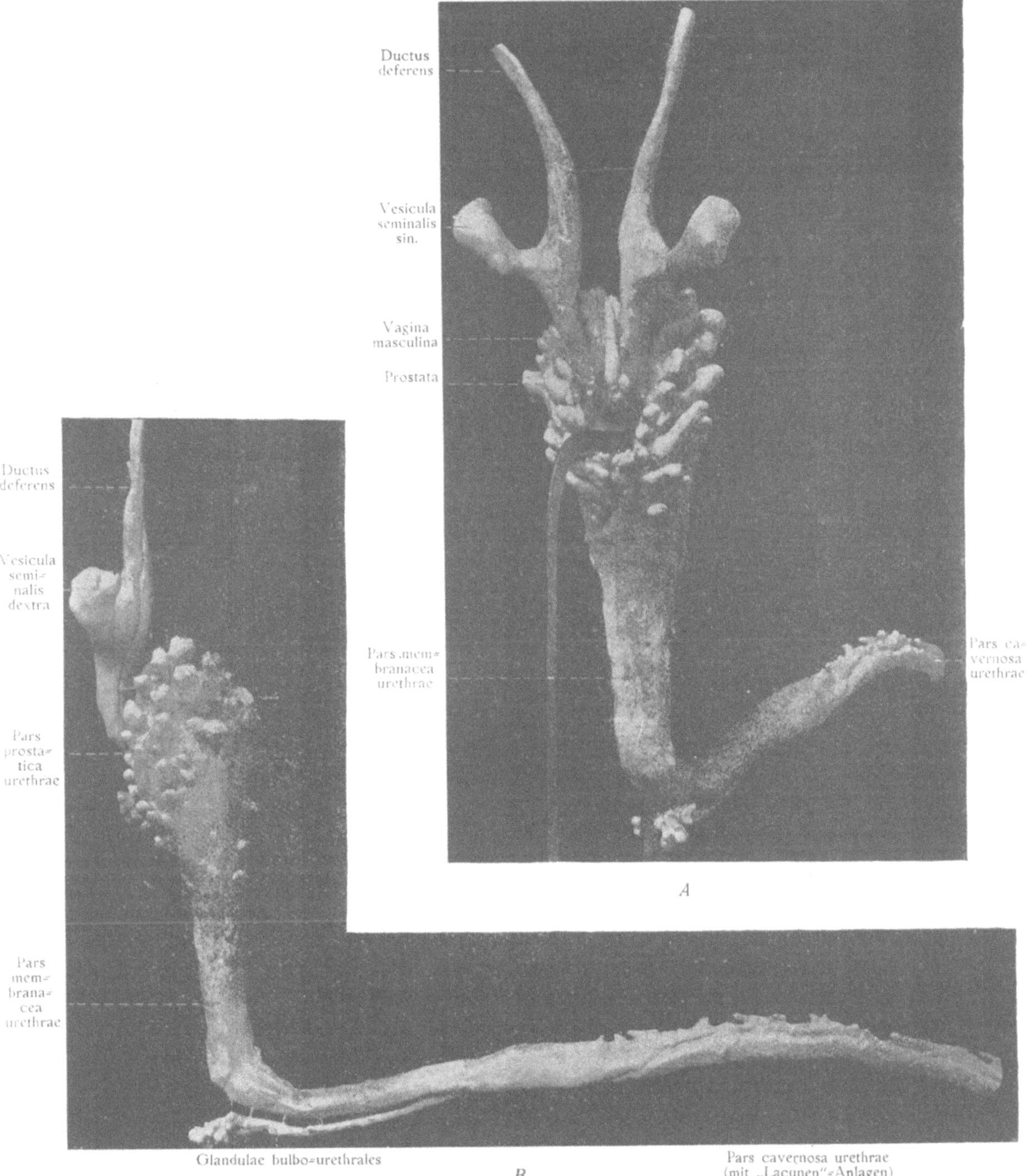

Fig. 131.

Urethra eines 13 cm langen Embryos, *A* von der dorsalen und rechten Seite, *B* von der rechten Seite gesehen. Nach einem von Herrn cand. med. T. Rietz (unter meiner Leitung) hergestellten Rekonstruktionsmodell. $\frac{2,5}{1}$.

Die Ausbildung der weiblichen Genitalia externa (der Vulva) aus den indifferenten Anlagen ist am einfachsten und soll daher hier zuerst beschrieben werden.

Ohne grössere Veränderungen gehen nämlich die verschiedenen Komponente der indifferenten Genitalia externa in diejenigen der weiblichen Genitalia externa über:

Die Genitalwülste persistieren in ihrer ganzen Ausdehnung, bleiben getrennt und bilden die Labia majora; die Genitalfalten bleiben ebenfalls frei und bilden die Labia minora; und der Genitalhöcker wandelt sich in die Clitoris um.

Die Clitorisanlage bekommt in Übereinstimmung mit der Penisanlage, und in derselben Weise (vgl. S. 199) eine Glans und ein Präputium; im Gegensatz zur Penisanlage wächst sie dagegen sehr langsam und scheint zeitweise sogar im Wachstum

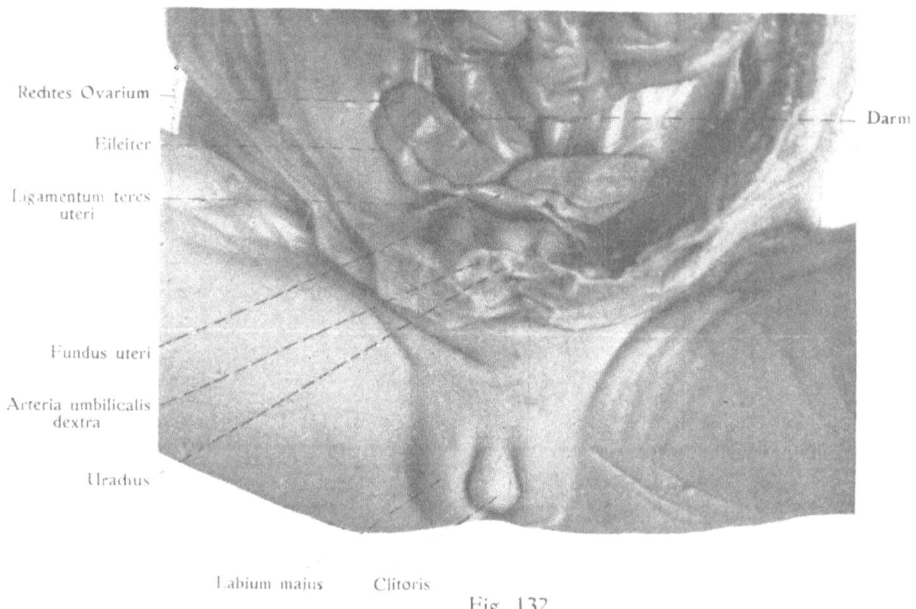

Fig. 132.

Geschlechtsorgane eines 21 mm langen weiblichen Embryos. $\frac{2}{1}$.

vollständig still zu stehen. Auf diese Weise wird die Clitoris bei der Vergrösserung der übrigen Vulva-Partien allmählich immer relativ kleiner, bis sie zuletzt (Ende des Embryonallebens) von der Labia majora vollständig verdeckt wird.

Zur Pubertätszeit beginnen die Schamhaare aus den Aussenseiten der Labia majora hervorzusprossen. Bald nachher werden auch der Mons pubis und die Achselhöhlen behaart.

Ausbildung der männlichen Genitalia externa.

Wie schon erwähnt, wachsen bei 4—5 cm langen (Sch.-St.-L.) männlichen Embryonen die hinteren Partien der Genitalwülste zu der Scrotalanlage zusammen.

Die Verwachsung beginnt dorsal im Anschluss an der primären Rhaphe perinealis und schreitet von hier aus ventralwärts fort (Fig. 133), zuerst bis zur Penisanlage und dann auf dieselbe über. Nachdem die Verwachsung die paarigen Scrotalanlagen mit einander verbunden hat, geht sie also auf die freien Ränder der Urethrallippen oder Genitalfalten über. Die von diesen begrenzte Urethralrinne wird hierbei zu einem Rohr geschlossen, welches die Urethra nach vorn fortsetzt und die Hauptpartie der Pars cavernosa derselben bildet.

Erst von dieser Zeit ab ist also die männliche Urethra vollständig als Rohr angelegt.

Die sog. Lacuna magna der Pars cavernosa urethrae entsteht aus einer oberen Epithelrinne, welche in akropetaler Richtung von der vorderen Urethralpartie partiell abgeschnürt wird (RETTERER). — Später entstehen die übrigen Lakunen und die Urethraldrüsen, deren Mündungen mikroskopisch klein bleiben und also mit den makroskopisch sichtbaren Lakunen (Schleimhautgruben) nicht zu verwechseln sind.

Die Vorhaut des Penis wächst später aktiv in die Länge, bis sie die ganze Glans bedeckt und dieselbe zuletzt (bei der Geburt) weit überragt. Bei dieser Vergrösserung des Präputiums bleibt die Innenseite desselben zunächst mit der Glansoberfläche epithelial verklebt.

Ein Präputialraum bildet sich also nicht gleichzeitig mit dem Präputium aus. Jener entsteht im allgemeinen erst im ersten Kinderjahre, und zwar durch Zugrundegehen einer Zwischenzellenschicht, welche das Glansepithel mit dem inneren Präputialepithel verband.

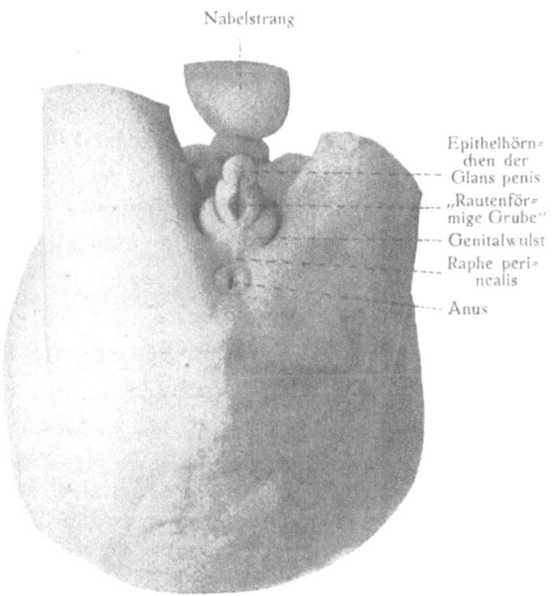

Fig. 133.
Genitalia masculina externa eines 50 mm langen Embryos. $\frac{5}{1}$.

Corpora cavernosa.

Die kavernösen Körper des Geschlechtsgliedes werden schon Anfang des dritten Embryonalmonats als 4. gefässfreie Blastemmassen angelegt. Zwei von diesen sind paarige, zylindrische Bildungen, welche dorsalwärts dagegen mit einander eng verbunden werden. Sie stellen die Anlagen der Corpora cavernosa penis dar.

Durch Eindringen von zahlreichen, sich stark erweiternden Gefässen wandelt sich das blastematöse Gewebe der Corpora cavernosa in kavernöses Gewebe um. Diese Umwandlung findet zuerst im Corpus cavernosum urethrae statt.

Scrotum.

Unmittelbar nach der Verwachsung der paarigen Scrotalanlagen ist ein eigentliches, sackförmiges Scrotum nicht zu erkennen. Man findet nur das Perineum flach nach vorne bis zur Peniswurzel verlängert (Fig. 133). — Schon Anfang des vierten Embryonalmonats beginnt aber die flache Scrotalanlage, sich über das Niveau des Perineum zu erheben, und bei etwa 12 cm langen Embryonen ist schon ein zwar kleines aber doch deutlich prominentes Scrotum gebildet.

Eigentlich sackförmig ist das Scrotum aber noch lange nicht, denn es fehlen derselben die Scrotalhöhlen. Diese bilden sich erst im 7.—9. Embryonalmonat aus, indem sich zu dieser Zeit die beiden Processus vaginales peritonei in je eine Scrotalhälfte herab verlängern.

Von Interesse ist, dass die Entstehung der definitiven Scrotalhöhlen dadurch vorbereitet und erleichtert wird, dass kurz vorher das die zentrale Masse jeder Scrotalhälfte bildende Schleimgewebe in ein Aggregat von (mit fadenziehender Flüssigkeit gefüllten) Spalten verwandelt wird, welche dem sich erweiternden Processus vaginalis peritonei keinen nennenswerten Widerstand leisten.

In die Bildung des definitiven Scrotums nehmen indessen nicht nur die Genitalwülste und die Peritonealprozesse, sondern auch die meisten Bauchwandschichten Teil. Diese letztgenannten werden nämlich bei der Ausbildung der Peritonealprozesse von diesen nicht perforiert, sondern ausgebuchtet. Als Bekleidung des betreffenden Processus vaginalis peritonei buchten also jederseits alle Bauchwandschichten — mit Ausnahme der Haut und des subkutanen Bindegewebes — sackförmig in das Scrotum herab.

In den Scrotalwänden findet man also die verschiedenen Schichten der Bauchwand wieder (vgl. 122, S. 183), und zwar in der Scrotalscheidewand selbstverständlich in doppelter Zahl.

Descensus testiculorum et ovariorum.

Die Geschlechtsdrüsen werden an den medialen Seiten der Urnieren (Fig. 122) etwa in der Höhe der zwei oberen Lumbalwirbel angelegt.

Mit der betreffenden Urniere bleibt die Geschlechtsdrüse — wie schon erwähnt — sowohl durch eine mesenterienähnliche Falte, das Mesorchium bezw. Mesovarium, wie durch ein kraniales und ein kaudales Geschlechtsdrüsenligament in Verbindung. Die Geschlechtsdrüsenligamente gehören insofern dem Geschlechtsdrüsenmesenterium an, als sie in je einer Randpartie desselben eingeschlossen sind.

Die Urniere ist ihrerseits in ähnlicher Weise an die dorsale Körperwand fixiert:

1. in ihrer ganzen Ausdehnung durch eine mesenterienähnliche Peritonealfalte,
2. kranialwärts durch das sog. Zwerchfellsligament der Urniere,
3. kaudalwärts
   a) durch das Inguinalligament der Urniere, und
   b) durch die Urogenitalfalte und den Genitalstrang.

Die ursprünglich longitudinal gestellten Urnieren beginnen nun im dritten Embryonalmonat Lageveränderungen zu erleiden, welche natürlich auch entsprechende Verschiebungen der mit ihnen intim verbundenen Geschlechtsdrüsen veranlassen.

Diese Lageveränderungen der Urnieren werden hervorgerufen:

1. Durch Stillstand im Wachstum und durch Atrophie der Urnieren selbst bei fortgesetztem Wachstum der dorsalen Körperwand, welche Faktoren, da die Urnieren kaudalwärts am stärksten befestigt sind, eine Kaudalwärtsverschiebung der kranialen Urnierenpartien bewirken müssen.
2. Durch die starke Vergrösserung der medialwärts von den oberen Urnierenpartien liegenden Nieren und Nebennieren, welche die oberen Urnierenenden lateralwärts verschieben.
3. Durch die Verschmelzung der beiden Urogenitalfalten zum Genitalstrang. Hierbei werden die ursprünglich kaudalen Urnierenenden medialwärts verschoben und fixiert.
4. Durch relative Verkürzung des Rumpfes bei gleichzeitiger Breitenausdehnung desselben.

Die letztgenannten drei Faktoren laden zu einer Schief- oder sogar Querstellung der ursprünglich longitudinal gestellten Urnieren ein. Sie sind auch alle als für die Kaudalwärtsverschiebung mitwirkende Faktoren zu betrachten. Die starke Entfaltung der die obere Bauchhöhlenpartie einnehmenden Organe (speziell der Leber) hat wohl auch an der Kaudalwärtsverschiebung der Urnieren etwas Schuld.

Alle diese Momente sind den beiden Geschlechtern gemeinsam; sie führen während des dritten Embryonalmonats die Urnieren bezw. die Urnierenreste und hiermit auch die an diesen befestigten Geschlechtsdrüsen in das grosse Becken bis in die Nähe des Annulus inguinalis internus herab. — Nach dieser Zeit gestalten sich dagegen die Lageveränderungen der Geschlechtsdrüsen bei den beiden Geschlechtern verschieden.

Entwicklung der Processus vaginales peritonei.

Schon Anfang des dritten Embryonalmonats, wenn die Geschlechtsdrüsen noch recht hoch in der Abdominalhöhle liegen, entstehen in der kaudalen Partie der vorderen

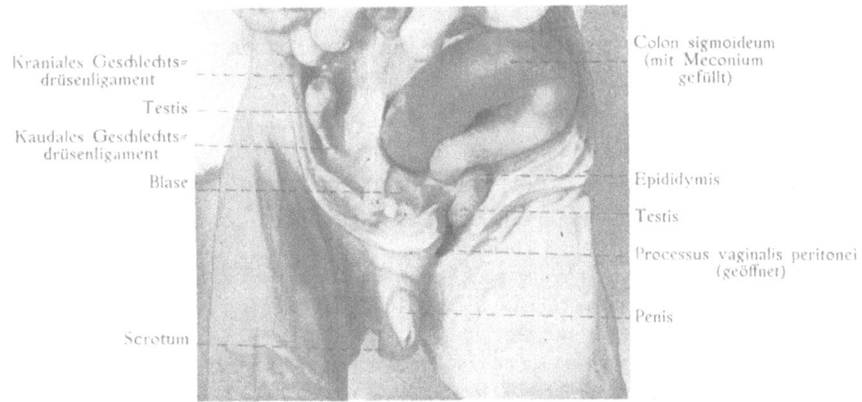

Fig. 134.
Descensus testiculorum. Lage der Testes bei einem 26,5 cm langen Embryo.

Bauchwand zwei Peritonealtaschen, die sog. Processus vaginales peritonei (Fig. 134). Sie bilden sich eben dort aus, wo die Inguinalligamente der beiden Urnieren in die Bauchwand inserieren, und verlängern sich nach aussen in derselben Richtung wie diese Ligamente.

Beim weiblichen Geschlecht bleibt dieser Processus vaginalis peritonei (= Canalis Nuckii) relativ kurz und hat normalerweise nur ein kurzes Dasein. Er obliteriert gewöhnlich hier schon im vierten Embryonalmonat.

Beim männlichen Geschlecht dagegen verlängert sich der Processus vaginalis in Zusammenhang mit dem Descensus des Hodens bis in das Scrotum herab. Hier persistiert auch zeitlebens die kaudale Prozesspartie.

Descensus testiculorum.

Nachdem die männlichen Geschlechtsdrüsen die Eingangsöffnung des Processus vaginalis peritonei (= den Annulus inguinalis internus) erreicht haben, hört der Descensus temporär auf. Die Hoden bleiben jetzt etwa drei Monate lang (vom 4.—6. Embryonalmonat) intraabdominal in unmittelbarer Nähe des Annulus inguinalis internus liegen.

Nach dieser Zeit setzt sich aber der Descensus testiculorum wieder fort und zwar so schnell, dass nach noch drei Monaten (7—9 Embryonalmonaten) derselbe fast beendigt ist. Die Hoden werden hierbei zuerst durch die vordere Bauchwand und dann bis ins Scrotum herab verschoben.

Die diese Hodenverschiebung bewirkenden Kräfte sind neulich von HJ. FORSSNER (1916) näher studiert worden.

Eine wichtige Rolle bei der betreffenden Verlagerung des Hodens spielt das sog. Gubernaculum testis. Dasselbe besteht 1. hauptsächlich aus dem Inguinalligament der Urniere und 2. aus dem kurzen kaudalen Hodenligament, welches die kaudale Hodenpole an diejenige der Urniere bezw. des Nebenhodens fixiert.

Da dieses Ligament kaudalwärts gerade an derjenigen Stelle inseriert, von welcher das Urniereninguinalligament ausgeht, so versteht man leicht, warum es von vielen Autoren nur als eine kraniale Fortsetzung des letztgenannten aufgefasst worden ist.

Das Gubernaculum testis nimmt während der 4.—7. Embryonalmonate in allen Richtungen an Grösse mächtig zu. Hierdurch wird 1. der Inguinalkanal stark ausgedehnt und 2. hebt sich das kraniale Gubernaculumende in die Bauchhöhle hinein, eine grosse Prominenz bildend, auf deren Höhe der Hoden fixiert ist.

Da nun das Gewebe des Gubernaculum immer weicher wird, so kann es zuletzt gegen den intraabdominalen Druck nicht mehr standhalten, sondern bricht zusammen und stülpt sich nach aussen um, einen Inguinalbruchsack bildend. Hoden und Nebenhoden, die schon im voraus an der werdenden Bruchsackwand fixiert waren, verlassen hierbei die Bauchhöhle und stellen den Inhalt des physiologischen Inguinalbruches dar. (HJ. FORSSNER, 1916).

Dass auch lokale Druckerhöhungen einzelner in der Nähe der Hoden liegenden Darmpartien nicht ohne Bedeutung für die Hodenverlagerung sind, dafür spricht die Tatsache, dass der linke Hoden, der sich unter dem Druck der meconiumgefüllten Flexura sigmoidea befindet, gewöhnlich zuerst die Bauchhöhle verlässt, um in das Scrotum herabzusteigen.

Wie oben erwähnt, sind die Hoden mit den Nebenhoden normalerweise schon Anfang des zehnten Embryonalmonats in das Scrotum herabgewandert. Vollendeter Descensus testiculorum pflegt auch in der gerichtlichen Medizin als Zeichen der Geburtsreife betrachtet zu werden.

Diejenige Partie des Processus vaginalis peritonei, welche in der Abdominalwand einlogiert ist, obliteriert normalerweise bald nach der Geburt. Ihre frühere Lage wird von dem sog. „Canalis inguinalis" markiert.

Die in dem Funiculus spermaticus gelegene Partie des Processus vaginalis peritonei obliteriert ebenfalls, obgleich erst viel später als die Bauchwandpartie; am frühzeitigsten findet diese Obliteration im zweiten Lebensjahre statt.

Descensus ovariorum.

Die Urniereninguinalligamente, welche den Hauptpartien der Gubernacula testiculorum des männlichen Embryos entsprechen, verdicken sich beim weiblichen Embryo nicht nennenswert und dehnen also die Inguinalkanäle nicht aus. Auch lockern sie sich in ihrem Innern nicht auf, sondern werden immer fester. Für die Entstehung eines Inguinalbruchsackes fehlen hiermit die wichtigsten Bedingungen. Daraus erklärt sich nach HJ. FORSSNER (1916), dass die Ovarien innerhalb der Peritonealhöhle liegen bleiben. Die Urniereninguinallligamente bilden sich beim weiblichen Embryo zu den Ligamenta uteri rotunda aus.

Bei der Verwachsung der beiden Uterushörner zu dem einfachen Uteruskörper werden die Ovarien von dem Annulus inguinalis aus ein wenig dorsalwärts verlagert und gleichzeitig fast transversal gestellt (Fig. 132, S. 204).

Zur Zeit der Geburt liegen die relativ sehr grossen Ovarien noch transversal am Boden des grossen Beckens. Das ursprünglich kraniale Ende jedes Ovariums ist lateralwärts gerichtet und an die Beckenwand durch das Ligamentum suspensorium ovarii (das kraniale Urnierenligament) fixiert. Das ursprünglich kaudale Ovarialende liegt medialwärts in der unmittelbaren Nähe des Uterus und an ihm durch das Ligamentum ovarii proprium (= das kaudale Geschlechtsdrüsenligament) befestigt.

Wie schon oben (S. 192) geschildert wurde, wächst während der Kinderjahre das kleine Becken relativ stark, was eine Kaudalwärtsverschiebung des ganzen Uterus zur Folge hat. Hand in Hand hiermit werden auch die an ihm befestigten Ovarien kaudalwärts verlagert. Da nun aber die lateralen Ovarialenden an die Beckenwände fixiert sind, können sie nur relativ wenig verschoben werden, während die medialen Ovarialenden unbehindert dem Uterus folgen. Daraus wird die Folge, dass die Ovarien gleichzeitig damit, dass sie ihren definitiven Platz im kleinen Becken erreichen, auch wieder eine vertikale Lage annehmen.

Entwicklung des Gefässsystems.

Die ersten Gefässanlagen entstehen (in der zweiten Embryonalwoche) ausserhalb des Embryos und zwar im Mesoderm der Dottersackwand, des Bauchstiels und des Chorion.

Es dauert aber nicht lange, ehe auch intraembryonale Gefässe gebildet werden, die sich mit den extraembryonalen Gefässen zu einer Kreislaufbahn verbinden.

Der primitive Blutkreislauf.

Wie wir durch Eternod (1898) wissen, ist nämlich ein vollständiger Blutkreislauf schon bei etwa 1,3 mm langen menschlichen Embryonen (aus dem Ende der zweiten Embryonalwoche) vorhanden (Fig. 25, S. 57).

Dieser primitive Blutkreislauf besteht aus einem schon (durch Verschmelzung der paarigen Anlagen) unpaar gewordenen Herzen, aus zwei Aorten, welche sich kaudalwärts in je eine Arteria umbilicalis direkt fortsetzen, und aus zwei Venae umbilicales.

Die Venae umbilicales sind im Chorion mit den Arteriae umbilicales durch Kapillaren verbunden. Durch den Bauchstiel hindurch erreichen sie (jederseits vom Allantois) den Embryonalkörper, wo sie in der lateralen Partie der Somatopleura (nahe der Amnionanheftung) kranialwärts zum Herzen verlaufen.

Die beiden Aorten gehen von dem kranialen Ende der Herzanlage aus, biegen aber sofort dorsal- und kaudalwärts um und verlaufen dann (zu beiden Seiten der Chordaanlage) bis zum kaudalen Körperende, wo sie sich in den Bauchstiel hinaus als Arteriae umbilicales direkt fortsetzen.

Entstehung der Schwanzarterien.

In einem nächstfolgenden Entwicklungsstadium, wenn der Schwanz des Embryos entsteht, wachsen aber von den kaudalen Aortenpartien zwei Schwanzarterien aus, welche der Richtung nach als direkte kaudale Fortsetzungen der beiden Aorten imponieren. Von nun ab sehen die mehr plötzlich (von der Ausgangsstelle der Schwanzarterien) ventralwärts umbiegenden Arteriae umbilicales nicht mehr als Fortsetzungen, sondern vielmehr als mächtige Ventralzweige der Aorten aus (Fig. 145, S. 229).

Entstehung der Kiemenbogenarterien.

Die kraniale Aortenpartie kann jederseits in eine kurze Aorta ascendens primitiva, einen Arcus primitivus aortae und eine Aorta descendens primitiva gesondert werden.

Der primitive Aortenbogen kommt bei der Ausbildung des ersten Kiemenbogens (des sog. Mandibularbogens) in diesem zu liegen. Er ist also mit der ersten Kiemenbogenarterie identisch, hat dagegen zu dem definitiven Aortenbogen, wie wir unten sehen werden, keine direkte Beziehung (vgl. Fig. 147—149, S. 231).

Schon Ende der zweiten Embryonalwoche beginnen unmittelbar kaudalwärts von der ersten Kiemenbogenarterie allmählich neue Arterienbogen zu entstehen, die von der Aorta ascendens primitiva ausgehend (Fig. 147, S. 230) sich mit der Aorta descendens primitiva verbinden.

Auch diese Arterienbogen verlaufen in Körperpartien, die sich später zu Kiemenbogen differenzieren, und können also von Anfang an als Kiemenbogenarterien angesprochen werden.

Es werden jederseits nicht weniger als sechs solche Kiemenbogenarterien gebildet. Zuletzt (bei etwa 5 mm langen Embryonen) entsteht beim Menschen die fünfte Kiemenbogenarterie. Nur ausnahmsweise sind aber zu dieser Zeit die zuerst gebildeten Kiemenbogenarterien noch vollständig erhalten.

Entstehung der Arteriae carotides primitivae.

Schon bei etwa 2 mm langen Embryonen beginnen die Aortae descendentes primitivae sich vorderhirnwärts zu verlängern (Fig. 147). Dadurch entsteht jederseits ein Arterienstamm, den wir Arteria carotis interna primitiva nennen können.

Später verlängern sich auch die beiden Aortae ascendentes primitivae kranialwärts von den Arterienbogen. Dadurch entsteht jederseits eine anfangs kleinere, mehr ventral verlaufende Arterie, die wir mit dem Namen Arteria carotis externa primitiva bezeichnen wollen.

Entstehung der intersegmentalen Aortenzweige.

Etwa gleichzeitig mit der Bildung der ersten Somitenpaare beginnen die beiden Aorten (in der Somitengegend und kaudalwärts davon) Ventralzweige auszusenden, die in der Regel in der Höhe der gegenseitigen Somitengrenzen lokalisiert und daher als intersegmental zu bezeichnen sind.

Die Ventralzweige der Aorten dringen (jederseits vom entodermalen Digestionskanal) in der Splanchnopleura hervor. Einzelne derselben entwickeln sich relativ stark und verlängern sich (nachdem sie sich zuerst in der Darmwand verzweigt haben) bis in die Dotterblasenwand hinaus, wo sie sich mit den hier schon im voraus gebildeten Gefässanlagen verbinden. Andere verzweigen sich ausschliesslich in der Darmwand.

Wir können also alle die Ventralzweige als Darmarterien bezeichnen und diejenigen, welche ausserdem zur Dotterblase gehen, als Arteriae omphalomesentericae.

Etwas später als die Ventralzweige gebildet wurden, senden die beiden Aortae in denselben Höhen intersegmentale Dorsalzweige heraus. Diese verlaufen in der Somatopleura und verzweigen sich in den Leibeswandungen (einschliesslich der Extremitäten). Sie können also als Leibeswandarterien bezeichnet werden.

Entstehung der Venae omphalo-mesentericae und des vitellinen Blutkreislaufes.

Etwa gleichzeitig damit, dass gewisse Ventralzweige der Aorten sich mit den Gefässanlagen der Dotterblasenwand in Verbindung setzen, entstehen auch Venenzweige, welche die Venae umbilicales mit den Gefässen der Dotterblase verbinden. Diese Venenzweige, welche bald relativ gross werden, stellen die sog. Venae omphalo-mesentericae dar. Sie münden in die Venae umbilicales nahe am kaudalen Herzende.

Die zwischen diesem und den Einmündungsstellen der Venae omphalo-mesentericae liegenden kurzen Umbilikalvenenpartien erweitern sich jetzt zu einem querliegenden Sinus venosus.

Mit der Ausbildung der Arteriae und Venae omphalo-mesentericae entsteht der sog. vitelline Blutkreislauf (der Dottersackkreislauf), durch welchen die in der Dotterblasenwand gebildeten Blutkörperchen und Hormone dem Embryo zugute kommen.

Entstehung der Leibeswandvenen.

In der dritten Embryonalwoche entstehen jederseits zwei Venenstämme, welche das venöse Blut der embryonalen Leibeswände zum Herzen führen.

Der eine von diesen Venenstämmen kommt von dem kaudalen Körperende des Embryos und wird Vena cardinalis inferior genannt. Der andere, die sog. Vena cardinalis superior (auch unter dem Namen Vena jugularis primitiva bekannt) kommt von dem kranialen Ende des Embryos.

In der Höhe der venösen Partie des Herzens vereinigen sich jederseits die beiden Venae cardinales zu einem kurzen Hauptstamm, dem sog. Ductus Cuvieri, der in den Sinus venosus mündet (Fig. 150 *A*, S. 238).

Entwicklung des Blutes.

Die ersten Blutkörperchen entstehen extraembryonal und zwar in engem Zusammenhang mit den ersten Gefässen.

Gewisse Mesenchymzellen proliferieren, wie erwähnt, zu Zellhaufen, sog. Blutinseln (vgl. Fig. 25, S. 57), deren periphere Zellschicht sich zu Gefässendothel und deren zentrale Zellen sich zu Blutstammzellen differenzieren.

Indem dann die Blutinseln unter sich und mit den intraembryonalen Gefässen konfluieren, werden die ersten Blutzellen (voneinander und von den Gefässwänden) frei und gelangen in den primitiven Kreislauf.

Beim menschlichen Embryo entstehen nach DANDY (1910) die ersten zirkulierenden Blutzellen in den Blutinseln bezw. Blutgefässen des Chorions; und erst in einem etwas späteren Stadium gelangen auch die in den Dottersackwänden gebildeten Blutzellen in den Kreislauf. — Unter solchen Verhältnissen ist es wohl auch anzunehmen, dass das zuerst gebildete Blutplasma ebenfalls unter Vermittlung des Chorions entsteht.

Die zuerst gebildeten Blutzellen, die sog. Blutstammzellen oder Hämogonien (Fig. 135 *A*) sind relativ grosse, kernhaltige Zellen mit farblosem Protoplasma. Gleichzeitig damit, dass sie sich durch wiederholte Mitosen vermehren, verändern sie auch ihr Aussehen. Das Protoplasma wird feingranuliert und in demselben beginnt der rote (in durchfallendem Lichte gelbe) Blutfarbstoff, Hämoglobin aufzutreten. Von jetzt ab werden die Blutzellen daher Erythroblasten genannt.

Die aus den extraembryonal gebildeten Hämogonien stammenden Erythroblasten sind relativ grosse, runde, kernhaltige Zellen mit homogenem, gelbgefärbtem Protoplasma (Fig. 135 *F*).

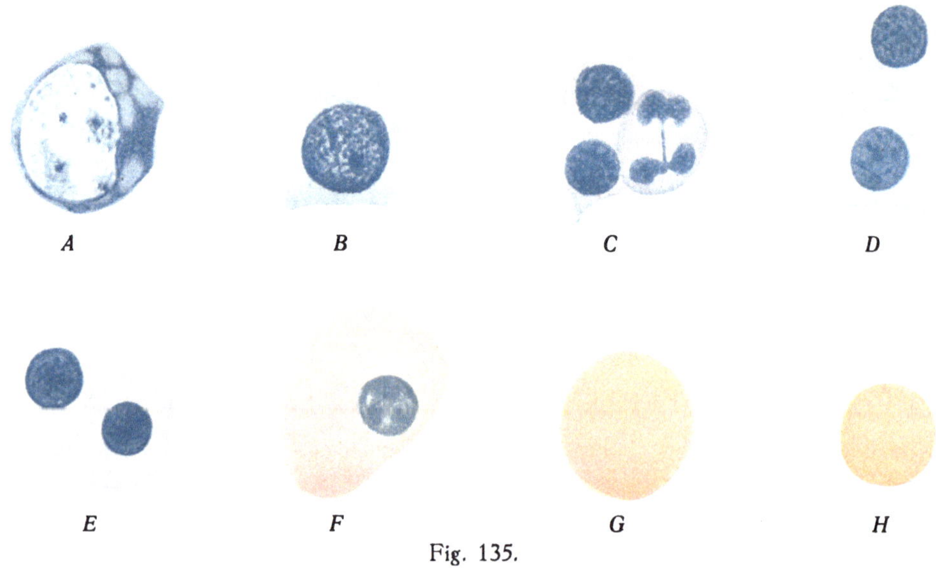

Fig. 135.

Verschiedene Entwicklungsstadien der Blutkörperchen. *A* Hämogonie, *B* Hämoblast I, *C* Hämoblast II, *D* Übergangszellen, *E* kleine Erythroblasten, *F* grosser Erythroblast des Dottersackes, *G* grosser Erythrocyt, *H* kleiner Erythrocyt. Nach MOLLIER: Archiv f. mikr. Anat., Bd. 74 (1909).

Die Zahl dieser sog. primären Erythroblasten (oder „Megaloblasten") wird eine Zeit lang stetig grösser und zwar sowohl dadurch, dass neue, extraembryonale Blutinseln mit dem Kreislauf einverleibt werden, wie dadurch, dass die schon gebildeten Erythroblasten sich durch Mitose vermehren.

Die betreffenden Mitosen können anfangs überall (auch im zirkulierenden Blut) auftreten. Speziell reichlich treten sie aber nach VAN DER STRICHT (1892) an solchen Stellen auf, wo der Blutdruck besonders niedrig ist; und am allerreichlichsten in solchen Organen, welche (wie z. B. die Leber) ausserdem an Nahrungsmaterial reich sind.

Die primären Erythroblasten persistieren höchstens bis zum Ende des dritten Embryonalmonats. Sie degenerieren dann und werden allmählich ersetzt durch kleinere sekundäre Erythroblasten, die zunächst in der Leber entstehen und nach der erwähnten Zeit die alleinige Art der Erythroblasten darstellen (Fig. 135 *E*)

Die meisten dieser sekundären Erythroblasten gelangen aber nicht als solche in den allgemeinen Kreislauf, sondern erst nachdem sie innerhalb der Leber entkernt worden sind (MOLLIER, 1909).

Die Entkernung der Erythroblasten findet nach MOLLIER in der Weise statt, dass der Kern partiell ausgestossen wird, zum Teil aber schon innerhalb der Zelle degeneriert. Auf diese Weise werden aus den sekundären Erythroblasten reife, kernlose Blutkörperchen, sog. Erythrocyten (Fig. 135 *G* u. *H*).

Die ersten kernlosen Blutkörperchen treten etwa in der Mitte des dritten Embryonalmonats auf. Anfangs sind sie nur vereinzelt unter den Erythroblasten wahrzunehmen. Sie nehmen aber jetzt sehr rasch an Zahl zu, gleichzeitig damit, dass die kernhaltigen Blutkörperchen verschwinden.

Schon Ende des 3. Embryonalmonats findet man nur mehr sehr wenige Erythroblasten (MOLLIER, 1909). In spätembryonaler Zeit stellen die Erythrocyten die einzigen hämoglobinhaltigen Blutkörperchen im zirkulierenden Blut dar.

Von jetzt ab sind kernhaltige rote Blutkörperchen nur in den blutbildenden (hämatopoetischen) Organen (Leber, Milz oder Knochenmark) zu finden, wo sie sich durch wiederholte Mitosen stetig vermehren und stetig neue Erythrocyten aus sich hervorgehen lassen.

Die erwähnten an gewissen Stellen persistierenden Erythroblasten (bezw. ihre Stammzellen) stellen hierdurch lebenswichtige Zellen dar. Denn die Erythrocyten können sich einerseits nicht durch Teilung vermehren und haben andererseits nur kurze Lebenszeit. Sie müssen also das ganze Leben hindurch stetig durch neugebildete Erythrocyten ersetzt werden.

Über die Bildung von Erythrocyten in der Leber und in den übrigen blutbildenden Organen.

Das Mesenchym des Chorion und der Dotterblase stellt, wie erwähnt, das zuerst in Funktion tretende Blutbildungsorgan (das „erste erythropoetische Organ") dar. Die hier gebildeten farbigen Blutzellen erreichen aber, so viel wir wissen, nie das Erythrocytenstadium.

Die ersten Erythrocyten des menschlichen Embryos entstehen, wie oben erwähnt, in der Leber. Die Leber stellt also das zweite erythropoetische Organ dar. Nach MOLLIER (1909) fängt die Leber fast unmittelbar nach ihrer ersten Anlage an, sich zu der Blutkörperbildung vorzubereiten.

Schon am Ende des ersten Embryonalmonats differenzieren sich gewisse Zellen des mesenchymatösen Leberretikulums zu Stammzellen kommender Blutelemente, zu Hämogonien (MOLLIER) aus.

Aus diesen Zellen gehen in der Folge durch wiederholte Teilungen Häufchen von kleineren Zellen hervor, deren Kerne sich relativ sehr stark färben.

Die ersten Teilungsprodukte der Hämogonien nennen wir mit MOLLIER Hämoblasten I. Ordnung und die aus diesen hervorgehenden kleineren Zellen Hämoblasten II. Ordnung.

Der kleine Hämoblast II mit seinem stark gefärbten Kern und dem geringen Protoplasmamantel ist sehr ähnlich gebaut wie ein Lymphocyt. Unter Umständen kann er vielleicht auch Lymphocyt werden.

Die meisten Hämoblasten II vermehren aber ihr Protoplasma und bilden in demselben Hämoglobin aus (Fig. 135 *D, E*). Auf diese Weise wandeln sie sich in Erythroblasten (Fig. 135 *E*) um, aus welchen nach Entkernung die Erythrocyten (Fig. 135 *H*) hervorgehen.

Die ausserhalb der fertigen Lebergefässe gebildeten Blutzellen werden in einem gewissen Entwicklungsstadium von dem Mesenchymnetz frei und gelangen nun durch die offenen Maschen des Mesenchymnetzes in die eigentliche Gefässlichtung. Auf diese Weise kommen sie in den Kreislauf hinein.

Sobald die Lieferung von Blutzellen aus einer Mesenchymnetzpartie beendigt ist, „verdichtet sich hier die retikuläre Gefässwand zur geschlossenen Endothelröhre" (MOLLIER).

Der Höhepunkt der blutbildenden Tätigkeit der Leber ist schon bei einem Embryo von 30—35 cm Länge vorbei (MOLLIER). Und zur Zeit der Geburt ist die Blutbildung in der Leber normalerweise beendigt.

Nur in Fällen schwerer Anämie findet postembryonal eine regenerative Wiederaufnahme der Blutbildung in der Leber statt (E. MEYER u. HEINEKE).

In etwa ähnlicher Weise wie in der Leber werden Erythrocyten auch in der Milz und in dem Knochenmark gebildet.

Die Blutbildung in der Milz soll etwa in der Mitte des Embryonallebens anfangen und Ende desselben schon beendigt sein. Die Milz kann also als das dritte erythropoetische Organ bezeichnet werden.

Schon in der zweiten Hälfte des Embryonallebens tritt aber die Entstehung der Erythrocyten in dem Knochenmark (dem vierten erythropoetischen Organ) immer mehr in den Vordergrund und bleibt „fast ausschliesslich dort durch das ganze Leben fortbestehen" (STÖHR).

Entstehung der Leukocyten.

Die ersten Hämoleukocyten entstehen in der Leber und zwar nach MOLLIER (1909) aus Hämogonien, also aus Mesenchymzellen, welche den Stammzellen der Erythrocyten ganz ähnlich sind (vgl. Fig. 135 *A*).

Unter bestimmten (noch nicht näher bekannten) Bedingungen gehen einzelne Hämogonien und ihre Tochterzellen nicht die oben beschriebene Entwicklung durch, welche zu der Bildung von Erythrocyten führt. Statt dessen verändern sie ihr Protoplasma durch Ausarbeitung von eosinophilen, groben Granula und wandeln sich so in eosinophile Leukocyten um.

Die Bildung der ersten eosinophilen Leukocyten findet etwa gleichzeitig mit der Bildung der ersten Erythrocyten in der Leber statt (MOLLIER).

In späteren Entwicklungsstadien wird die Bildung der Hämoleukocyten von dem Knochenmark übernommen (STÖHR).

Die ersten Lympholeukocyten (= Lymphocyten) entstehen später als die ersten Hämoleukocyten (= Leukozyten im engeren Sinn). Ihre embryonale Bildungsstelle ist noch nicht mit Sicherheit bekannt.

Beim Erwachsenen entstehen die Lymphocyten durch Teilung von sog. Lymphoblasten in den Keimzentren der Lymphknötchen (STÖHR).

Entwicklung des Herzens.

Die erste Herzanlage tritt beim menschlichen Embryo von etwa 1,5 mm Länge auf und zwar als paarige, kompakte Mesoblastzellenhäufchen in der kaudalen Kopfpartie. An den betreffenden Stellen sind schon die paarigen Anlagen der Perikardialhöhle (Fig. 136) zu erkennen.

Die beiden Herzanlagen liegen einander ursprünglich weit entfernt in den lateralen Partien der Area embryonalis. Sie werden aber bei der Bildung des Vorderdarmes einander mehr oder weniger stark (ventralwärts vom Kopfdarme) genähert und verschmelzen zuletzt (Ende der zweiten Embryonalwoche) zu der unpaaren Herzanlage (vgl. Fig. 136—138).

Schon vor dieser Verschmelzung hatten aber die kompakten, paarigen Herzanlagen sich zuerst mesenchymatös umwandelt und dann je ein einheitliches Lumen bekommen, und das letztgenannte war sowohl mit den extra- wie mit den übrigen intra-embryonalen Gefässen der betreffenden Seite in Verbindung getreten.

Unmittelbar nach dem Einfachwerden der Herzanlage war dieselbe durch ein Mesocardium dorsale an den Vorderdarm und durch ein Mesocardium ventrale an die ventrale Körperwand fixiert (Fig. 138). — Das Mesocardium ventrale geht aber sehr bald vollständig zugrunde. Dagegen persistiert das Mesocardium dorsale (Fig. 139 *B m*), wenn auch mehr oder weniger stark reduziert, zeitlebens.

Bei dem Zugrundegehen des Mesocardium ventrale vereinigen sich selbstverständlich die früher paarigen Perikardialhöhlen zu einer unpaaren Kavität.

Fast unmittelbar nach der äusseren Verwachsung der paarigen Herzanlagen geht die die beiden Lumina derselben trennende, gemeinsame Wandpartie durch Atrophie zugrunde.

Die auf diese Weise einfach gewordene Herzanlage stellt zuerst ein longitudinal gelagerter Schlauch dar, welcher kranialwärts den Truncus arteriosus bildet und in seinem kaudalen Ende einige Venen (die Venae omphalo-mesentericae, die Venae umbilicales und die Ductus CUVIERI) aufnimmt. Man kann daher auch den kranialen Teil des Herzschlauches als die arterielle und den kaudalen Teil desselben als die venöse Herzpartie bezeichnen.

Die junge Herzanlage besteht aus einem inneren dünnwandigen Rohr (die Anlage des Endocardiums) und aus einem äusseren dickwandigen. Das letztgenannte stellt die gemeinsame Anlage des Myocardiums und des Pericardium viscerale dar (vgl. Fig. 100, S. 152).

Sehr frühzeitig beginnt der Herzschlauch sich zu biegen und zwar derart, dass das ursprünglich kaudale Ende desselben dorsal- und kranialwärts verlagert wird. Auf diese Weise bildet sich der ursprünglich vertikal stehende Herzschlauch in eine Schleife um, an welcher man einen linken, absteigenden und einen rechten, aufsteigenden Schenkel unterscheiden kann (Fig. 139 *A*).

Die kaudalwärts gerichtete (etwa in der Mitte der arteriellen Herzpartie entstandene) Umbiegungsstelle der Schleife stellt die Anlage der werdenden Herzspitze dar.

Der rechte, aufsteigende Schenkel geht, medialwärts umbiegend, in den sog. Truncus arteriosus über. Der linke, absteigende Schenkel steht kaudal — durch ein kurzes Querstück — mit dem aufsteigenden Schenkel in Verbindung, kranial geht der linke Schenkel in die venöse Herzpartie über (Fig. 139).

Dieselbe kann daher als eine Partie des linken Schenkels betrachtet werden. Da indessen die venöse Herzpartie mehr dorsal (unmittelbar ventral vom Vorderdarm) liegt, als die arterille, von welcher sie sich ausserdem durch eine scharfe Biegung nach unten markiert, und von vorne her von der (arteriellen) Hauptpartie der Schleife vollständig verdeckt wird, wird sie gewöhnlich in dieser gar nicht mitgerechnet. Man spricht von einer dorsalen, venösen und von einer ventralen, arteriellen Herzpartie, von welchen nur die letztgenannte eine Schleife bildet. Die beiden Schenkeln dieser Schleife werden dann „Ventrikelschenkel" benannt. Aus diesen gehen nämlich die beiden Herzventrikel hervor, während sich die Herzvorhöfe aus der dorsalen, venösen Herzpartie entwickeln.

Diese venöse Partie der Herzanlage wird sehr frühzeitig (in der dritten Embryonalwoche) durch eine — zuerst von links her einschneidende — Furche in zwei Abteilungen, den Sinus venosus und die Anlage der primitiven Vorkammer, gesondert. Von

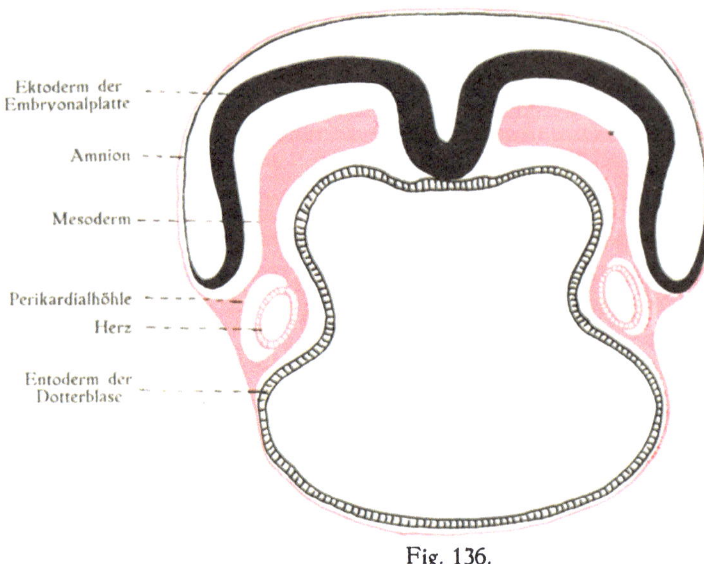

Fig. 136.

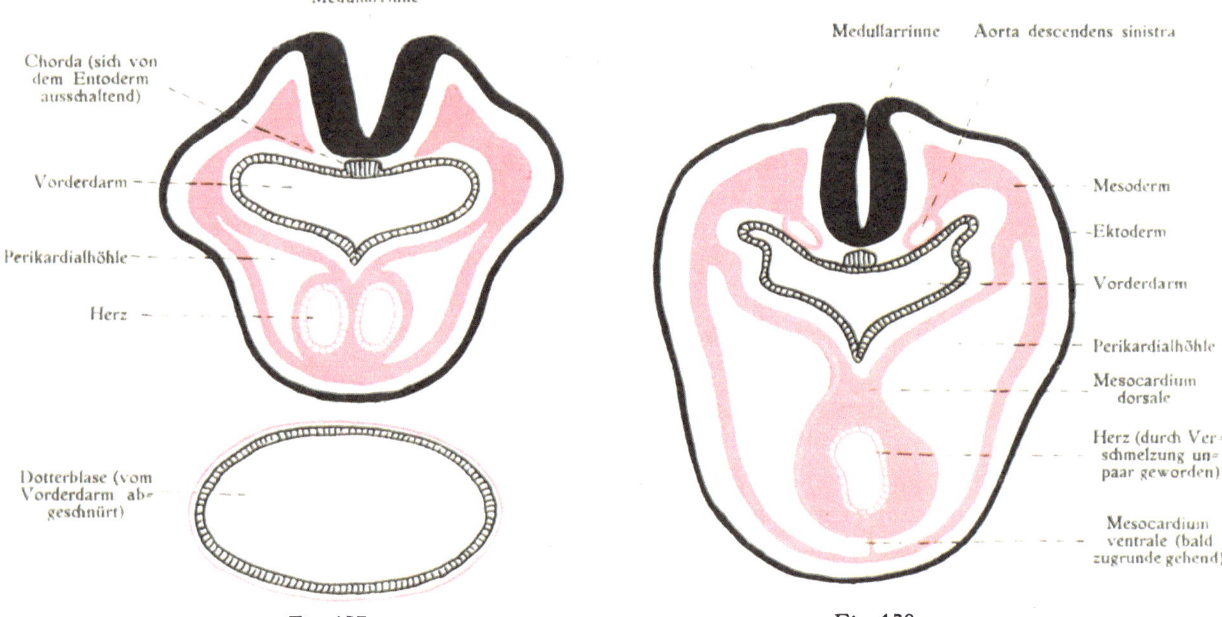

Fig. 137.

Fig. 138.

Fig. 136—138.
Schematische Querschnitte, die Entstehung des unpaaren Herzens und der unpaaren Perikardialhöhle zeigend. Das Ektoderm ist kompakt schwarz, das Mesoderm rot und das Entoderm schraffiert schwarz.

diesen liegt der Sinus venosus mehr dorsal (und kaudal) und nimmt die zum Herzen gehenden Venen in sich auf (vgl. Fig. 139 *B*), während die Anlage der primitiven Vorkammer mehr ventral und kranial liegt und mit dem absteigenden Ventrikelschenkel direkt kommuniziert.

Indem sich die Anlage der primitiven Vorkammer rasch vergrössert, entstehen zu beiden Seiten des Truncus arteriosus zwei Vorkammer-Ausladungen, welche die Anlagen der beiden Herzohren darstellen (Fig. 139).

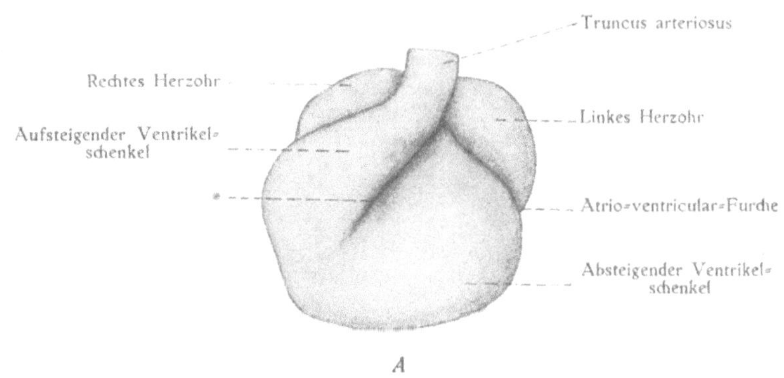

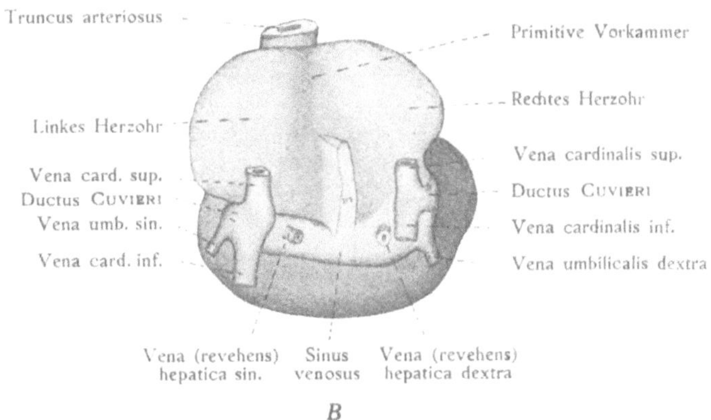

Fig. 139.

Rekonstruktionsmodell des Herzens eines 3 mm langen Embryos. *A* von vorne, *B* von hinten gesehen. *m* Mesocardium dorsale. Nach BROMAN: Morpholog. Arbeiten, Bd. 5 (1895).

Gleichzeitig hiermit vergrössern sich auch die Ventrikelschenkel, während die Grenzpartie zwischen Vorhofs- und Ventrikelanlagen relativ eng bleibt. Auf diese Weise wird die Ventrikelpartie des Herzens von der Vorhofspartie desselben in dem Äusseren durch eine tiefe Transversalfurche (die Atrio-ventricular-Furche, Fig. 139) abgegrenzt.

Das Lumen dieser engen Grenzpartie zwischen Vorhofs- und Ventrikelanlage stellt die primitive Atrioventrikularöffnung dar (Fig. 142 *A* u. *B*).

Entstehung der definitiven Vorhöfe.

S e p t u m   a t r i o r u m. Schon Ende der dritten Embryonalwoche entsteht die erste Anlage der definitiven Vorhofsscheidewand. Es bildet sich zu dieser Zeit an der hinteren, oberen Wand der primitiven Vorkammer eine sagittal gestellte Falte (das S e p t u m   p r i m u m von BORN), welche allmählich in der Richtung gegen die primitive Atrioventrikularöffnung

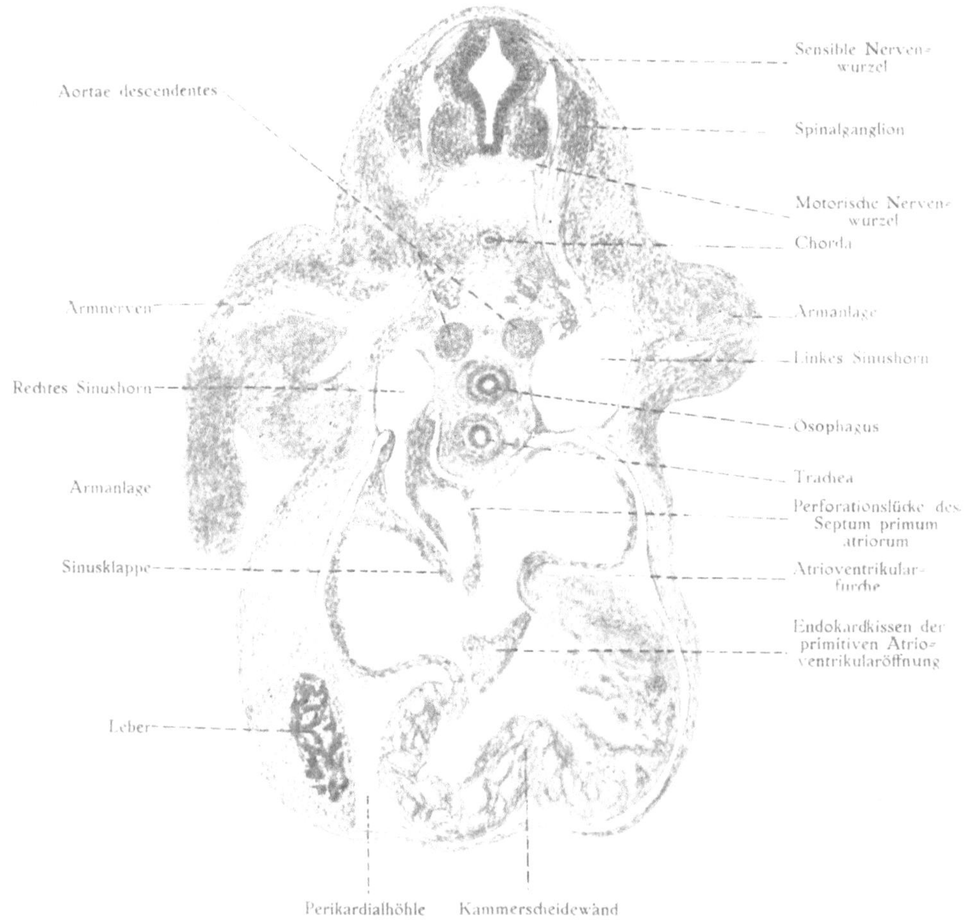

Fig. 140.
Querschnitt durch die Herzgegend eines 8,3 mm langen Embryos (die S i n u s k l a p p e n zeigend). 30/1

herabwächst (Fig. 140). Zuletzt trifft sie die Mitte dieser Öffnung und vermittelt so auf einmal die Aufteilung der venösen Herzpartie in die beiden Herzvorhöfe und die Trennung der primitiven Atrioventrikularöffnung in die beiden definitiven Atrioventrikularöffnungen.

Allein die Trennung der beiden Herzvorhöfe wird zunächst keine vollständige. Ehe noch ihre gemeinsame Scheidewand (das Septum primum) halbfertig geworden ist, bildet sich nämlich in der oberen Partie derselben eine P e r f o r a t i o n s l ü c k e (Fig. 140) aus, durch welche die beiden Vorhöfe auch nach der vollständigen Ausbildung des Septum primum miteinander in Verbindung bleiben. — Diese Perforationslücke vergrössert sich und rückt bei der späteren Ausbildung der Scheidewand nach vorn und unten hervor. Sie stellt das primitive Foramen ovale dar.

Nachdem das Septum primum die Atrioventrikularöffnung erreicht hat, entsteht an der rechten Seite desselben eine neue Falte, die sich zu einer Verstärkung der Vorhofsscheidewand ausbildet. Diese Falte wächst nämlich unmittelbar neben dem Septum primum zu einem neuen Septum, dem Septum secundum (BORN), aus, das mit dem Septum primum verlötet wird. Dieses Septum secundum ist ringförmig und relativ dick. Dasselbe hat — mit anderen Worten — von Anfang an in der Mitte eine relativ grosse Öffnung, die von dem dicken Faltenrande begrenzt wird.

Hervorzuheben ist nun, dass diese Öffnung des Septum secundum nicht gerade gegenüber derjenigen des Septum primum, sondern etwas mehr nach hinten zu liegen kommt. Die Öffnung des Septum secundum wird daher mehr oder weniger vollständig von dem Septum primum verdeckt, und nur nach vorn, wo das Septum primum während der Embryonalzeit dem Septum secundum nicht anliegt, bleibt die Kommunikation zwischen den beiden Vorhöfen noch offen.

Die Öffnung des Septum secundum stellt die Anlage des definitiven Foramen ovale dar. Diejenige Partie des Septum primum, welche gegenüber dem Foramen ovale liegt, bildet die dünne Valvula foraminis ovalis. Der dicke, das Foramen ovale begrenzende Rand des Septum secundum wird Limbus foraminis ovalis benannt.

Solange der Blutdruck in der rechten Vorkammer höher als derjenige in der linken Vorkammer bleibt, d. h. während der ganzen Embryonalzeit, lässt die erwähnte Klappe das Foramen ovale offen. Sobald aber, nach den ersten Atemzügen, der Blutdruck in der linken Vorkammer höher als in der rechten wird, schliesst sich die Valvula foraminis ovalis, um sich normalerweise nie wieder zu öffnen. Über die gleichzeitige Umwandlung des fetalen Kreislaufs in den definitiven gibt Fig. 141 einen Überblick.

Nach der Geburt verwächst der freie Rand der Valvel mit dem Septum secundum, und die Trennung der beiden Vorhöfe wird jetzt vollständig. Das definitive Septum atriorum ist gebildet.

Weitere Ausbildung der Vorhöfe.

Schon oben wurde erwähnt, dass die venöse Herzpartie sehr frühzeitig durch eine äussere Furche in zwei Abteilungen, den Sinus venosus und die primitive Vorkammeranlage, gesondert wird (vgl. Fig. 139 *B*).

Indem diese Furche links bedeutend tiefer als rechts wird, kommt die Kommunikationsöffnung des Sinus venosus mit der primitiven Vorkammeranlage bald rechts von der Medianebene zu liegen[1]).

[1]) Der ausgebildete Sinus venosus mündet also nur in die rechte Vorkammeranlage.

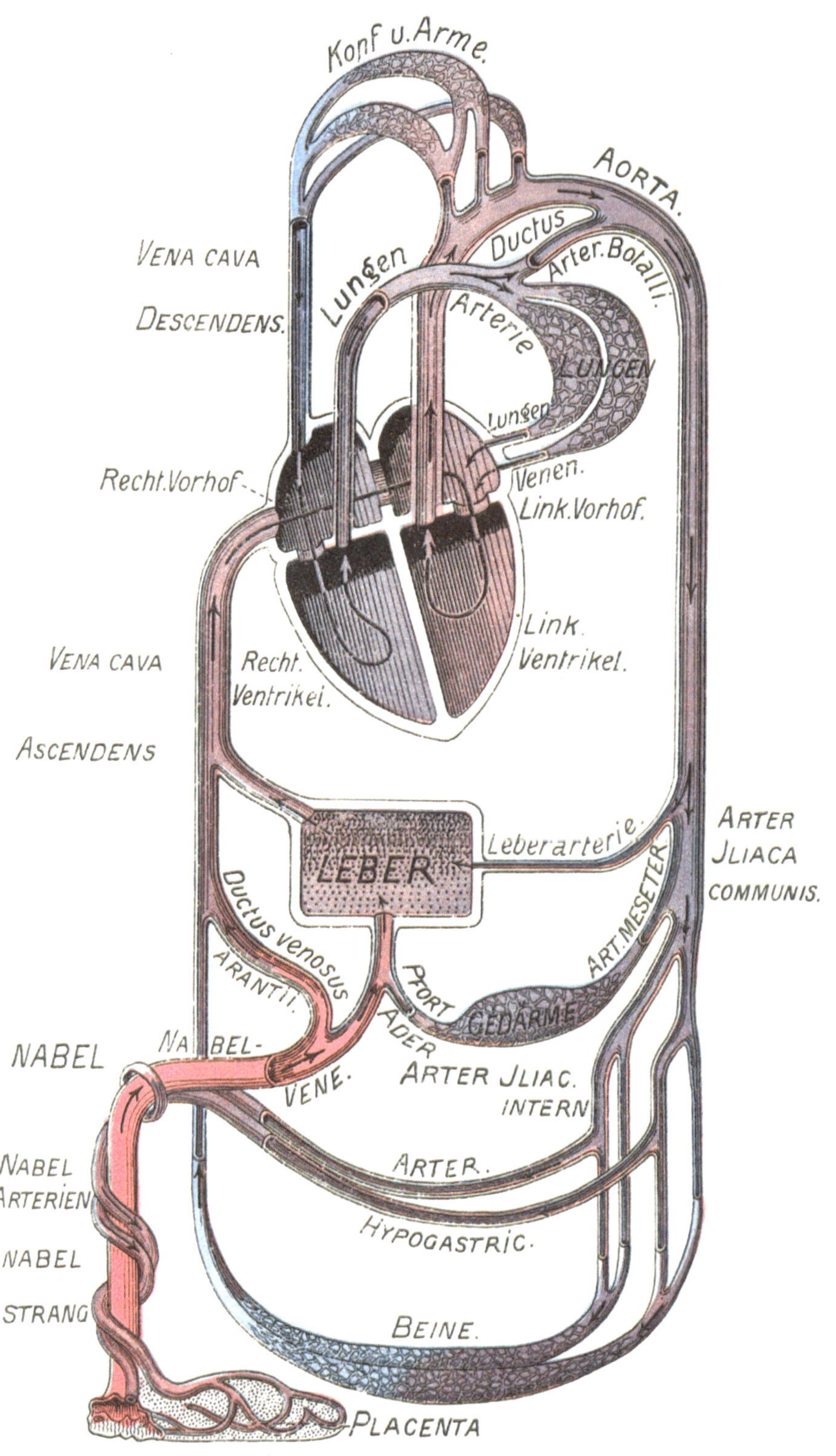

A

Fig. 141.
Schema des Blutkreislaufs vor der Geburt. Nach American Textbook of obstetrics, aus v. WINCKEL's Handbuch d. Geburtsh., Bd. 1, 1. Wiesbaden 1903.

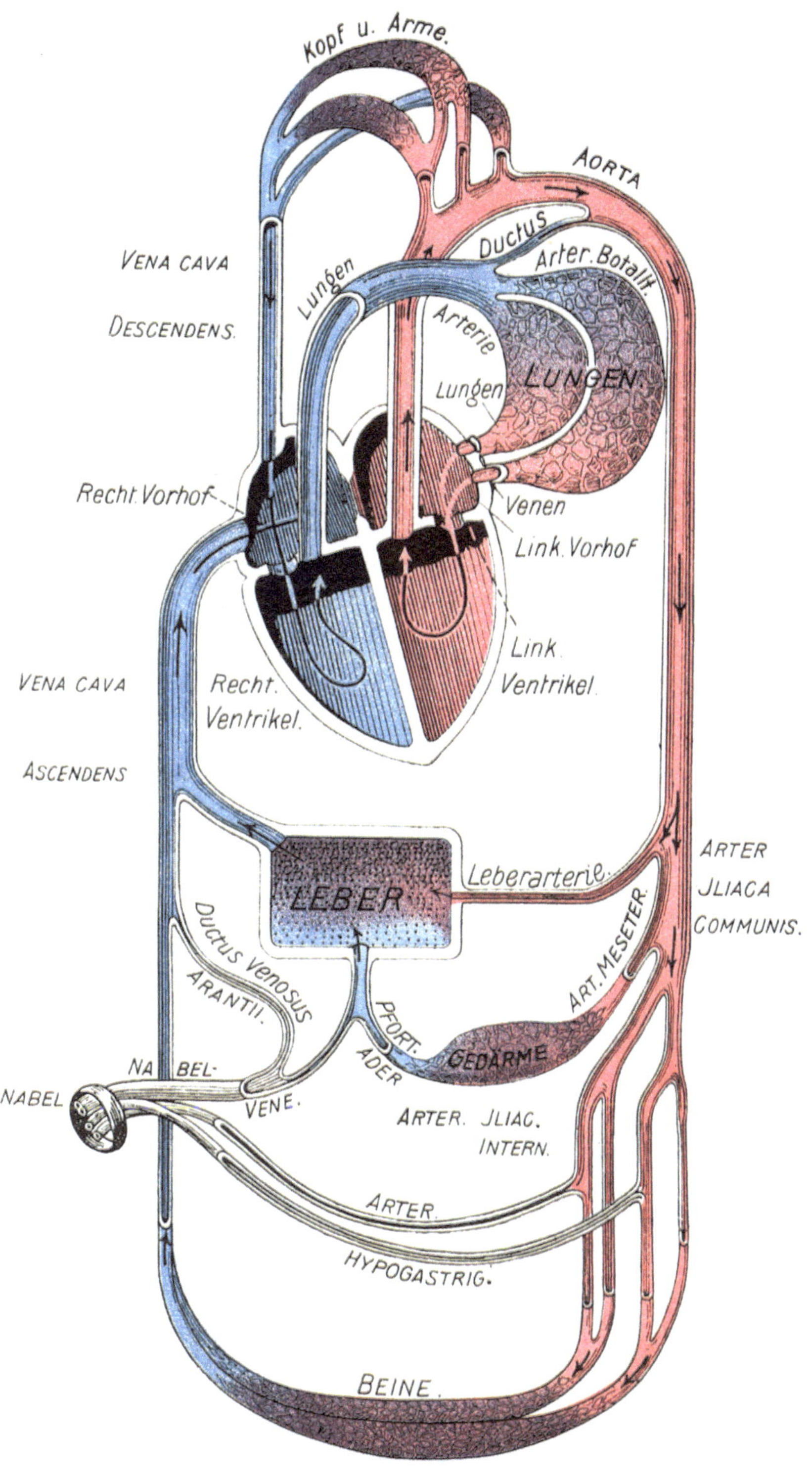

B

Fig. 141.

Schema des Blutkreislaufs nach der Geburt. Nach American Textbook of obstetrics, aus v. WINCKEL's Handbuch d. Geburtsh., Bd. 1, 1.

Diese Kommunikationsöffnung wird in dem Herzinnern von zwei allmählich höher vorspringenden Wandfalten, den Sinusklappen (vgl. Fig. 140), begrenzt, welche den Rückfluss des Blutes von der primitiven Vorkammeranlage in den Sinus verhindern. Diese Sinusklappen, von welchen die rechte am grössten wird, vereinigen sich an der dorsalen Vorkammerwand zu einer Leiste, die auf die kraniale Vorkammerwand übergreift. Diese Leiste spielt bei der Funktion der Sinusklappen eine wichtige Rolle, indem sie ein Zurückschlagen dieser Klappen in den Sinus venosus hinein verhindert.

Am Sinus venosus kann man ein Querstück unterscheiden, welches jederseits in einen nach hinten und (später) nach oben abweichenden Schenkel, das sog. Sinushorn, übergeht. In jedes Sinushorn mündet der Ductus CUVIERI [1]) der betreffenden Seite. Die Einmündungsstelle der Vena cava inferior findet man an der Grenze zwischen dem rechten Sinushorn und dem Sinusquerstück.

Indem in späteren Entwicklungsstadien die Sinusklappen zum grossen Teil zurückgebildet werden, wird die Grenze zwischen dem Sinus und dem rechten Vorhof unscharf, und grosse Partien des Sinus venosus werden so allmählich in den rechten Vorhof einbezogen.

Der definitive rechte Vorhof ist also ein Produkt 1. aus dem primitiven rechten Vorhof und 2. aus einer Partie des Sinus venosus. Und zwar geht aus dem erstgenannten Teil nur das rechte Herzohr, aus dem letztgenannten Teil dagegen die Hauptpartie des rechten Vorhofes hervor.

Diese aus dem Sinus venosus stammende Partie des rechten Vorhofes markiert sich noch am ausgebildeten Herzen und zwar durch die glatte Beschaffenheit ihrer Innenfläche, während die aus dem primitiven Vorhof stammende Vorhofspartie mit parallelen Muskelverdickungen (Musculi pectinati) versehen ist.

Die untere Partie der niedriger gewordenen rechten Sinusklappe bleibt mehr oder weniger deutlich erhalten und zwar in zwei Abteilungen, welche die Valvula venae cavae inferioris bezw. die Valvula Sinus coronarii bilden.

Die erstgenannte Klappe (die Valvula venae cavae inferioris oder Valvula Eustachii) hat während der späteren Embryonalzeit die Aufgabe, den Blutstrom der Vena cava inferior durch das Foramen ovale in die linke Vorkammer abzuleiten (vgl. Fig. 141 *A*).

Diejenigen Partien des Sinus venosus, welche in die rechte Vorkammer aufgehen, sind das rechte Sinushorn und die rechte Partie des Sinusquerstückes.

Die linke Partie des Sinusquerstückes, welche durch eine neue Scheidewand (das „Sinusseptum") von der rechten geschieden wird und auf diese Weise eine besondere Einmündung in die rechte Vorkammer bekommt, bleibt als der die Herzvenen aufnehmende Sinus coronarius cordis erhalten.

Das linke Sinushorn obliteriert dagegen beim menschlichen Embryo mehr oder weniger vollständig und zwar Hand in Hand damit, dass der linke Ductus CUVIERI zugrunde geht.

Die Ausbildung des linken Vorhofes gestaltet sich viel einfacher als diejenige des rechten Vorhofes. In die Dorsalpartie seiner primitiven Anlage mündet schon frühzeitig eine einfache Vena pulmonalis. Der Stamm dieser Vene zerfällt bald in zwei Hauptäste, welche sich wiederum in je zwei Sekundäräste verzweigen.

Auf Kosten dieses Venenstammes und seiner beiden Hauptäste vergrössert sich nun in späteren Entwicklungsstadien die linke Vorkammer in ähnlicher Weise, wie sich die rechte Vorkammer durch Aufnahme gewisser Partien des Sinus venosus vergrösserte. Indem nämlich zuerst der Stamm und dann die Hauptäste der Vena pulmonalis stark

---

[1]) Der rechte Ductus CUVIERI stellt die Hauptanlage der definitiven Vena cava superior dar.

ausgedehnt werden, werden sie vollständig in die Vorkammerwand einbezogen. Daher kommt es also, dass in späteren Entwicklungsstadien vier Lungenvenen — anstatt, wie ursprünglich nur eine — in den linken Vorhof münden (SCHMIDT, 1870).

Diese aus der Vena pulmonalis stammende Partie des linken Vorhofes stellt beim Erwachsenen die Hauptpartie desselben dar. Die aus der primitiven Vorhofsanlage stammende Partie desselben bildet nur das linke Herzohr. In der Wand dieser älteren Vorhofspartie sind Musculi pectinati zu sehen, während die durch die Einbeziehung der Vena pulmonalis entstandene Wandstrecke an ihrer glatten Beschaffenheit zu erkennen ist.

Ausbildung der beiden Herzkammern.

Unmittelbar nach der Bildung der Herzschleife (vgl. oben S. 215) waren die beiden Ventrikelschenkel nur an der Umbiegungsstelle miteinander verbunden.

Indem aber die medialen Wände der beiden Ventrikelschenkel sich bis zur Berührung nähern (vgl. Fig. 139 *A*) und zuletzt miteinander verwachsen, wird die ganze Kammeranlage im Äusseren einheitlich.

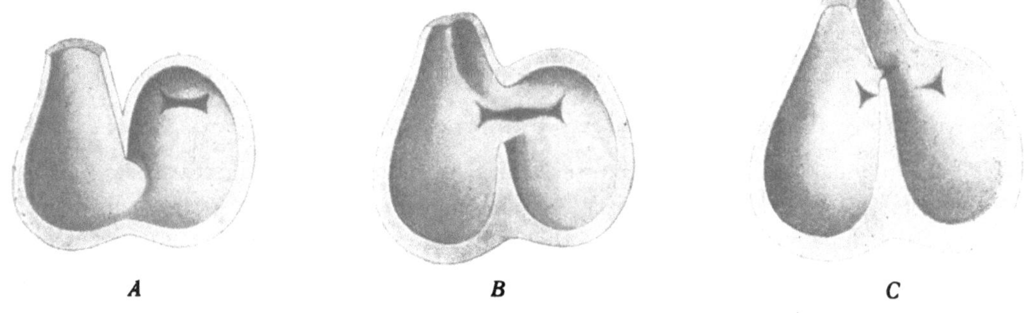

Fig. 142.
Drei Schemata, die Entwicklung der Herzkammerscheidewand zeigend. Nach BORN: Archiv für mikr. Anat. Bd. 33, 1899.

In dem Inneren wird diese Herzkammeranlage zunächst durch eine primitive Ventrikelscheidewand in eine linke und eine rechte primitive Herzkammer unvollständig getrennt. (Fig. 142*A*). — Die primitiven Herzkammern entsprechen den beiden Ventrikelschenkeln und die primitive Ventrikelscheidewand wird von den miteinander verwachsenen Wandpartien der beiden Ventrikelschenkel gebildet. — Diese primitive Ventrikelscheidewand geht nun bald durch von unten nach oben fortschreitende Atrophie vollständig zugrunde (vgl. Fig. 142 *A* und *B*).

Entwicklung der definitiven Ventrikelscheidewand.

Ehe noch die letzte Partie der primitiven Ventrikelscheidewand zugrunde gegangen ist, entsteht in der Herzspitzgegend die erste Anlage der definitiven Ventrikelscheidewand und zwar als eine sagittal gestellte Muskelleiste (Fig. 140). Neben dieser Leiste buchten sich die beiden Kammerhälften kaudalwärts immer mehr aus. Sowohl hierdurch wie durch eigenes Wachstum wird die Leiste rasch höher und bildet sich so zu einem Septum aus (Fig. 142 *B*).

Inzwischen erfährt die primitive Atrioventrikularöffnung eine starke Ausweitung nach rechts hin (vgl. Fig. 142 *A* und *B*), wodurch sie fast symmetrisch zu liegen kommt (anstatt linksseitig wie früher), und unter Vermittlung von dem Septum atriorum (vgl. oben S. 218) verwachsen zwei (diese Öffnung vorn und hinten begrenzenden) Endocardverdickungen (die sog. Entocardkissen, Fig. 140) in der Mitte miteinander. Auf diese Weise entstehen die beiden definitiven Atrioventrikularöffnungen.

Bald nachher verwächst die dorsale Partie des Kammerseptums mit den verschmolzenen Endocardkissen. Von nun ab mündet also der linke Vorhof in die linke, und der rechte Vorhof in die rechte Herzkammer (Fig. 142 *C*).

Allein die Trennung der beiden Herzkammern ist noch keine vollständige. Die Kammerscheidewand ist nämlich noch eine Zeitlang in der ventro-kranialen Partie — an der Grenze zwischen Herzkammer und Truncus arteriosus — defekt (Fig. 142 *C*).

Die betreffende Öffnung der Herzkammerscheidewand, das sog. Foramen interventriculare, schliesst sich erst relativ spät und zwar unter Vermittlung von dem Septum aortico-pulmonale, dessen kaudaler Rand mit dem kranialen freien Rande des Septum interventriculare verwächst.

Der betreffenden, zuletzt gebildeten Partie der Kammerscheidewand fehlt beim Menschen zeitlebens die Muskulatur, was sich einfach daraus erklärt, dass sich in dem Septum aortico-pulmonale keine Muskelzellen befinden (Born, 1889). Beim Erwachsenen ist diese Scheidewandpartie unter dem Namen Pars membranacea bekannt.

Entwicklung des Septum aortico-pulmonale in dem Truncus arteriosus.

In dem Innern des Truncus arteriosus treten zwei aus Gallertgewebe gebildete Längswülste (Fig. 143 *A*) auf, welche sich von der Abgangsstelle des sechsten Aortenbogenpaares kaudalwärts bis in die obere Herzkammerpartie hineinstrecken. Indem diese Längswülste allmählich höher werden und zuletzt der Länge nach mit ihren freien Rändern verwachsen, entsteht eine vertikale Scheidewand, die den Truncus in zwei Gefässe, die Aorta ascendens und die Arteria pulmonalis, aufteilt (Fig. 147 u. 148).

Kranial von der Ausgangsstelle der beiden Pulmonalisbogen (= sechster Aortenbogen) verschmilzt das Septum aortico-pulmonale mit der Truncuswand derart, dass die Kommunikation der Aorta mit den Pulmonalisbogen aufgehoben wird.

Kaudalwärts wächst das Septum aortico-pulmonale in die obere vordere Kammerpartie und verbindet sich hier — wie schon erwähnt — mit dem kranialen Rand des Septum interventriculare, die Pars membranacea der Kammerscheidewand bildend.

Die Verschmelzung des Septum aortico-pulmonale mit dem Septum interventriculare findet derart statt, dass die Aorta mit der linken, die Arteria pulmonalis mit der rechten Herzkammer Kommunikation behält.

Hervorzuheben ist aber, dass die Kommunikation der beiden Gefässe mit den Herzkammern sich eher umgekehrt gestaltet hätte, wenn das Septum aortico-pulmonale gerade abwärts gewachsen wäre. Dies ist aber nicht der Fall. Die beiden oben beschriebenen Längswülste haben nämlich einen spiraligen Verlauf und das bei ihrer Verwachsung entstandene Septum verläuft daher auch von Anfang an spiralförmig. Dasselbe beschreibt etwa eine halbe Spirale, indem seine obere Partie frontal, seine mittlere Partie sagittal und seine untere Partie wieder frontal steht. Daraus erklärt sich, dass der obere Teil der Arteria pulmonalis dorsalwärts, der mittlere nach links und der untere ventralwärts von der Aorta zu liegen kommt.

Nach der Bildung des Septum aortico-pulmonale finden in demselben und in der Wand des Truncus arteriosus histologische Umwandlungen statt, welche die Scheidung der Aorta ascendens von der Arteria pulmonalis vervollständigen. Auch in dem Äusseren macht sich die Trennung durch Furchen bemerkbar. Durch Bindegewebe und durch einen gemeinsamen Perikardialüberzug bleiben aber die beiden Gefässe zeitlebens miteinander verbunden.

Entwicklung der Semilunarklappen der Aorta und der Arteria pulmonalis.

Nach der Bildung der beiden oben beschriebenen Längswülste, welche sich später mit einander zu dem Septum aortico-pulmonale verbinden, entstehen in der unteren Partie des Truncus arteriosus, in dem sog. Bulbus arteriosus, zwei ähnliche, aber kleinere Längswülste, welche mit den erstgenannten alternieren (Fig. 143 *A*).

Bei der Bildung des Septum aortico-pulmonale werden die beiden grösseren Längswülste in je zwei kleinere Wülste aufgeteilt (Fig. 143 *B*). Auf diese Weise bekommt also sowohl die Aorta ascendens wie die Arteria pulmonalis von Anfang an (d. h. unmittelbar nach ihrer Trennung) drei mit Gallertgewebe gefüllte Endothelwülste.

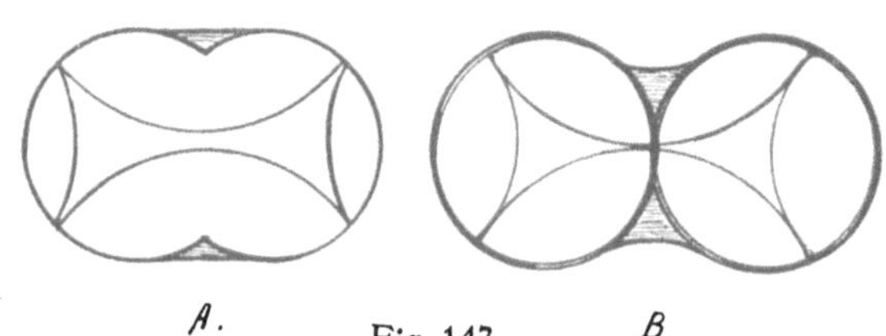

Fig. 143.
Schematische Querschnitte des Truncus arteriosus, die Trennung desselben in Aorta und Arteria pulmonalis zeigend.

Diese weichen Längswülste funktionieren wahrscheinlich schon jetzt als eine Art Verschlussmechanismus. Mit BORN (1899) u. a. nehme ich nämlich an, dass, wenn das Blut in den betreffenden Ventrikelraum zurückzufliessen versucht, die betreffenden Längswülste gegen das untere Gefässende hingedrängt werden und, sich dort vorwölbend, das Lumen verschliessen (vgl. Fig. 144 *A* u. *B*). Auf diese Weise werden die drei Längswülste der Arteria pulmonalis bezw. der Aorta ascendens in ihrer oberen Partie allmählich immer niedriger, bis sie hier zuletzt ganz verschwinden, während sie in ihrer unteren Partie gleichzeitig höher werden und nach allmählicher taschenförmiger Aushöhlung (von der oberen und distalen Seite her) die Seminularklappen bilden.

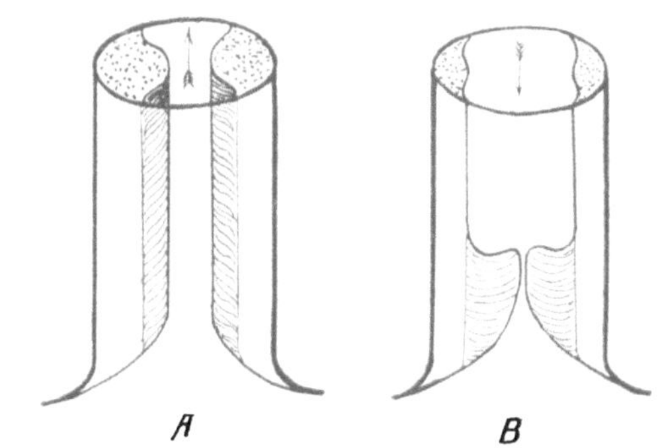

Fig. 144.
Schemata, die Entstehung der Semilunarklappen aus den Längswülsten zeigend.

Entwicklung der Atrioventrikularklappen.

Auf im Prinzip dieselbe Weise wie die Seminularklappen, d. h. durch Unterminierung schon vorhandener Gewebemassen unter Vermittlung von dem rückströmenden Blute selbst, entstehen auch die Atrioventrikularklappen. Das Baumaterial dieser Klappen wird zum grössten Teil von der Muskelwand des Atrioventrikularkanals, zum Teil aber auch von den verschmolzenen Endokardkissen geliefert. Die letztgenannten Partien der Atrioventrikularklappen sind von Anfang an bindegewebig. Die erstgenannten Partien sind dagegen ursprünglich muskulös und werden erst sekundär — durch Zugrundegehen ihrer Muskelzellen — bindegewebig.

Die linke Atrioventrikularöffnung wird auf diese Weise mit zwei, die rechte mit drei Klappen versehen.

Gleichzeitig mit der bindegewebigen Umwandlung der früher muskulösen Klappenpartien werden auch die mit diesen verbundenen Muskelbalken (welche ein Zurückschlagen der Klappen verhindern) teilweise in Bindegewebe umgewandelt. Auf diese Weise entstehen aus den oberen Partien dieser Muskelbalken die Chordae tendineae, während die unteren Partien derselben muskulös bleiben und die Musculi papillares darstellen.

Diejenigen Muskelbalken, welche mit den Atrioventrikularklappen keine Verbindung haben, werden bei der Erhöhung des intraventrikularen Blutdruckes peripherwärts verschoben und in der mehr kompakten Ventrikelwand mehr oder weniger vollständig einverleibt. Einige bleiben indessen als in der Mitte freie Trabeculae carneae zeitlebens isoliert bestehen. — Gleichzeitig wird auch das Endothelrohr peripherwärts gedrängt, bis dasselbe mit der Muskelwand intim verbunden wird und die Innenseite derselben eng bekleidet. Aus dem Endothelrohr der Herzanlage geht also das Endocardium hervor.

Grössenzunahme des Herzens.

In frühzeitigen Entwicklungsstadien ist das Herz relativ sehr gross. Bei einem drei Wochen alten Embryo z. B. bildet das Herz etwa $^{1}/_{10}$ des ganzen Körpers.

In den folgenden Entwicklungsstadien wächst aber das Herz weniger schnell als der Körper im ganzen, und schon beim geburtsreifen Fetus finden wir, dass die Herzgrösse etwa der Faustgrösse desselben Individuums entspricht.

Da nun das weitere Wachstum des Herzens etwa gleichen Schritt hält mit demjenigen der Hände desselben Individuums, so kann die Faustgrösse eines Individuums auch in den folgenden Entwicklungsstadien und beim Erwachsenen als ein grobes Mass für die normale Herzgrösse verwendet werden.

Hervorzuheben ist indessen, dass das Herz des Neugeborenen noch im Verhältnis zum ganzen Körper relativ viel grösser (etwa doppelt) als beim Erwachsenen ist.

Auch im Verhältnis zum Brustkorb ist das Herz in den ersten Kinderjahren bedeutend grösser als beim Erwachsenen. So liegt bis zum 7. Kinderjahre der Spitzenstoss des Herzens normalerweise in der linken Mamillarlinie oder sogar lateralwärts von ihr, während eine ähnliche Lage der Herzspitze beim Erwachsenen nur bei abnormer Vergrösserung oder Verlagerung des Herzens vorkommt.

Nachdem das allgemeine Wachstum des Körpers abgeschlossen ist, soll das Herz sein Wachstum — wenn auch sehr langsam — bis zum 80. Lebensjahre weiter fortsetzen. Beim Erwachsenen soll, mit anderen Worten, normalerweise das Herz allmählich absolut vergrössert werden.

Die Muskelwände der Herzvorhöfe bleiben relativ dünn, während diejenigen der beiden Herzkammern sich schon im ersten Embryonalmonat stark verdicken (vgl. Fig. 140, S. 218). Hierbei verdickt sich die Wand der linken Herzkammer — der grösseren Arbeit entsprechend — am stärksten, so dass sie zunächst etwa doppelt so dick wie diejenige der rechten Herzkammer wird.

Nach der Geburt, wenn die linke Herzkammer allein das Blut des grossen Kreislaufes zu bewegen hat, während die rechte Herzkammer nur für den kleinen Kreislauf die Triebkraft bildet, wird dieser Dickenunterschied bald noch grösser. Vom Ende des 1. Lebensjahres ab finden wir daher die Wand der linken Herzkammer etwa dreimal dicker als diejenige der rechten.

Entstehung der **Annuli fibrosi** und des His'schen **Atrio-ventricular-Bündels.**

Bis zum Anfang des 2. Embryonalmonats geht die Muskulatur des Vorhofteils direkt in diejenige des Kammerteils über. Zu dieser Zeit verfällt aber die die Atrioventrikularöffnungen umgebende Muskulatur der Atrophie und wandelt sich in Bindegewebe um. Auf diese Weise entstehen die Annuli fibrosi.

Dorsomedialwärts von den beiden definitiven Atrioventricularöffnungen bleibt indessen an einer Stelle die muskulöse Verbindung zwischen Vorhofs- und Kammermuskulatur bestehen. Diese primäre Muskelverbindung bildet sich (schon vor Ende des 3. Embryonalmonats) zu dem His'schen Reizleitungsbündel des Herzens aus.

Entwicklung des Subperikardialfettes.

Beim Neugeborenen ist das Herz ohne makroskopisch sichtbare Fettauflagerung, und erst im zweiten Kindermonat treten in der Nähe der Coronararterien die ersten Häufchen des Subpericardialfettes auf. Dieselben vermehren und vergrössern sich während der folgenden Kinderzeit recht langsam, um erst in der Pubertätszeit rascher zuzunehmen.

Lageveränderungen des Herzens während der Entwicklung.

Die Lage des Herzens ist während der verschiedenen Entwicklungsperioden nicht dieselbe. Erstens erfährt nämlich die Herzanlage im Verhältnis zur Wirbelsäule eine beträchtliche Verschiebung in kaudaler Richtung und zweitens wird das ursprünglich symmetrisch liegende Herz in der Brusthöhle schief gelagert.

Die Kaudalverschiebung des Herzens. Unmittelbar nach ihrer Entstehung befindet sich die Herzanlage etwa in der oberen Halsgegend. Von hier aus verschiebt sie sich aber relativ schnell in die obere Brustgegend herab.

In die Brustregion hineingekommen, setzt das Herz seine Kaudalwärtsverschiebung langsamer fort. Zur Zeit der Geburt ist der Spitzenstoss, welcher zugleich die untere Grenze des Herzens markiert, gewöhnlich im vierten (linken) Intercostralraum zu fühlen. Bei älteren Kindern (nach dem sechsten Lebensjahre) und bei Erwachsenen findet man gewöhnlich den Spitzenstoss im fünften Intercostalraum, und bei sehr alten Individuen ist er oft im sechsten Intercostalraum zu fühlen.

Die Schieflagerung des Herzens. Bei seiner Kaudalwärtsverschiebung wird das Herz bald von der sich vergrössernden Leberanlage begegnet. Diese wächst nämlich Ende des ersten Embryonalmonats in fast allen Richtungen stark zu und vergrössert sich hierbei auch kranialwärts. Herz und Leber beginnen dann gewissermassen um den Raum zu streiten. Obgleich grösser, wird die Leber hierbei nicht unbeeinflusst. Sie bekommt durch den Druck des Herzens eine tiefe Impression. Da indessen der rechte Leberlappen schon zu dieser Zeit bedeutend grösser als der linke ist und kranialwärts höher als dieser hinaufragt, so gelangt das Herz auf eine nach links hin tiefer liegende, schiefe Ebene, was allmählich das ganze Herz, aber speziell stark die kaudalste Herzpartie (die Anlage der Herzspitze) zu einer linksseitigen Deviation zwingt.

Auf diese Weise entsteht die Schieflagerung des Herzens, welche schon Anfang des zweiten Embryonalmonats deutlich ausgeprägt ist (Fig. 140) und sich Ende desselben Monats — bei der Verlängerung der beiden Pleurahöhlen bis zu der vorderen Körperwand — noch deutlicher wird.

Sekundäre Veränderungen der Gefässe des primitiven Blutkreislaufes. Entstehung der definitiven Blutgefässe.

Die Entstehung der Gefässe des primitiven Blutkreislaufes wurde oben (S. 209) beschrieben. Die primitiven Hauptgefässe stellen, wie aus dieser Beschreibung hervorgeht, anfänglich alle paarige und symmetrische Gefässtämme dar, die den definitiven Gefässen sehr wenig ähnlich sind. In den folgenden Entwicklungsperioden erfahren sie aber alle mehr oder weniger weitgehende Veränderungen, die allmählich zu den definitiven Verhältnissen führen.

Ausbildung der definitiven Arterien.

Verschmelzung der primitiven Aorten.

Schon bei etwa 2,5 mm langen Embryonen (Keibel und Elze) nähern sich die beiden primitiven dorsalen Aorten der Medianebene in der embryonalen Bauchregion und verschmelzen hier eine Strecke weit mit einander. Die Verschmelzung schreitet in den nächstfolgenden Stadien sowohl kaudal- wie kranialwärts fort. Schon in der dritten Embryonalwoche erreicht sie die primären Ausgangsstellen der beiden Arteriae umbilicales (Fig. 145) und setzt sich jetzt auf die bisher paarigen Schwanzarterien fort. Auf diese Weise entsteht eine einfache Schwanzarterie, welche als direkte Fortsetzung der einfachen Bauchaorta imponiert (Fig. 146).

Kranialwärts schreitet die Verschmelzung der beiden Aorten bis zum 5.—7. Aortensegment hinauf.

Auch die kaudalen Partien der beiden primitiven Aortae ascendentes, von welchen aus die kaudalsten Kiemenbogenarterien ausgehen, verschmelzen mit einander in der Mittellinie zu einem anfangs einfachen Gefässtamm, dem sog. Truncus arteriosus (Fig. 146 u. 147). Die übrigen Partien der beiden primitiven Aorten bleiben dagegen von einander getrennt.

Das Schicksal der Kiemenbogenarterien („Aortenbogen").

In dem Kapitel über die Entstehung der Kiemenbogenarterien (S. 210) wurde bereits angedeutet, dass die beiden ersten Kiemenbogenarterien gewöhnlich schon einer Reduktion anheimgefallen sind, wenn die beiden letzten entstehen. Nur in Ausnahmefällen kann man sie also alle gleichzeitig (wie im Schema Fig. 147) bei einem Embryo finden.

Schon am Ende der dritten Embryonalwoche verfällt gewöhnlich der erste Arterienbogen der Rückbildung. Die Arterienbogen 2 und 5 bilden sich in der vierten Embryonalwoche zurück.

Es persistieren also am Anfang des zweiten Embryonalmonats jederseits nur drei Kiemenbogenarterien, nämlich die Arterienbogen Nr. 3, 4 und 6. Mit Rücksicht auf das spätere Schicksal dieser Arterienbogen können wir schon jetzt den dritten als Carotisbogen, den vierten als Aortenbogen und den sechsten als Pulmonalisbogen bezeichnen.

Der dritte Arterienbogen wird Carotisbogen genannt, weil er sich zu dem Anfangsabschnitt der Arteria carotis interna umbildet, gleichzeitig damit, dass die primitive Aorta descendens zwischen den dritten und vierten Arterienbogen allmählich schwächer wird und zuletzt vollständig schwindet.

Der vierte Arterienbogen wird Aortenbogen genannt, weil aus ihm linkerseits der definitive Aortenbogen hervorgeht. Rechterseits bildet dieser Arterienbogen das Anfangsstück der Arteria subclavia dextra (vgl. Fig. 148 u. 149).

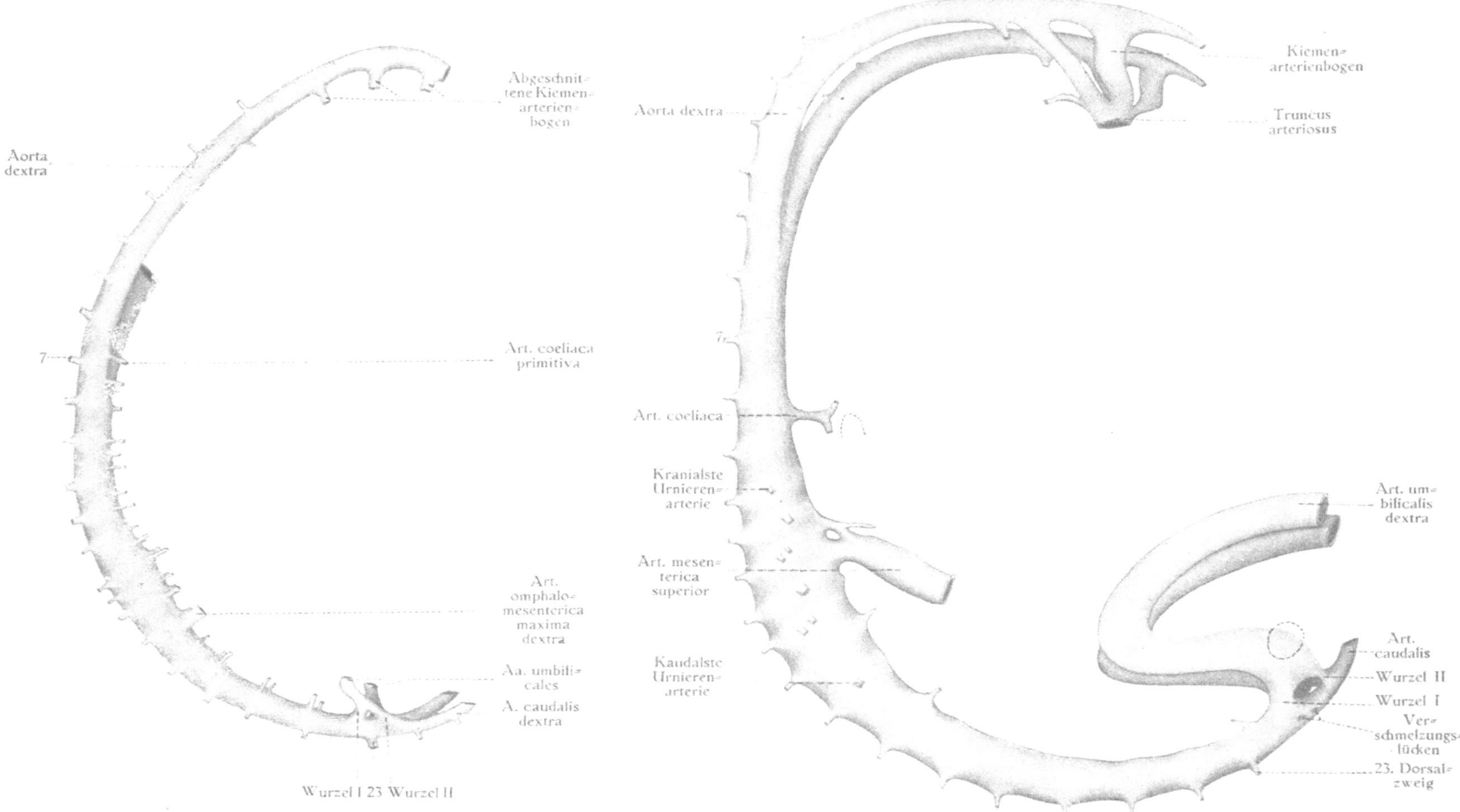

Fig. 145.
Rekonstruktionsmodell der Aorta eines 3,4 mm langen Embryos; von der rechten Seite gesehen. $\frac{50}{1}$. Nach BROMAN (1908).

Fig. 146.
Rekonstruktionsmodell der Aorta eines 5 mm langen Embryos; von der rechten Seite gesehen. $\frac{50}{1}$ Nach BROMAN: Anta. Hefte, Bd. 36, Wiesbaden 1908.

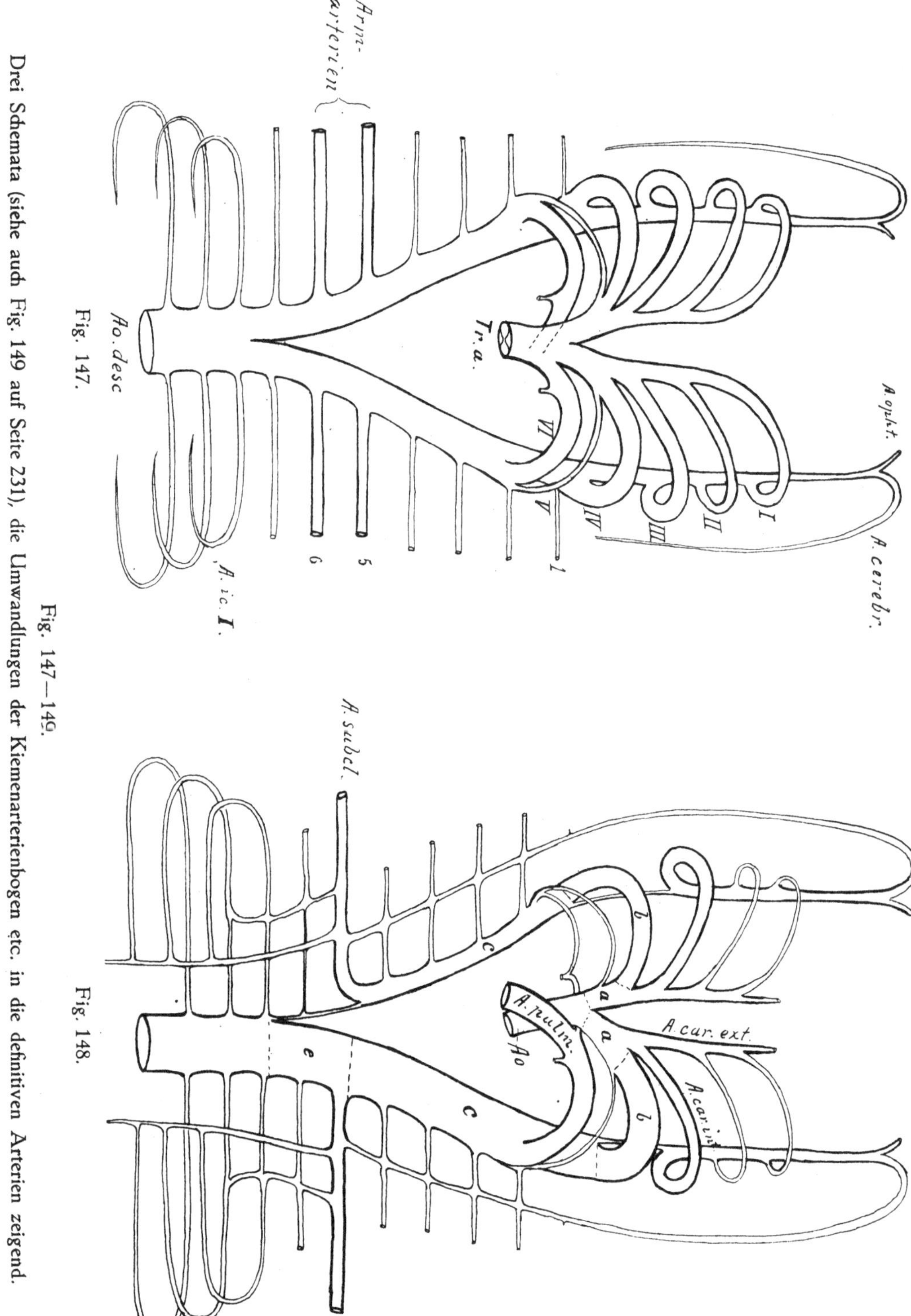

Fig. 147.

Fig. 148.

Fig. 147—149.

Drei Schemata (siehe auch Fig. 149 auf Seite 231), die Umwandlungen der Kiemenarterienbogen etc. in die definitiven Arterien zeigend.

Der sechste Arterienbogen wird Pulmonalisbogen genannt, weil aus ihm jederseits eine Lungenarterie auswächst. — Distal von der Abgangsstelle dieser Arterie wird der rechte Pulmonalisbogen immer schwächer und verschwindet bald vollständig. — Die distale, entsprechende Partie des linken Pulmonalisbogens entwickelt sich dagegen kräftig weiter, persistiert während des ganzen Embryonallebens als weite Ver-

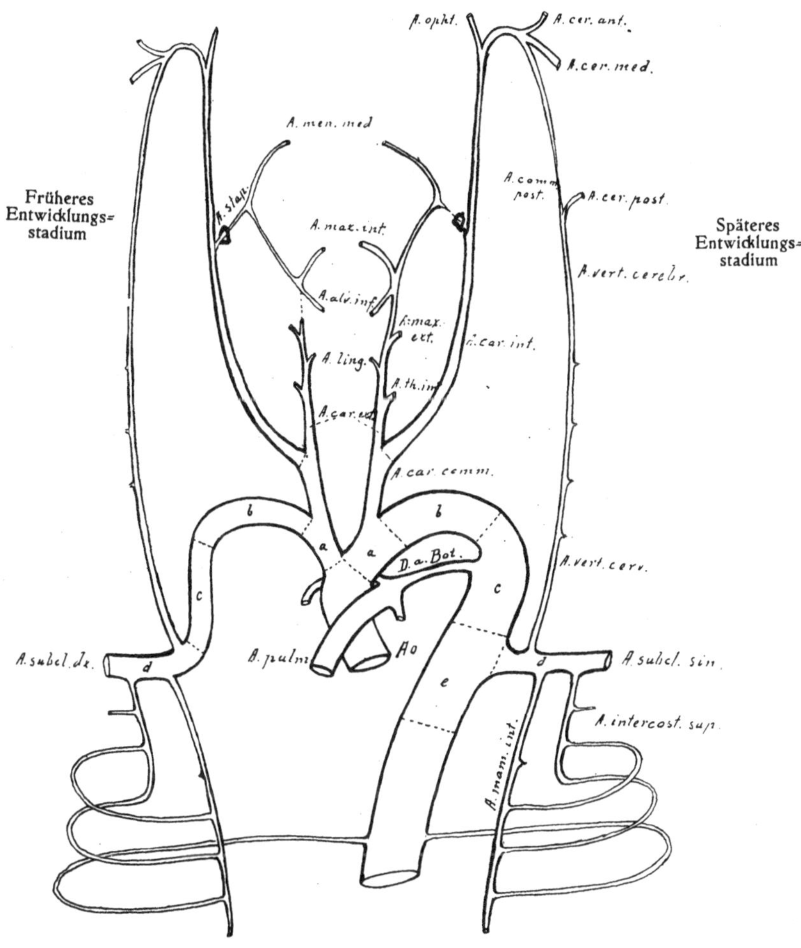

Fig. 149.
Drei Schemata (siehe auch Fig. 147 u. 148 auf Seite 230), die Umwandlungen der Kiemenarterienbogen etc. in die definitiven Arterien zeigend.

bindung (Ductus arteriosus Botalli) zwischen der Arteria pulmonalis und der Aorta (vgl. Fig. 148 u. 149) und obliteriert erst nach der Geburt (Fig. 141).

Die proximalen Partien der beiden Pulmonalisbogen stellen, wie aus Fig. 147—149 hervorgeht, nur die Anfangsstücke der beiden Hauptäste der definitiven Arteria pulmonalis dar. Der Stamm dieser Arterie geht bei der Aufteilung des Truncus arteriosus (durch das Septum aortico-pulmonale) gleichzeitig mit der definitiven Aorta ascendens aus diesem Truncus hervor (vgl. oben S. 224).

Schicksal der paarig bleibenden Aortae descendentes.

Die Armarterien gehen Ende des ersten Embryonalmonats von der einfach gewordenen Partie der Aorta dorsalis aus. Bei einer folgenden sekundären Längsspaltung der Aorta kommen sie aber wieder aus den paarigen Aortenpartien (Fig. 147).

Schon bei 10 mm langen Embryonen beginnt die linke Aorta descendens wesentlich weiter als die rechte zu werden. Die rechte Aorta descendens bleibt nämlich jetzt im Dickenwachstum stehen und fängt bald an, in ihrer kaudalsten Partie (d. h. kaudalwärts von der Ausgangsstelle der rechten Armarterie) absolut dünner zu werden). In dieser Aortenpartie obliteriert schnell das Lumen und es dauert nicht lange, ehe diese Partie der rechten Aorta descendens spurlos zugrunde geht (vgl. Fig. 147—149).

Der persistierende Teil der Aorta descendens dextra wird bei der folgenden Kaudalwärtsverschiebung des Herzens relativ immer kürzer und bildet zuletzt nur eine kurze, intermediäre Partie der Arteria subclavia (Fig. 149 *c*).

In ähnlicher Weise wird gleichzeitig auch die persistierende Aorta descendens sinistra (Fig. 149 *c* u. *e*) relativ bedeutend kürzer.

Entstehung der definitiven Aorta.

Vollständig fertiggebildet wird die definitive Aorta (in ihrem kaudalsten Teil) erst in der ersten Hälfte des dritten Embryonalmonats.

Die Ausgangsstellen der Umbilikalarterien liegen anfangs mehr kranial als später. Indem aber neue, von der Ventralseite jeder Schwanzarterie ausgehende Gefässe entstehen (Fig. 145), welche sich mit den Umbilikalarterien verbinden, werden diese zuerst zweiwurzelig und dann (nach Atrophie der kranialen, ursprünglichen Wurzel) wieder einwurzelig. Durch Wiederholung dieses Prozesses „wandert" die Ausgangsstelle jeder Arteria umbilicalis einige Segmente weit kaudalwärts auf die ursprüngliche Schwanzarterie über (vgl. Fig. 145 u. 146).

Wenn diese Kaudalwärtswanderung beendet worden ist, scheint auch die letztgebildete ventrale Wurzel jeder Arteria umbilicalis zugrunde zu gehen und durch eine neue mehr lateral ausgehende Wurzel ersetzt zu werden (Tandler). Von dieser Wurzel aus wachsen auch die anfangs relativ sehr kleinen Arterien der unteren Extremitäten heraus. Die gemeinsamen Stämme der Arteriae umbilicales und der betreffenden Extremitätarterien stellen die beim Erwachsenen sog. Arteriae iliacae communes dar.

Bis zum Anfang des dritten Embryonalmonats gehen die beiden Arteriae iliacae communes und die Arteria sacralis media alle drei von derselben Stelle der (sekundären) Aorta heraus. Mit anderen Worten: vor dieser Zeit geht die Arteria sacralis media konstant von der sog. Bifurkationsstelle der Aorta heraus.

Die Arteriae iliacae communes, welche bei jüngeren Embryonen ventralwärts unter fast rechten Winkeln von der Aorta abgingen, nehmen eine mehr kaudale Richtung ein (Hauch 1901, 1903), so dass sie von nun ab als kaudale Endzweige der Aorta aussehen.

Gleichzeitig verwachsen die kranialsten Partien der beiden Arteriae iliacae communes zu einem kurzen unpaaren Gefässstamm, der — da er etwa dieselbe Richtung und Dicke wie die Aorta besitzt — als eine wahre Aortapartie imponiert.

Auf diese Weise erklärt sich die Tatsache, dass die Ausgangsstelle der Arteria sacralis media kranialwärts auf die Dorsalseite der Aorta hinaufwandert.

Die definitive Aorta ist also ein Produkt:

1. aus einem Teil des Truncus arteriosus,
2. „ der linken Aorta ascendens,
3. „ „ „ vierten Kiemenbogenarterie,
4. „ „ „ unverschmolzenen Aorta descendens primitiva,

5. aus den verschmolzenen Aortae descendentes primitivae,
6. „ der kranialen Partie der Arteria sacralis primitiva, und
7. „ den verschmolzenen Anfangspartien der Arteriae iliacae communes.

Die Länge dieser letztgenannten Aortapartie entspricht im allgemeinen der Entfernung der Aortabifurkation von der Ausgangsstelle der Arteria sacralis media an der Dorsalseite der Aorta.

Entstehung und Schicksal der Lateralzweige der Aorta.

Die Lateralzweige der Aorta entstehen später als die Ventralzweige und die Dorsalzweige derselben, und zwar erst nachdem die beiden primitiven Aorten (in der betreffenden Körperregion) mit einander zu einem unpaaren Gefäss verschmolzen, und nachdem die Urnieren angelegt worden sind.

In der Regel wachsen Lateralzweige nur in der Höhe der Urnierenanlagen von der einfach gewordenen Aorta heraus. Ursprünglich scheinen sie auch alle Urnierenarterien zu sein.

Zuerst, wenn die Urnieren relativ klein sind, gehen ihre Arterien segmental von einer kleineren Anzahl der mittleren Aortensegmenten heraus (Fig. 146). Wenn aber später die Urnieren ihre grösste relative Länge erreichen, vermehren sich die Urnierenarterien stark und zwar sowohl dadurch, dass neue laterale Segmentalzweige kranial- und kaudalwärts von den zuerst gebildeten entstehen, wie auch dadurch, dass zwischen vielen Segmentalzweigen nicht-segmentale Lateralzweige in wechselnder Zahl auftreten. Bei etwa 8 mm langen Embryonen gehen jederseits ca. 20 Urnierenarterien von den 7—20. Aortensegmenten heraus. Zuletzt wachsen von den 21. und 22. Aortensegmenten mehrere Lateralzweige heraus, welche alle nichtsegmental zu sein scheinen.

Diese zuletzt gebildeten, kaudalen Urnierenarterien sind die einzigen, die zeitlebens persistieren. Die kranialen Urnierenarterien gehen alle durch Atrophie zugrunde.

Wenn die Anlagen der Geschlechtsdrüsen und der Nebennieren etwa Anfang des zweiten Embryonalmonats auftreten, werden dieselben durch Nebenzweige von den in der betreffenden Höhe ausgehenden Urnierenarterien versorgt.

Da nun die Geschlechtsdrüsenanlagen ursprünglich sehr langgestreckt und den Urnieren parallel, also longitudinal gelagert sind, so bekommen sie in frühen Stadien Zweige von mehreren Urnierenarterien. Unter diesen Urnierenarterien pflegt indessen nur die kaudalste zu persistieren. Diese stellt also die Anlage der Arteria spermatica interna dar, welche noch beim Erwachsenen ausser der Geschlechtsdrüse auch die Überreste der Urniere (Epididymis bezw. Epoophoron) versorgt.

Über das Schicksal derjenigen Lateralzweige, welche vorübergehend bezw. definitiv zu den Nebennieren Zweige senden, vergleiche oben S. 167.

Über die Entwicklung der Nierenarterien aus den kaudalsten Urnieren- bezw. Nebennierenarterien wurde ebenfalls oben (S. 181) berichtet.

Dass die Arteriae spermaticae internae nicht gerade selten von den Nieren- oder Nebennierenarterien ausgehen können, ist leicht zu verstehen, wenn wir in Betracht nehmen, dass alle diese Arterien von derselben Quelle, von den Urnierenarterien stammen. — Überhaupt sind alle Anomalien der Lateralzweige der Aorta mit Hilfe der oben geschilderten Entwicklungsgeschichte dieser Gefässe leicht zu erklären.

Schicksal der Ventralzweige der Aortae descendentes primitivae.

Das ursprüngliche Verhältnis der Ventralzweige der beiden primitiven Aorten (vgl. oben S. 210) wird schon frühzeitig sehr stark verändert. Wie schon erwähnt, vergrössern sich einzelne Ventralzweige bald relativ stark, um ein grösseres Verzweigungsgebiet zu übernehmen. Andere bleiben dagegen im Wachstum nach und fallen bald der Atrophie anheim.

Bei der Verschmelzung der beiden Aorten in der Medianebene kommen die in dieser Höhe ausgehenden Ventralzweige zuerst paarweise an jedem Aortensegment zu sitzen (Fig. 31, S. 64). Bei der bald stattfindenden Verdünnung und sagittalen Verlängerung des Mesenterium dorsale, in welchem die beiden Arterien eines Ventralzweigpaares zunächst verlaufen, werden diese aber gegeneinander gepresst und so zur Verwachsung gezwungen.

Auf diese Weise verschmelzen alle die von der einfach gewordenen Aorta ausgehenden Ventralzweigpaare mit ihren proximalen Partien zu unpaaren Stämmen. — Die von den paarig bleibenden Aortenpartien ausgehenden Ventralzweige gehen gleichzeitig hiermit oder schon vorher spurlos zugrunde. — Aber auch die von der unpaar gewordenen Aorta ausgehenden Ventralzweige gehen später grösstenteils zugrunde. Nur drei derselben persistieren nach dem 1. Embryonalmonat und bilden sich zu den definitiven Magen-Darmarterien aus.

Wie zuerst MALL (1891, 1897) gefunden hat, gehen die Arteria coeliaca und die A. mesenterica superior ursprünglich viel höher (d. h. mehr kranial) von der Aorta heraus, als später. Es muss also angenommen werden, dass die Ausgangsstellen dieser Arterien während der Embryonalzeit an der Aorta kaudalwärts verschoben werden. TANDLER (1903), der diese Beobachtung bestätigt hat, hat auch betreffs der Ausgangsstelle der Arteria mesenterica inferior eine ähnliche, wenn auch kleinere Kaudalwärtswanderung feststellen können.

Schon Ende des zweiten Embryonalmonats erreichen die drei Magen-Darmarterien ihre definitiven Ausgangsstellen. Die nächste Ursache ihrer erwähnten Kaudalwärtswanderung ist offenbar in der gleichzeitig stattfindenden Kaudalwärtsverschiebung des Magen-Darmkanals selbst zu suchen (MALL). — Da nun diese Verschiebung am stärksten den Magen und den kranialen Darmteil betrifft, so erklärt sich — glaube ich — hieraus, warum die Arteria coeliaca und die Arteria mesenterica superior um so viele Segmente (11 bzw. 10), die Arteria mesenterica inferior dagegen nur um etwa 3 Segmente kaudalwärts wandern.

Die Arteriae oesophageae sind als sekundäre, nicht segmentale Ventralzweige zu betrachten. Ihre Zahl und Lage ist daher auch den grössten Variationen unterworfen.

Diejenigen Ventralzweige der beiden Aorten, welche sich vom Darme auf die Dottersackwände hinaus fortsetzen, werden wie erwähnt, Arteriae omphalo-mesentericae genannt. Von denselben bilden sich bald die meisten zurück und es bleibt in der Regel nur ein Paar übrig, das sich unmittelbar nach der Verschmelzung der Aorten zu einer einfachen Arteria omphalo-mesenterica umwandelt.

Die unpaar gewordene Arteria omphalo-mesenterica versorgt eine Zeitlang sowohl die erste Darmschleife wie (mit ihrer peripheren Partie) die Dottersackwände. Indem später — mit der Rückbildung des Dottersackkreislaufes — diese periphere Partie der Arteria omphalo-mesenterica schwindet, wandelt sich diese Arterie in die Arteria mesenterica superior um.

Schicksal der Dorsalzweige der Aortae descendentes primitivae.

Am wenigsten verändern sich die segmentalen Dorsalzweige der Aortae descendentes.

Die meisten segmentalen Dorsalzweige der einfach gewordenen Aorta descendens persistieren als solche zeitlebens. Aus ihnen gehen die Körperwandarterien der Brust- und Bauchregion (Intercostal- und Lumbalarterien) hervor, die also als persistierende Segmentalarterien betrachtet werden können.

Hiervon machen indessen die im ersten und zweiten Intercostalraum verlaufenden Intercostalarterien (= die achten und neunten Segmentalarterien) insofern eine Ausnahme, als ihre ursprünglich von der Aorta direkt ausgehende Anfangspartien schon frühzeitig zugrunde gehen und durch eine von der Arteria subclavia ausgehende, gemeinsame Anfangspartie, mit welcher sich auch die siebente Segmentalarterie verbindet, ersetzt werden. Auf diese Weise entsteht die sog. Arteria intercostalis suprema.

Zwischen den distalen Enden der Intercostalarterien bilden sich schon in der ersten Hälfte des zweiten Embryonalmonats eine Längsanastomose aus, die sich auch mit der Arteria subclavia verbindet und die Anlage der Arteria mammaria interna mit der Arteria epigastrica superior darstellt (Fig. 147—149, S. 231).

Gleichzeitig werden die distalen Enden der Lumbalarterien unter sich und mit der Arteria iliaca externa durch eine ähnliche Längsanastomose (die Anlage der Arteria epigastrica inferior) verbunden.

Entwicklung der Hals- und Kopfarterien.

Die Arteria carotis communis geht jederseits aus derjenigen Partie der Aorta ascendens primitiva hervor, die zwischen den Ausgangsstellen des vierten und des dritten Kiemenarterienbogens gelegen ist (Fig. 148 u. 149). Diese Anlage der Arteria carotis communis ist anfangs sehr kurz, wird aber bei der Kaudalwärtsverschiebung des Herzens immer mehr (und zwar besonders stark an der linken Seite) in die Länge ausgezogen.

Die kaudalwärts von der Carotis communis liegende Partie der paarig gebliebenen Aorta ascendens entwickelt sich in den beiden Körperhälften etwas verschieden. An der rechten Seite geht aus ihr die Arteria anonyma hervor, während an der linken Seite die entsprechende Gefässpartie in den definitiven Aortenbogen einverleibt wird. Daraus erklärt sich die Tatsache, dass die Ausgangsstellen der beiden Arteriae carotides communes asymmetrisch zu liegen kommen (Fig. 149).

Die kranialwärts von dem dritten Kiemenarterienbogen gelegene Partie der Aorta ascendens primitiva wird, wie schon oben erwähnt wurde, zu der Arteria carotis externa (vgl. Fig. 148). Der dritte Kiemenarterienbogen und die kranialwärts von demselben liegende Partie der Aorta descendens primitiva (mit ihrer kranialen Verlängerung) bilden zusammen die Arteria carotis interna (vgl. Fig. 148 u. 149).

Die letztgenannte Arterie versorgt zunächst fast den ganzen Kopf mit Blut. Sie verläuft zuerst kranialwärts bis zur Mittelhirnbeuge, biegt hier dorsal- und kaudalwärts in eine an der Ventralseite des Rautenhirns verlaufende Arterie (die sog. Arteria vertebralis cerebralis) um, die sich bald mit dem zweiten Dorsalzweig der Aorta verbindet (Fig. 147—149, S. 230 u. 231).

Von jetzt ab kehrt wahrscheinlich der Blutstrom in der Arteria vertebralis cerebralis um, denn der zweite Dosralzweig stellt ja für diese Arterie eine direktere Verbindung mit dem Herzen dar. Als Folge hiervon bleibt eine indermediäre Partie der ursprünglichen Arteria carotis interna in der Entwicklung nach, die Arteria communicans posterior bildend.

Später bildet sich zwischen dem nächstfolgenden Dorsalzweige bis zu der Arteria subclavia herab eine Längsanastomose aus, die eine direkte kaudale Fortsetzung der Arteria vertebralis cerebralis darstellt und Arteria vertebralis cervicalis genannt wird. Bald nachher gehen die Dorsalzweige 2—5 zugrunde, und die Arteria vertebralis bekommt von jetzt ab ihr Blut ausschliesslich aus der Arteria subclavia (Fig. 149). — In der Ponsgegend werden die beiden Arteriae vertebrales (cerebrales) einander bis zur Berührung genähert und sie verschmelzen hier bald zu einer unpaaren Arterie, die sog. Arteria basilaris.

Schon am Ende des ersten Embryonalmonats sendet die Arteria carotis interna in der Augengegend die Arteria ophtalmica ab (Fig. 149 *A. opht.*). Zu dieser Zeit gehen von derselben auch schon mehrere Nebenzweige zur Gehirnanlage aus.

Etwas später sendet die Arteria carotis interna in der Gegend des zweiten Kiemenbogens eine andere Arterie aus, die vorübergehend eine wichtige Rolle zu spielen hat. Es ist dies die embryonale Arteria stapedia. (Fig. 149, *A. stap.*). — Diese Arterie dringt zunächst schräg aufwärts und lateralwärts in die Gegend des ersten Kiemenbogens (des Mandibularbogens) hinein. Mit ihrer noch in dem Gebiete des Hyoidbogens liegenden Wurzelpartie passiert sie hierbei durch eine Blastemmasse, die sich später (um die Arterie herum) zu einem vorknorpeligen Ring (der Steigbügelanlage) kondensiert. Die Arterie bildet also die Ursache der Durchlöcherung der Stapesanlage; sie verläuft regelmässig durch dieselbe hindurch und hat daher ihren Namen bekommen.

Schon in der achten Embryonalwoche bildet sich aber ein Ramus anastomoticus aus zwischen der Arteria carotis externa und dem Ramus mandibularis der Arteria stapedia (Fig. 149 rechts). Von jetzt ab und zwar unter Vermittlung dieser Anastomose beginnt die Carotis externa den Verbreitungsbezirk der Arteria stapedia immer mehr mit Blut zu versorgen. Gleichzeitig wird der Stamm der Arteria stapedia immer weniger in Anspruch genommen; er bleibt jetzt zuerst im Wachstum nach und atrophiert im dritten Embryonalmonat vollständig. Die ursprünglichen Zweige der Arteria stapedia sind jetzt Zweige der Arteria carotis externa geworden (Fig. 149).

Die Arteria carotis externa, die in ihrem Verbreitungsgebiet zunächst lediglich auf den Zungenbeinbogen und Kieferbogen beschränkt war, vergrössert sich also auf Kosten der Arteria carotis interna, indem sie die Zweige der Arteria stapedia übernimmt (vgl. Fig. 149 links und rechts).

Entwicklung der Extremitätarterien.

Die Extremitäten stellen Auswüchse von je mehreren Körpersegmenten dar. Sie werden auch zeitlebens von Nerven innerviert, die von mehreren Körpersegmenten stammen.

Aller Wahrscheinlichkeit nach wurden sie in der Phylogenese ursprünglich auch durch mehrere Körpersegmentarterien mit Blut versorgt. Allein bei der grossen Umbildungsfähigkeit der Blutgefässe wurden die ursprünglichen Verhältnisse derselben nicht lange beibehalten.

Die Arterien der oberen Extremität.

Die Annahme, dass auch beim Menschen ursprünglich mehrere segmentale Armarterien existierten, wird vor allem durch die Beobachtung gestützt, dass beim menschlichen Embryo (von etwa 4,5 mm Länge) jederseits vorübergehend zwei Arteriae subclaviae primitivae vorhanden sind (vgl. Fig. 147, S. 230).

Die obere von diesen geht in ihrer Wurzelpartie sehr schnell zugrunde. Etwas weiter peripherwärts scheint sie dagegen noch eine Zeitlang zu persistieren und zwar als Teilstück eines Plexus axillaris arteriosus (Erik Müller).

Die Entstehung der definitiven Arteria subclavia mit ihren Ästen ist etwas kompliziert. Betreffs der Bildung der Wurzelpartie dieser Arterie ist sogleich hervorzuheben, dass sie an den beiden Seiten des Körpers verschieden verläuft. Wie aus dem in Fig. 147—149 abgebildeten Schema hervorgeht, wird die Wurzelpartie der rechten Arteria subclavia gebildet aus

a) dem vierten rechten Kiemenarterienbogen (Fig. 149 *b*);
b) der Aorta descendens dextra (*c*); und
c) dem sechsten Dorsalzweig dieser Aorta (*d*).

Die Wurzelpartie der linken Arteria subclavia wird dagegen nur aus dem sechsten Dorsalzweig der linken Aorta descendens gebildet. Sie entspricht also nur dem letztgenannten Teil (*d*) der Wurzelpartie der rechten Arteria subclavia.

Die linke Arteria subclavia geht ursprünglich recht weit kaudal von dem Ductus arteriosus Botalli (den sechsten linken Kiemenbogenarterien) von der Aorta descendens ab (Fig. 149). Später „wandert" sie aber kranialwärts, so dass ihre Ausgangsstelle zuletzt kranial von dem Ductus arteriosus Botalli liegt.

Im 2. Embryonalmonat bilden sich im oberen Extremität arterielle Gefässnetze aus, aus welchen bald die definitiven Armarterien hervorgehen und zwar durch stärkere Ausbildung gewisser Netzteile und Verödung anderer (BERTHA DE VRIESE, ERIK MÜLLER).

Schon Ende des zweiten Embryonalmonats sind die Armarterien insofern fertig gebildet, als sie sowohl betreffs des Verzweigungstypus wie betreffs der Lage mit den Armarterien des Erwachsenen der Hauptsache nach übereinstimmen.

Die Arterien der unteren Extremität.

Wenn die oben (S. 232) erwähnte Kaudalwärtswanderung der Umbilicalarterien etwa Mitte der vierten Embryonalwoche beendet worden ist, scheint, wie erwähnt, auch die letztgebildete ventrale Wurzel jeder Arteria umbilicalis zugrunde zu gehen und durch eine neue, mehr lateral (TANDLER, 1903) ausgehende Wurzel ersetzt zu werden.

Von dieser Wurzel aus wachsen auch die anfangs relativ sehr kleinen Arterien der unteren Extremitäten heraus. Die gemeinsamen Stämme der Arteriae umbilicales und der betreffenden Extremitätenarterien stellen die beim Erwachsenen sog. Arteriae iliacae communes dar. Die ursprüngliche Hauptarterie der unteren Extremität hält sich nach HOCHSTETTER in ihrem Verlaufe zunächst an den Nervus ischiadicus, mit dem sie auch das Becken verlässt. Sie wird daher auch Arteria ischiadica genannt.

Aus dem Beckenstücke dieser Arteria ischiadica sprosst etwas später die Arteria femoralis heraus. Dieselbe greift, proximal vom Hüftgelenk vorüberziehend, auf die ventrale Fläche des Oberschenkels über. Diese Arterie ist anfangs relativ sehr klein. Sie greift aber bald auf immer mehr distal gelegene Partien des Oberschenkels über und dringt schliesslich in die Kniekehle ein, wo sie sich mit der Arteria ischiadica verbindet.

Nachdem diese Verbindung zustande gekommen ist, beginnt die Arteria femoralis die periphere Partie der Arteria ischiadica mit Blut zu versorgen. Sie vergrössert sich jetzt beträchtlich, und zwar Hand in Hand damit, dass die Arteria ischiadica in ihrem Oberschenkelabschnitt immer kleiner wird und zuletzt zugrunde geht. Gleichzeitig hiermit bildet sich als Zweig der Arteria femoralis die Arteria profunda femoris aus, die durch ihre Perforanten die Nutrition der dorsalen Oberschenkelpartie übernimmt.

Die persistierende Beckenpartie der Arteria ischiadica stellt die Arteria hypogastrica (oder iliaca interna) des Erwachsenen dar. Die persistierende Unterschenkelpartie bildet die Arteria poplitea mit ihren peripheren Verzweigungen. — Die ursprüngliche Hauptarterie des Unterschenkels wird in folgenden Entwicklungsstadien relativ unansehnlich. Beim Erwachsenen ist diese Arterie unter dem Namen Arteria interossea bekannt (HOCHSTETTER).

Auch die Arterien der unteren Extremität weichen also in ihrer primitiven Anordnung von den definitiven beträchtlich ab. Die definitive Anordnung dieser Arterien wird aber trotzdem schon im dritten Embryonalmonat erreicht. (BERTHA DE VRIESE).

Ausbildung der definitiven Venen.

Die Entstehung der paarigen Venen des jungen Embryos: der Venae umbilicales, der Venae omphalo-mesentericae und der Leibeswandvenen wurde schon oben (S. 211) beschrieben. — Bei der Beschreibung der Lebergefässentwicklung haben wir auch schon das weitere Schicksal der Umbilikalvenen und der Venae omphalo-mesentericae (S. 158) kennen gelernt. Es erübrigt sich also jetzt zunächst das weitere Schicksal der Leibeswandvenen zu verfolgen.

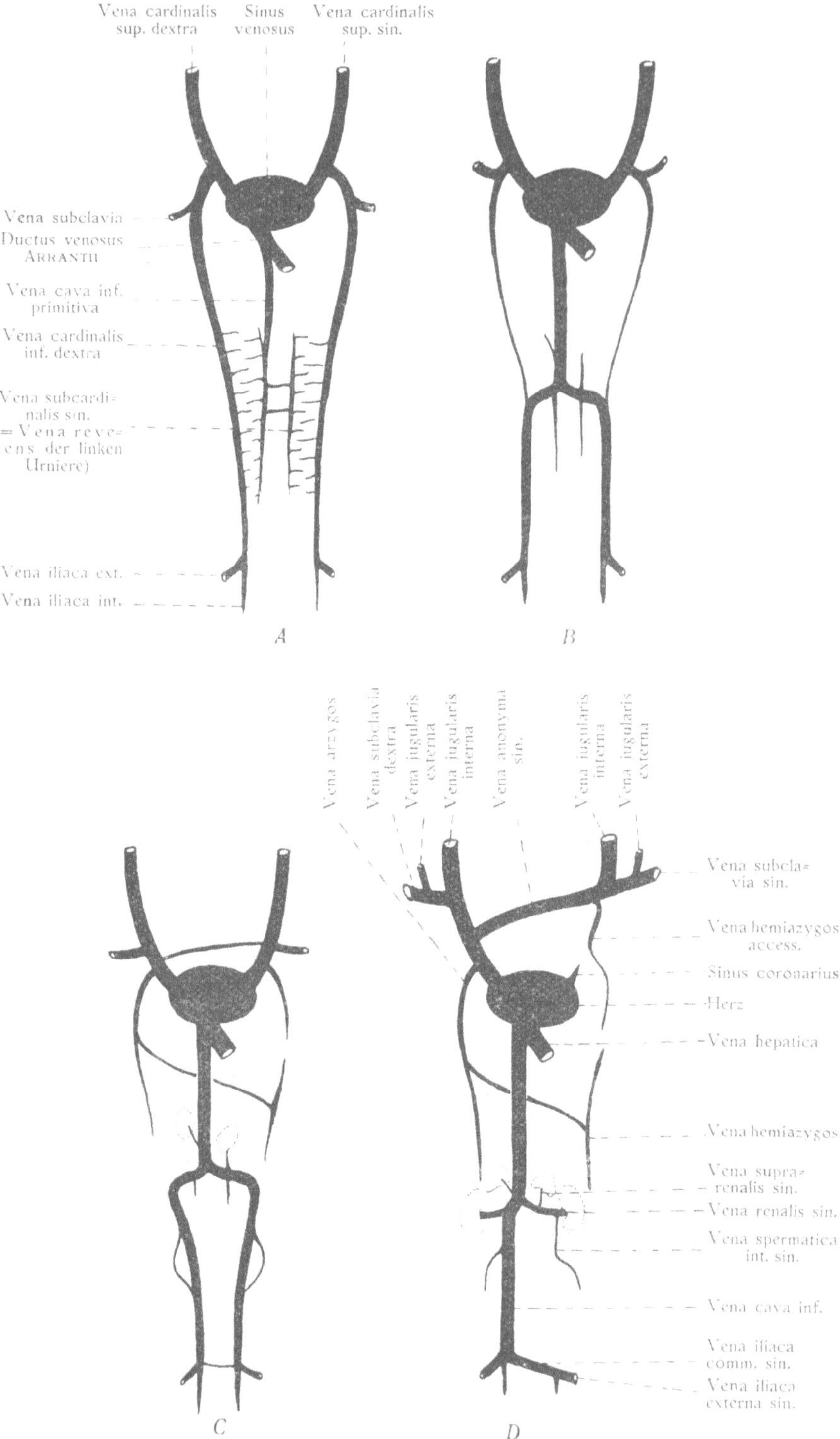

Fig. 150.
Schemata, die Entwicklung der menschlichen Körpervenen zeigend.

Schicksal der primitiven Leibeswandvenen.

Die unteren Kardinalvenen führen ursprünglich das Blut des grösseren Teils des embryonalen Körpers zum Herzen zurück. In dieselben münden nämlich nicht nur segmentale Leibeswandvenen der Brust-, Bauch- und Beckengegend, sondern auch die Venen der unteren Extremitäten (die Venae iliacae) und anfangs sogar auch diejenigen der oberen Extremitäten (die Venae subclaviae).

Bei der embryonalen Kaudalwärtsverschiebung des Herzens „wandern" aber die Wurzelpartien der Venae subclaviae auf die Venae cardinalis superiores über (vgl. Fig. 150 *A*—*D*).

Das weitere Schicksal der unteren Kardinalvenen ist mit der Bildung der Vena cava inferior innig verknüpft.

Wie schon (S. 159) erwähnt, entsteht die Vena cava inferior primitiva (= die kraniale Partie der definitiven Vena cava inferior) als eine kleine Lebervene, die von Anfang an in die Vena revehens dextra (= communis) mündet und sich sekundär durch quer verlaufende Anastomosen (etwa in der werdenden Nierenhöhe) mit den beiden Venae cardinales inferiores in Verbindung setzt (Fig. 150 *A* u. *B*).

Sobald diese Verbindung zustande gekommen ist, beginnt das Blut der kaudalen Körperhälfte den zum Herzen direkter führenden Weg durch die primitive Vena cava inferior zu nehmen. Diese wird daher immer mächtiger, Hand in Hand damit, dass die kranialen Partien der unteren Kardinalvenen zu relativ unbedeutenden Gefässen (Venae azygos bezw. hemiazygos) reduziert werden, die durch partielle Obliteration sogar ihre Verbindung mit den kaudalen Kardinalvenenpartien verlieren (Fig. 150 *A*—*C*).

Eine Zeitlang bilden nun die kaudalen Abschnitte der unteren Kardinalvenen die Hauptwurzeln der Vena cava inferior primitiva (Fig. 150 *C*).

Schon vorher hatte sich ventralwärts von der Arteria sacralis media eine untere Anastomose ausgebildet und zwar zwischen den Beckenabschnitten der Venae cardinales inferiores. Durch diese Anastomose beginnt jetzt immer mehr das Blut der linken unteren Extremität zu fliessen. — Nachdem auch die Venae lumbales der linken Seite sich durch Queranastomosen mit der rechten Kardinalvene in Verbindung gesetzt haben, wird die kaudale Partie der linken Kardinalvene immer unbedeutender und atrophiert zuletzt grösstenteils (Fig. 150 *C* u. *D*). Hand in Hand hiermit vergrössert sich der kaudale Abschnitt der Vena cardinalis inferior dextra, die kaudale Partie der definitiven Vena cava inferior bildend.

Die definitive Vena cava inferior (Fig. 150 *D*) ist also genetisch aus folgenden Gefässen herzuleiten:

1. aus der Einmündungspartie der Vena revehens dextra (= communis) der Leber (Fig. 109 *A* u. *B* S. 161);
2. aus der Vena cava inferior primitiva (Fig. 150 *A*);
3. aus der rechten Hälfte der oberen Queranastomose zwischen den beiden Kardinalvenen (Fig. 150 *B*), und
4. aus der kaudalen Hälfte der Vena cardinalis inferior dextra (Fig. 150 *C*).

Die untere Queranastomose zwischen den beiden unteren Kardinalvenen stellt die Anlage der Vena iliaca communis sinistra dar (Fig. 150 *C* u. *D*). Die kürzere Vena iliaca communis dextra geht aus der kaudalsten Partie der Vena cardinalis inferior dextra hervor (Fig. 150 *A*—*D*).

Ehe sich die Vena cava inferior primitiva mit den unteren Kardinalvenen verbunden hat, nimmt sie von den beiden Urnieren die sog. Venae revehentes dieser Organe auf. (Fig. 150 *A*). — Die kaudalen Partien dieser Urnierenvenen, die nach der Bildung der oberen Queranastomose der unteren Kardinalvenen in diese Anastomose münden, gehen bei der Reduktion der Urnieren spurlos zugrunde. Die kranialen Partien der betreffenden Urnierenvenen treten dagegen sekundär mit den Nebennieren in Verbindung und bilden sich bei der Reduktion der Urnieren zu den definitiven Venae suprarenales um.

Über die Entwicklung sowohl der primitiven wie der definitiven Nierenvenen wurde schon oben (S. 182) berichtet.

Die aus den oberen Partien der unteren Kardinalvenen entstehenden Venen, die Anlagen der Vena azygos bezw. der Vena hemiazygos sind ursprünglich gleichgross. Später gewinnt aber im allgemeinen die rechte Vene (die Vena azygos) Übergewicht über die linke (die Vena hemiazygos), indem die letztere durch eine Queranastomose mit der Vena azygos in Verbindung tritt und gleichzeitig ihre Mündung in den linken Ductus Cuvieri verliert. (Fig. 150 *C*).

Nachdem die beiden Venae subclaviae mit ihren Mündungspartien jederseits von der unteren auf die obere Kardinalvene übergerückt sind (Fig. 150 *A*—*C*), bildet sich zwischen den beiden oberen Kardinalvenen eine etwas schief verlaufende Anastomose aus, die die Anlage der Vena anonyma sinistra darstellt (Fig. 150 *C* u. *D*).

Diejenige Partie der Vena cardinalis superior dextra, die zwischen den Einmündungsstellen dieser Anastomose und der Vena subclavia dextra liegt, können wir von jetzt ab mit dem Namen Vena anonyma dextra bezeichnen.

Die kaudal von der Vereinigungsstelle der beiden Venae anonymae liegende Partie der Vena cardinalis superior dextra bildet zusammen mit dem Ductus Cuvieri dexter die Anlage der Vena cava superior.

Eine Zeitlang existiert auch eine Vena cava superior sinistra, die aus dem linken Ductus Cuvieri und dem kaudal von der Vena subclavia sinistra liegenden Teil der Vena cardinalis superior sinistra zusammengesetzt wird. Dieselbe obliteriert aber bald grösstenteils, und es bleibt von ihr gewöhnlich nur eine kleine kaudale Partie als Vena atrii sinistri erhalten.

Aus der Halspartie der Vena cardinalis superior geht die Vena jugularis interna hervor. Die Kopfpartie derselben Vene bildet sich nach Zugrundegehen bezw. Verschmelzung gewisser Teile und Neubildung anderer zu den Sinus venosi der Dura mater cerebri um.

Entwicklung der Extremitätvenen.

In beiden Extremitäten entstehen zuerst Randvenen, welche — wie der Name angibt — in der Peripherie der Extremität verlaufen. Durch zahlreiche, dünne Kapillaren stehen diese Randvenen mit den axial verlaufenden primitiven Arterien in Verbindung.

Die Begleitvenen der Arterien entstehen erst relativ spät.

In der oberen Extremität existiert anfangs eine grössere Vena marginalis ulnaris, die sich im Randteil der Handplatte mit der kleineren Vena marginalis radialis verbindet. — Die letztgenannte Vene geht später zugrunde, nachdem ihre Funktion zum Teil von einer etwas später gebildeten Vene, der Vena cephalica, übernommen worden ist. — Die Vena marginalis ulnaris bildet sich in ihrer proximalen Partie zur Vena brachialis, Vena axillaris und Vena subclavia, in ihrer distalen Partie zur Vena ulnaris aus.

In der unteren Extremität ist die Vena marginalis fibularis von Anfang an stärker als die Vena marginalis tibialis ausgebildet. Die letztgenannte Vene geht nach HOCHSTETTER bald zugrunde. Von den sekundären Zweigen der Vena marginalis ist vor allem die Vena tibialis anterior hervorzuheben. Diese Vene ersetzt bald den distalen Teil der Vena marginalis fibularis, welcher nach ihrer Bildung zugrunde geht. Zusammen mit dem proximalen Teil der Vena marginalis fibularis bildet die Vena tibialis anterior jetzt die Hauptvene der unteren Extremität, die sog. Vena ischiadica.

Die Vena femoralis entsteht als ein anfangs relativ unbedeutendes Gefäss, das in die Vena cardinalis inferior kranial von der Mündungsstelle der Vena ischiadica mündet. — Sie verlängert sich kaudalwärts bis zur Kniegegend herab und verbindet sich hier mit der Vena ischiadica. — Proximalwärts von dieser Verbindung atrophiert nun die Vena ischiadica grösstenteils und geht als solche zugrunde. Die distale Partie dieser Vene persistiert dagegen als Vena saphena parva (LEWIS).

Die Vena saphena magna und die Vena tibialis posterior entstehen nach LEWIS wahrscheinlich als Zweige der Vena femoralis.

Entwicklung des Lymphgefässsystems.

Die Lymphgefässe.

Die ersten Anlagen des Lymphgefässsystems entstehen nach SABIN während des 2. Embryonalmonats, und zwar als sechs isolierte Lymphsäcke, welche von abgeschnürten Venenplexus stammen.

Zuerst werden in der Claviculargegend paarige Lymphsäcke angelegt, sodann treten in der Bauchgegend zwei unpaare Säcke auf, von welchen der eine (dorsale) die Anlage der Cisterna chyli darstellt. Zuletzt werden in der Inguinalgegend paarige Lymphsäcke gebildet.

Die letztgenannten vier Lymphsäcke bleiben von den Venen getrennt. Dagegen öffnen sich die beiden kranialen Lymphsäcke schon frühzeitig in die werdenden Venae subclaviae. An der Mündungsstelle bilden sich von Anfang an Klappen aus, welche das Blut verhindern, in den Lymphsack hinein zu fliessen.

Die Lymphsäcke werden bald durch brückenähnliche Bindegewebsbänder mehr oder weniger vollständig in Lymphgefässplexus umgewandelt, und gleichzeitig beginnt das sie bekleidende Endothel nach verschiedenen Seiten hin Zweige auszusenden. Einige Zweige verschiedener Lymphsäcke wachsen einander entgegen und verschmelzen miteinander. Auf diese Weise verbinden sich einerseits die beiden kaudalen Lymphsäcke und der ventrale Bauchlymphsack mit der Cisterna chyli und andererseits die Cisterna chyli mit dem linken, kranialen Lymphsack. — Durch die letztgenannte Verbindung entsteht der Ductus thoracicus.

Ausser den oben erwähnten Zweigen, welche die meisten Lymphsäcke miteinander zu einem zusammenhängenden Lymphgefässsystem verbinden, entstehen — wie angedeutet — von den Lymphsäcken aus auch andere Zweige. So bilden sich von den vier paarigen Lymphsäcken aus sowohl oberflächliche Lymphgefässe zu den angrenzenden Körperpartien wie tiefe Lymphgefässe zu der betreffenden Extremität. Von dem ventralen Bauchlymphsack, dem sog. Saccus mesentericus, wachsen Zweige aus zum Mesenterium und zum Digestionskanal.

Bemerkenswert ist, dass nach SABIN die auswachsenden Lymphgefässe sich weder mit den Körperhöhlen (Peritoneal-, Perikardial- und Pleurahöhlen) noch mit dem Subarachnoidalraum und den kleineren Bindegewebslücken des Körpers direkt verbinden. Von diesen bleiben sie also zeitlebens durch Endothelwände getrennt.

Die Lymphdrüsen.

Die durch die oben beschriebene Brückenbildung zu Lymphgefässnetzen umgewandelten Lymphsäcke[1]) bilden sich in späteren Entwicklungsstadien zu den grössten Lymphdrüsengruppen des Körpers aus.

In den bindegewebigen Scheidewänden dieser Lymphgefässnetze häufen sich bald Lymphocyten immer stärker an. Die betreffenden Scheidewandpartien schwellen hierdurch zu Follikeln an. Auf diese Weise entstehen an der Stelle der ehemaligen Lymphsäcke die ersten Lymphdrüsengruppenanlagen.

Später werden auch gewisse der aus den Lymphsackausläufern entstandenen Lymphgefässnetze in Lymphdrüsengruppenanlagen umgebildet.

Durch Einwachsen und Dilatation benachbarter Lymphgefässe werden diese Lymphdrüsengruppenanlagen später in kleinere Partien zerlegt, welche die Anlagen der einzelnen Lymphdrüsen darstellen.

Die einzelnen Lymphdrüsenanlagen sind von Anfang an verschieden gross; sie durchlaufen nicht alle gleichzeitig die verschiedenen Entwicklungsphasen. Einige sind von Anfang an relativ gross und erreichen schon im achten Embryonalmonat ihren definitiven Bau. Zu dieser Zeit sind sie auch ohne Mühe makroskopisch erkennbar. Andere, welche von Anfang an kleiner sind, bleiben kürzere oder längere Zeit nach der Geburt, ja unter Umständen sogar zeitlebens auf einem niedrigen Entwicklungsstadium stehen.

Definitive Trennung der Körperhöhlen. — Entwicklung des Perikardiums und des Zwerchfells.

Die primären Scheidewände der embryonalen Körperhöhlen gehen, wie erwähnt, teilweise zugrunde. Gewisse Partien der primären Scheidewände persistieren zwar, werden aber meistens nicht zu den definitiven Scheidewänden verwendet. Nur eine Partie des Mesenterium ventrale macht hiervon eine Ausnahme, indem sie als Teil des definitiven Mediastinum persistiert.

Ehe noch die definitiven Cölomscheidewände (von dem erwähnten Mediastinumteil abgesehen) existieren, besteht die Herzanlage aus einem vertikal gelagerten Schlauch (vgl. oben S. 215), dessen kaudales Ende durch querliegende Venenstämme, die den Sinus venosus bilden, mit den in den Körperwänden verlaufenden Hauptvenen verbunden ist.

Der Sinus venosus liegt in einer Mesenchymmasse an der kranialen Grenze des noch sehr weiten Nabels eingebettet. Er ist jederseits an den lateralen Körperwänden fixiert, und zwar anfangs sowohl durch die noch paarigen Venae umbilicales wie durch die beiden Ductus CUVIERI, später ausschliesslich durch die letztgenannten.

Diese Fixierung erklärt gewissermassen die Tatsache, dass der Sinus venosus sich bei der folgenden Verkleinerung des Nabels nicht in demselben Masse wie die kraniale Nabelgrenze bezw. wie der arterielle Herzteil kaudalwärts verschieben kann. Die Herz-

---

[1]) Nur die zentrale Partie der Cisterna chyli bleibt als Lymphsack bestehen.

anlage muss sich daher schleifenartig umbiegen, und die den Sinus venosus umgebende Mesenchymmasse wird aus demselben Grunde in eine schief frontal gestellte Scheidewand, das sog. Septum transversum (His) ausgezogen.

Schon Ende der 3. Embryonalwoche ist das Septum transversum oder das primitive Zwerchfell eine recht ansehnliche Bildung, die die in Fig. 100, S. 152 markierte Lage einnimmt. Das Septum steht von Anfang an unten mit der ventralen Körperwand und lateral mit den lateralen Körperwänden in Verbindung. Kranial endigt es mit freiem Rande. Die ventrale Fläche ist oben durch das Mesocardium dorsale mit dem venösen Herzteil, die dorsale Fläche durch das Mesenterium ventrale mit dem Vorderdarm verbunden.

Durch das Mesenterium ventrale hindurch ist schon die entodermale Leberanlage in die kaudale Partie des Septum transversum hineingewachsen (Fig. 100). Nur die kraniale Partie des Septum (nahe am freien Rande desselben) wird also jetzt von dem Sinus venosus eingenommen.

Noch eine kurze Zeit fährt die Leber fort, sich kranialwärts in dem Septum transversum auszubreiten. Gleichzeitig wird aber das Septum höher und der kraniale, freie Rand desselben wird von der Lebersubstanz nie erreicht.

An dem Septum transversum können wir also zwei Teile unterscheiden, nämlich:

1. einen grösseren, ventro-kaudalen Teil, der mit der Leber breit verbunden wird und den wir mit dem Namen Septum pericardiaco-peritoneale bezeichnen wollen, und

2. einen kleineren, dorsokranialen Teil, der mit der Leber nie direkt verbunden wird. Wir nennen diesen Teil des Septum transversum Septum pericardiaco-pleurale primitivum.

Noch am Anfang des zweiten Embryonalmonats ist die Perikardialhöhle relativ kolossal gross. Sie liegt ventral von den beiden noch sehr kleinen Anlagen der Pleurahöhlen (vgl. Fig. 100, S. 152), welchen sie sowohl kaudal- wie kranialwärts bedeutend überragt. — Kranialwärts von den beiden Pleurahöhlenanlagen wird die dorsale Perikardialhöhlenwand von der dorsalen Körperwand selbst gebildet.

Das ventrale Mesenterium hat gleich wie das Septum transversum einen oberen, freien Rand. Dieser Rand, oberhalb dessen die Pleurahöhlenanlagen mit der Perikardialhöhle (und unter Vermittlung von dieser auch miteinander) frei kommunizieren, liegt anfangs in derselben Höhe wie derjenige des Septum transversum. Später verlängert sich aber das Septum pericardiaco-pleurale primit. in kranialer Richtung (vielleicht hierzu durch Ziehung der beiden Ductus Cuvieri veranlasst), so dass sein kranialer Rand höher als derjenige des ventralen Mesenteriums zu liegen kommt.

Gleichzeitig wird die Spalte zwischen dem betreffenden Septumrand und der dorsalen Körperwand immer schmäler und obliteriert zuletzt (bei etwa 10 mm langen Embryonen), indem der supramesenteriale Teil des Septum pericardiaco-pleurale primitivum mit der dorsalen Körperwand verwächst. Von diesem Stadium ab haben wir also eine geschlossene Perikardialhöhle.

Das übrige Cölom stellt jetzt eine oben paarige, unten unpaare Pleuroperitonealhöhle dar.

Die Trennung der beiden Pleurahöhlenanlagen von der Peritonealhöhle wird schon in der vierten Embryonalwoche vorbereitet. Zu dieser Zeit entstehen in den lateralen Körperwänden zwei unten offene Peritonealtaschen, welche von denselben je eine Falte, die Plica pleuro-peritonealis, isolieren.

Diese Plicae pleuro-peritoneales sind anfangs sagittal gestellt. Dorsal stehen sie mit den kranialen Urnierenenden in primärer Verbindung. Sie werden daher auch Urnierenfalten genannt. Ventral sind sie mit der Leber verbunden.

Die Verbindung der ventralen Partien der Urnierenfalten mit der Leber wird bald direkter und intimer, indem die Leber bei ihrer Vergrösserung in dieselben hineinwächst. Auf diese Weise werden die anfangs breiten, lateralen Kommunikationsöffnungen zwischen den Pleura- und Peritonealhöhlen zu engen Spalten reduziert.

Etwa gleichzeitig hiermit beginnt die Bildung einer von Anfang an kaudal gelagerten Wand der Pleurahöhle. Die betreffende kaudale Pleurawand wird zuerst an der rechten Seite des Mesenteriums gebildet, und zwar dadurch, dass Lebersubstanz in die laterale Wand (das sog. Nebenmesenterium) der Bursa omentalis hineinwächst und dieselbe lateralwärts verbreitert.

Etwas später wächst die Lebersubstanz so weit kranialwärts, dass der linke Leberlappen um die Cardia herum — in dem dorsalen Mesenterium hervorwachsend — die hintere Wand der Pleuroperitonealhöhle erreichen kann. Hiermit ist auch an der linken Seite eine kaudale Pleurawand gebildet.

Nach der Bildung der kaudalen Pleurawand der linken Seite ist die eine Zeitlang grössere Kommunikationsöffnung zwischen der linken Pleurahöhle und der Peritonealhöhle wieder genau so klein wie die entsprechende Öffnung der rechten Seite geworden.

Bei einem 18,5 mm langen Embryo finden wir die Kommunikationsöffnungen der beiden Pleurahöhlen mit der Peritonealhöhle symmetrisch gelagert und gleichgross (in Fig. 151 schematisch angedeutet). Sie stellen jetzt enge, etwa 0,5 mm lange, laterale Spalten dar, deren Wände — bei der folgenden Vergrösserung der Leber — gegeneinander gepresst werden und bald miteinander verwachsen. Auf diese Weise schliessen sich — bei etwa 20 mm langen Embryonen — die Scheidewände zwischen Peritoneal- und Pleurahöhlen.

Unmittelbar nach der Schliessung besteht das Zwerchfell aus:

a) einem ventralen, unpaaren Hauptteil (= dem Septum pericardiaco-peritoneale), der aus einem Teil des Septum transversum hervorgegangen ist und dem sog. „Herzboden" des definitiven Zwerchfells entspricht, und
b) dorsalen paarigen Nebenteilen (= Septa pleuro-peritonealia), welche medial von dem Mesenterium, lateral von den lateralen Körperwänden unter Vermittlung von den Urnierenfalten hervorgegangen sind.

Mit dieser Zwerchfellspartie bleibt die Urniere noch eine Zeitlang durch das sog. „Zwerchfellsligament der Urniere" in Verbindung.

Unmittelbar nach der Schliessung des Zwerchfells werden die Rippen knorpelig und der Brustkorb erfährt in kurzer Zeit ein ungeheuer starkes Wachstum. Die Lungen wachsen gleichzeitig relativ wenig und das Herz noch weniger. Nur die Pleurahöhlen vergrössern sich in demselben Masse wie der Brustkorb.

Dabei dringen sie sowohl dorsal — wie lateral — und ventralwärts in der früheren Körperwand hervor und isolieren von derselben grosse Partien, welche das Zwerchfell vergrössern. — Besonders deutlich ist dieser Prozess in den ventrolateralen Teilen, wo grosse Partien des definitiven Perikardiums dadurch von der Körperwand isoliert werden (vgl. Fig. 151:5).

Durch diesen Isolierungsprozess, der am Anfang des dritten Embryonalmonats sehr rasch fortschreitet, werden also die definitiven Relationen zwischen Perikardial- und Pleurahöhlen hergestellt, grosse Partien des membranösen Perikardiums gebildet und das Perikardium in das Mediastinum einverleibt.

In dem definitiven Zwerchfell können wir also verschiedene Partien unterscheiden, welche ihrem Ursprung und ihrer Entstehungsweise nach verschieden sind. Der perikardiale Teil (der sog. Herzboden) wird vom Septum transversum gebildet (Fig. 151:1), die Pars lumbalis stammt von dem dorsalen Mesenterium und der dorsalen Körperwand, die Pars costalis und die Pars sternalis sind beide Derivate der lateralen bezw. vorderen Körperwand, wobei jedoch zu bemerken ist, dass der ältere Teil der Pars costalis (Fig. 151:4) in prinzipiell anderer Weise entstanden ist als der übrige Kostalteil.

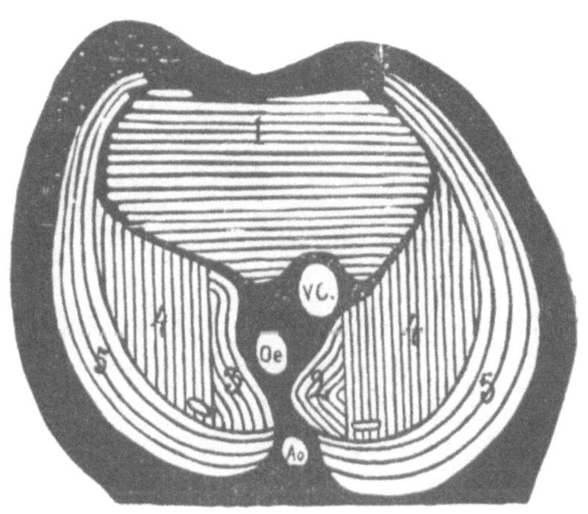

Fig. 151.

Zwerchfell von einem 21 mm langen menschlichen Embryo, von oben und hinten gesehen. $\frac{10}{1}$. Nach BROMAN (1902). *Ao.* Aorta, *Oe.* Oesophagus, *Vc.* Vena cava inf. Die Zwerchfellsteile verschiedenen Ursprungs sind mit Strichen schematisch verschieden bezeichnet 1. Der perikardiale Teil, vom Septum transversum gebildet. 2. und 3. Teile, welche von dem Mesenterium (und zwar 2. von dem Nebenmesenterium, 3. von dem Hauptmesenterium) herzuleiten sind. Diese Teile entsprechen den sog. „kaudalen Begrenzungsfalten". 4. Teile, welche von den medialen Blättern der Urnierenfalten (= der Membranae pleuro-peritoneales) herzuleiten sind. Hinten und medial in diesen Teilen ist die Lage der letzten (in diesem Stadium schon obliterierten) Kommunikationsöffnungen schematisch bezeichnet. 5. Teile, welche bei der Thoraxvergrösserung von den Körperwänden isoliert werden. — Zu bemerken ist, dass die Abteilungen 1—4 durch Vermittlung von der Leber, deren Überzug sie (wenigstens anfangs) bilden, an der Zwerchfellbildung teilnehmen.

Mit Ausnahme von dem letztgenannten Zwerchfellsteil (Fig. 151:5) werden die von verschiedenen Körperpartien stammenden Zwerchfellsteile alle mehr oder weniger ausschliesslich unter Vermittlung von der Leber mit dem Zwerchfell einverleibt. Mit diesem Organ hängen sie anfangs auch breit zusammen.

Sekundär wird die Zwerchfellsanlage aber von der Leber durch paarige Peritonealrezesse grösstenteils isoliert. Die an gewissen Stellen persistierenden Verbindungen zwischen Zwerchfell und Leber stellen, wie oben (S. 154) erwähnt, die Leberligamente dar.

Hervorzuheben ist, dass die oben gegebene Beschreibung über die verschiedene Herstammung der verschiedenen Zwerchfellsteile aller Wahrscheinlichkeit nach nur für das bindegewebige Gerippe des Zwerchfells und nicht für die Zwerchfellsmuskulatur gültig ist.

Die Muskulatur jeder Zwerchfellshälfte ist wahrscheinlich einheitlichen Ursprungs, und zwar haben wir Grund anzunehmen, dass sie aus dem 4. Halsmyotom der betreffenden Körperseite stammt.

Wahrscheinlich dringt die Muskelanlage am Anfang des zweiten Embryonalmonats, wenn die bindegewebige Zwerchfellsanlage sich in der Höhe des vierten Halssegmentes befindet, in diese hinein. Anzunehmen ist, dass die Muskelanlage zunächst an der Insertionsstelle des N. phrenicus angehäuft wird, um in den nächstfolgenden Stadien allmählich auf die ganze bindegewebige Zwerchfellsanlage der betreffenden Seite verteilt zu werden.

Ein Centrum tendineum scheint anfangs zu fehlen. Dasselbe entsteht wahrscheinlich sekundär, und zwar dadurch, dass die Muskelelemente an gewissen Stellen wieder zugrunde gehen.

Die Zwerchfellsanlage, welche nach MALL zuerst etwa in der Höhe der kranialen Halsgrenze auftritt, erfährt während der folgenden Entwicklung im Verhältnis zu der Wirbelsäule eine stetige Kaudalwärtsverschiebung, die erst Anfang des 3. Embryonalmonats zu der definitiven Höhenlage des Zwerchfells führt. Dass während dieser Lageveränderung der Nervus phrenicus immer mehr deszendent werden muss, ist selbstverständlich.

Ausser von den oben erwähnten Faktoren ist die Form der Zwerchfellsanlage auch von der Form und Lage der angrenzenden Organe, vor allem der Leber abhängig und wechselt also mit diesen. So wird das anfangs fast frontal gestellte Septum pericardiaco-peritoneale schon in der vierten Embryonalwoche allmählich mehr transversal gestellt und gegen das Septum pericardiaco-pleurale primitivum winkelig gebogen, was wenigstens zum Teil darauf beruht, dass zu dieser Zeit die ventralen Leberpartien relativ stark wachsen.

Aus dem oben Erwähnten geht schon hervor, dass das definitive Septum pericardiaco-pleurale gebildet wird:

1. zum Teil aus dem Septum pericardiaco-pleurale primitivum (dem oberen Teil des Septum transversum);
2. zum grossen Teil aber aus von den lateralen und vorderen Brustwänden isolierten Partien.

Entwicklung des Stützgewebes.

Alles Stützgewebe (das den Namen seiner Hauptfunktion, aktivere Gewebe zu stützen, verdankt) entsteht aus dem Mesenchym.

Betreffs der Entstehung des Mesenchyms aus dem Mesoderm (vgl. oben S. 65).

Das Mesenchym besteht unmittelbar nach seiner Entstehung aus verzweigten Zellen, deren Protoplasmazweige mit denjenigen angrenzender Mesenchymzellen zusammenhängen. Schon in diesem Stadium bildet also das Mesenchym ein zusammenhängendes Fachwerk. Dieses wandelt sich später wenigstens teilweise in ein Syncytium um, indem die Zellgrenzen, die die zusammenhängenden Zellenfortsätze trennen, meistens zugrunde gehen.

Das mesenchymale Syncytium scheidet eine amorphe Gallertsubstanz aus, die die Lücken des Syncytialnetzes bezw. Zellnetzes erfüllen. In späteren Entwicklungsstadien bildet sich an Stelle dieser Gallertsubstanz eine geformte Interzellularsubstanz aus.

Charakteristisch für jedes Stützgewebe ist gerade diese Interzellularsubstanz. Diese kann sich in sehr verschiedener Weise ausbilden, kann mehr oder weniger weich bleiben oder aber grosse Festigkeit erreichen. Je nach der Beschaffenheit der Interzellularsubstanz unterscheidet man daher

1. Bindegewebe, das eine weichere Verbindungs- und Ausfüllungsmasse des Körpers darstellt;
2. Knorpel und
3. Knochen, welche zusammen das Skelett des Körpers bilden.

Histogenese des Stützgewebes.

A. Bindegewebe.

Das obenerwähnte, mit Gallertsubstanz ausgefüllte Mesenchymnetz persistiert an einigen Stellen, z. B. im Nabelstrange, relativ lange. Von vielen Autoren wird dasselbe daher auch unter dem Namen gallertartiges oder embryonales Bindegewebe als eine besondere Form von Bindegewebe aufgenommen.

An gewissen Stellen des Körpers bleibt das mesenchymale Zellnetz (Reticulum) fast unverändert bestehen, während die Maschen desselben (anstatt der Gallerte) mit dicht gedrängten weissen Blutzellen gefüllt werden. Auf diese Weise entsteht das sog. retikuläre oder adenoide (= drüsenähnliche) Bindegewebe.

In späteren Entwicklungsstadien wird das Zellnetz des retikulären Bindegewebes oft durch feine Faserbündel verstärkt (oder stellenweise sogar ersetzt), die als Produkte der Reticulumzellen zu betrachten sind.

Überhaupt ist es für Bindegewebe im allgemeinen charakteristisch, dass es zum grossen Teil aus Fasern besteht. Diese Fasern liegen — darüber sind alle Autoren einig — im fertigen Bindegewebe immer zwischen den Zellen, stellen also Interzellularsubstanz dar. Ob sie aber auch zwischen den Zellen — als Differenzierungsprodukt der Gallerte — oder binnenzellig — als Differenzierungsprodukt des Zellprotoplasmas — entstanden sind, ist noch heute eine Streitfrage.

Die meisten Autoren (Hansen, Flemming, Meves, Mall, Spalteholz, Studnička, Golowinski u. a.) sind der Ansicht, dass die ersten Bindegewebsfasern aus dem Protoplasma des mesenchymatischen Syncytiums direkt entstehen und erst sekundär von diesem vollständig abgetrennt werden. Nachdem sie durch diese Abtrennung interzellular geworden sind, können sie sich aber zwischen den Zellen „selbständig vermehren und weiter wachsen" (Meves, 1908).

Das grosse Verdienst, diese Anschauungsweise fest begründet zu haben, gehört Fr. C. C. Hansen (1899), der die Entstehung der Bindegewebsfasern aus einer Ektoplasmazone der Bindegewebszelle beobachtete.

Nach Mall (1902), welcher Autor seine betreffenden Untersuchungen zum Teil auch auf menschliche Embryonen anstellte, differenziert sich das Protoplasma des mesenchymalen Syncytium unmittelbar um die Kerne in körnige Partien, Endoplasmainseln, die sich von dem übrigen Syncytium, dem Ektoplasmanetz, deutlich abheben.

Das Ektoplasma wächst zunächst relativ sehr schnell und differenziert sich zu immer zahlreicher und deutlicher werdenden Fasern, die sich von den Endoplasmainseln abtrennen. — Aus den Endoplasmainseln selbst gehen bei dieser Abtrennung die anfangs spindelförmigen Bindegewebszellen hervor. — Die aus dem Ektoplasmanetz hervorgehenden Bindegewebsfasern sind zuerst auch netzförmig gelagert und anastomosieren gelegentlich miteinander. Später gehen aber die Verbindungsbrücken gewöhnlich zugrunde.

Wenn die Richtung der Bindegewebsfasern unregelmässig bleibt, entsteht das lockere, formlose Bindegewebe.

Wenn dagegen durch Zugwirkungen in einer Richtung bezw. in zwei oder mehr bestimmten Richtungen die Fasern gestreckt und in den betreffenden Richtungen eingestellt werden, entsteht das geformte Bindegewebe (Sehnen, Aponeurosen, Fascien, Bänder etc.).

In späteren Entwicklungsstadien ändern die embryonalen Bindegewebsfasern ihren chemischen Charakter, so dass sie beim Kochen Leim (Glutin) geben. Die betreffenden Bindegewebsfasern sind in reflektiertem Licht weiss und stellen die Hauptmasse des gewöhnlichen sog. weissen, fibrillären Bindegewebes dar.

Alles fibrilläre Bindegewebe mit Ausnahme von der Cornea (BARDEEN) enthält, wahrscheinlich mit den weissen Bindegewebsfasern untermischt, auch mehr oder weniger spärliche elastische Fasern. Dieselben scheinen nach MALL etwas später als die weissen Bindegewebsfasern aber aus demselben syncytialen Ektoplasma wie diese zu entstehen. — Zuerst treten sie wahrscheinlich in den Wänden der grösseren Gefässe auf (SPALTEHOLZ, 1906).

Die elastischen Fasern sind stark lichtbrechend und gegen Säuren, Alkalien etc. sehr resistent. In reflektiertem Licht sind sie gelblich, was sich auch makroskopisch an solchen Stellen kundgibt, wo ihre Zahl über die Menge der weissen Bindegewebsfasern überwiegt (z. B. Ligamenta flava, der Wirbelsäule). Solchenfalls spricht man von gelbem, elastischem Bindegewebe.

Im vierten Embryonalmonat beginnen in gewissen, reichlich vaskularisierten Gegenden des Körpers kleine Fettkörnchen in dem Protoplasma der Bindegewebszellen aufzutreten. Die Fettkörnchen vergrössern sich allmählich und konfluieren zuletzt zu einem einzigen relativ grossen Fettkügelchen, das die Zelle kugelförmig ausdehnt und den Zellkern nach der Zellperipherie hin verlagert. Von nun an bezeichnen wir die Zelle mit dem Namen Fettzelle und nennen dasjenige Bindegewebe, das zahlreiche solche Zellen enthält, Fettgewebe.

B. Knorpelgewebe.

An denjenigen Stellen des Embryonalkörpers, wo später das Skelett auftreten soll, vermehren sich die Mesenchymzellen und nehmen ein charakteristisches Aussehen an. Die Zellen werden klein, rund oder oval und kommen sehr dicht zu liegen. Die Zellkerne bleiben aber relativ gross und füllen die Zellen zum grössten Teil aus. Das auf diese Weise veränderte, verdichtete Mesenchymgewebe, das wir jetzt mit dem Namen Blastem bezeichnen, lässt sich daher durch Hämatoxylinfärbung (und andere Kernfärbungen) stark hervorheben. — Die betreffende blastematöse Verdichtung des Mesenchymgewebes beginnt an bestimmten Stellen und schreitet von hier aus in bestimmten Richtungen weiter.

In dem Inneren der blastematösen Skelettanlage entstehen später durch Umbildung der Blastemzellen in sog. Vorknorpelzellen Vorknorpelkerne, welche die ersten getrennten Anlagen der einzelnen Hartteile des Skeletts darstellen.

Die Vorknorpelkerne breiten sich allmählich innerhalb des Blastems derart aus, dass sie zuletzt die werdende Form der betreffenden Hartteile einigermassen erreichen. Dann bleibt die Umbildung des Blastems in Vorknorpel stehen.

Zwischen den einzelnen Vorknorpelkernen und an der Peripherie derselben bleibt das Blastem noch eine Zeitlang unverändert bestehen. Diese persistierenden Blastemmassen wandeln sich später in straffes Bindegewebe (Gelenkkapseln, Bänder und Perichondrium) um.

Die Vorknorpelzellen zeichnen sich besonders dadurch aus, dass ihre Protoplasmamenge stark zugenommen hat, so dass die Vorknorpelzellen drei- bis viermal grösser sind als die Blastemzellen. Sie zeigen eine unregelmässige Form und nehmen von Hämatoxylin im allgemeinen nur eine schwache Färbung an. Die Kerne sind nämlich nicht grösser als im Blastemstadium geworden.

Etwa in derselben Ordnung wie das Blastem in Vorknorpel überging, wandelt sich dieser etwas später (meistens im dritten Embryonalmonat) in eigentlichen Knorpel um. Der Umwandlungsprozess, wodurch der Vorknorpel in Knorpel übergeht, besteht hauptsächlich darin, dass zwischen den Vorknorpelzellen hyaline Interzellularsubstanz aufzutreten beginnt, die die Zellen immer mehr auseinander drängt.

Betreffs der Bildung der Interzellularsubstanz des Knorpels besteht unter den Autoren etwa dieselbe Meinungsverschiedenheit wie betreffs der Bildung der Interzellularsubstanz des Bindegewebes.

Die eine Gruppe ist der Ansicht, dass auch in dem werdenden Knorpelgewebe zuerst ein Syncytium entsteht, das sich später in Ekto- und Endoplasma differenziert. Das syncytiale Ektoplasma unterliegt dann „chemischen Veränderungen, welche es die charakteristischen Reaktionen der hyalinen Grundsubstanz gewinnen lassen" (BARDEEN, 1910), während die die Kerne umgebenden Endoplasmainseln sich vom Ektoplasma abgrenzen und die Knorpelzellen bilden.

Die andere Gruppe ist der Ansicht, dass die hyaline Grundsubstanz eine Art Sekretionsprodukt der Vorknorpelzellen bezw. Knorpelzellen darstellt und dass sie also von Anfang an eine wahre Interzellularsubstanz ist.

Meistens bleibt die Interzellularsubstanz des Knorpelgewebes hyalin. An gewissen Stellen des Körpers kombiniert sich aber die Bildung von hyaliner Interzellularsubstanz mit derjenigen von Bindegewebsfasern, die also mit der hyalinen Knorpelgrundsubstanz untermischt werden. Auf diese Weise entsteht Bindegewebsknorpel. Wenn die betreffenden Bindegewebsfasern alle elastisch sind, erhöht sich die Elastizität des betreffenden Knorpels („elastischer Knorpel").

Die Vergrösserung des einmal gebildeten Knorpels geschieht zum Teil durch Apposition, zum Teil durch interstitielles Wachstum.

Die Apposition findet von der den Knorpel umgebenden Bindegewebshaut, dem sog. Perichondrium, statt. Die Zellen der inneren Schicht des Perichondriums haben nämlich die Fähigkeit, sowohl Knorpelzellen wie Knorpelgrundsubstanz hervorzubringen.

Das interstitielle Wachstum des Knorpels findet durch Vermehrung sowohl von den Knorpelzellen wie von der Grundsubstanz zwischen denselben statt. Hierbei nimmt aber die Grundsubstanz des Knorpels schneller an Masse zu als die Gesamtheit der Knorpelzellen. Die letztgenannten werden daher im allgemeinen immer weiter voneinander entfernt, je länger sie existieren.

Die durch die letzten Teilungen hervorgegangenen Knorpelzellen findet man aber in älterem Knorpel nicht selten noch dicht nebeneinander in kleineren oder grösseren Gruppen gesammelt.

In die stärker wachsenden Knorpelmassen dringen regelmässig Gefässe von dem Perichondrium ein. Beim Erwachsenen gehen aber diese intrachondralen Gefässe in dem persistierenden Knorpel wieder vollständig zugrunde.

C. Knochengewebe.

An gewissen Stellen des Körpers bekommt das Bindegewebe in einem gewissen Entwicklungsstadium und unter gewissen Bedingungen die Fähigkeit, hartes Knochengewebe zu bilden.

Diese Fähigkeit ist zuerst meistens an das Perichondrium gebunden, weshalb auch die meisten Knochen im Anschluss an dem schon vorher existierenden Knorpelskelett angelegt werden. In der Folge geht das Knorpelskelett allmählich mehr oder weniger vollständig zugrunde und wird durch Knochen ersetzt. Solche knorpelpräformierte Knochen heissen daher auch Ersatzknochen. — Mit Ausnahme einiger Teile des Schädels ist das menschliche Skelett aus lauter solchen Ersatzknochen gebildet.

Diejenigen Knochen, welche im Bindegewebe ohne Anschluss an das embryonale Knorpelskelett entstehen, werden Bindegewebsknochen genannt. — Aus solchen sind die meisten Knochen des Gesichts und die platten Knochen des Schädels gebildet.

Entwicklung der knorpelpräformierten Knochen.

Schon oben wurde erwähnt, dass das peripherwärts von der vorknorpeligen Skelettanlage eine Zeitlang persistierende Blastem sich zu einer Bindegewebshaut, dem Perichondrium, differenziert, deren tiefer gelegenen Zellen zunächst die Fähigkeit besitzen, neue Knorpelschichten an der Aussenseite der alten zu bilden.

An den meisten Knorpeln büssen indessen die Perichondriumzellen bald diese Fähigkeit ein, bekommen aber statt dessen eine neue Funktion: Knochensubstanz zu bilden. Von nun ab nennen wir die betreffenden Perichondriumzellen Osteoblasten (Knochenbildner) und das Perichondrium Periost.

Die in der Nähe der Osteoblasten liegenden Bindegewebsbündel werden durch Einlagerung von Kalksalzen in Form kleiner Körnchen immer härter. Gleichzeitig scheiden die Osteoblasten direkt verkalkende Substanz aus. Auf diese Weise — durch sog. perichondrale (oder periostale) Ossifikation — entsteht unter dem Periost eine dünne Knochenlamelle, die den Knorpel bedeckt.

In der unterliegenden Knorpelpartie oder, falls es sich um einen langen Knochen handelt, in der von dem perichondralen Knochen ringförmig umgebenen Knorpelpartie vergrössern sich nun die Knorpelzellen und gleichzeitig wird die Grundsubstanz hier durch Einlagerung von Kalksalzen körnig getrübt. Es entsteht hier im Knorpel ein sogenannter Verkalkungspunkt.

In dem verkalkten Knorpel findet kein Wachstum mehr statt, während an den beiden Enden des Verkalkungspunktes der Knorpel fortwährend wächst. Die betreffende verkalkte Stelle des Skelettstückes beginnt daher wie eingeschnürt auszusehen.

Von dem knochenbildenden periostalen Gewebe aus dringen jetzt gefässhaltige Ausläufer in den verkalkten Knorpel hinein. Es ist dies dadurch möglich, dass in diesem Gewebe gewisse Zellen sich zu kalk- und knorpel- etc. fressenden Zellen, sog. Osteoklasten („Knochenzerbrecher") ausgebildet haben.

Sowohl die verkalkte Grundsubstanz wie die darin liegenden Knorpelzellen gehen jetzt in der Nähe der erwähnten periostalen Ausläufer zugrunde. Hierdurch entstehen im Verkalkungspunkte kleine Höhlen, die zu dem bald relativ weiten, sog. primordialen Markraum unregelmässig zusammenfliessen.

Der primordiale Markraum wird von lockerem, aus den erwähnten Ausläufern des periostalen Gewebes stammendem Bindegewebe (dem sog. primären Knochenmark) gefüllt. Die Zellen dieses primären Knochenmarkes stellen zum Teil gewöhnliche, verzweigte Bindegewebszellen, zum Teil Osteoblasten und Osteoklasten dar.

Die Osteoblasten legen sich nach Art eines einschichtigen Epithels an die unregelmässigen Wände des primordialen Markraumes dicht an und beginnen hier schichtenweise Knochengewebe zu erzeugen. Da diese Ossifikation binnen den Grenzen des früheren Knorpels stattfindet, wird sie enchondrale Ossifikation genannt.

Durch die enchondrale Ossifikation entstehen stetig neue Knochentapeten innerhalb der alten, und der primäre Markraum wird in dieser Weise bis zu einem gewissen Entwicklungsstadium immer enger. Unterdessen treten weisse Blutzellen in immer steigender Menge auf, so dass sie zuletzt zahlreicher als die ursprünglichen zelligen Elemente des Knochenmarkes werden. Hiermit geht das primäre Knochenmark in das sekundäre Knochenmark über.

„Die verzweigten Bindegewebszellen behalten zum Teil auch späterhin ihre Form bei." „Sie bilden miteinander anastomosierend ein Netzwerk, in welchem feine, anfangs intrazelluläre Bindegewebsfasern entstehen, die sich dann von den Zellen lösend das Stützgerüst des Knochenmarkes darstellen" (STÖHR, 1909).

Zum Teil werden sie aber in späteren Entwicklungsstadien zu Fettzellen. An solchen Stellen, wo die Fettzellen besonders zahlreich werden, wandelt sich das bisher rote Knochenmark in gelbes Knochenmark um.

Von dem zuerst gebildeten Teil des primordialen Markraumes aus breiten sich die oben geschilderten sowohl destruktiven wie die konstruktiven Prozesse auf benachbarte Knorpelpartien aus, die sich zu der Verknöcherung durch Vermehrung und Vergrösserung der Knorpelzellen sowie durch Verkalkung der Grundsubstanz vorbereiten. Besonders in den Anlagen der langen Knochen kann man daher oft alle Stadien der enchondralen Verknöcherung nacheinander in einem einzigen Längsschnitt beobachten.

Die Zahl der Ossifikationszentren des Skelettes ist zahlreicher als die Zahl der Vorknorpelkerne. Es werden nämlich viele Knochenanlagen, die — wie gewöhnlich — nur einen einzigen Vorknorpelkern besassen, von zwei oder drei Ossifikationszentren aus verknöchert. So werden die langen Extremitätenknochen regelmässig von einem Hauptzentrum (in der Mitte oder Diaphyse der Knochenanlage) und von zwei Nebenzentren (in den beiden Enden oder Epiphysen der Knochenanlage) aus verknöchert.

Zwischen Haupt- und Nebenzentren bleibt längere Zeit das Knorpelgewebe in Form von mehr oder weniger dünnen Scheiben (Epiphysengrenzknorpel) bestehen, die für die Vergrösserung der Knochen von grosser Bedeutung sind. In diesen Knorpelscheiben geschieht nämlich das Längenwachstum des Knochens, und wenn dieselben zuletzt auch vollständig verknöchert werden, so ist Längenwachstum des betreffenden Knochens nicht mehr möglich.

Nach der knöchernen Verschmelzung der Epiphysen mit den Hauptknochen bleiben von dem ursprünglichen Knorpelskelett gewöhnlich nur dünne Partien an den Knochenenden als Gelenkknorpel bestehen.

Gleichzeitig mit der enchondralen Ossifikation setzt die perichondrale Ossifikation fort. Indem durch diese letztgenannte stetig neue Knochenlamellen den alten von aussen her aufgelagert werden, wächst der Knochen an Dicke.

In den meisten Knochen findet während der ganzen Entwicklungsperiode eine stetig mehr oder weniger weitgehende Resorption der schon angelegten Knochenpartien statt. „Dabei gehen nicht nur die ganzen enchondralen Knochenmassen, sondern auch ansehnliche Mengen des perichondralen Knochens verloren, Verluste, die immer durch Ablagerung neuer perichondraler Knochenschichten von aussen her gedeckt werden" (STÖHR, 1909).

Die neugebildeten Knochen zeigen überall spongiöse Struktur. Dieses ist anfangs sogar mit dem perichondralen Knochen der Fall. Dichte subperiostale Knochenlamellen werden nach KOELLIKER zuerst im ersten Lebensjahre gebildet.

Die HAVER'schen Kanäle entstehen aus rinnenähnlichen Vertiefungen der perichondralen Knochenrinde, welche sich bei der vorschreitenden Verdickung dieser Rinde zu Kanälen schliessen. Diese Kanäle enthalten aus dem Periost stammende Gefässe und Osteoblasten, welche später neue Knochenschichten (die sog. HAVER'schen Lamellen) erzeugen.

Bei dem obenerwähnten Resorptionsprozess und Umbau des zuerst gebildeten Knochens entsteht auch die sekundäre, definitive Markhöhle. — Die Höhlen der Substantia spongiosa des fertigen Knochens „entstehen durch Resorption von der Markhöhle und von der Innenfläche der HAVER'schen Kanäle aus" (STÖHR).

Entwicklung der Bindegewebsknochen.

Histologisch differiert die Entwicklung der Bindegewebsknochen nur unbedeutend von der perichondralen Ossifikation. Der wichtigste Unterschied liegt nur darin, dass die Knochenbildung vom Knorpel entfernt stattfindet.

Die übrigen Modifikationen des Verknöcherungsprozesses hängen grösstenteils davon ab, dass die betreffenden Anlagen meistens platte Knochen werden sollen.

Die Grundlage, innerhalb welcher die Knochenbildung erfolgt, ist hier nur eine Bindegewebsmembran. Die betreffende Ossifikationsform wird daher auch „intramembranöse Verknöcherung" genannt. — Einzelne Bündel der betreffenden Bindegewebsmembran verkalken. An diese legen sich aus embryonalen Bindegewebszellen hervorgegangene Osteoblasten und bilden in gewöhnlicher Weise Knochen.

Auch können aber kleine Gruppen von Osteoblasten „ohne weiteres verkalkende Substanz ausscheiden, die zum Ausgangspunkt für die Entwicklung weiterer Knochenbälkchen wird" (STÖHR).

Die zuerst gebildeten Knochenbälkchen sind miteinander zu einem Netzwerk verbunden, das von einem Blutgefässnetzwerk durchflochten ist. Die Verknöcherung beginnt in der Mitte des werdenden Bindegewebsknochens und strahlt von dort peripherwärts aus.

Das flächenhafte Wachstum findet, mit anderen Worten, an den Rändern der schon existierenden Knochenanlagen statt. Ein nennenswertes „interstitielles Wachstum" existiert also in den Bindegewebsknochen ebensowenig wie in den knorpelpräformierten Knochen.

Zu beiden Seiten des primitiven Knochennetzes nimmt das Bindegewebe die Natur eines Periostes an. Nachher verdickt sich die Knochenanlage durch Ablagerung von neuen Knochenschichten unter dem Periost. — „Die Räume in dem geflechtförmigen Knochennetzwerk werden frühzeitig in Kanäle mit Blutgefässen und primitivem Mark umgewandelt" (BARDEEN, 1910).

Allgemeine Entwicklung der Knochenverbindungen und speziell der Gelenke.

Die Grenzpartien zwischen den verschiedenen vorknorpeligen Skeletteilen werden zunächst von kompakten, auf dem Blastemstadium persistierenden Scheiben gebildet. Diese blastematösen Zwischenscheiben setzen sich in denjenigen Blastemschichten direkt fort, die die Anlage des Perichondriums der angrenzenden Skeletteile darstellen.

In späteren Entwicklungsstadien können solche blastematösen Zwischenscheiben in Vorknorpel und Knorpel differenziert werden. Es entsteht dann eine Synchondrose, und die früher durch die Zwischenscheibe voneinander abgegrenzten Skeletteile verschmelzen, falls sie noch vorknorpelig bezw. knorpelig sind, miteinander zu einem einzigen Knorpelstück.

Auf diese Weise bildet sich z. B. ein einheitliches, knorpeliges Hüftbein aus den anfangs durch Zwischenscheiben getrennten, vorknorpeligen Anlagen des Os pubis, des Os ischii und des Os ilium.

In anderen Fällen gehen die Blastemzwischenscheiben direkt oder indirekt in Bindegewebe (Syndesmose) oder Knochen (Synostose) über.

Meistens differenzieren sich aber die blastematösen Zwischenscheiben zu Gelenken aus. Dieses geschieht dadurch, dass in dem Inneren der Zwischenscheibe ein Lumen entsteht, das die zentrale Partie der Scheibe in zwei Schichten trennt, die je ein Ende der angrenzenden Skelettanlagen als Perichondrium bekleiden.

Diese aus der Zwischenscheibe entstandenen Perichondrienschichten der Gelenkenden verschwinden in der Regel frühzeitig, so dass die Gelenkknorpel bald „nackt" werden. — Die Gelenkknorpel stellen in den allermeisten Fällen Reste des ursprünglichen Knorpelskeletts dar, sind also, mit anderen Worten, primäre Knorpelbildungen. Nur in Ausnahmefällen sind sie sekundäre Knorpelbildungen, die aus der blastematösen Zwischenscheibe hervorgegangen sind. Solchenfalls handelt es sich um Gelenke, die zwischen Bindegewebsknochen entstanden sind (z. B. das Kiefergelenk).

Die periphere Partie der blastematösen Zwischenscheibe stellt die Anlage der bindegewebigen Gelenkkapsel dar. Diese steht also von Anfang an mit dem Perichondrium (bezw. Periost) der das Gelenk bildenden Knochenanlagen in Verbindung.

Oft bildet sich in der blastematösen Zwischenscheibe zunächst nicht eine einheitliche Gelenkspalte aus, sondern es treten in derselben zwei oder mehrere Spalten auf. Gewöhnlich verschmelzen aber diese später zu einer einheitlichen Gelenkhöhle.

Unter Umständen können aber zwei oder mehr Gelenkspalten zeitlebens mehr oder weniger vollständig getrennt, persistieren. Auf diese Weise entstehen an gewissen Stellen zusammengesetzte Gelenke: Gelenke mit Interartikularscheiben, Menisken etc.

Die definitive Form der Gelenkoberflächen ist in gewissen Fällen angedeutet, schon ehe die betreffende Gelenkhöhle gebildet worden ist. In anderen Fällen aber finden in der späteren Entwicklungsperiode (nach der Bildung der Gelenkhöhle) beträchtliche Formveränderungen der Gelenkoberflächen statt, und zwar sowohl durch Knorpelwachstum wie durch appositionelles Knochenwachstum.

Entwicklung der verschiedenen Teile des menschlichen Skeletts.

A. Wirbelsäule und Brustkorb.

Das die Chorda dorsalis und das Medullarrohr umgebende sog. axiale Mesenchym stammt, wie oben (S. 65) erwähnt, von den Ursegmenten her und zeigt anfangs selbst auch eine entsprechende Segmentierung, die besonders nach der Entstehung der intersegmentalen Dorsalzweige der Aorta deutlich wird. Die zwischen diesen Arterien liegenden axialen Mesenchymsegmente werden Sclerotome genannt.

Jedes Sclerotom differenziert sich während der vierten Embryonalwoche in zwei Teile: in eine kaudale Hälfte, die sich blastematös verdichtet und die primitive Wirbelanlage (sog. Scleromer) darstellt, und eine kraniale Hälfte, die mehr locker bleibt.

Die primitiven Wirbelanlagen sind paarige, im Querschnitt dreieckige Blastemmassen, deren Ecken zu dorsal-, ventral- und medialwärts gerichteten Fortsätzen ausgezogen werden (Fig. 152).

Die dorsalgerichteten Wirbelfortsätze begrenzen lateral Medullarrohr und Spinalganglien und werden daher Neuralfortsätze (Processus neurales) genannt.

Die ventralgerichteten Wirbelfortsätze strecken sich medial von den Myotomen zunächst nur in die lateralen Körperwände ein. Sie stellen Rippenanlagen dar und werden daher Rippenfortsätze (Processus costales) genannt.

Die medialgerichteten Wirbelfortsätze strecken sich bis zur Chorda dorsalis — daher werden sie Chordalfortsätze (Processus chordales) genannt — wo sie bald mit denjenigen der anderen Seite verschmelzen (vgl. Fig. 152 u. 153).

Auf diese Weise entstehen durch Verschmelzung (um die Chorda dorsalis herum) von je zwei primitiven Wirbelanlagen unpaare Wirbelanlagen.

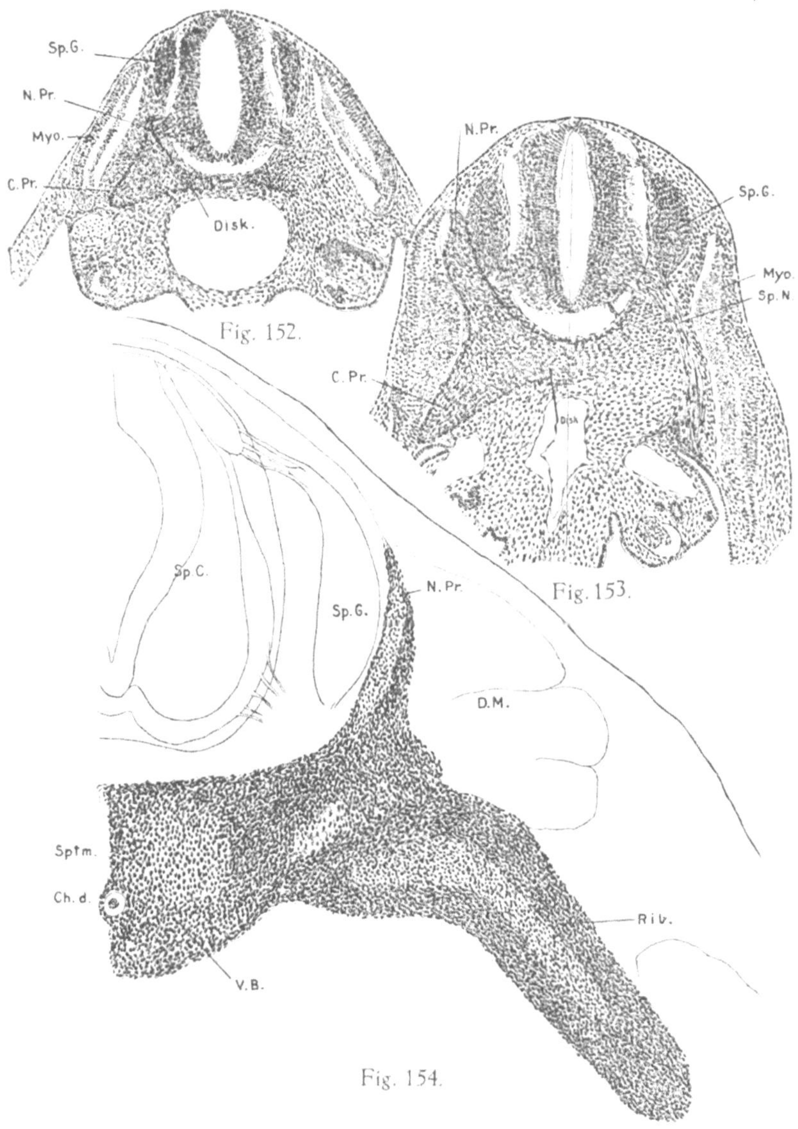

Fig. 152—154.

Querschnitte durch mittlere (5—6) Thorakalsegmente. ($\frac{55}{1}$). Fig. 152 eines 4,5 mm langen Embryos, Fig. 153 eines 7 mm langen Embryos, Fig. 154 eines 13 mm langen Embryos. Nach BARDEEN: Amer. Journ. of Anat., Vol. 4 (1905). ***Ch. d.*** Chorda dorsalis; ***C. pr.*** Processus costalis; ***Disk.*** Processus chordalis; ***D. M.*** Dorsale Muskulatur; ***Myo.*** Myotom; ***N. pr.*** Processus neuralis; ***Rib.*** Rippe; ***Sp. G.*** Spinalganglion; ***V. B.*** Wirbelkörper.

Die kraniale Hälfte jedes Sclerotoms verdichtet sich partiell und gibt zu zwei Membranbildungen Ursprung, von welchen die eine zwei angrenzende Dorsalfortsätze (Neuralfortsätze), die andere zwei angrenzende Ventralfortsätze (Kostalfortsätze) derselben Seite miteinander verbinden. Die erstgenannte Membran wird daher Interdorsalmembran, die letztgenannte Interventralmembran genannt.

Durch die Interdorsalmembranen z. B. der linken Seite werden alle die Neuralfortsätze dieser Seite, und zwar in ihrer ganzen Länge miteinander verbunden (Fig. 157). Die Interventralmembranen verbinden dagegen nur die basalen (proximalen) Partien der Kostalfortsätze der betreffenden Seite miteinander (Fig. 156).

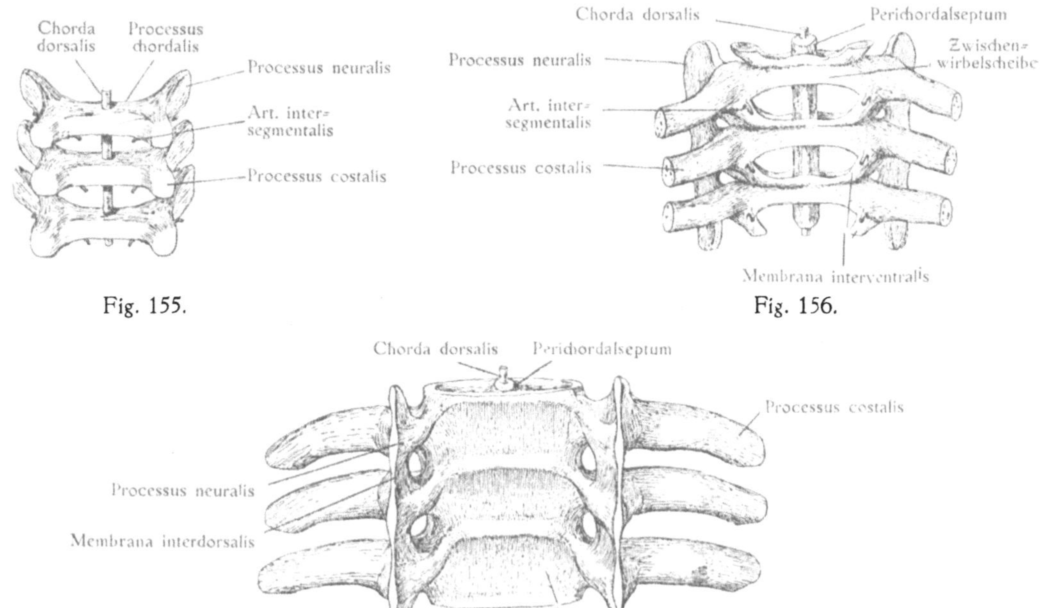

Fig. 157.

Fig. 155—157.

Rekonstruktionsmodelle der blastematösen Wirbelanlagen. Fig. 155 eines 7 mm langen Embryos, $\frac{33{,}3}{1}$. Fig. 156 eines 9 mm langen Embryos, $\frac{25}{1}$. Fig. 157 eines 11 mm langen Embryos, $\frac{23}{1}$. Nach BARDEEN: Amer. Journ. of Anat., Vol. 4 (1905). Fig. 155 und 156 Vorderansichten, Fig. 157 Ansicht von hinten.

Anfang der fünften Embryonalwoche werden nach BARDEEN die miteinander in der Mittellinie verbundenen Chordalfortsätze jedes primitiven Wirbelpaares von unten her ausgehöhlt und gleichzeitig von oben her verdickt (vgl. Fig. 155 u. 156). — Nach dieser Umwandlung der vereinigten Chordalfortsätze, die also mit einer Kranialwärtsverschiebung verbunden ist, stellen diese eine sog. primitive Intervertebralscheibe dar.

Das zwischen zwei solche Intervertebralscheiben gelegene (die Chorda umgebende) Mesenchym wird jetzt von einer blastematösen, ringförmigen Membran, der sog. Membrana interdiscalis (Fig. 157), umgeben. Das betreffende Mesenchym liegt also jetzt wie in einer Blastemschachtel allseitig eingeschlossen. Später wird aber auch dieses Mesenchym in Blastem umgewandelt. Dasselbe stellt die Anlage des definitiven Wirbelkörpers dar.

Mit der Bildung der Interdiskalmembranen entstehen vorn und hinten an der Wirbelsäulenanlage longitudinale Blastemschichten, die die Anlagen der Ligamenta longitudinalia anterius und posterius darstellen.

Die Differenzierung der primitiven Wirbelanlagen beginnt in der Zervikalregion und schreitet von hier aus allmählich kaudalwärts weiter. Erst im zweiten Embryonalmonat erreicht sie das kaudale Körperende.

Anfangs sind die primitiven Wirbelanlagen einander alle gleich. Anfang des zweiten Embryonalmonats beginnen aber die thorakalen Wirbelanlagen sich durch stärkere Ausbildung der Kostalfortsätze von den anderen zu markieren.

Die Verknorpelung jeder blastematösen Wirbelanlage (einschliesslich der Rippenanlagen) findet von sechs Vorknorpelzentren aus statt, welche ihrer Lage nach den sechs Fortsätzen des primitiven Wirbelpaares entsprechen.

Bei einem etwa 13 mm langen Embryo sind diese Vorknorpelkerne alle zu sehen, und zwar in den Neural- und Kostalbogen je ein Vorknorpelkern, in der Wirbelkörperanlage aber zwei (ein linker und ein rechter).

Die beiden Vorknorpelkerne der Wirbelkörperanlage vereinigen sich indessen bald zu einem unpaaren Kern, indem sie sowohl dorsal- wie ventralwärts von der Chorda dorsalis miteinander verschmelzen. Von jetzt ab sitzen die vorknorpeligen Wirbelkörperanlagen an der Chorda wie Perlen an einer Schnur aufgereiht. Die Vorknorpelperlen grenzen indessen anfangs nicht unmittelbar aneinander, sondern sind durch dicke blastematöse Zwischenwirbelscheiben getrennt.

Während der zweiten Hälfte des zweiten Embryonalmonats vergrössern sich aber die Wirbelkörperanlagen zum Teil auf Kosten der Zwischenwirbelscheiben, so dass sie zuletzt (der Chorda am nächsten) partiell miteinander knorpelig verschmelzen.

Gleichzeitig differenziert sich die Peripherie jeder Zwischenwirbelscheibe zu Bindegewebe (Annulus fibrosus des Erwachsenen).

In dem Inneren der Wirbelkörperanlagen wird die Chorda dorsalis jetzt von allen Seiten her zusammengepresst. Gleichzeitig damit, dass sie hier eingeschnürt wird, verdickt sie sich aber innerhalb jeder Zwischenwirbelscheibe. — Diese verdickten Partien der Chorda dorsalis persistieren und bilden sich zu dem sog. Nucleus pulposus der definitiven Zwischenwirbelscheibe aus.

Die eingeschnürten, im Zentrum der Wirbelkörperanlagen liegenden Partien der Chorda dorsalis gehen bald zugrunde.

Mitte des 2. Embryonalmonats beginnen an den vorknorpeligen Neuralbogen die Processus transversi sowie die Processus articulares superiores und inferiores angelegt zu werden. Gleichzeitig verlängern sich die beiden Neuralbogen gegen den Wirbelkörper hin und verschmelzen bald mit diesem. Von nun ab existiert also ein einheitlicher, knorpeliger Wirbel mit dorsal offenem Bogen.

Währenddessen hat sich das dorsal vom Medullarrohr gelegene Mesenchym zu einer Bindegewebsmembran verdichtet, die die dorsalen, noch freien Enden der beiderseitigen Neuralbogen miteinander verbindet. Innerhalb dieser Membran, die unter dem Namen Membrana reuniens posterior bekannt ist, verlängern sich nun die knorpeligen Neuralbogen dorsomedialwärts, bis sie sich zuletzt in der Mittellinie berühren und miteinander verschmelzen. Von der betreffenden Verschmelzungsstelle aus erhebt sich dann ein kurzer Processus spinosus.

Die knorpeligen Processus articulares dehnen sich dorsalwärts (Processus articulares superiores) bezw. kaudalwärts (Processus articulares inferiores) in die Interdorsalmembranen aus. Sie erreichen und überragen einander allmählich und verbinden sich blastematös miteinander. In die auf diese Weise zwischen denselben sekundär entstandenen Blastemzwischenscheiben entstehen schon im dritten Embryonalmonat die Gelenkhöhlen.

Die knorpeligen Processus transversi verlängern sich gleichzeitig und verbinden sich blastematös mit den Rippenanlagen. In der Thorakalregion, wo diese zu isolierten Rippen werden, entstehen in den hierdurch sekundär gebildeten Blastemzwischenscheiben Gelenkhöhlen. Etwa gleichzeitig entstehen (in dieser Region) in den primären Blastemzwischenscheiben zwischen den knorpeligen Rippen- und Wirbelkörperanlagen Gelenkhöhlen.

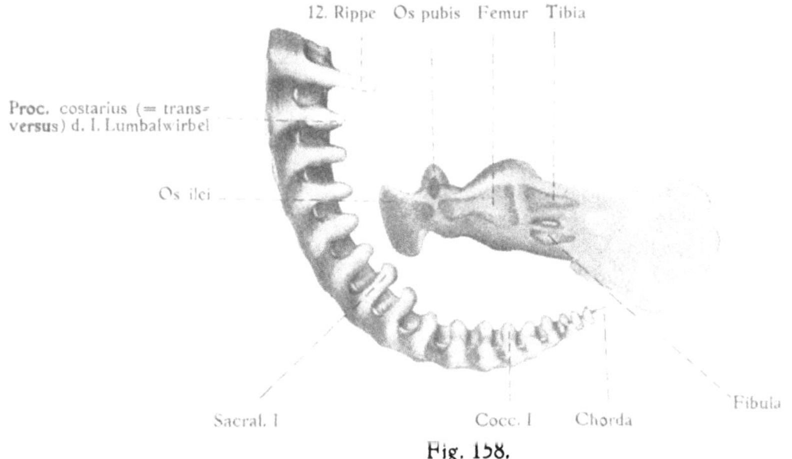

Fig. 158.

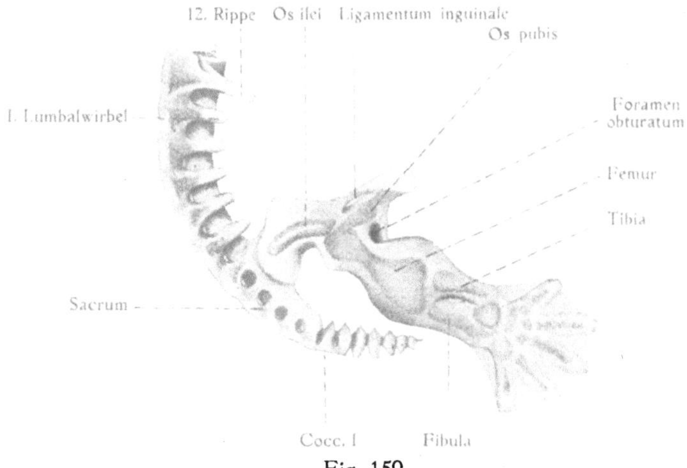

Fig. 159.

Fig. 158 und 159.

Blastemskelett (mit Vorknorpelkernen) der kaudalen Körperpartie (von rechts gesehen). Fig. 158 von einem 11 mm langen Embryo; Fig. 159 von einem 14 mm langen Embryo. — Das Blastemskelett des linken Beines ist nicht abgebildet. Nach BARDEEN: Amer. Journal of Anat. Vol. IV (1905).

In den übrigen Regionen dagegen gehen die betreffenden Blastemzwischenscheiben in Vorknorpel und Knorpel über; und die rudimentär bleibenden Rippenanlagen werden also hier mit den knorpeligen Wirbeln vollständig einverleibt.

Von dem oben beschriebenen Entwicklungsgang weicht indessen die Entwicklung der kranialsten und der kaudalsten Wirbeln mehr oder weniger beträchtlich ab.

Die Entwicklung des ersten Halswirbels, des sog. Atlas, ist besonders dadurch charakterisiert, dass die vorknorpelige Wirbelkörperanlage nur vorübergehend mit den beiden vorknorpeligen Neuralbogen desselben Wirbels, dagegen aber dauernd mit der Körperanlage des zweiten Halswirbels (des Epistropheus) verbunden wird. Die Atlasanlage verliert also sekundär ihren Wirbelkörper, der zum Dens epistrophei wird.

Unmittelbar ventral von der Densanlage ist in diesem Entwicklungsstadium eine dünne Blastemmasse zu erkennen, die die Anlage des Arcus anterior atlantis darstellt. In diesem Blastembogen treten paarige Vorknorpelkerne auf, die sich päter sowohl miteinander wie mit den beiden Neuralbogen vorknorpelig verbinden. Die Rippenfortsätze verschmelzen medial mit den Neuralbogen.

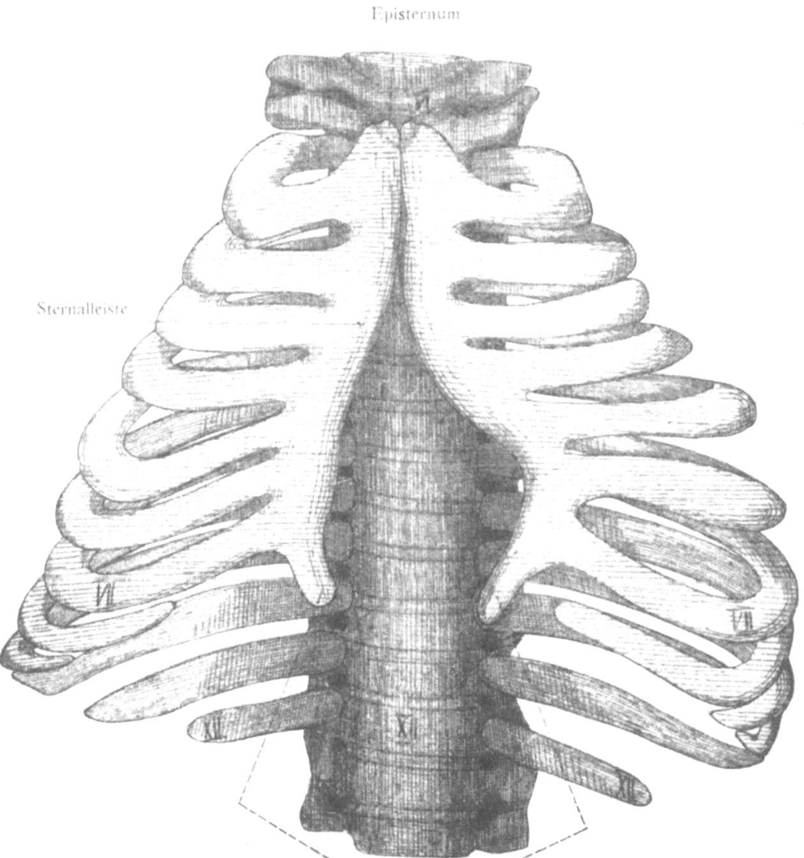

Fig. 160.

Rekonstruktionsmodell, die Entwicklung des knorpeligen Brustkorbs zeigend, von einem 23 mm langen Embryo. $\frac{14}{1}$. Nach CHARLOTTE MÜLLER: Morphol. Jahrb., Bd. 35 (1906).

Die vorknorpeligen Neuralbogen der Kreuzwirbel entwickeln sich stark ventralwärts, wo sie sich mit den Wirbelkörpern und den Kostalfortsätzen breit verbinden. Dorsalwärts entwickeln sie sich dagegen relativ sehr langsam. Diejenigen der kaudalen Kreuzwirbel erreichen einander in der dorsalen Mittellinie gewöhnlich nie.

Erst nach der Verbindung der Kreuzwirbel mit den beiden Hüftbeinanlagen fangen die erstgenannten an, relativ stark in die Breite zu wachsen und zusammen die Form eines Kreuzbeines anzunehmen.

Nur die Anlage des ersten Schwanzwirbels bekommt Vorknorpelzentren in ihren Neuralbogen. Diese verbinden sich mit der verknorpeligen Wirbelkörperanlage und verschmelzen mit den Kostalfortsätzen zu den Cornua coccygis. Die Kostal- und Neuralfortsätze der übrigen Schwanzwirbel erreichen nie das Vorknorpelstadium.

Während des zweiten Embryonalmonats wachsen die blastematösen Rippenanlagen in der Thorakalregion sehr schnell vorwärts. Sie nehmen hierbei zuerst eine nahezu horizontale Richtung ein.

Mitte des 2. Embryonalmonats schmelzen jederseits die ventralen (bisher freien) Enden der sieben oberen Rippenanlagen miteinander zu einer schief longitudinal verlaufenden Leiste, der sog. Sternalleiste, zusammen (Fig. 160).

Die beiden Sternalleisten liegen zuerst in den lateralen Körperwänden und also voneinander relativ weit entfernt. Bei der fortgesetzten Verlängerung der Rippenanlagen werden sie aber allmählich in die ventrale Körperwandpartie hinein verschoben und einander hier immer mehr genähert. Da der Umkreis der Brustregion oben am kleinsten ist, kommen sie miteinander hier zuerst in Berührung. Sie beginnen jetzt hier miteinander zu einer unpaaren Sternalanlage zu verschmelzen. Die Verschmelzung schreitet in der Folge kaudalwärts fort und wird schon im 3. Embryonalmonat beendigt.

Wenn die kaudalen Partien der beiden Sternalleisten noch getrennt sind, dehnen sie sich in je einen kleinen kaudalen Fortsatz aus. Diese Fortsätze, welche später miteinander mehr oder weniger vollständig verschmelzen, stellen die Anlagen des Processus ensiformis des Sternums dar (Fig. 160).

Am Ende des zweiten Embryonalmonats verschmelzen die Vorderenden der 8.—10. Rippenanlagen mit der siebenten Rippenanlage und miteinander. Mit der Sternalanlage kommen sie aber nie in direkte Verbindung. Die Vorderenden der elften und zwölften Rippenanlagen bleiben zeitlebens frei.

Etwa gleichzeitig mit der ersten Verschmelzung der kranialen Sternalleistenenden verwachsen die ventromedialen Enden der Schlüsselbeinanlagen mit denselben.

Anfang des dritten Embryonalmonats, also unmittelbar nach der Verschmelzung der beiden Sternalleisten, wird der ganze Brustkorb knorpelig. Gleichzeitig fängt er an, relativ sehr stark zu wachsen (vgl. oben S. 244).

Die Verknöcherung des Brustkorbes und der Wirbelsäule geht von Ossifikationszentren aus, welche der Lage nach im allgemeinen den Verknorpelungszentren entsprechen.

Schon bei 30 mm langen Embryonen tritt in den längeren mittleren (No. 5—7) Rippen je ein Ossifikationszentrum auf, während in der Wirbelsäule die Verknöcherung erst bei 33—34 mm langen Embryonen beginnt (MALL, 1906).

In der ersten Hälfte des 4. Embryonalmonats bleibt die auf Kosten der knorpeligen Rippenanlage fortschreitende Verknöcherung stehen. Die noch übrig gebliebenen sternalen Knorpelenden der Rippenanlagen persistieren als definitive Rippenknorpel. — Das Sternum verknöchert bedeutend später als die Rippen, und zwar von vielen Ossifikationszentren aus, welche sowohl dem Ort wie der Zeit nach beträchtlich variieren.

Gewöhnlich beginnt die Verknöcherung des Sternums mit der Bildung eines unpaaren Knochenkerns in der Manubriumanlage. Bald nachher (unter Umständen aber auch früher) beginnen in der Corpus-Anlage 5—7, zum Teil paarige, zum Teil unpaare Knochenkerne aufzutreten. Die kaudalsten von diesen entstehen gewöhnlich erst nach der Geburt. Durch unregelmässige, langsame Verschmelzung (im 6.—25. Lebensjahr) geht aus allen diesen Knochenkernen das einheitliche Corpus sterni hervor.

Zwischen Corpus und Manubrium sterni bleibt normalerweise eine Knorpelscheibe bestehen. — Die knorpelige Anlage des Processus ensiformis erhält im sechsten Lebensjahr an ihrer Basis einen Knochenkern, der im mittleren Alter mit dem Corpus sterni zu verschmelzen pflegt.

In den Wirbeln beginnt die Verknöcherung, wie erwähnt, bei etwa 33 mm langen Embryonen, und zwar nur in einzelnen Wirbelbogen. Die betreffenden Knochenkerne treten paarig in jedem Bogen auf. Bald nachher erscheinen unpaare Knochenkerne in den Körpern

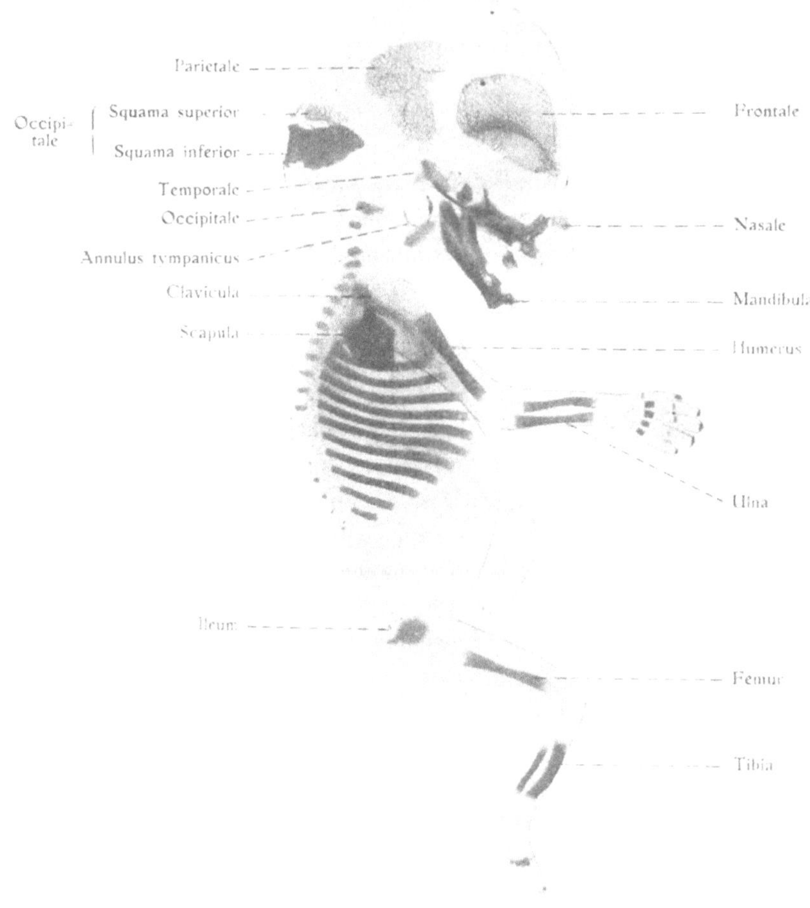

Fig. 161.
Knochenskelett (dunkelgefärbt) eines etwa 7 cm langen (Totallänge) Embryos. $\frac{2}{1}$.

der Lumbal- und Thorakalwirbeln. In diesem Stadium sind ausserdem paarige Knochenkerne in den Bogen aller Cervical- und Thorakalwirbeln zu finden (MALL).

Die drei knöchernen Kerne jeder Wirbelanlage sind während des ganzen Embryonallebens nur durch persistierende Knorpelpartien miteinander verbunden. In dem ersten Lebensjahre verschmelzen in jedem Wirbel die beiden Bogenkerne miteinander zu einem einheitlichen knöchernen Bogen, und im 3.–6. Lebensjahre verschmilzt der Bogen mit dem Knochenkern des Wirbelkörpers.

Hervorzuheben ist, dass der definitive Wirbelkörper nicht nur von dem letzterwähnten Knochenkern, sondern (in ihren dorsolateralen Partien) auch von den paarigen Knochenkernen des Wirbelbogens stammt.

Die obere und untere Fläche jedes Wirbelkörpers ebenso wie die freien Enden der Processus transversi und der Processus spinosi bleiben längere Zeit knorpelig. In denselben treten in oder nach der Pubertät Epiphysenknochenkerne auf, die erst nach dem 20. Jahr mit den vereinigten Hauptknochenkernen verschmelzen.

In der Halsregion sind die Epiphysenkerne der Processus spinosi gewöhnlich paarig. In dieser Region haben die Rippenrudimente meistens keine eigene Knochenkerne, sondern verknöchern dadurch, dass sowohl von der Basalpartie wie von der freien Spitze jedes Processus transversus Knochen einwächst (Lebouco, 1896).

In der Lumbalregion verknöchern die Rippenrudimente in derselben Weise wie in der Cervicalregion durch Einwachsen von Knochengewebe aus den Processus transversi. — Die im Knorpelstadium sehr unbedeutenden Processus mamillares haben dagegen besondere Epiphysenkerne.

In der Sakralregion bekommen die Rippenelemente der 2.—4. Sakralwirbel besondere Knochenkerne, welche im 2.—5. Lebensjahre mit den Knochenkernen der betreffenden Wirbelbogen verschmelzen. Etwas später verschmelzen sie auch mit Knochenkernen der betreffenden Wirbelkörper. Zur Zeit der Pubertät verschmelzen die knöchernen Processus costales derselben Seite miteinander. Etwas später beginnen die Epiphysenscheiben der Wirbelkörper mit diesen zu verschmelzen und die Zwischenwirbelscheiben zu verknöchern.

Durch diesen Prozess, der zwischen den unteren Sakralwirbeln beginnt und langsam nach oben fortschreitet, werden sämtliche Sakralwirbelkörper zuletzt (im 25. Lebensjahre) miteinander zu einem einheitlichen Knochen, dem Sacrum, verbunden. Gleichzeitig hiermit verschmelzen auch die lateralen Epiphysen mit dem Sacrum.

Die Anlage des Sacrums ist noch zur Zeit der Geburt nur unbedeutend breiter als die Lendenwirbel. An Trockenpräparaten, wo der Knorpel geschrumpft ist, sehen auch die oberen, grösseren Sacralwirbel sogar kleiner als die Lumbalwirbel aus.

Erst wenn das Kind zu gehen anfängt, beginnen die Sacralwirbel, sich in gewissen Richtungen erheblich stärker als die Lumbalwirbel zu entwickeln.

In der Coccygealregion entsteht nur ein Ossifikationszentrum in jeder Wirbelanlage. Die betreffenden Knochenkerne treten erst relativ spät (im 1.—15. Lebensjahre) auf. Auch in dieser Region verknöchern allmählich die Intervertebralscheiben, so dass zuletzt (im 30. Lebensjahr) ein einheitliches Coccyx entsteht.

In dem Entwicklungsstadium, wenn der menschliche Embryo 8—16 mm lang ist und noch einen äusseren Schwanz besitzt, beträgt die Zahl der Schwanzwirbelanlagen nicht weniger als 7—8 (Fig. 159). Kaudalwärts von der letzten Wirbelanlage reicht die Chorda dorsalis dann noch eine Strecke weit hinaus. — Mit der Reduktion des äusseren Schwanzes erfahren sowohl die kaudale Chordapartie wie die kaudalsten Schwanzwirbelanlagen eine Rückbildung und verschwinden gewöhnlich spurlos.

Wenn man die knorpelige Wirbelsäule eines menschlichen Embryos betrachtet, fällt es auf, dass die Körper der verschiedenen Wirbel alle fast dieselbe Höhe besitzen. Daraus erklärt sich die von Aeby (1879) hervorgehobene Tatsache, dass bei jungen Embryonen die Cervicalregion relativ viel länger, die Lumbalregion dagegen relativ viel kürzer als beim Erwachsenen ist. Dasselbe ist noch zur Zeit der Geburt, wenn auch nicht mehr ganz so ausgeprägt, der Fall.

Die Wirbelsäule des Menschen ist während des Embryonallebens zuerst stark ventralwärts gekrümmt. In den folgenden Entwicklungsperioden streckt sich die obere Partie der Wirbelsäule. „Während der zweiten Hälfte der intrauterinen Entwicklung findet an der Grenze von Lenden- und Sakralregion eine ausgesprochene Dorsalflexion statt" (Bardeen). Durch diese wird das werdende Promontorium schon jetzt schwach markiert.

Erst nach der Geburt treten mit dem Annehmen der aufrechten Stellung in den Cervical- und Lumbalregionen Dorsalflexionen ein. Diese gleichen sich anfangs wieder vollständig aus, sobald das Kind auf gerader Unterlage liegt, werden aber bei der weiteren Entwicklung der Muskulatur, der Zwischenwirbelscheiben und der Ligamente in den folgenden Entwicklungsjahren immer mehr konsolidiert.

B. Kopfskelett.

Entstehung des Blastemkraniums.

Ende des ersten Embryonalmonats beginnt das bisher lockere Kopfmesenchym, sich an verschiedenen Stellen zu Blastemmassen zu verdichten. Diese Blastemmassen stellen die ersten unterscheidbaren Anlagen des Kopfskeletts dar.

In diesem Stadium kann man von einem einheitlichem Blastemschädel sprechen, wenn man davon absieht, dass inzwischen hier und wo in dem Inneren desselben schon Vorknorpelkerne aufgetreten sind.

Entstehung des knorpeligen Primordialcraniums.

In dem Inneren des Blastemcraniums entsteht das Chondrocranium oder Primordialcranium. Dies jedoch nicht überall in dem Blastemcranium. Grosse Partien desselben, z. B. der grösste Teil des Schädeldaches, werden nie knorpelig.

In der Labyrintkapsel wird zuerst die Pars canalium semicircularium und dann die Pars cochlearis in Vorknorpel differenziert. Hierbei bleiben aber zwei kleinere Partien der Pars cochlearis auf dem Blastemstadium stehen: die Anlagen der Fenestra ovalis bezw. der Fenestra rotunda.

Die beiden Seitenteile des Occipitalknorpels wachsen zuerst dorsalwärts und biegen dann (dorsal von der Gehirn-Rückenmarkgrenze) medialwärts um, bis sie sich in der dorsalen Mittellinie treffen und miteinander verschmelzen. Auf diese Weise wird das anfangs relativ grosse Foramen magnum allseitig von Knorpel begrenzt.

Der durch diesen Prozess gebildete dorsale Knorpelbogen des Occipitale wächst in dem nächstfolgenden Stadium in dem blastematösen Schädeldach ein Stückchen nach aufwärts, das sog. Tectum posterius bildend. — Dieses Tectum posterius ist von besonderem Interesse; denn es stellt die einzige knorpelpräformierte Partie des menschlichen Schädeldaches dar. (Fig. 162).

Erst relativ spät verknorpeln die Etmoidalregion und die Nasenkapsel. Am Ende des zweiten Embryonalmonats treten Vorknorpelkerne in den beiden Lateralwänden der Nasenkapsel auf. Etwa gleichzeitig setzt sich die Verknorpelung des Sphenoidkörpers auf das Nasenseptum fort. Die lateralen Nasenknorpelplatten verschmelzen oben mit der medianen Septumknorpelplatte, eine zusammenhängende knorpelige Nasenkapsel bildend.

Die lateralen Knorpelwände der Nasenkapsel werden mit ihren unteren Partien medialwärts umgebogen. Die betreffenden eingebogenen Kapselwandpartien stellen die knorpeligen Anlagen der Conchae inferiores dar, die sich von den lateralen Knorpelwänden erst dann isolieren, wenn diese sich zurückbilden.

Entwicklung des Knorpelskeletts der Kiemenbogen. — Entstehung der knorpeligen Anlagen der Gehörknöchelchen und des Zungenbeins.

In dem Inneren jedes Kiemenbogens tritt ein blastematöser Skelettbogen auf. Von diesen Blastembogen treten die beiden oberen, die sich am stärksten entwickeln, dorsal mit dem Blastemcranium in Verbindung. Aus den dorsalen Partien dieser beiden ersten

Kiemenskelettbogen entstehen die Anlagen der Gehörknöchelchen und des Processus styloideus, die ventralen Hauptpartien derselben stellen die Anlagen der sog. MECKEL'schen bezw. REICHERT'schen Knorpel dar.

Das ventrale Ende des zweiten Kiemenskelettbogens bildet zusammen mit dem Skelettbogen des dritten Kiemenbogens die Anlage des Zungenbeins.

Die weiter kaudal gelegenen Kiemenskelettbogen verschmelzen ventral und lassen, wie schon oben (S. 120) beschrieben, aus sich die Cartilago thyreoidea hervorgehen.

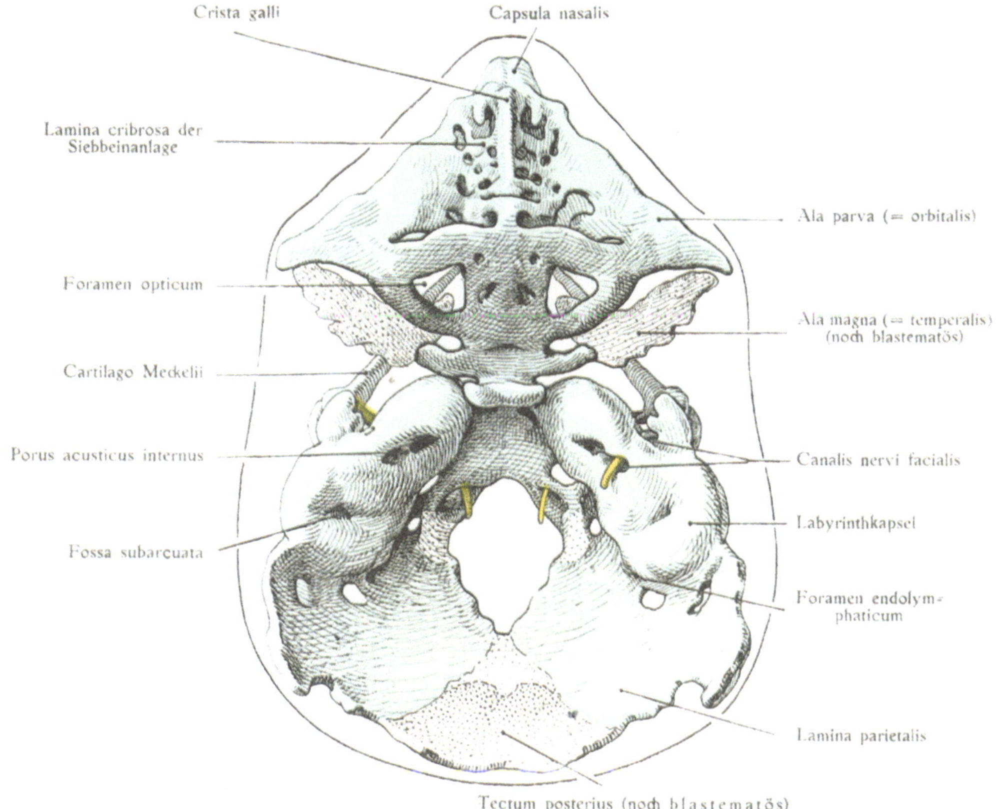

Fig. 162.

Knorpeliges (blau) Primodialcranium eines 8 cm langen Embryos, von oben gesehen. Nach HERTWIG und KOLLMANN aus KOLLMANN's Handatlas d. Entw.-Gesch., Bd. I.

Schon ehe die dorsalen Enden der beiden oberen Kiemenskelettbogen als blastematöse Verdichtungen im Mesenchym angelegt worden sind, existieren in dieser Region einige Nerven (Nervus trigeminus, Nervus facialis und die zwischen diesen verlaufende Chorda tympani) und Gefässe, die für die Blastemmassen in vielen Beziehungen formbestimmend werden.

Gleichzeitig mit der Verknorpelung der Pars canalium semicircularium der Labyrinthkapsel treten in dem Mandibularbogen zwei Vorknorpelkerne auf, ein dorsaler, kleinerer Kern für die Ambossanlage und ein ventraler, längerer Kern, der die gemeinsame Anlage des Hammers und des MECKEL'schen Knorpels bildet. Zwischen Hammer- und Amboss-Anlagen persistiert eine blastematöse Zwischenscheibe, n welcher später die Gelenkhöhle des Hammer=Ambossgelenkes auftritt. Die zwischen Amboss und Labyrinthkapsel persistierende Blastemscheibe wandelt sich später in Bindegewebe (Ligamentum incudis post.) um.

Das Blastem des Hyoidbogens ist dorsalwärts gabelig geteilt. Der mediale Gabelzweig bildet um die Arteria stapedia herum eine ringförmige Steigbügelanlage. In der achten Embryonalwoche tritt im Steigbügelring und im ventralen Teil (dem sog. Stylohyale) des blastematösen Hyoidbogens je ein Vorknorpelkern auf. Gleichzeitig bildet sich im lateralen Gabelzweig des Hyoidbogens ein besonderer Vorknorpelkern, das sog. Tympanohyale. Dieses verschmilzt bald sowohl mit der Labyrinthkapsel wie mit dem Stylohyale.

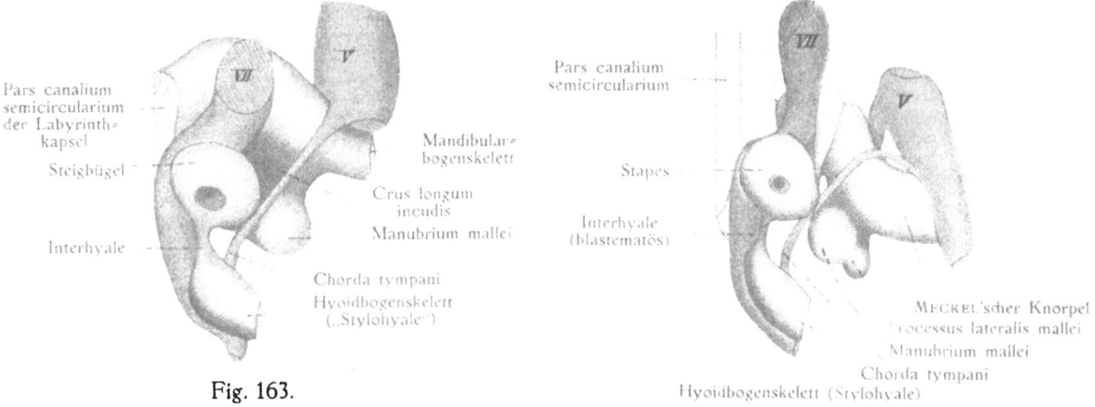

Fig. 163. Fig. 164.

Fig. 163 und 164.

Gehörknöchelchenanlage von der medialen Seite gesehen. Fig. 163 noch blastematöse Gehörknöchelchen=anlagen von einem 16 mm langen Embryo. Fig. 164 vorknorpelige Gehörknöchelchenanlagen von einem 20,6 mm langen Embryo. Nach BROMAN: Entwicklungsgeschichte der Gehörknöchelchen, Wiesbaden 1899. *V* N. trigeminus; *VII* N. facialis.

Die von Anfang an relativ dünne Partie des Hyoidbogens, die den Steigbügelring mit dem Stylohyale verbindet und unter dem Namen Interhyale bekannt ist, erreicht nie das Vorknorpelstadium. In der Regel atrophiert das Interhyale schon am Ende des zweiten Monats, wie es scheint, dadurch, dass es vom Nervus facialis abgeschnürt wird (vgl. Fig. 163 u. 164).

Mit der Ambossanlage steht der Steigbügelring von Anfang an in blastematöser Verbindung. Diese Verbindung bleibt nach der Verknorpelung der Amboss= und Steigbügelanlagen als blastematöse Zwischenscheibe bestehen, in welcher sich später das Amboss=Steigbügelgelenk entwickelt.

Von der Labyrinthkapsel ist der Steigbügelring anfangs durch lockeres Mesenchym getrennt. Am Ende der sechsten Embryonalwoche wird er aber der Pars cochlearis bis zur Berührung genähert und senkt sich teilweise in die Wand derselben gerade dort ein, wo die Fenestra ovalis angelegt wird. Das Blastem des Steigbügelrings verwächst jetzt intim mit demjenigen der Fenestra ovalis.

Der dem Steigbügelring gegenüberliegende Teil des Blastems im ovalen Fenster erleidet eine fast vollständige Druckatrophie. Etwa gleichzeitig (Ende des dritten Embryonalmonats) fängt die kreisrunde Form des Steigbügels an, allmählich in die definitive überzugehen, und zwar wahrscheinlich infolge eines um diese Zeit zunehmenden intralabyrinthären Druckes.

Schon vorher hat der Amboss seine definitive Form angenommen. — Der vorknorpelige Hammer hat dagegen anfangs wenig Ähnlichkeit mit dem späteren Knöchelchen.

Ventral bleibt der Hammer mit dem MECKEL'schen Knorpel in direkter Verbindung, solange dieser Knorpel persistiert, was sich wohl daraus erklärt, dass der Hammer und der MECKEL'sche Knorpel zusammen wahrscheinlich dem Unterkieferskelett der niederen Wirbeltieren homolog sind. In späteren Entwicklungsperioden wird der MECKEL'sche Knorpel als solcher zurückgebildet und teilweise in Bindegewebe umgewandelt. In dieser Weise entsteht aus dem dem Hammer nächstliegenden Teil dieses Knorpels das Ligamentum anterius mallei.

Auch das Stylohyale oder der sog. REICHERT'sche Knorpel wird teilweise in Bindegewebe umgewandelt. Durch diesen Prozess entsteht aus dem mittleren Teil dieses Knorpels das Ligamentum stylo-hyoideum. Der dorsale Teil des Stylohyale bildet (zusammen mit dem Tympanohyale) die Anlage des Processus styloideus.

Der ventrale Teil des Stylohyale stellt die Anlage des kleinen Zungenbeinhornes dar. Die Anlage des grossen Zungenbeinhornes stammt aus dem dritten Kiemenskelettbogen. Der Zungenbeinkörper geht aus einem ventralen Verbindungsstück (Copula) hervor, das wahrscheinlich dem zweiten und dem dritten Kiemenskelettbogen gemeinsam ist.

Das grosse Zungenbeinhorn geht aus dem ventralen Hauptteil einer Knorpelspange (der sog. Cartilago hyo-thyreoidea) hervor, die dorsal-kaudalwärts umbiegt und mit dem Thyreoidealknorpel direkt verbunden ist.

Der dorsale, umgebogene Teil dieses Knorpels stellt, wie schon oben (S. 121) beschrieben wurde, die Anlage des Cornu superius des Thyreoidknorpels dar.

Indem die Cartilago hyo-thyreoidea Ende des dritten Embryonalmonats etwa an der Umbiegungsstelle in Bindegewebe umgewandelt wird, entsteht hier das Ligamentum hyo-thyreoideum laterale und die knorpelige Zungenbeinanlage wird von der Cartilago thyreoidea getrennt.

Entstehung des knöchernen Craniums.

Das menschliche Cranium wird nur zum Teil knorpelpräformiert. Zum grossen Teil bildet es sich aus Bindegewebsknochen.

Ganz und gar knorpelpräformiert sind jederseits nur

der Incus
der Stapes
das Os ethmoidale und
die Concha inferior.

Die Mandibula,
das Os occipitale,
„ „ temporale,
„ „ sphenoidale und
der Malleus

sind zum Teil knorpelpräformiert, zum Teil werden sie als Bindegewebsknochen angelegt.

Die übrigen Knochen des Craniums sind alle reine Bindegewebsknochen.

Die Bildung der letztgenannten Knochen beginnt zuerst, und zwar schon bei 15 mm langen Embryonen.

Diese ersten Bindegewebsknochen treten in den Ober- und Unterkiefern auf, die also die ersten Knochen des menschlichen Schädels sind und zu den ersten Knochen des menschlichen Körpers überhaupt gehören.

Etwas später (erst bei 31 mm langen Embryonen) beginnt die enchondrale Verknöcherung des Primordialcraniums und, zwar in dem zuerst gebildeten, occipitalen Teil desselben.

Von nun ab schreitet die enchondrale Ossifikation des Craniums neben der Bindegewebsknochenbildung desselben weiter.

Nicht das ganze knorpelige Primordialcranium wird durch enchondrale Ossifikation in Knochen umgewandelt. Einzelne Teile desselben bleiben zeitlebens knorpelig: die Nasenknorpel. Andere werden durch Resorption des Knorpels in Bindegewebe umgewandelt: diejenigen Partien der knorpeligen Nasenkapsel, die durch den Vomer, die Ossa nasalia, die Ossa lacrimalia, die Ossa palatina und die Ossa maxillaria ersetzt werden.

Die meisten der einheitlich erscheinenden Knochen des erwachsenen Craniums gehen aus zwei bis mehreren Ossifikationscentra hervor.

Das Schläfenbein, Os temporale, besteht noch zur Zeit der Geburt aus drei getrennten Knochen, dem Os squamosum, dem Os tympanicum und dem Os petrosum. Von diesen werden die beiden erstgenannten, welche Bindegewebsknochen sind, von nur je einem Zentrum aus verknöchert. Das Os petrosum dagegen, das grösstenteils knorpelpräformiert ist (es entspricht grösstenteils der knorpligen Labyrinthkapsel) verknöchert von acht Centren aus.

Das Os tympanicum bekommt im 4. Embryonalmonat die Form eines fast vollständig geschlossenen (nur oben und lateral offenen) Ringes. Er wird jetzt Annulus tympanicus genannt. — Etwa zur Zeit der Geburt werden die freien oberen Enden des Annulus tympanicus mit dem Os squamosum verbunden. Etwas später verschmilzt der untere Teil des Annulus mit dem Os petrosum. Durch Hinzutreten von Knochengewebe sowohl am lateralen wie am medialen Rand des Halbringes wird dieser in den ersten Kinderjahren immer breiter und zuletzt in eine knöcherne Halbrinne umgewandelt, die sowohl mit dem Os squamosum wie mit dem Os petrosum intim verbunden wird und die sog. Pars tympanica des einheitlichen Schläfenbeins darstellt.

Der Canalis facialis ist nur in seinem Anfangsteil (bis zum Ganglion geniculi) knorpelig präformiert. Der übrige Teil wird erst spätfetal durch Verknöcherung im peritympanalen Bindegewebe gebildet. — Auch der Canalis caroticus, der im Chondrocranium nur als seichte Grube angedeutet ist, wird erst durch Verknöcherung des umgebenden Bindegewebes vervollständigt.

Nachdem das Os petrosum und das Os squamosum während des ersten Kinderjahres mit dem Annulus tympanicus und miteinander knöchern verschmolzen sind, werden sie Pars petrosa bezw. Pars squamosa des Schläfenbeins genannt.

Die Gehörknöchelchen werden bei der oben beschriebenen letzten Ausbildung des Schläfenbeins in diesem Knochen eingeschlossen. Diese Knöchelchen sind unter anderem auch dadurch interessant, dass sie unter allen Knochen des menschlichen Skeletts zuerst, und zwar schon zur Zeit der Geburt die definitive Form und Grösse erreichen.

Nur vom Foramen mentale des Unterkiefers an bis zur Medianlinie verknöchert nach FAWCETT (1904) der MECKEL'sche Knorpel und nimmt ein wenig an der Bildung des Unterkiefers teil. Grösstenteils wird aber der Unterkiefer von zwei Bindegewebsknochen gebildet, die lateral von den MECKEL'schen Knorpeln angelegt werden und relativ schnell eine grosse Ausdehnung erreichen.

Die beiden Unterkieferknochen bekommen schon im dritten Embryonalmonat die noch zur Zeit der Geburt bestehende, charakteristische Form. In der Medianebene werden sie während der ganzen Embryonalzeit nur durch Bindegewebe und Reste der beiden

MECKEL'schen Knorpel miteinander verbunden. Erst im ersten oder zweiten Kinderjahre werden die beiden Unterkieferknochen durch Verknöcherung dieser sog. Unterkiefer-symphyse miteinander zu einer einheitlichen Mandibula verbunden.

Von grossem Interesse ist, dass im Bindegewebe an der Spitze des Processus condyloideus Knorpel entsteht, der mit dem MECKEL'schen Knorpel nichts zu tun hat.

In ähnlicher Weise entwickelt sich nach KJELLBERG (1901, 1904) ein akzessorischer Knorpel unter dem Gelenkperiost des Os temporale. Die Gelenkknorpel des Kiefergelenkes stellen also nicht — wie übrige Gelenkknorpel — Reste des ursprünglichen Knorpelskeletts dar.

Die beiden Oberkiefer werden von je zwei Bindegewebsknochen gebildet, von welchen der hintere, laterale der eigentliche Oberkieferknochen (Maxillare), der mediale, vordere dagegen den sog. Zwischenkieferknochen (Prämaxillare) darstellt.

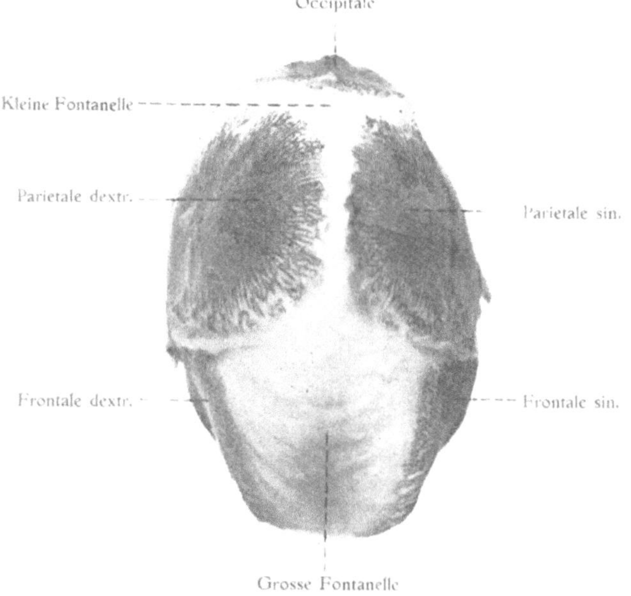

Fig. 165.
Schädeldach eines 11 cm langen Embryos. Von oben gesehen.

Diese beiden Knochen entstehen nach MALL je von einem einzigen Knochenkern aus. Maxillare und Prämaxillare derselben Seite verschmelzen schon während des dritten Embryonalmonats miteinander.

Das Stirnbein entsteht aus paarigen Bindegewebsknochen (Ossa frontalia), die von je einem Knochenkern gebildet werden. Zwischen denselben bleibt längere Zeit ein bindegewebiger Zwischenraum (eine Sutura frontalis) bestehen, der erst im zweiten Kinderjahre zu verknöchern anfängt und erst im achten Kinderjahre vollständig verknöchert wird. Erst von dieser Zeit ab können wir also von einem einheitlichen Stirnbein sprechen.

Entstehung und Schicksal der Fontanellen.

Zwischen den einander anfangs nur unvollständig erreichenden Ecken und Rändern der Ossa parietalia und den benachbarten Knochen des Schädeldaches bleiben eine Zeitlang knochenfreie Stellen bestehen, die unter dem Namen Fontanellen bekannt sind.

Wenn die beiden Ossa parietalia, die Ossa frontalia und das Os occipitale einander erreichen, werden eine vordere, grosse Fontanelle (Fonticulus frontalis) und eine hintere, kleine Fontanelle (Fonticulus occipitalis) voneinander abgegrenzt (vgl. Fig. 165).

Diese Fontanellen sind noch zur Zeit der Geburt vorhanden. Der Fonticulus occipitalis schliesst sich im dritten bis sechsten Kindermonat, der Fonticulus frontalis gewöhnlich erst im dritten Kinderjahre.

Verknöcherung des knorpeligen Zungenbeins.

Das Zungenbein verknöchert von fünf Ossifikationscentra aus, von welchen das eine im Corpus und die übrigen in je einem Cornu liegen. Die Knochenkerne des Corpus und der Cornua majora treten in der letzten Fetalzeit, diejenigen der Cornua minora erst nach der Geburt auf. Mit den Cornua majora verschmilzt das knöcherne Corpus in den mittleren Lebensjahren, mit den Cornua minora gewöhnlich nie.

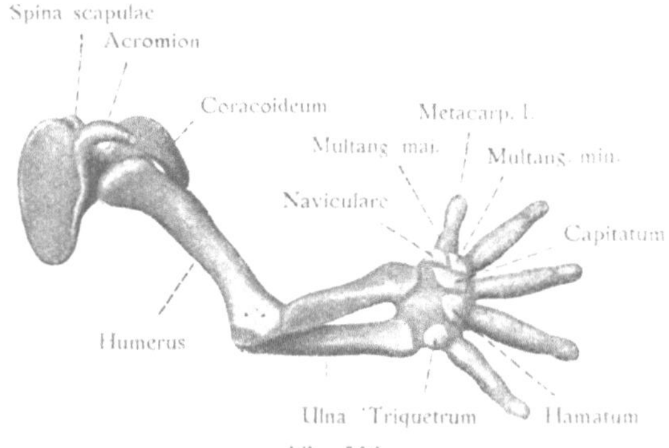

Fig. 166.

Entwicklung des knorpeligen Armskeletts von einem 16 mm langen Embryo. $\frac{13}{1}$. Nach LEWIS (1902). Aus KEIBEL-MALL's Handbuch d. Entw.-Gesch. des Menschen, Leipzig 1910.

C. Gliedmassenskelett.

Unmittelbar nach ihrer Bildung sind die knospenförmigen Extremitätanlagen nur von lockerem, gefässhaltigem Mesenchym gefüllt.

Ende der vierten Embryonalwoche tritt die erste Anlage des Armskeletts als blastematöse Verdichtung in dem Inneren des Armmesenchyms auf, und bald nachher erscheint die erste Skelettanlage der unteren Extremität in Form eines ähnlichen Blastemkerns.

Entwicklung des Skeletts der oberen Extremität.

Der in dieser Extremität zuerst auftretende Blastemkern liegt in der oberen Humerusgegend. Von hier aus verlängert er sich distal bis in die Handplatte und proximal in die Scapulargegend hinein. Anfang des 2. Embryonalmonats sind Scapula, Humerus, Ulna, Radius, Carpus und Handskelett alle schon blastematös angelegt; sie sind aber noch nicht voneinander abzugrenzen, sondern bilden eine einheitliche, zusammenhängende Blastemmasse.

Erst wenn in dem Inneren dieser Blastemmasse die Vorknorpelkerne der einzelnen Knochenanlagen auftreten, werden die einzelnen Skeletteile deutlich.

Zuerst erscheinen Vorknorpelkerne, welche den mittleren Partien von Humerus, Radius und Ulna entsprechen. Bald nachher treten die vorknorpeligen Anlagen der Scapula und der einzelnen Karpalknochen auf.

In diesem Stadium wird das scapulare Ende der Clavicula blastematös angelegt, und zwar als Verlängerung des Blastems der Scapula.

Die Scapularanlage hat anfangs eine relativ sehr hohe Lage (in der Höhe der vier unteren Hals- und der zwei oberen Brustwirbel). Schon in den nächstfolgenden Stadien fängt sie aber an, kaudalwärts zu „wandern".

Die blastematöse Anlage der Clavicula verlängert sich Mitte des zweiten Embryonalmonats, so dass sie das Vorderende der ersten Rippe erreicht und mit diesem verschmilzt. Gleichzeitig bildet sich in dem Inneren des Clavicularblastems ein Kern von eigentümlichem Vorknorpelgewebe, der in der Mitte nie zum Hyalinknorpel ausgebildet wird, sondern schon vorher in Knochengewebe übergeht.

Die übrigen Vorknorpelkerne des Armskeletts wandeln sich dagegen wie gewöhnlich in Hyalinknorpel um, ehe sie verknöchern. Ende des zweiten Embryonalmonats sind alle Handknochen mit Ausnahme von den Endphalangen als Vorknorpel oder Knorpel angelegt. Die letztgenannten erscheinen erst am Anfang des dritten Embryonalmonats und also zuletzt von allen Handknochenanlagen, was sehr bemerkenswert ist, da sie frühzeitiger als die übrigen Handknochenanlagen Knochenkerne bekommen.

Die Endphalangen bestehen aus einem proximalen und einem distalen Teil, von welchen der letztgenannte wahrscheinlich einer ehemaligen Knochenschuppe entspricht. — Die Tuberositas unguicularis wird nämlich nie knorpelig. Das betreffende Blastem wandelt sich zuerst in fibröses Bindegewebe und dann direkt in Knochengewebe um.

Die Karpalknochenanlagen sind anfangs zahlreicher als später. Bei 5—10 Wochen alten Embryonen findet man nämlich konstant einen zentral im Carpus gelegenen Knorpelkern, der dem Os centrale niederer Wirbeltiere entspricht. Derselbe schwindet gewöhnlich schon im 3.—4. Embryonalmonat.

Erst während der dritten und vierten Embryonalmonate entstehen unter dem Einfluss der jetzt beginnenden Muskelkontraktionen allmählich die Gelenkhöhlen der oberen Extremität.

Die Verknöcherung des Armskeletts verläuft nicht in derselben Ordnung wie die Verknorpelung desselben.

Zuerst und zwar schon Mitte des 2. Embryonalmonats entsteht ein Knochenkern in der mittleren Partie der Clavicula.

Die Kieferknochen, die nach MALL gleichzeitig entstehen, und die Clavicula sind also die ersten Knochen des Embryonalkörpers.

Etwas später bekommen die grossen Knochenanlagen der oberen Extremität in ihrer Mitte je einen Knochenkern.

Die Bildung der Hauptknochenkerne der Phalangen und Metakarpalknochen beginnt mit der Endphalange des Daumens bei 31 mm langen (Sch.-St.-L.) Embryonen und schliesst mit der mittleren Phalange des Kleinfingers bei 12 cm langen (Totallänge) Embryonen.

Die Karpalknochenanlagen bleiben während der ganzen Embryonalzeit knorpelig. Auch die Epiphysenkerne des Armskeletts erscheinen alle erst während der extrauterinen Entwicklungsperiode.

Nach I. HOLMGREN (1909) ist unter Gleichaltrigen die Ossifikation in demselben Masse mehr vorgeschritten, als das Individuum an Wuchs grösser ist. Grössere Individuen weisen also schon in jüngeren Jahren dasselbe Verknöcherungsstadium des Handskeletts auf, das kleinere erst in höherem Alter erreichen. — Die Grosswüchsigen werden also in früherem Alter ausgewachsen als die Kleinwüchsigen, eine Tatsache, die auf die relative Uniformität der Körperlänge einer gewissen Rasse erhaltend wirkt.

Entwicklung des Skeletts der unteren Extremität.

Der in dieser Extremität Anfang der fünften Embryonalwoche auftretende Blastemkern liegt im Bereiche des proximalen Femurendes. Von hier aus dehnt sich die blastematöse Skelettanlage schnell distalwärts bis in die Fussplatte aus. Proximalwärts verlängert sich die betreffende Blastemmasse gleichzeitig in drei Fortsätze, den Processus iliacus, Processus pubicus und Processus ischiadicus. In einem folgenden Stadium vereinigen sich die freien Spitzen des Processus pubicus und des Processus ischiadicus

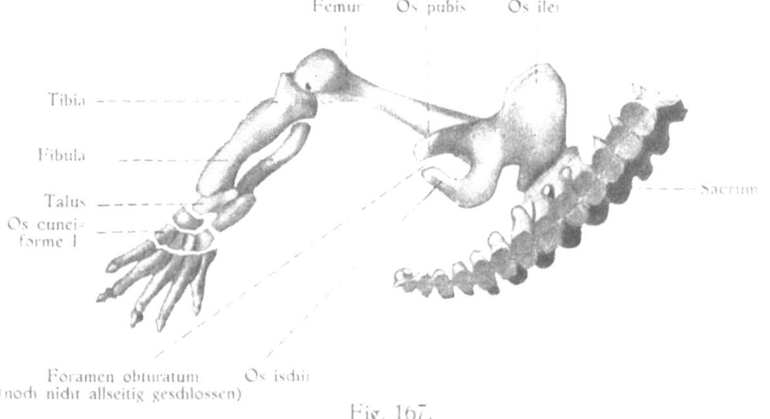

Fig. 167.

Entwicklung des knorpeligen Skeletts der unteren Extremität. Beinskelett eines 20 mm langen Embryos von innen. Nach BARDEEN: Amer. Journal of Anat. Vol. IV., 1905.

miteinander, eine Lücke umgreifend, die die Anlage des Foramen obturatum darstellt (Fig. 167). Gleichzeitig dehnt sich der Processus iliacus dorsalwärts gegen die oberen Sakralwirbel aus, und verbindet sich blastematös mit den verschmolzenen Rippenfortsätzen dieser Wirbel (Fig. 159, S. 257).

Etwas später verbindet sich der Processus pubicus der einen Seite blastematös mit demjenigen der anderen. Auf diese Weise bildet sich die Anlage der Symphysis pubis, und es entsteht eine ringförmig geschlossene Beckenanlage.

Inzwischen sind in dem Inneren des zusammenhängenden Skelettblastems die einzelnen Knochenanlagen als Vorknorpel- und Knorpelkerne aufgetreten.

Ende des 2. Embryonalmonats wächst von jedem der drei Hüftbeinknorpel ein Fortsatz über den Femurkopf hinaus. Indem diese drei Fortsätze miteinander verschmelzen, entsteht ein seichtes Acetabulum und die knorpelige Hüftbeinanlage wird einheitlich.

Etwas später entstehen die grösseren Gelenkhöhlen der unteren Extremität.

Die Gelenkhöhlen des Fusses sind bei etwa 5 cm langen Embryonen fertig gebildet. — Zu dieser Zeit hat das früher mehr handähnliche Fussskelett (vgl. Fig. 167) sein charakteristisches Aussehen angenommen.

Die Verknöcherung des Skeletts der unteren Extemität beginnt Ende des 2. Embryonalmonats im Femur und in der Tibia.

Die Bildung der Hauptknochenkerne der Phalangen und der Metatarsalknochen beginnt mit der Endphalange der grossen Zehe und dem zweiten Metatarsalknochen bei 35 mm langen (Sch.-St.-L.) Embryonen und schliesst mit der Mittelphalange der 5. Zehe im 8. oder 9. Embryonalmonat.

Die zwei grösseren Tarsalknochenanlagen, Calcaneus und Talus, bekommen schon während des sechsten Embryonalmonats je einen Knochenkern. Das Cuboideum bekommt seinen Knochenkern kurz vor oder kurz nach der Geburt. Die übrigen Tarsalknochenanlagen bleiben während der ganzen Embryonalzeit knorpelig und erhalten erst in den 1.—5. Kinderjahren Knochenkerne.

Von den Epiphysenkernen erscheinen diejenigen der Kniegelenkenden des Femur und der Tibia gewöhnlich kurz vor der Geburt. Die übrigen Epiphysenkerne der unteren Extremität erscheinen alle erst während der extrauterinen Entwicklungsperiode.

In Übereinstimmung mit I. HOLMGREN (1909) (vgl. oben S. 270) ist HASSELWANDER (1909) bei seinen Untersuchungen über die Ossifikation des Fussskeletts zu dem Ergebnis gekommen, „dass im Mittel bei intensiverem Wachstum die Epiphysen früher und rascher synostosieren als bei schwächeren".

Entwicklung des Muskelsystems.

Die Kontraktilität ist eine allgemeine Eigenschaft aller jungen Embryonalzellen. Bei der höheren Differenzierung der letztgenannten geht aber diese Eigenschaft bei gewissen Zellen mehr oder weniger vollständig verloren, während sie bei anderen Zellen dagegen zu immer höherer Vollkommenheit ausgebildet wird.

Solche speziell kontraktile Zellen und Zellderivate werden Muskelzellen genannt.

Die meisten Muskelzellen des Menschen stammen von dem Mesoderm her. Nur ausnahmsweise haben sie ektodermale Herkunft. Dies ist, so viel wir bis jetzt wissen, nur mit den inneren Augenmuskeln (M. sphincter pupillae, M. dilatator pupillae) und gewissen glatten Hautmuskeln (die Muskeln der Glandulae sudoriferae) der Fall.

Die mesodermale Muskulatur entwickelt sich zum Teil aus den Muskelteilen der Ursegmente, den sog. Myotomen (vgl. oben S. 65), zum Teil aus dem unsegmentiert gebliebenen Mesoderm.

Von diesem letztgenannten stammt die meiste glatte Muskulatur des Körpers, sowie die quergestreifte Muskulatur des Kopfes und der Extremitäten her. — Von den Myotomen entwickeln sich die tiefen Rückenmuskeln und die Thoraco-abdominalmuskeln. Dieselben stellen die phylogenetisch älteste Muskulatur des Körpers dar.

Die Muskelnerven sind meistens deutlich, ehe die betreffenden Muskelanlagen deutlich differenziert werden. In den fertigen Muskeln dringen sie gewöhnlich gerade dort ein, wo die Muskelanlage zuerst auftrat (BARDEEN, 1907), und der Verlauf der Hauptäste eines Muskelnervens markiert im allgemeinen die Hauptwachstumsrichtungen der betreffenden Muskelanlage (NUSSBAUM, 1895).

Wenn der Nerv eines fertigen Muskels abgeschnitten wird, so degeneriert nicht nur das periphere Nervenstück, sondern auch der betreffende Muskel. — Man hat daher auch lange geglaubt, dass die Differenzierung und weitere Entwicklung der Muskelanlagen von den schon im voraus existierenden Muskelnerven abhängig wäre. Indessen haben experimentelle Untersuchungen (HARRISON, 1904) gezeigt, dass wenigstens bei niederen Wirbeltieren (Amphibien) sowohl die einzelnen quergestreiften Muskeln wie die Gruppen derselben normal differenziert werden, auch wenn in frühen Embryonalstadien das ganze Rückenmark wegoperiert worden ist.

In späteren Entwicklungsstadien aber, wenn die Muskeln als solche funktionsfähig geworden sind, sind sie dagegen für ihren normalen Weiterbestand von dem Einfluss des Nervensystems abhängig.

Dank der frühzeitigen Entwicklung der Skelettmuskelnerven werden die Skelettmuskelanlagen gewöhnlich von den Nerven desselben Segments innerviert, ehe sie grössere Verschiebungen erfahren haben.

Die zahlreichen Muskeln einer Muskelgruppe entstehen gewöhnlich als eine einheitliche, von einem einfachen Nervenstamm innervierte Anlage. Später wird dann diese gemeinsame Anlage in die einzelnen Muskelanlagen zerteilt, und Hand in Hand hiermit wird der Nervenstamm in Zweige zersplittert, deren Verlauf von den sekundären Verschiebungen der Muskelanlagen abhängig ist.

Aus dem oben Erwähnten geht die Regel hervor, dass Muskeln mit gemeinsamem Ursprung auch gemeinsame Nerven haben.

Diese Regel ist indessen nicht ohne Ausnahme gültig. Unter Umständen können nämlich Muskeln sekundär neue Nerven bekommen und dabei entweder ihre ursprüngliche Nerven behalten oder auch verlieren. So z. B. werden der Musculus trapezius und der Musculus sterno-cleidomastoideus zuerst nur von dem Nervus accessorius innerviert. Die von dem Plexus cervicalis stammenden Nerven dieser Muskeln sind sekundäre Bildungen. — Der Musculus digastricus mandibulae wird ursprünglich ganz und gar vom Nervus facialis innerviert. Die zu der ventralen Hälfte des Muskels gehenden Zweige gehen aber zugrunde und werden von Zweigen des N. trigeminus ersetzt (FUTAMURA, 1906).

Beim Erwachsenen treten die Muskeln bekanntlich in zwei Formen auf, die wir glatte und quergestreifte nennen. Grundverschieden sind aber diese beiden Muskelformen von Anfang an nicht. Vielmehr sind sie nur verschiedenartige Differenzierungsprodukte einer gemeinsamen Grundform, und zwar stellt die glatte Muskulatur eine niedere, die quergestreifte eine höhere Differenzierungsform dar.

Da die Entwicklung dieser beiden Muskelformen aber schon frühzeitig verschiedene Wege einschlägt, wollen wir ihre Histogenese je für sich verfolgen.

Histogenese der quergestreiften Muskulatur.

Die Differenzierung der quergestreiften Muskulatur beginnt in den Myotomen[1]; erst etwas später tritt sie in dem übrigen Mesoderm auf.

Unmittelbar nach der Bildung der Myotome stehen die epithelialen Zellen derselben fast senkrecht zu der Medianebene des Körpers. Bald verlängern sie sich aber spindelförmig und stellen sich gleichzeitig mit ihrer Längsachse parallel zur Längsachse des Körpers ein. Von nun an werden sie Myoblasten genannt.

In dem übrigen Mesoderm können sich ähnliche Myoblasten anfangs aus den Mesenchymzellen differenzieren. In späteren Entwicklungsstadien findet aber keine solche Neubildung mehr statt, sondern die neuen Myoblasten entstehen ausschliesslich durch Mitose älterer Myoblasten.

Die einander berührenden Myoblastenden verschmelzen gewöhnlich miteinander, so dass aus mehreren Myoblasten ein Syncytium entsteht.

Die Myotome derselben Seite sind anfangs durch bindegewebige Scheidewände, sog. Myosepta voneinander getrennt. In der ersten Hälfte des zweiten Embryonalmonats gehen diese aber grösstenteils zugrunde. Gleichzeitig verschmelzen die Myotome jederseits miteinander zu einer (wenigstens oberflächlich) unsegmentierten Myotomsäule.

---

[1]) Über die Entstehung der Myotome vgl. oben S. 65.

Nach dem Verschwinden der Myosepta können sich die Myoblastsyncytien, die die Muskelfaseranlagen darstellen, über mehrere Myotome ausdehnen. Sie verlängern sich hierbei zum Teil durch fortgesetzte Verschmelzung mit angrenzenden Myoblasten bezw. Myoblastsyncytien, zum Teil durch Wachstum unter Vermittlung von unvollständigen Mitosen (Kernteilung ohne nachfolgende Protoplasmateilung).

In dem Protoplasma der Myoblasten entstehen viele kleine Körnchen, Granula, die sich in den Myoblastsyncytien zuerst in Reihen anordnen und dann miteinander zu Fibrillen verschmelzen. Solche Fibrillen entstehen immer zahlreicher, bis sie zuletzt die Muskelfaseranlage grösstenteils ausfüllen. Sie ordnen sich hierbei parallel zu der Achse der Muskelfaseranlage und sammeln sich zu Säulen an. Die neuen Fibrillen entstehen zum Teil von später gebildeten Granulaketten, zum Teil durch Längsspaltung der schon vorhandenen Fibrillen. Die Fibrillen verlängern sich, indem neue Granula an den Enden derselben hervorgebracht werden (HÄGGQUIST, 1920). Bei der Vermehrung der Muskelfibrillen werden die Kerne der Muskelfaseranlage, die anfangs eine zentrale Lage hatten, grösstenteils zur Peripherie hin verlagert.

In einer frühen Embryonalperiode (bei etwa 12 mm langen Meerschweinchenembryonen nach GODLEWSKI) scheinen konstant einzelne Muskelfasern wieder zu degenerieren.

In einem gewissen Entwicklungsstadium beginnen die Fibrillen, sich in zwei sich verschieden färbende Substanzen zu differenzieren, und zwar derart, dass dunkle (anisotrope) und helle (isotrope) Partien miteinander zu alternieren kommen. Die Muskelfibrillen werden auf diese Weise quergestreift, und da in jeder Muskelfaser die einander entsprechenden Querstreifen der verschiedenen Fibrillen immer in gleicher Höhe liegen, so wird auch die ganze Muskelfaser regelmässig quergestreift.

Die Neubildung der quergestreiften Muskelfasern fährt nach MAC CALLUM (1898) nur etwa bis zur Mitte (nach anderen Autoren bis zum Ende) des Embryonallebens fort. Nach dieser Zeit vergrössern sich also die Muskeln nur durch Wachstum der schon vorhandenen Muskelfasern.

Histogenese der glatten Muskulatur.

Die glatte Muskulatur entsteht immer an Ort und Stelle, und zwar entweder A. direkt aus dem Mesenchym (früh entstehende Muskeln) oder B. aus embryonalem, fibrillärem Bindegewebe (spät entstehende Muskeln).

Im Falle A. verbinden sich die betreffenden sternförmigen Mesenchymzellen zu einem Syncytium. Durch zahlreiche Mitosen verdichtet sich dieses Syncytium blastemartig (erste Wachstumsperiode). Die früher sternförmigen Zellen werden jetzt in die Länge ausgezogen und spindelförmig. Gleichzeitig verlängern sich auch die bisher runden oder schwach ovalen Kerne.

Das folgende Stadium ist durch Bildung von Muskelfibrillen in dem Syncytium charakterisiert.

Im Falle B. hat sich das Mesenchym schon zu fibrillärem Bindegewebe differenziert, wenn die Bildung der glatten Muskulatur anfängt. Diese gibt sich dadurch kund, dass die meisten der betreffenden Bindegewebszellen (sowie ihre Kerne) sich stark verlängern und in ihrem Protoplasma Muskelfibrillen direkt ausbilden.

Das intramuskuläre Bindegewebe der aus Mesenchym direkt stammenden Muskeln entsteht einfach dadurch, dass einzelne Mesenchymzellen sich zu Bindegewebszellen anstatt zu Muskelzellen differenzieren. — In ähnlicher Weise entsteht meistens auch das intramuskuläre Bindegewebe der quergestreiften Muskeln.

Morphogenese der Rumpfmuskeln.

Die tiefen Rückenmuskeln entstehen jederseits aus der durch die Verschmelzung der Myotome gebildeten Myotomsäule.

Hervorzuheben ist, dass die erwähnte Verschmelzung nicht überall ganz vollständig ist. In der Tiefe der Säule bleiben die einzelne Myotome zeitlebens getrennt und lassen aus sich verschiedene kleine Segmentalmuskeln (die Mm. interspinales, rotatores breves, levatores costarum und intertransversarii) hervorgehen.

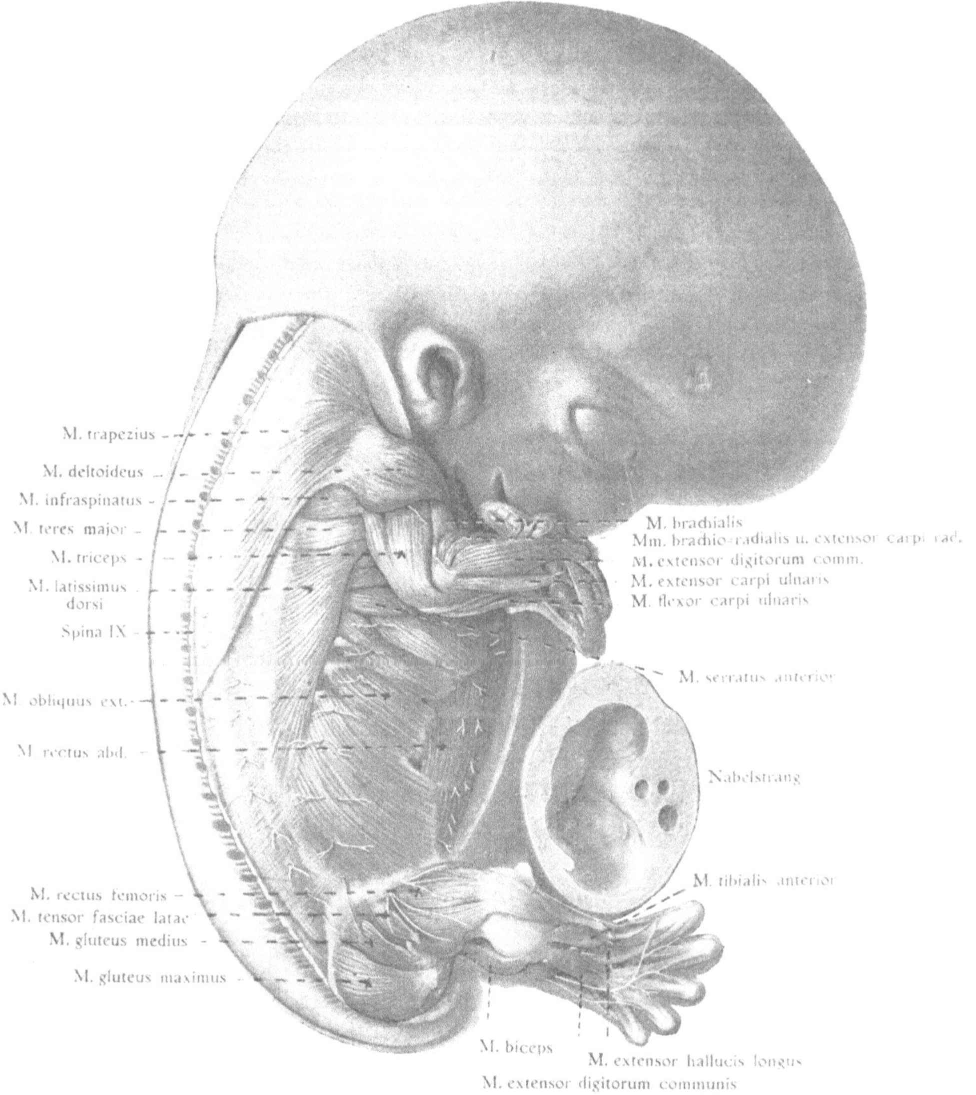

Fig. 168.

Rekonstruktionsmodell von einem 20 mm langen Embryo, die Entwicklung der Rumpfmuskulatur zeigend. $\frac{10}{1}$. Nach Bardeen und Lewis (1901) aus Keibel-Mall: Handbuch der Entwicklungsgeschichte des Menschen. Bd. I, Leipzig 1910.

Die Thoracoabdominalmuskeln entstehen durch ventrale Ausdehnung der Myotome in die lateralen und ventralen Körperwände. In der Thoracalregion findet diese Ausdehnung Hand in Hand mit dem Vorwachsen der Rippen in die Körperwände statt. In der Abdominalregion ist diese Ausdehnung sowohl von dem Wachstum der Rippen und der paarigen Beckenanlagen wie von der Verkleinerung des Nabels abhängig.

Die betreffenden Myotomfortsätze sondern sich in eine tiefe und eine oberflächliche Schicht, von welchen die erstgenannte in der Brustregion segmentiert bleibt und die Intercostalmuskeln bildet. — Ventral von den Rippenspitzen verschmelzen die beiden Schichten miteinander zu einer zusammenhängenden Säule, die durch longitudinale Abspaltung isoliert wird und den Mm. rectus abdominis bildet.

Die Annahme, dass die Inscriptiones tendineae dieses Muskels als Reste der primären Myosepta zu betrachten sind, erscheint sehr plausibel, darf aber nach Lewis (1910) noch nicht als sichergestellt betrachtet werden.

Morphogenese der Hals- und Kopfmuskeln.

Aus dem Mesenchym des Hyoidbogens entwickeln sich alle die von dem Nervus facialis (dem Nerv des Hoidbogens) innervierten Muskeln des Halses und des Kopfes.

Anfang des 2. Embryonalmonats sind diese Muskeln jederseits als eine kleine einheitliche Vormuskelmasse angelegt, die mit einem einfachen Nervus facialis zusammenhängt.

Diese Vormuskelmasse fängt bald an, sich in verschiedenen Richtungen zu verbreiten. Ein Teil breitet sich gegen den Schultergürtel aus, die eigentlichen Platysma bildend. Ein anderer Teil verlängert sich nach oben (und zwar sowohl dorsal- wie ventralwärts vom Ohre) in die Occipital- bezw. Gesichtsregionen des Kopfes hinauf, die sog. mimische Muskulatur bildend.

Hand in Hand mit der Ausbreitung und Zersplitterung der hyoidalen Muskelanlage wird auch der Nervus facialis entsprechend in Zweige zersplittert.

Aus dem Mesenchym des Mandibularbogens entwickeln sich die von dem Nervus trigeminus (dem Nerv des Mandibularbogens) innervierten Muskeln (mit Ausnahme von dem vorderen Digastricusbauch und vielleicht dem M. mylohyoideus).

Morphogenese der Extremitätmuskeln.

Die Extremitätmuskeln entstehen wahrscheinlich grösstenteils in loco, und zwar aus dem Mesenchym der Extremitätknospen.

Die knospenförmige Anlage der oberen Extremität liegt zuerst gegenüber den ventralen Rändern der 5.—8. Cervical- und ersten Thoracalsegmente. In ähnlicher Weise hat die Anlage der unteren Extremität in dem Knospenstadium Relation zu den 1.—5. Lumbal- und 1. Sakralsegmenten.

Trotzdem kann es aber in Zweifel gezogen werden, ob die betreffenden Myotome an der Bildung der Extremitätmuskulatur teilnehmen.

Die ersten Andeutungen einer Extremitätmuskulatur findet man Anfang des 2. Embryonalmonats in Form von einheitlichen Vormuskelmassen, die zuerst in der oberen und bald nachher in der unteren Extremitätanlage auftreten.

Diese Vormuskelmassen sind zuerst in dem proximalen Teil jeder Extremität zu erkennen und verlängern sich von hier aus bald distalwärts. Die Differenzierung der einzelnen Muskelgruppen und Muskelindividuen aus der Vormuskelmasse schreitet in derselben Richtung fort. Zuletzt (Anfang des 3. Embryonalmonats) differenzieren sich also die Hand- und Fussmuskeln.

Gewisse der zwischen den proximalen Extremitätpartien und dem Rumpf verlaufenden Muskeln stammen von der Vormuskelmasse der Extremitäten und haben sich sekundär mehr oder weniger weit auf den Rumpf ausgedehnt. Solche Muskeln sind z. B. der M. psoas major und der M. latissimus dorsi. Andere entstehen am Rumpfe und setzen sich sekundär mit dem Extremitätenskelett in Verbindung. So z. B. entsteht der M. trapezius etwa an der Grenze zwischen Kopf und Hals und verbindet sich erst nachträglich (bei etwa 16 mm langen Embryonen) mit dem Schultergürtel.

Abnorme Muskelentwicklung.

Die embryonale Muskelentwicklung kann in verschiedener Weise abnorm verlaufen.

Nicht selten tritt die Trennung zweier aus einer gemeinsamen Vormuskelmasse entstehenden Muskeln gar nicht oder nur partiell ein.

Umgekehrt können sich aber auch ganz überzählige Muskeln von einer gewissen Vormuskelmasse abtrennen. Nicht selten findet man solche überzählige Muskeln an Stellen, wo bei verwandten oder niederen Wirbeltieren ähnliche Muskeln konstant vorkommen. Solchenfalls lässt es sich denken, dass die betreffenden überzähligen Muskeln atavistische Bildungen sind. — In anderen Fällen aber scheinen die überzähligen Muskeln ganz regellos zu entstehen.

Unter Umständen wird die Muskeltrennung derart abnorm, dass der überzählige Muskel mit einem Muskel derselben Gruppe den Ursprung und mit einem anderen die Insertion gemeinsam hat.

In seltenen Fällen werden gewisse Muskeln oder Muskelgruppen gar nicht oder nur partiell angelegt (primäre Muskeldefekte). In anderen Fällen werden sie normal angelegt, gehen aber später (wohl in dem Stadium der sog. „physiologischen Muskeldegeneration") ganz oder zum grossen Teil wieder zugrunde (sekundäre Muskeldefekte). Diese letztgenannten Muskeldefekte stellen also nur Produkte einer abnorm weit gegangenen embryonalen Muskelfaserdegeneration dar.

Entwicklung des Nervensystems.

A. Zentralnervensystem.

Das zentrale Nervensystem geht, wie oben (S. 59) erwähnt, direkt aus dem Medullarrohr hervor.

Indirekt stammt aber auch das periphere Nervensystem von dem Medullarrohr ab.

Schon in dem Stadium der Medullarfurche hat sich die kraniale Hälfte der Medullarplatte bedeutend stärker als die kaudale entwickelt und lässt sich dadurch schon jetzt als Gehirnanlage erkennen. Die kaudale, schwächer entwickelte Hälfte der Medullarplatte stellt die Anlage des Rückenmarkes dar (vgl. Fig. 27, S. 59).

Unmittelbar nach der Schliessung des Medullarrohres stellt die Rückenmarksanlage ein ebenes Rohr dar, welches sich kaudalwärts allmählich verjüngt (Fig. 48, S. 91).

Die Wandpartien der Gehirnanlage haben sich dagegen an verschiedenen Stellen ungleich stark entwickelt, so dass drei blasenartige Ausbuchtungen entstanden sind (Fig. 48). Diese Ausbuchtungen des Gehirnrohres, deren Lumina, die primären Gehirnventrikel, miteinander und mit der Höhlung des Rückenmarkrohres in weiter Verbindung bleiben, stellen die drei primären Hirnblasen dar. Von diesen wird die vordere (= obere) Prosencephalon oder Vorderhirnblase, die mittlere Mesencephalon oder Mittelhirnblase und die hintere (= untere) Rhombencephalon, Rautenhirn- oder Hinterhirnblase genannt.

Dieses **Dreiblasenstadium** der Gehirnanlage geht (Anfang der vierten Embryonalwoche) in ein **Fünfblasenstadium** über, indem die Vorderhirnblase und die Hinterhirnblase sich in je zwei sekundäre Hirnblasen (Telencephalon und Diencephalon bezw. Metencephalon und Myelencephalon) sondern (vgl. Fig. 169 *A*).

Überblick über die wichtigsten in der Hirnentwicklung auftretenden Komplikationen.

Abgesehen von dem in der Hirngegend besonders starken (Fig. 27, S. 59) und von dem zu der erwähnten Blasenbildung führenden ungleichen Wachstum des Medullarrohres, kompliziert sich die Hirnanlage in vielerlei Weise:

I. Durch Krümmungen der Längsachse. Die nächste Ursache dieser Krümmungen ist in dem relativ starken Längenwachstum des Hirnrohres zu suchen. — Zuerst bildet sich in der Gegend der Mittelhirnblase eine dorsal konvexe Krümmung, die Scheitelbeuge, aus. Etwas später (Ende der dritten Embryonalwoche) entsteht an der Grenze zwischen Gehirn- und Rückenmarkanlage eine zweite, dorsalwärts konvexe Krümmung, die Nackenbeuge (vgl. Fig. 48, S. 91).

Diese Krümmungen rufen beide an der Oberfläche des Embryos entsprechende Krümmungen hervor, welche als Scheitel- bezw. Nackenhöcker bezeichnet werden (Fig. 34—36, Taf. I).

Zwischen diesen Krümmungen des Hirnrohres entsteht an der Grenze zwischen der vierten und der fünften Hirnblase eine dritte Krümmung, die Brückenbeuge, deren Konvexität ventralwärts gerichtet ist und sich daher nicht an der Oberfläche des Embryos bemerkbar macht (Fig. 180).

II. Durch das ungleiche Wachstum der fünf Hirnblasen. — Am stärksten wachsen das Telencephalon und das Metencephalon. Die Seiten- (= Hemisphären-) Teile dieser Gehirnblasen wachsen stärker als die mittleren Partien. — Am wenigsten wächst das Mesencephalon und das Myelencephalon. — Da nun die gemeinsame Hirnkapsel relativ eng ist und gegen die Ausdehnung Widerstand leistet, müssen die stärker wachsenden Gehirnpartien sich den nötigen Raum teilweise auf Kosten der schwächer wachsenden bereiten. Diese werden daher allmählich von den stärker wachsenden Hirnpartien umhüllt und in ihrer Formentwicklung mehr oder weniger stark beeinflusst.

III. Durch ungleiches Dickenwachstum der Hirnwandungen (vgl. Fig. 186). — Dadurch entstehen:

A. Verdickungen der Hirnwände. So z. B. verdicken sich die lateralen Wände des Diencephalon zu den Thalami und die lateralen und unteren Wände des Telencephalon zu den Corpora striata.

B. Verdünnungen der Hirnwände. So z. B. verdünnen sich die die Plexus chorioidei bekleidenden Hirnwände so stark, dass sie makroskopisch nicht mehr als solche zu erkennen sind. — Die Dachpartie des Rhombencephalon erleidet schon früher eine ähnliche Verdünnung.

IV. Durch physiologische Berstung gewisser Wandpartien. — In der oben erwähnten verdünnten Dachpartie des Rhombencephalon treten im vierten

Embryonalmonat eine hintere, mittlere (= Foramen Magendii) und zwei seitliche Dehiscenzen (= Foramina Luschkae) auf.

V. Durch sekundäre Verwachsungen. So z. B. verwachsen die Hemisphärenblasen des Telencephalon zuerst (im zweiten Embryonalmonat) mit den lateralen Wänden des Diencephalon und später (im dritten und vierten Embryonalmonat) teilweise miteinander. Die letztgenannten Verwachsungen werden dann zum Durchtritt von transversalen Nervenfasern (Kommissurenfasern) benutzt, welche die beiden Grosshirnhemisphären miteinander in leitende Verbindung setzen (vgl. Fig. 186).

VI. Durch Faltenbildungen der Hirnblasenwände. Hierdurch entstehen an der Hirnoberfläche zuerst tiefe sog. Totalfurchen oder Fissuren, welche auf der Ventrikelinnenfläche entsprechende Hervorragungen veranlassen (vgl. Fig. 186). Später bilden sich seichtere Furchen, sog. Sulci, aus, welche nur auf die Gehirnoberfläche beschränkt sind und also ventrikelwärts keine Prominenzen veranlassen.

VII. Durch sekundäre Verschiebungen der von den Nervenzellen gebildeten grauen Gehirnsubstanz. So z. B. können sensible Kerne aus der dorsalen Zone in die ventrale, motorische Zone hinab disloziert werden und umgekehrt. — Solche Verschiebungen der Nervenzellengruppen treten bei der Auswachsung der Nervenfasernsysteme in allen Gehirnpartien mehr oder weniger reichlich auf und führen zu sehr verwickelten Verhältnissen betreffs der Verteilung sowohl der grauen wie der weissen Gehirnsubstanz.

Dass durch alle diese Komplikationen das Endresultat der Gehirnentwicklung sich sehr verwickelt gestalten muss, ist leicht einzusehen. Hier, wenn irgendwo, ist daher die Behauptung berechtigt, dass der Bau eines Organs verständlich wird, erst nachdem man die Entwicklung des betreffenden Organes kennt.

Die Entwicklung der Gehirnventrikel und des Rückenmarkkanals.

Schon unmittelbar nach der Schliessung des Medullarrohres markiert sich die Anlage der Gehirnventrikel durch ihre grössere Weite von der engen Anlage des Rückenmarkkanales (vgl. Fig. 169 *A*). Das Auftreten der Nackenbeuge markiert die Grenze zwischen Gehirnventrikel und Rückenmarkkanal noch schärfer.

Dieses in der Rückenmarkanlage relativ klein gebliebene Lumen des Medullarrohres wird hier später noch kleiner, indem die dorsale Partie desselben (durch sekundäre Verwachsung der Seitenwände des Medullarrohres) obliteriert. Die persistierende ventrale Partie des Kanales bildet den Zentralkanal des Rückenmarkes.

In dem Gebiete der Gehirnanlage bleibt das Medullarrohrlumen (trotz relativer Verkleinerung in späteren Entwicklungsstadien) im allgemeinen weit. Nur in der Mittelhirnblase findet eine so starke relative Verkleinerung des Lumens statt, dass es den Charakter eines Ventrikels allmählich verliert und das Aussehen eines engen Kanales annimmt (vgl. Fig. 169 *A*—*C* III). Dieser Kanal ist in dem entwickelten Gehirn unter dem Namen Aquaeductus cerebri oder Sylvii bekannt.

Das Lumen der Hinterhirnblase wird bei der Entstehung der Brückenbeuge in etwa derselben Weise deformiert wie ein der Länge nach geschlitzter [1]) Gummischlauch, wenn man ihn gegen die geschlitzte Seite hin biegt. „Die Röhrenlichtung weitet sich dann aus zu einer flachen, rautenförmigen Grube, deren grösste Breite in den Ort der stärksten Biegung fällt" (His, 1874).

[1]) Der Schlitz entspricht dem verdünnten Dache des Rhombencephalon.

Auf diese Weise wird die Bodenpartie dieser Gehirnblase in eine rhomboide Grube, die Fossa rhomboidalis (vgl. Fig. 169 *C* IV u. V), umgewandelt, welche auch zu dem Namen Rhombencephalon, Rautenhirn, für die betreffende Gehirnpartie Anlass gegeben hat. — Ursprünglich ist die Brückenbeuge auch an der Ventrikelseite des Rhombencephalon als eine Furche erkenntlich (Fig. 170 *A*). Diese Furche markiert dann die Grenze zwischen dem Metencephalon und dem Myelencephalon.

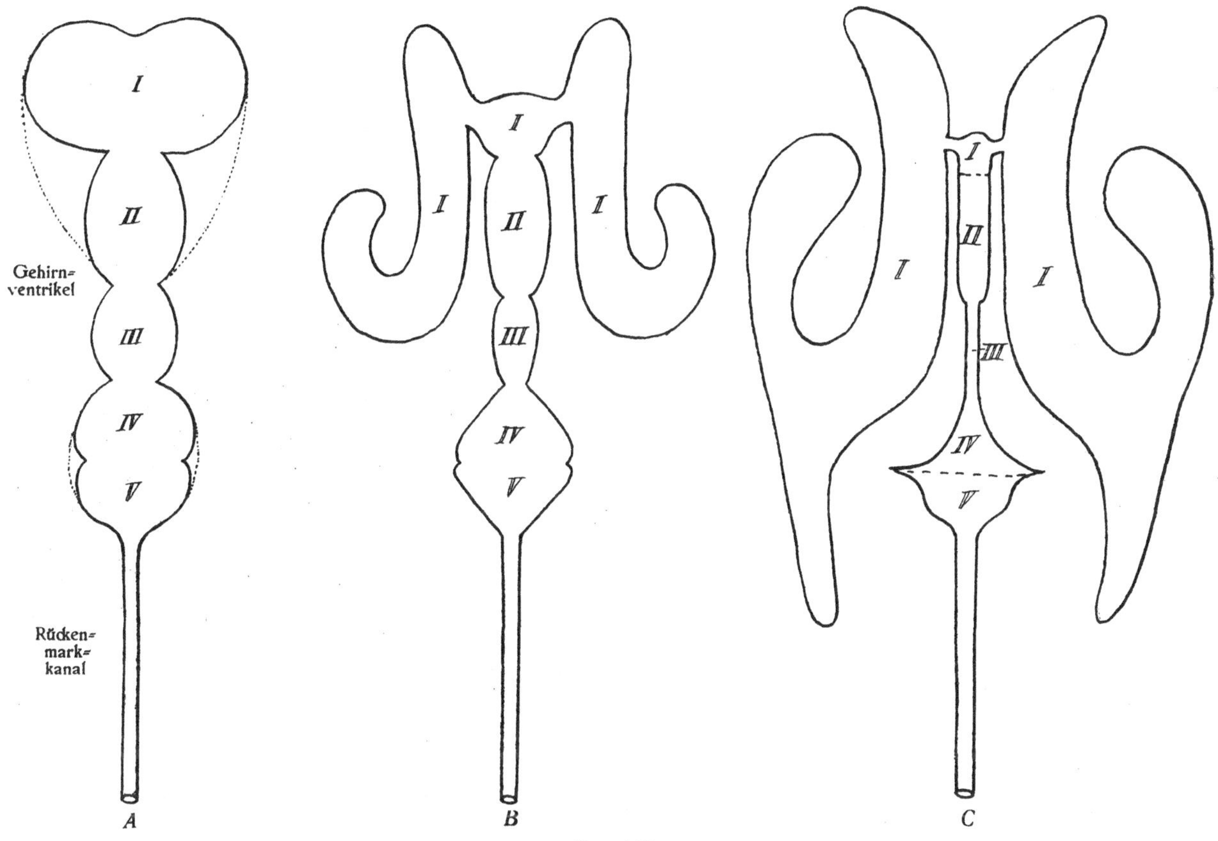

Fig. 169.

Schemata, die Gehirnventrikelanlagen in verschiedenen Entwicklungsstadien zeigend. Von der dorsalen Seite gesehen. *I* Gehirnventrikel des Telencephalon; *II* Gehirnventrikel des Diencephalon; *III* Gehirnventrikel des Mesencephalon; *IV* Gehirnventrikel des Metencephalon; *V* Gehirnventrikel des Myelencephalon.

Bei der weiteren Ausbildung der Brücke wird indessen diese Furche wieder vollständig ausgeglichen. Die Grenze zwischen dem Met- und dem Myelencephalon lässt sich indessen noch bezeichnen, und zwar durch eine die lateralen Ecken der Fossa rhomboidalis verbindende Linie. — Ohne im übrigen wesentlichere Formveränderungen zu erleiden, bildet das Lumen des Rhombencephalon den sog. vierten Ventrikel des entwickelten Gehirnes.

Am bedeutendsten verändert sich die Form der primären Vorderhirnblase und Hand in Hand hiermit auch die Form deren Lumen. — Wie schon erwähnt, sondert sich diese Hirnblase bald in zwei Blasen, von welchen die hintere, das Diencephalon (= Zwischenhirn), relativ klein bleibt, die vordere — das Telencephalon — dagegen sich kolossal vergrössert.

Bei dieser starken Vergrösserung stösst das Telencephalon bald auf mechanische Hindernisse für eine gleichmässige Erweiterung. In der Medianebene entsteht aus dem die Gehirnanlage umhüllenden Bindegewebe — welches die Anlage der Gehirnhäute darstellt — ein sichelförmiger Fortsatz (die Grosshirnsichel oder Falx cerebri), welcher die vordere und obere Wand des Telencephalon allmählich immer tiefer

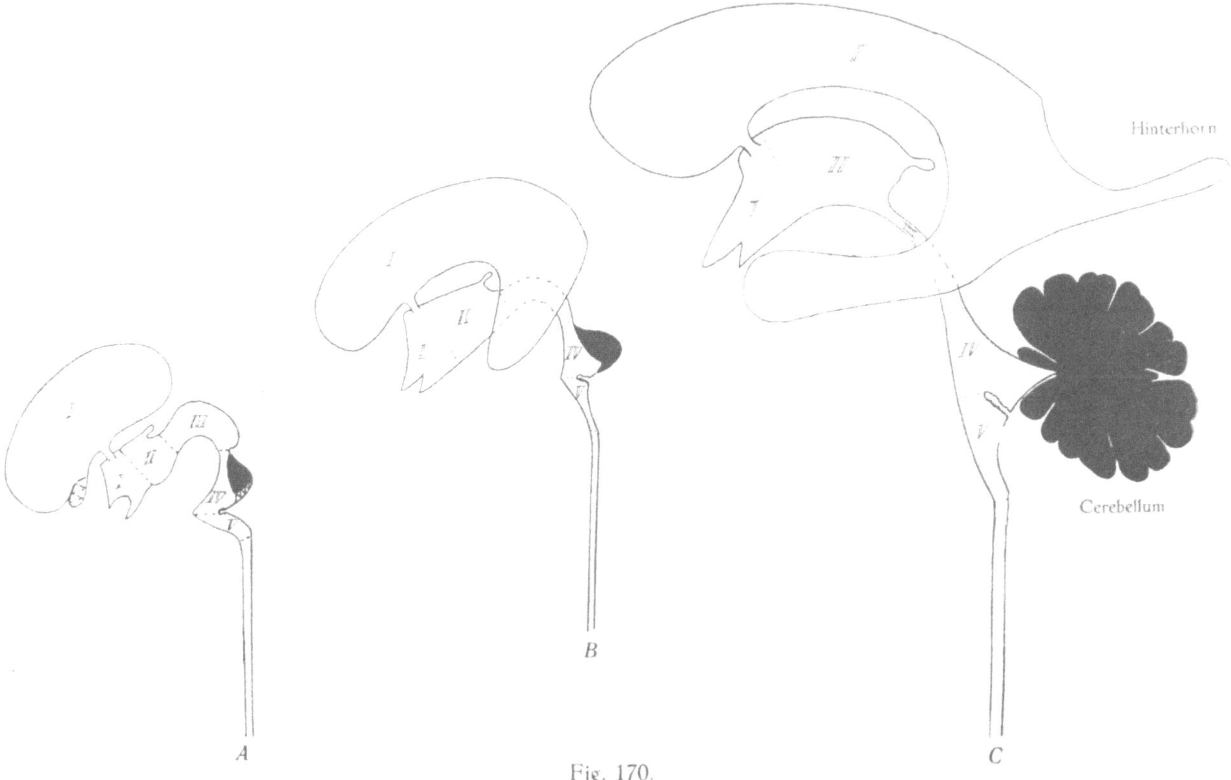

Fig. 170.

Schemata, die Anlagen der Gehirnventrikel und des Kleinhirns (kompakt schwarz) in verschiedenen Entwicklungsstadien zeigend. (Von der linken Seite gesehen.) *I* Gehirnventrikel des Telencephalon; *II* Gehirnventrikel des Diencephalon; *III* Gehirnventrikel des Mesencephalon; *IV* Gehirnventrikel des Metencephalon *V* Gehirnventrikel des Myelencephalon.

einstülpt (vgl. Fig. 169). Hierdurch wird das Telencephalon in eine kleinere, median gelegene Partie und zwei grössere laterale Partien gesondert. Die letztgenannten stellen die Anlagen der Grosshirnhemisphären dar und werden daher Hemisphärenblasen genannt. — Die Höhlen dieser beiden Blasen sind die Anlagen der Seitenventrikel oder der zwei ersten Ventrikel des Gehirnes.

Von diesen Ventrikeln sind schon Anfang des zweiten Embryonalmonats (bei etwa 1 cm langen Embryonen) das Cornu anterius und die Cella media als solche zu erkennen (Fig. 170 *A*). In den folgenden Stadien wachsen die Hemisphärenblasen zuerst nach hinten und biegen dann sichelförmig nach unten und vorn um. Hand in Hand hiermit werden die Seitenventrikel in entsprechender Weise deformiert. So entsteht das Cornu inferius (Fig. 170*B*).

Zuletzt breitet sich die definitive hintere Partie jeder Hemisphärenblase relativ stark nach hinten aus, die Corpora quadrigemina und das Cerebellum allmählich deckend. Hierbei wird die an der Grenze zwischen der Cella media und dem Cornu inferius gelegene Ventrikelpartie ebenfalls nach hinten ausgezogen und bildet so das Cornu posterius (vgl. Fig. 170*C*).

Während dieser Entwicklung der Seitenventrikel verkleinern sich ihre Kommunikationsöffnungen mit den median gelegenen Gehirnventrikeln relativ sehr beträchtlich (vgl. Fig. 169). Sie stellen dann die sogenannten Foramina interventricularia Monroi dar, welche noch beim Erwachsenen die beiden Seitenventrikel mit dem sog. dritten Ventrikel verbinden.

Der dritte Gehirnventrikel wird vorne von der unpaaren Partie der Telencephalonhöhle, hinten von der Diencephalonhöhle gebildet (vgl. Fig. 169 u. 170*C*).

Bei der starken Entwicklung der Grosshirnhemisphären werden die Seitenwände des dritten Ventrikels von aussen her gepresst und gegen einander verschoben. Sie kommen daher fast parallel und einander sehr nahe zu liegen; ja an einer Stelle werden sie so stark gegen einander gepresst, dass sie miteinander verwachsen. Durch diese Verwachsung entsteht die Commissura mollis oder Massa intermedia.

Von den vorderen, unteren Seitenwandpartien des dritten Ventrikels gehen schon in einem sehr frühen Entwicklungsstadium die beiden Augenblasen (Fig. 48, S. 91) aus. Das sich in diese Blasen fortsetzende Ventrikellumen obliteriert bei der Ausbildung der Nervi optici; aber die Ausgangsstellen der Augenblasen werden noch beim Erwachsenen durch eine gemeinsame, ventralwärts gerichtete Vertiefung, den Recessus opticus, markiert.

Hinter dem Recessus opticus entsteht Hand in Hand mit der Ausbildung der cerebralen Hypophysenpartie eine zweite, trichterförmige Vertiefung, der Recessus infundibuli. Eine ähnliche Ausbuchtung (der Recessus pinealis) des dritten Ventrikels entsteht in der hinteren Dachpartie dieses Ventrikels bei der Ausbildung der Epiphyse (vgl. Fig. 170).

Entwicklung des Rückenmarkes.

Unmittelbar nach der Schliessung des Medullarrohres zeigt sich dasselbe als ein im Querschnitt ovales Rohr mit dicken Seitenwänden und ein in der Medianebene gestelltes, spaltförmiges Lumen. Die gegenüber den Enden dieser Spalte liegenden Wandpartien sind dünn und stellen die sogenannte „Bodenplatte" bezw. „Deckplatte" des Medullahrrohres dar. — Die das Medullarrohr bildenden spindelförmigen Zellen sind auf diesem Stadium einander alle gleich (Fig. 30, S. 62).

Ende der dritten Embryonalwoche verändert sich das Aussehen des Medullarrohrquerschnittes. Die Zellstränge, welche früher um ein gemeinsames Zentrum radiär angeordnet waren, gruppieren sich nämlich radiierend um zwei Centra (ein dorsales bezw. ein ventrales Zentrum) umher. Die Kernregion bekommt dadurch das charakteristische Aussehen einer 8, deren Querstück weggefallen ist (vgl. Fig. 49, S. 93).

Die wahre äussere Kontur, des Medullarrohres ist zwar fortwährend beinahe oval. Indessen wird durch die oben erwähnte Zellstranganordnung jederseits eine grössere, ventrale Zone von einer etwas kleineren, dorsalen Zone scharf markiert.

Diese dorsale Zone stellt die Anlage der sensiblen und die ventrale die Anlage der motorischen Rückenmarkpartie dar.

In einem folgenden Stadium verschwindet indessen wieder diese charakteristische Zellenanordnung. Die Abgrenzung der ventralen, motorischen Zone von der dorsalen, sensiblen bleibt aber bestehen, und zwar dadurch, dass an ihrer Grenze das Rückenmarkslumen sich lateralwärts erweitert (Fig. 140, S. 218).

Die Zellen der eigentlichen Rückenmarksanlage sind ursprünglich, wie erwähnt, einander alle gleich. Von der vierten Embryonalwoche ab differenzieren sie sich indessen in:

I. Stützzellen, von welchen einige a) Ependymzellen[1]), andere b) Neurogliazellen werden, und

II. Neuroblasten oder wahre Nervenzellen.

Von den Nervenzellen wächst bald je ein langer Fortsatz, der sog. Achsenzylinderfortsatz, aus. Gleichzeitig nehmen die Neuroblasten eine charakteristische Birnform an. Ausserdem bekommt aber jede Nervenzelle später im allgemeinen mehrere kleinere Fortsätze, sog. Dendriten. Eine Nervenzelle mit allen ihren Fortsätzen bildet ein sog. Neuron.

Die Dendriten der Rückenmarknervenzellen bleiben immer im Gebiete des Rückenmarkes liegen. Dasselbe können auch die Achsenzylinderfortsätze dieser Zellen tun. Diese Fortsätze verlaufen dann longitudinell an der Oberfläche der zellulären Partie des Medullarrohres und bilden teilweise die sog. Rückenmarkstränge, d. h. sie nehmen an der Bildung der sog. „weissen" Rückenmarksubstanz teil. Die ursprünglichere, zelluläre Partie des Medullarrohres bildet die Anlage der grauen Rückenmarksubstanz.

Eine grosse Menge Achsenzylinderfortsätze, welche von den Nervenzellen der ventralen Zone des Rückenmarkes stammen, bleiben indessen nicht im Rückenmarke, sondern wachsen sofort in segmentell geordneten Gruppen ventro-lateralwärts aus demselben hinaus, die motorischen Wurzeln der Spinalnerven bildend (Fig. 140, S. 218).

Entwicklung der Spinalganglien und der sensiblen Wurzeln der Spinalnerven.

Bereits zur Zeit der Medullarrinne findet man — nach v. LENHOSSÉK (1891) — an der Stelle, wo die Medullarplatte seitlich in das unverdickte Ektoderm übergeht, jederseits einen ungegliederten Ektodermstreifen (den sog. Ganglienstreifen), der sich durch seine rundlichen Zellen von der aus spindelförmigen Zellen gebildeten Medullarplatte auszeichnet (Fig. 171 *A*). Diese Ektodermstreifen stellen die Anlagen der Spinalganglien dar und werden daher Ganglienstreifen genannt.

Bei dem Schlusse des Medullarrohres verschmelzen die beiden Ganglienstreifen in der Medianebene vorübergehend zu einem einheitlichen Strange, welcher zunächst in der dorsalen Medullarrohrwand eingekeilt zu liegen kommt (Fig. 171 *B*). Allein diese Lage ist

[1]) Die Ependymzellen stellen mehr indifferente Zellen dar, die sich später sowohl in Neurogliazellen wie in Neuroblasten umbilden können. Dank dieser Zellen können sich die Neuroblasten auch in späten Entwicklungsstadien (sogar nach der Geburt) vermehren (AGDUHR, 1920).

keine definitive. Die betreffenden Zellen wandern bald aus dem Gebiete des Medullarrohres hinaus und werden an beiden Seiten desselben ventralwärts verschoben (Fig. 171 *C*).

Sie nehmen hierbei wieder die ursprüngliche bilaterale Anordnung an und bilden zu jeder Seite der dorsalen Medullarrohrzone eine Ganglienleiste, welche ihre Verbindung mit dem Medullarrohr bald verliert.

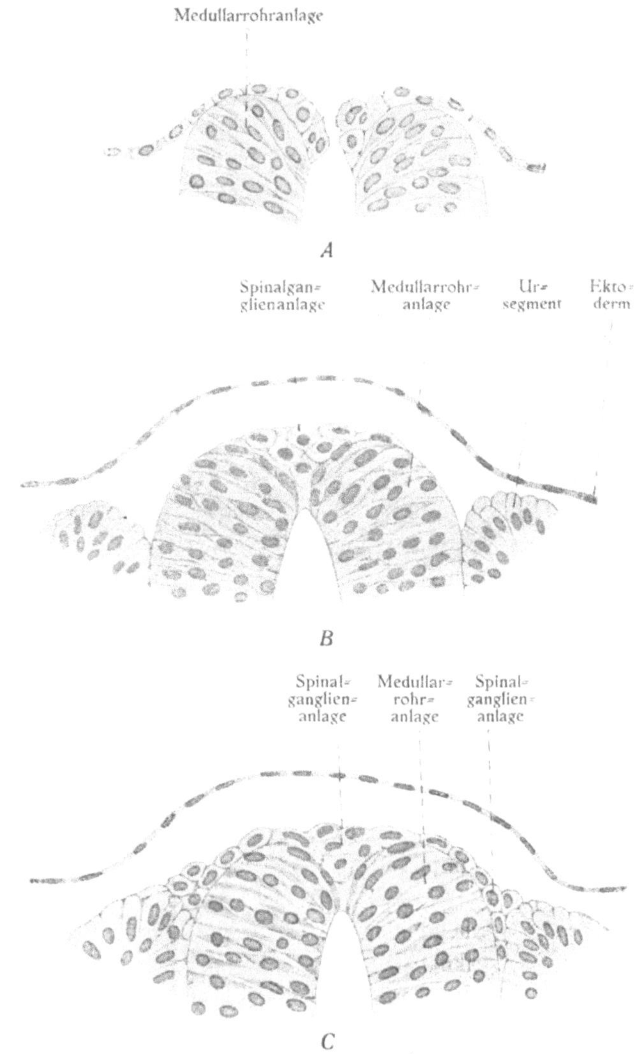

Fig. 171.
Querschnitte durch die dorsale Partie der Medullarrinne bezw. des Medullarrohrs und der Spinalganglienanlagen eines 2,5 mm langen Embryos (mit 13 Urwirbelpaaren). Nach v. LENHOSSEK: Archiv. f. Anat. u. Phys., Anat. Abt. (1891).

In diesen paarigen Ganglienleisten proliferieren diejenigen Zellen, welche in der Mitte der Körpersegmente liegen, stark, während die an den Segmentalgrenzen liegenden Zellen sich nicht vermehren. Jede Ganglienleiste bekommt dadurch ein perlenschnurähnliches Aussehen. Zuletzt schnüren sich die dickeren Partien derselben voneinander in ventro-dorsaler[1]) Richtung vollständig ab, und die Spinalganglienleiste wird vollständig (in getrennte Zellenhäufchen) segmentiert. Jedes Segment stellt die Anlage eines **Spinalganglions** dar. (Fig. 173, links).

Von den in diesen Ganglienanlagen liegenden Nervenzellen wachsen je **zwei Achsenzylinderfortsätze** hinaus. Der eine von diesen wächst dorso-medialwärts in die dorsale Medullarrohrzone hinein, der andere wächst ventralwärts, bis er die ventrale Spinalnervenwurzel trifft (vgl. Fig. 140, S. 218). Er verbindet sich dann mit dieser, um ganz oder teilweise mit motorischen Nerven zusammen peripherwärts zu verlaufen. Die proximalen Partien der erwähnten beiden Fortsätze bilden die Komponenten der **sensiblen Wurzeln** der Spinalnerven.

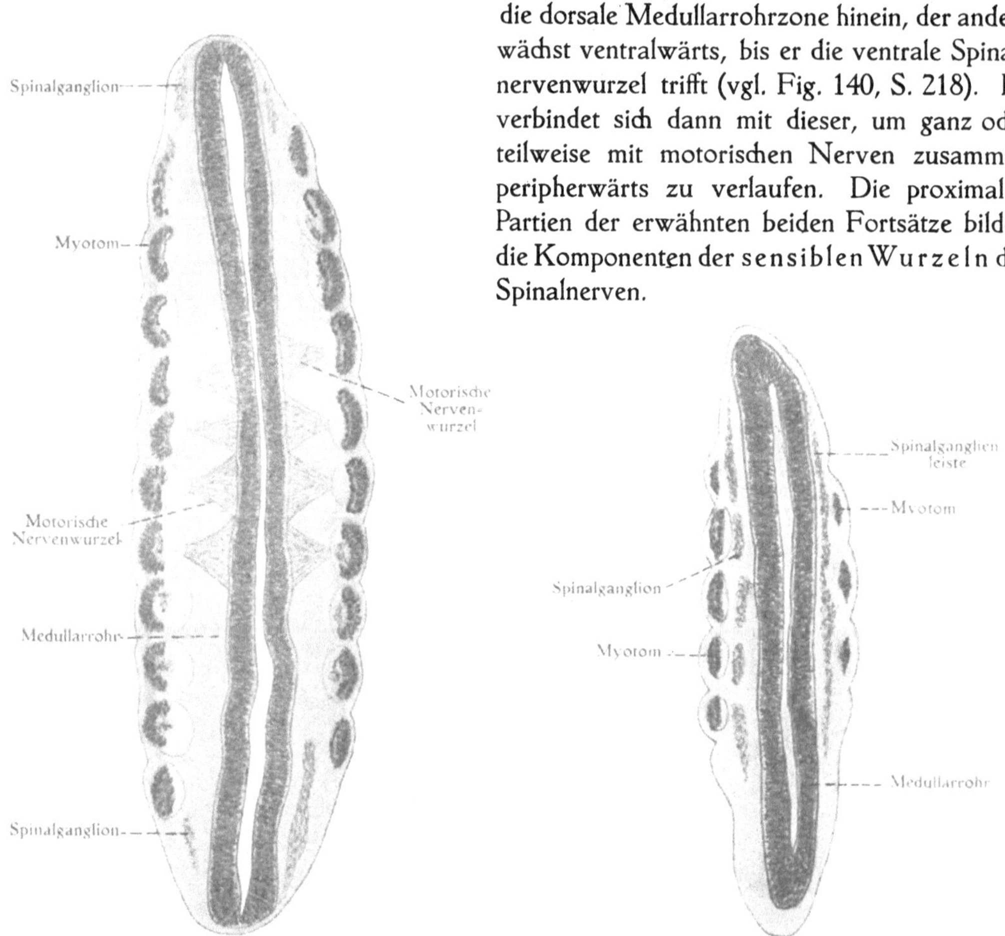

Fig. 172. Fig. 173.

Fig. 172 und 173.

Frontalschnitte durch die untere Körperpartie eines 4,5 mm langen Embryos. Fig. 172 die Relationen der motorischen Nervenwurzeln zu der Rückenmarksanlage und zu den Myotomen, Fig. 173 diejenigen der Spinalganglien zu den Myotomen zeigend. $\frac{50}{1}$.

Weitere Entwicklung des Rückenmarks.

Gleichzeitig mit (und teilweise zufolge) der Ausbildung der weissen, von Fasern gebildeten Substanz an der Oberfläche des ursprünglichen Medullarrohres verändert der Querschnitt der Rückenmarksanlage sein Aussehen.

---

[1]) Dorsalwärts bleiben die Ganglien also relativ lange miteinander in Verbindung (vgl. Fig. 173 rechts).

Zuerst vergrössest sich die ventrale, motorische Zone des Medullarrohres am stärksten. Die zellulare, graue Partie dieser Zone breitet sich hierbei ventro-lateralwärts aus, jederseits das sog. vordere Rückenmarkshorn bildend (Fig. 140, S. 218). Gleichzeitig werden die vorderen Rückenmarkshörner von immer dicker werdender, weisser Substanz umgeben.

Da nun die Zellen der Bodenplatte sich nur sehr wenig vermehren, und die weisse Substanz ventralwärts von dieser Platte nur sehr sparsam auftritt, wird die Folge, dass Hand in Hand mit der Entstehung der Vorderhörner diese mediane, vordere Rückenmarkspartie allmählich in die Tiefe versenkt wird. Auf diese Weise entsteht die vordere Längsfurche des Rückenmarkes.

Die hinteren Hörner der grauen Rückenmarksubstanz werden als solche etwas später als die vorderen erkenntlich. Sie sollen sich in etwas anderer Weise als die Vorderhörner ausbilden. Die mediale, hintere Partie der zellularen sensiblen Medullarrohrzone soll nämlich zugrunde gehen und durch weisse Substanz ersetzt werden. Durch Vordringen der Rückenmarkshinterstränge in medio-ventraler Richtung werden also die Anlagen der Hinterhörner von dem Rückenmarkkanal lateralwärts isoliert.

An denjenigen Stellen des Rückenmarkes, wo die starken Extremitätnerven von demselben aus- (bezw. ein-) gehen, vermehren sich die Nervenelemente reichlicher als an anderen Stellen des Rückenmarkes. Dadurch entstehen (schon in den dritten und vierten Embryonalmonaten) die unter dem Namen Intumescentia cervicalis und Intumescentia lumbalis bekannten Rückenmarksverdickungen.

Das Medullarrohr erreicht ursprünglich die äusserste Schwanzspitze des Embryo (Fig. 88 *A* u. *B*, S. 136), wo es eine Zeitlang sowohl mit der Chorda dorsalis wie mit der Schwanzdarmwand epithelial verbunden ist. Kaudalwärts von dem dritten Schwanzsegment des Medullarrohrs werden indessen in demselben weder Nervenzellen noch Nervenfasern gebildet. Die kaudalwärts von diesem Segment gelegene Medullarrohrpartie verdickt sich daher nicht wie die eigentliche Rückenmarksanlage. Die im 2. und 3. Schwanzsegment gebildeten Nervenelemente gehen nach D. Holmdahl (1918) bald zugrunde. Hand in Hand hiermit verdünnt sich diese Medullarrohrpartie. Bei der jetzt (Anfang des dritten Embryonalmonats) beginnenden Kranialwärtsverschiebung des kaudalen Rückenmarkendes wird diese nervenlose Medullarrohrpartie ausserdem in die Länge ausgesponnen und stellt nun das sog. Filum terminale dar.

In der kaudalen Partie desselben gehen bald sowohl das Lumen wie die ursprünglichen Medullarrohrzellen vollständig zugrunde. Die Lage des Medullarrohres wird indessen noch durch die früher sie umgebenden Bindegewebszüge markiert.

Bei der Ausbildung der Duralscheide des Rückenmarkes, welche Scheide schon von der Mitte des Embryonallebens ab etwa in der Höhe des dritten Sakralwirbels endigt, kommt die kaudale Partie des Filum terminale natürlich kaudalwärts von dem Duralsacke zu liegen (Filum terminale externum). Die innerhalb des Duralsackes liegende Partie des Filum terminale nennen wir Filum terminale internum.

Das Filum terminale geht in die Spitze des konischen Rückenmarkendes (des Conus medullaris) über. Die Länge des Filum terminale internum vergrössert sich allmählich Hand in Hand mit der Kranialwärtsverschiebung des Conus medullaris. Die Spitze des letztgenannten steht nach D. Holmdahl (1918) schon Mitte der Embryonalzeit in der Höhe des dritten Lumbalwirbels. Nach der Geburt steigt sie noch einen oder zwei Wirbel höher.

Die Ursache dieser starken Kranialwärtsverschiebung des kaudalen Rückenmarkendes liegt darin, dass das Rückenmark (vom dritten Embryonalmonat ab) in seinem Wachstum hinter demjenigen der Wirbelsäule zurückbleibt. Da es nun nach oben (mit dem Hirne) stärker als nach unten befestigt ist, so muss natürlich das kaudale Ende desselben in dem Wirbelkanal emporsteigen.

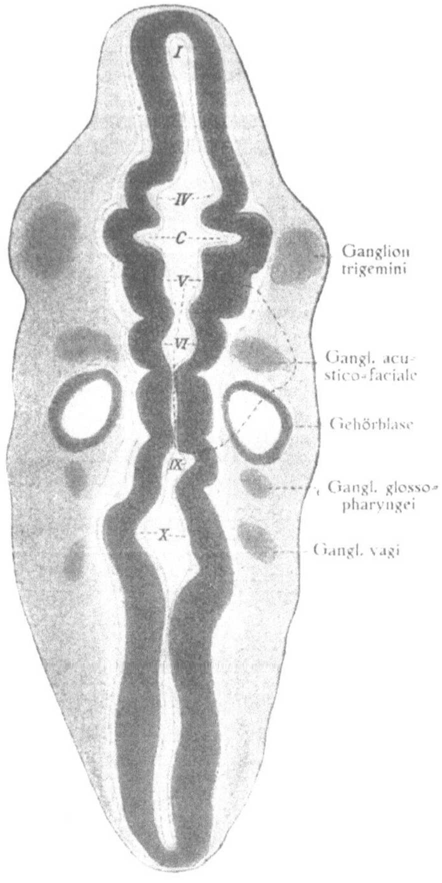

Bei diesem Heraufsteigen des Rückenmarkes wird die Verlaufsrichtung der ursprünglich transversal ausgehenden Rückenmarksnerven in dem Duralsacke allmählich mehr oder weniger stark schräg gestellt, je nachdem die betreffenden Nerven mehr oder weniger weit kaudalwärts vom Rückenmark ausgehen. In der Halsregion nur schwach angedeutet, steigert sich diese Schrägstellung also kaudalwärts, und zwar so stark, dass die langen intraduralen Partien der Lumbal- und Sakralnerven fast senkrecht verlaufen. Mit dem kaudalen Teil des Conus medullaris und dem Filum terminale internum zusammen stellen sie die unter dem Namen Cauda equina (Pferdeschweif) bekannte Bildung dar.

Die von den Nervenzellen auswachsenden Achsenzylinderfortsätze sind anfangs nackt, d. h. es fehlt ihnen eine Myelinscheide. Eine solche tritt erst in relativ späten Entwicklungsstadien auf, und zwar zu verschiedener Zeit in verschiedenen Strangsystemen. — Zuerst (etwa Mitte der Embryonalzeit) beginnen Myelinscheiden in den Hintersträngen des Rückenmarkes aufzutreten. Die langen, vom Gehirn kommenden motorischen Bahnen (die Pyramidenvorderstränge und die Pyramidenseitenstränge) bekommen dagegen erst spät (im neunten Embryonalmonat) Myelinscheiden.

Fig. 174.
Frontalabschnitt durch den Kopf eines 3 mm langen Embryos, die Neuromeren des Rautenhirns, die Gehörbläschen und die Gehirnnervenganglien zeigend. $\frac{48}{1}$. Nach BROMAN (1895).

Entwicklung des Gehirns.

Rhombencephalon.

Diese Gehirnpartie wird von den Wänden des vierten Gehirnventrikels gebildet, dessen Boden bei der Entstehung der Brückenkrümmung die charakteristische rhomboidale Form annimmt (Fig. 169 *C*, S. 279) und daher mit dem Namen Fossa rhomboidalis belegt worden ist. Aus demselben Grund hat diese ganze Hirnpartie den Namen Rhombencephalon erhalten.

Gehirnsegmentierung. In dieser Gehirnpartie treten bei allen Wirbeltierklassen als Übergangsbildungen Querfalten, sogenannte Neuromeren (Fig. 174), auf, welche wahrscheinlich zu den paarigen Gehirnnervenkernen in gewisser Beziehung stehen.

Beim menschlichen Embryo entstehen diese Neuromeren Ende der dritten Embryonalwoche. In der vierten Embryonalwoche verschwinden sie wieder an der Aussenseite des Rhombencephalon. An der Innenseite desselben bleiben sie etwas länger bestehen.

Myelencephalon oder Medulla oblongata.

Diese nach hinten von der Brückenbeuge gelegene Partie des Rhombencephalon geht kaudalwärts allmählich in das Rückenmark über.

In dem Gebiete des Myelencephalon bleibt die dünne Deckplatte nicht wie im Rückenmark schmal, sondern sie breitet sich seitwärts ansehnlich aus. Ihre grösste Breite entspricht etwa derjenigen der Fossa rhomboidalis, liegt also an der vorderen Grenze des Myelencephalon.

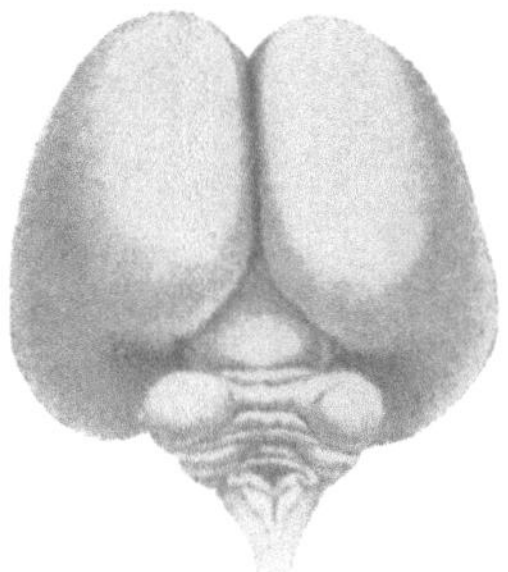

Embr. 18 cm

Fig. 175.

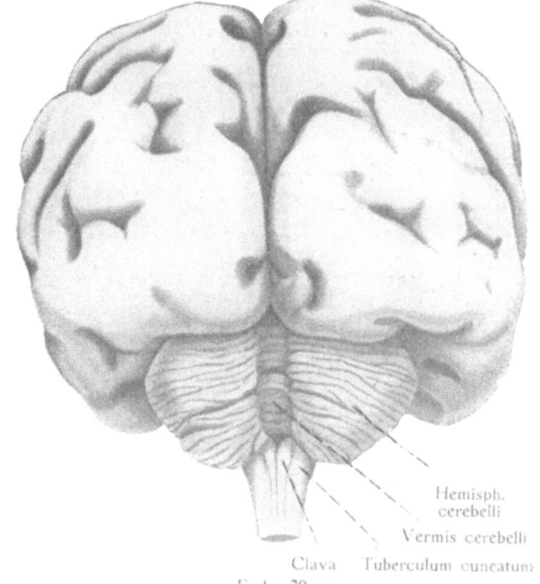

Fig. 176.

Fig. 175 und 176.

Hintere Oberfläche des embryonalen Gehirns in verschiedenen Entwicklungsstadien. Nach G. RETZIUS: Das Menschenhirn. Stockholm 1896.

Hand in Hand mit der Breitenzunahme der Deckplatte werden die ursprünglichen Lateralwände des Myelencephalon lateralwärts disloziert, bis sie zuletzt fast frontal in einer Linie zu liegen kommen. Die ursprünglich dorsal gelegenen sensiblen Zonen der Medulla oblongata bekommen hierbei eine laterale, die ventralen, motorischen Zonen dagegen eine mediale Lage, was in der definitiven Lage der hier entwickelten Nervenkerne noch zum grossen Teil zu erkennen ist.

Die Bodenplatte des Myelencephalon verdickt sich beträchtlich und geht hierbei als solche verloren.

Die zellulare (= graue) Substanz des Myelencephalon wird bei der Entwicklung der weissen Substanz von dieser in kleinere Gruppen zersplittert. Solche Zellengruppen entstehen in allen den vom Rückenmark aus verfolgbaren Strängen der Medulla oblongata, wo sie sog. Strangenkerne bilden. Die Lage dieser Kerne markiert sich vom 3. Embryonalmonat an.

Von der sensiblen Zone aus werden schon Ende des zweiten Monats jederseits in die motorische Zone herab eine Zellengruppe disloziert, welche von HIS als die Anlage des Olivenkernes bezeichnet wurde.

In der dünnen, breiten Deckplatte des Myelencephalon entstehen keine Nervenzellen, sondern die Zellen behalten ein indifferentes, epitheliales Aussehen bei. Das

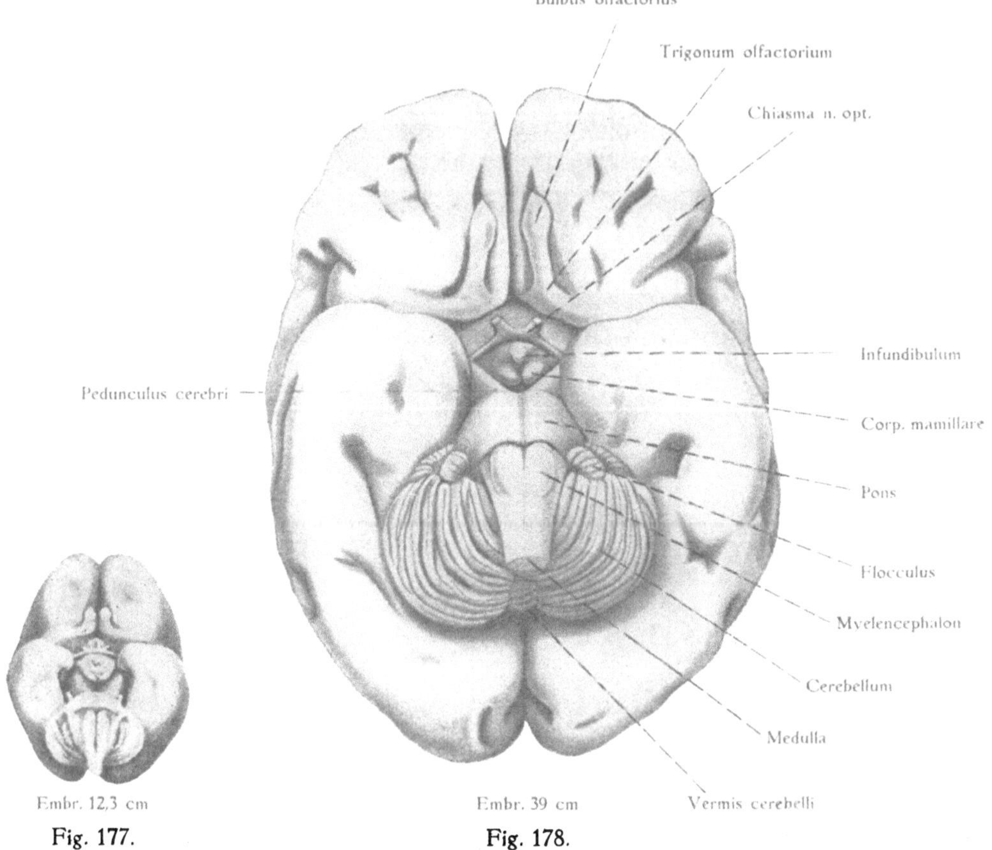

Fig. 177. Fig. 178.

Fig. 177 und 178.
Untere Fläche des embryonalen Gehirns in verschiedenen Entwicklungsstadien. Nach G. RETZIUS: Das Menschenhirn. Stockholm 1896.

an der Aussenseite dieser Deckplatte liegende, gefässreiche Mesenchym (= die Anlage der weichen Hirnhaut) beginnt im 3. Embryonalmonat die Deckplatte an einer Stelle (und zwar in einer quer über die breiteste Partie verlaufende Linie) einzubuchten, den sog. Plexus chorioideus ventriculi quarti bildend.

Wie schon oben erwähnt, entstehen bald in der Deckplatte des Myelencephalon (und zwar unmittelbar nach hinten von der Ausgangslinie des Plexus chorioideus) drei Dehiscenzen (Foramen Magendii und Foramina Luschkae), welche den vierten Gehirnventrikel mit dem Subarachnoidalraum in Verbindung setzen.

Additional material from *Grundriss der Entwicklungsgeschichte des Menschen,*
ISBN 978-3-642-89576-0 (978-3-642-89576-0_OSFO3),
is available at http://extras.springer.com

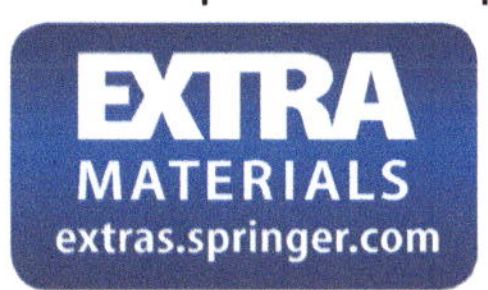

Metencephalon.

Diese Gehirnpartie bildet Anfang des zweiten Embryonalmonats einen recht dicken Ring, dessen ventraler Teil in der Brückenbeuge liegt und die Pons-Anlage darstellt, und aus dessen dorsalem Teil das Cerebellum hervorgeht. Aus den Seitenteilen des Ringes entwickeln sich die Crura cerebelli ad pontem und die Crura cerebelli ad medullam oblongatam. Ausserdem rechne ich hierher den unmittelbar nach vorn vom Cerebellum liegenden Isthmus (= die Hirnenge), (aus welchem die Crura cerebelli ad corpora quadrigemina, das Velum medullare anterius und das Trigonum lemnisci hervorgehen).

Pons. Die erste Anlage der Brücke wird schon Ende der dritten Embryonalwoche bei der Entstehung der Brückenbeuge markiert. Es dauert aber noch lange, ehe ihre Grenzen deutlich markiert werden, und sie das definitive Aussehen annimmt.

Dieses trifft erst ein, nachdem die transversal verlaufenden Fasern, welche Brücke und Kleinhirn miteinander verbinden (im dritten Embryonalmonat), angelegt worden sind.

Cerebellum. Die Anlage des Kleinhirns bildet einen quer gelagerten Wulst, welcher zuerst in der Medianebene winkelig (mit der Winkelspitze nach vorn) gebogen ist, später aber im allgemeinen gerade und vollständig quer wird.

Dieser Wulst liegt ganz und gar kranialwärts von der ursprünglichen dorsalen Spitze des vierten Ventrikels. Von aussen her ist er anfangs kaum sichtbar, denn er buchtet zu dieser Zeit ausschliesslich nach innen (Fig. 181 *B*).

Von dem hinteren Rande des Kleinhirnwulstes geht die dünne Deckplatte des vierten Ventrikels aus.

Unmittelbar nach vorne von dem Insertionsrand der Deckplatte entsteht an der Ventrikelfläche des Kleinhirnwulstes eine frontal gestellte Incisur, welche in den folgenden Stadien immer tiefer wird. Diese Incisur, die Incisura fastigii, stellt die erste Anlage des definitiven Zeltes dar. Durch ungleiches Wachstum des Kleinhirnwulstes erfährt sie in einem folgenden Stadium eine relative Verschiebung nach vorne (vgl. Fig. 170) bis sie etwa die Mitte der betreffenden Kleinhirnfläche erreicht.

So entsteht die definitive Spitze (das Fastigium) des vierten Ventrikels, und die früher einfache, äussere Fläche der Kleinhirnanlage wird etwa gleichzeitig in eine obere und eine untere Fläche geschieden.

Ende des dritten Embryonalmonats beginnt die mittlere Partie des früher gleichdicken Querwulstes schwächer als die Seitenpartien zu wachsen. Diese markieren sich von nun ab als die Anlagen der Kleinhirn-Hemisphären. Die mittlere Partie, welche im Wachstum nachbleibt, stellt die Anlage des Wurmes (Vermis) dar.

Etwa gleichzeitig mit den Hemisphären treten die ersten Furchen des Kleinhirns auf. Sowohl diese wie die später auftretenden Furchen werden in hauptsächlich transversaler Richtung angelegt und kommen einander daher alle mehr oder weniger vollständig parallel zu liegen. Zuerst werden nach Bolk die für das Säugercerebellum und erst später die für das Primatencerebellum typischen Furchen angelegt.

Die weisse Substanz des Kleinhirns tritt in grösserer Menge erst im sechsten Embryonalmonat auf. Sie lagert sich hierbei nicht wie im Rückenmark an der äusseren Seite der grauen Substanz, sondern an der inneren — ventrikelwärts sehenden — Seite derselben an. Auf diese Weise wird das Kleinhirn in die graue Rinde und den weissen Markkern gesondert. Der letztgenannte wird in der Vermispartie nur sparsam, in den Hemisphären dagegen sehr stark entwickelt.

Bei der Ausbildung des weissen Markes werden kleinere Partien grauer Substanz von der Rinde abgesprengt und in das Innere des Markkernes verlagert. Sie bilden hier die grauen Kerne des Kleinhirns.

Die vorderste Partie der persistierenden dünnen Deckplatte des Rhombencephalon, welche zwischen der Vermis und der Ausgangsstelle des Plexus chorioideus ventr. quart. liegt, bleibt dünn und stellt das Velum medullare posterius dar.

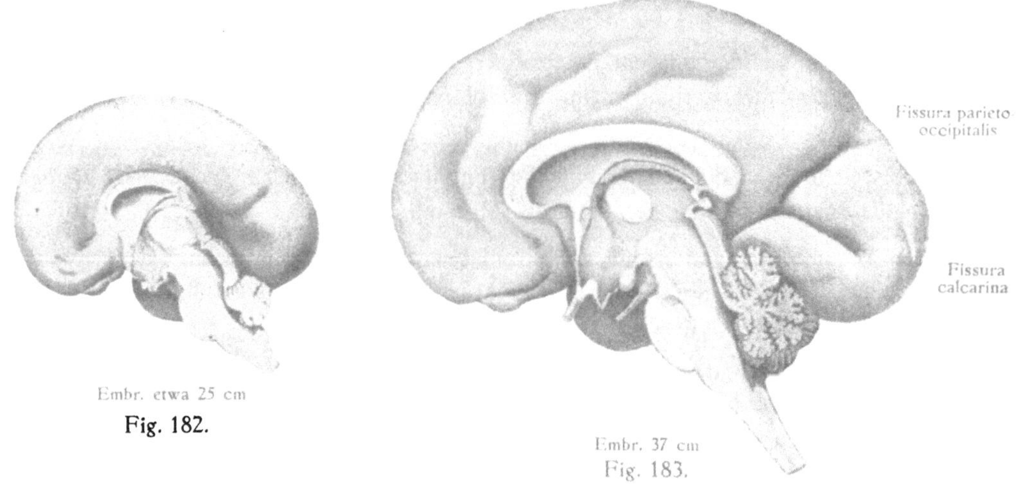

Fig. 182 u. 183.
Mediale Fläche der rechten Gehirnhälfte in verschiedenen Entwicklungsstadien. Natürliche Grösse. Nach G. Retzius (1896).

Das Velum medullare anterius geht aus der dorsalen Isthmuswand hervor, welche einer relativen Verdünnung unterliegt. Lateralwärts von demselben entwickeln sich starke Faserzüge, welche die Crura cerebelli ad cerebrum darstellen. Zusammen mit dem zwischen ihnen liegenden Velum medullare anterius vermitteln diese, wie der Name angibt, die Verbindung des Kleinhirns mit dem Grosshirn.

Sehr interessant ist die von Bolk (1906) hervorgehobene Tatsache, dass das menschliche Kleinhirn schon Ende des siebenten Embryonalmonats fast vollständig die Gestalt des erwachsenen Kleinhirns angenommen hat, und dass also das Kleinhirn viel früher als das Grosshirn sein definitives Aussehen bekommt.

Mesencephalon.

Die ursprünglich etwa gleichdicken Wände dieser Gehirnrohrpartie begrenzen noch im dritten Embryonalmonat eine relativ grosse Höhle (Fig. 181 *B*). Im vierten Embryonalmonat beginnt diese Höhle sich allmählich zu verkleinern und zwar nicht nur relativ sondern auch absolut, indem ihre Wände sich auch nach innen verdicken. Von dieser Zeit ab verliert diese Höhle also allmählich das Aussehen eines Gehirnventrikels und bildet sich etwa in der Mitte des Embryonallebens in einen engen Kanal, den Aquaeductus cerebri oder Sylvii, um.

Die Kerne der Nervi oculomotorii entwickeln sich, wie schon erwähnt, aus dem Mittelhirn, und zwar aus den ventralen Zonen desselben. — Unmittelbar lateralwärts von den Ausgangsstellen dieser Nerven wird die ventrale Wand des Mittelhirns durch starke Faserzüge verdickt, welche von der Grosshirnrinde kommen und zum Rhombencephalon und Rückenmark verlaufen. Diese Faserzüge stellen jederseits den Hirnschenkelfuss oder Pedunculus cerebri dar.

Dorsalwärts von den Hirnschenkelfüssen bilden sich ebenfalls lange Faserzüge aus, welche Rückenmark und Rhombencephalon mit dem Prosencephalon verbinden. Diese Faserzüge bilden die sog. Hirnschenkelhaube (Tegmentum).

Die dorsale Partie des Mittelhirns verdickt sich nicht so stark wie die ventrale, was allmählich zu einer exzentrischen Lage des Aquaeductus Sylvii führt. Diese dorsale Mittelhirnpartie, welche die Spitze der Scheitelbeuge bildet, ist im zweiten Embryonalmonat noch gleichmässig gewölbt. Im dritten Embryonalmonat wird sie aber durch eine seichte Medianfurche in zwei Hügel geteilt. Dieses Stadium der Zweihügel (Corpora bigemina), auf welchem die Gehirne der niederen Wirbeltiere zeitlebens persistieren, geht im vierten Embryonalmonat in das Stadium der Vierhügel über, indem zu dieser Zeit eine die Medianfurche kreuzende Querfurche auftritt.

Die zellulare (= graue) Substanz des Mittelhirns wird nur schwach entwickelt und in mehrere kleine Kerne zersplittert.

Ursprünglich von anderen Gehirnteilen vollständig unbedeckt und die höchste Stelle des Gehirnrohres einnehmend, wird das Mittelhirn bei der folgenden starken Entwicklung der Grosshirnhemisphären von diesen vollständig gedeckt (vgl. Fig. 175 u. 176, S. 287) und in die Tiefe an die Gehirnbasis gedrängt.

Diencephalon.

Wie das Mesencephalon, verändert sich auch diese Gehirnrohrpartie relativ wenig.

Der Querschnitt des Diencephalon hat noch Anfang des zweiten Embryonalmonats mit demjenigen der Rückenmarkanlage grosse Ähnlichkeit. Es lassen sich nämlich auch hier zwei dicke Seitenwände, eine dünne Bodenplatte und eine noch dünnere Deckplatte erkennen. Das Lumen des Diencephalon bildet die oberen und hinteren Partien des dritten Gehirnventrikels.

Die Deckplatte bleibt dünn und entwickelt keine Nervenzellen. Das diese Platte bekleidende, gefässreiche Mesenchym treibt dieselbe in zwei sagittal verlaufende Linien zottenförmig in das Gehirnrohrlumen hinein und bildet so den Plexus chorioideus ventriculi tertii.

Die hinterste Partie der Deckplatte beteiligt sich indessen nicht an dieser Plexusbildung, sondern beginnt (Anfang des zweiten Embryonalmonats) sich auszustülpen und einen kleinen, zuerst handschuhfingerähnlichen Körper, die Epiphyse, (Corpus pineale) zu bilden.

Das hintere freie Ende der Epiphyse verliert in späteren Stadien mehr oder weniger vollständig seine Höhlung, indem die Epiphysenwände sich hier zu einem kompakten, drüsenähnlichen Körper umwandeln. Die vordere, fixierte Partie der Epiphyse behält dagegen zeitlebens ihre mit dem dritten Gehirnventrikel kommunizierende Höhlung, den sog. Recessus pinealis.

Die Epiphyse ist eine in vielen Beziehungen noch rätselhafte Bildung. Nach den Untersuchungen von Krabbe (1916) u. A. ist aber glaubhaft, dass sie nicht ein rudimentäres Organ darstellt, sondern dass sie durch innere Sekretion noch bedeutungsvoll ist.

Thalamencephalon. Die dicken Seitenwände des Zwischenhirns (Diencephalons) verdicken sich noch mehr und bilden mit ihren oberen, grösseren Partien die Thalami und mit ihren hintersten Partien die Corpora geniculata.

Durch die starke Verdickung der Thalami bekommen diese lateralwärts von der Ausgangsstelle der Deckplatte des Diencephalon auch eine obere Fläche. Diese obere Fläche und die ursprüngliche Lateralfläche des Thalamus sind zuerst vollständig frei, d. h. sie haben mit den Grosshirnhemisphären keine Verbindung.

Wie schon oben (S. 278) erwähnt, verwachsen indessen die medialen, dünnen Wandpartien der Grosshirnhemisphären mit den lateralen Partien der Thalami. Etwa die laterale Hälfte der definitiven oberen Thalamusfläche und die ganze laterale Thalamusfläche gehen hierbei als freie Flächen verloren. Da indessen die dünnen Hemisphärenwandpartien (die sog. Laminae affixae) sich (bei der Verwachsung) der Thalamusform anpassen und die genannten Thalamusflächen eng bekleiden, so sieht es nach der Verwachsung so aus, als wären die betreffenden Thalamusflächen als freie Flächen von den Seitenventrikeln aus zu sehen (vgl. Fig. 186, S. 298).

Pars mamillaris hypothalami.

Die unter dem Thalamus gelegene Partie des Diencephalon bildet die Anlage der Pars mamillaris hypothalami. Sie stellt eine sehr kleine Partie der Hirnrohrwand dar, welche an der unteren Seite eine anfangs einfache Erhebung trägt. Nachdem diese Erhebung (im dritten Embryonalmonat) durch eine Medianfurche in zwei rundliche Prominenzen geteilt worden ist, erkennen wir in derselben die Anlage der Corpora mamillaria (vgl. Fig. 177 u. 178, S. 288).

Die Achsenzylinderfortsätze, welche von den Nervenzellen des Diencephalon ausgehen bezw. mit demselben in Verbindung treten, verlaufen im allgemeinen nur zum kleinsten Teil im Gebiete des Diencephalon. Diese Gehirnpartie wird daher überwiegend aus grauer Substanz gebildet.

Telencephalon.

Von den fünf sekundären Gehirnblasen erfährt die erste, das Thelencephalon, die stärksten Umwandlungen (vgl. Fig. 169 u. 170 *I*). Schon früh differenziert sich diese Gehirnblase in:

A. einen medialen, unpaaren Teil, welcher relativ klein bleibt und die Wände der vorderen, unteren Partie des dritten Ventrikels, die sog. Pars optica hypothalami, bildet, und

B. zwei paarige, sog. Hemisphärenteile, welche die Seitenventrikel umschliessen, sich sehr stark vergrössern und hierbei auch in allerlei anderer Weise kompliziert werden.

A. Pars optica hypothalami.

Die hintere Grenze dieser Gehirnpartie kann durch eine Linie bezeichnet werden, die vom Foramen Monroi zu der Vorderseite der Corpora mamillaria (vgl. Fig. 180 *B*, *C. m.*) geht. Die Pars optica hypothalami nimmt also an der Bildung der Lateralwände und des Bodens des dritten Ventrikels teil; und sie bildet allein die vordere Wand dieses Ventrikels.

Diese vordere Wand des dritten Ventrikels bleibt relativ dünn und verändert sich nur sehr wenig. Aus ihr geht die Lamina terminalis des entwickelten Gehirns hervor.

Aus den Seitenwänden der Pars optica hypothalami sind, schon ehe das Gehirnrohr sich geschlossen hat, die Augenblasen hervorgegangen. Durch die Lumina der Augenblasenstiele kommunizieren die Höhlungen dieser Blasen noch eine Zeitlang mit dem dritten Gehirnventrikel. Am Boden desselben entsteht zwischen den Einmündungsstellen der Augenblasenhöhlen eine sie verbindende, transversale Furche (Fig. 179 *B*).

Bei der Ausbildung der Retinae und der Nervi optici obliterieren, wie erwähnt, die Höhlungen der Augenblasenstiele. Die ihre Mündungen verbindende Transversalfurche persistiert aber und stellt die Anlage des Recessus opticus dar (Fig. 180 *B* u. 181 *B*, *R. o.*).

Hinter dem Recessus opticus entsteht in der vierten Embryonalwoche ein anderer, trichterförmiger Rezess (Fig. 180 *B*, *R. i.*), dessen Wände das Tuber cinerium, das Infundibulum und den hinteren Hypophysenlappen des entwickelten Gehirnes bilden.

Hypophyse. Dieses Organ setzt sich aus zwei sehr verschiedenen Anlagen zusammen. Von diesen stammt die eine, wie erwähnt, vom Gehirne, die andere von dem Mundbucht-Ektoderm.

Die letztgenannte Anlage wird zuerst und zwar schon Ende der dritten Embryonalwoche (bei etwa 3 mm langen Embryonen) erkenntlich. Zu dieser Zeit bildet sich unmittelbar nach vorne von dem primitiven Gaumensegel aus dem Mundbuchtdache eine taschenförmige Ektodermeinstülpung, welche unter dem Namen die RATHKE'sche Tasche (Fig. 48, S. 91 u. Fig. 66—68, Taf. II) bekannt ist.

Diese Ektodermtasche ist relativ sehr breit und bleibt eine Zeitlang mit der Mundbucht in Verbindung. Die obere Partie der RATHKE'schen Tasche bleibt breit und bildet das sog. Hypophysensäckchen, während die untere Partie allmählich zu einem langen, dünnen Hypophysengang umgewandelt wird. Der letztgenannte verliert bald sein Lumen und geht zuletzt vollständig zugrunde.

Das Hypophysensäckchen bekommt Anfang des zweiten Embryonalmonats eine mediane Vertiefung, in welcher der vom Gehirne stammende, hintere Hypophysenlappen aufgenommen und durch Mesenchym fixiert wird.

Nach der vollständigen Abschnürung des Hypophysensäckchens hat dasselbe das Aussehen einer abgeplatteten Blase mit fast gleichdicken, ebenen Wänden. Diese Wände beginnen aber bald Drüsenstruktur anzunehmen. Hierbei geht die ursprüngliche Höhlung des Hypophysensäckchens vollständig verloren.

Der hintere Hypophysenlappen wird etwas später als der vordere angelegt. Erst Mitte der vierten Embryonalwoche ist seine Anlage als die Spitze einer medianen, ventralen Ausbuchtung vom Telencephalon deutlich zu erkennen. — Die oberen Partien dieser Ausbuchtung bleiben hohl und stellen die Anlagen des Tuber cinereum und das Infundibulum dar. Der unterste Teil der Ausbuchtung, welcher in späteren Entwicklungsstadien sein Lumen verliert, stellt die Anlage des hinteren, kleineren Hypophysenlappens dar.

In dieser vom Gehirne stammenden Hypophysenanlage werden keine Nervenzellen ausgebildet. Die Zellen nehmen hier ein spindelförmiges Aussehen an, was dem ganzen Lappen das Aussehen eines Spindelzellsarkoms verleiht.

Über die Bedeutung dieses Hypophysenlappens wissen wir nichts.

Von dem vorderen Hypophysenlappen nehmen wir an, dass er eine innere Sekretion ausübt, welche das Wachstum des Körpers gewissermassen reguliert.

B. Grosshirnhemisphären.

Die Höhlungen der Hemisphärenblasen kommunizieren ursprünglich sehr weit mit dem dritten Gehirnventrikel. Die betreffenden Kommunikationsöffnungen erweitern sich indessen nicht in demselben Masse wie die drei ersten Gehirnventrikel. Sie erfahren hierbei allmählich eine relative Verkleinerung und stellen zuletzt die engen, unter dem Namen Foramina Monroi bekannten Kommunikationsöffnungen der beiden Seitenventrikel mit dem dritten Ventrikel dar.

Rhinencephalon. Schon in der fünften Embryonalwoche ist an der ganzen unteren Seite jeder Hemisphärenblase eine Ausbuchtung zu erkennen, welche die Anlage des Lobus olfactorius oder Riechlappens darstellt.

Dieser Lobus olfactorius, welcher anfangs sagittal liegt, bekommt bei dem Breiterwerden der Hemisphärenblasen eine quere Lage. Das ursprünglich vordere, jetzt mediale Ende des Riechlappens schnürt sich gleichzeitig von der Hemisphärenblase ab. Diese freien Enden der beiden Riechlappen wachsen nun selbständig in die Länge, und biegen, wenn sie die Medianebene erreicht haben, nach vorne um (Fig. 177, S. 288).

Die nach vorn umgebogene Partie jedes Riechlappens wächst in den folgenden Monaten in die Länge. Im dritten Embryonalmonat beginnt das vorderste Ende derselben eine Anschwellung zu zeigen, in welcher wir die Anlage des Bulbus olfactorius erkennen. Die hinter derselben gelegene, etwas dünnere Sagittalpartie stellt die noch sehr kurze Anlage des Tractus olfactorius dar. Aus der Winkelbiegungsstelle des Riechlappens geht das Tuberculum olfactorium (mit dem Trigonum olfactorium) und aus der transversal bleibenden Erhebung der Gyrus olfactorius lateralis hervor (Fig. 178, S. 288).

Der Lobus olfactorius ist zuerst mit einer kleinen Höhlung versehen, welche sich als Ausstülpung des betreffenden Seitenventrikels entwickelt hat und eine Zeitlang durch eine kleine Öffnung mit diesem in Verbindung bleibt. Beim Menschen obliteriert indessen in späteren Embryonalstadien vollständig nicht nur das Lumen des Tractus, sondern auch dasjenige des Bulbus olfactorius [1]).

Stammlappen. Bald nach der Entstehung der Hemisphärenblasen verdicken sich die lateralen, unteren Wandpartien derselben. Hierdurch entsteht in jeder Hemisphärenblase eine schon in der fünften Embryonalwoche von der Ventrikelseite aus sichtbare

---

[1]) Die betreffende Höhlung persistiert zeitlebens bei gewissen Säugetieren (z. B. beim Pferde).

Prominenz (Fig. 179 *B* u. 180 *B*, *C. st.*), welche die Anlage des Corpus striatum darstellt. Diese bildet zusammen mit dem von aussen her sichtbaren Teil der betreffenden Wandverdickung die Anlage des sog. Stammlappens.

Die äussere Seite dieser Stammlappenanlage wird ursprünglich in keiner Weise von den übrigen Hemisphärenwänden abgegrenzt (Fig. 180 *A*). Wenn diese aber in folgenden Entwicklungsstadien ein ausserordentlich starkes Wachstum entfalten, wird — da der Stammlappen im Wachstum nachbleibt — die Aussenseite desselben allmählich in die Tiefe versenkt. Auf diese Weise entsteht, dem Stammlappen entsprechend, die sogenannte Fossa Sylvii (Fig. 184 u. 185). Diese Grube bildet sich im 3.—5. Embryonalmonat deutlich aus.

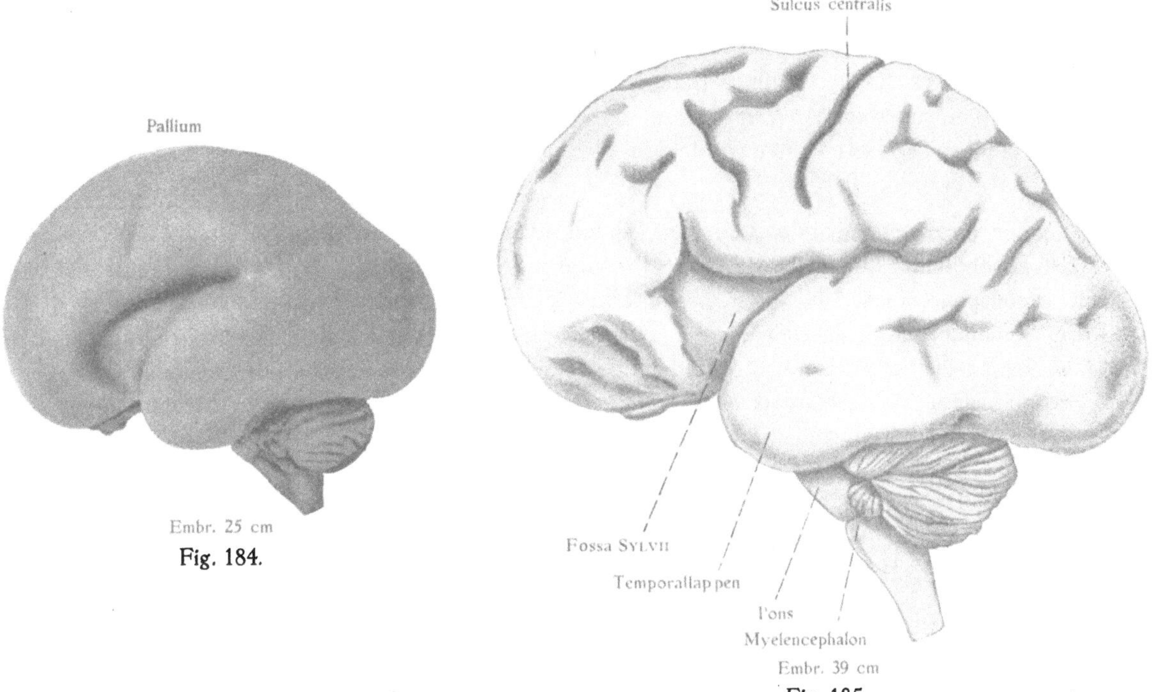

Fig. 184.

Fig. 185.

Fig. 184 u. 185.

Laterale (linke) Oberfläche des embryonalen Gehirns. Natürliche Grösse. Nach G. RETZIUS (1896).

Die Bodenpartie derselben, d. h. die Lateralwand des Stammlappens, bildet die Anlage der Insula (Reili).

Pallium. Die übrigen, sich stärker ausbreitenden Wandpartien jeder Hemisphärenblase stellen die Anlage des Pallium oder des Mantelteils dar. Sie überlagern nämlich mantelförmig nicht nur den Stammlappen, sondern allmählich auch die Thalami, die Corpora quadrigemina und das Kleinhirn.

Zuerst breitet sich der Mantelteil nach vorne und nach hinten aus. Nach hinten setzt dann das Wachstum am stärksten fort. — Da die Ausbreitung in dieser Richtung indessen auf starke Hindernisse stösst, biegt der ursprünglich hintere Pol des Mantelteils nach unten um. Diese Umbiegung setzt sich zuerst nach unten und dann — wenn die Hindernisse in dieser Richtung auch zu gross werden — nach vorne um. Um den

Stammlappen als festen Punkt ist also jetzt der Mantelteil halbkreisförmig umgebogen worden[1]), und zwar so, dass der ursprünglich hintere Pol desselben zuletzt (Anfang des vierten Embryonalmonats) nach vorne sieht. In ihm erkennen wir jetzt den Polus temporalis des entwickelten Gehirnes.

Der ursprünglich nach vorne gerichtete Pol des Mantelteils behält seine Lage und bildet den Polus frontalis des entwickelten Gehirnes.

Der definitive Polus occipitalis wird erkenntlich, erst nachdem die oben beschriebene Umbiegung des Mantelteils stattgefunden hat. Die an der Konvexität der Umbiegungsstelle liegenden Mantelteilwände vergrössern sich nämlich relativ stark und beginnen dann sich nach hinten auszubreiten.

Auch lateralwärts breitet sich der Mantelteil stark aus. Hand in Hand hiermit wird die Fossa Sylvii immer tiefer und die Insula Reili von den angrenzenden Mantelpartien überlagert. Die Fossa Sylvii wird hierbei in eine schiefe Furche, die sog. Fissura Sylvii, umgewandelt, in deren Tiefe die Insula (schon vor der Geburt) vollständig versteckt liegt.

Die medialen Wandpartien der beiden Hemisphärenblasen können sich nicht so stark ausbreiten. Unten bildet der Hirnstamm hierfür ein Hindernis. Oben stossen die Hemisphärenblasen bei ihrer Erweiterung bald aufeinander und platten sich so in der Medianebene gegenseitig ab. — Bei der fortgesetzten Erweiterung werden sie an gewissen Stellen so stark gegeneinander oder gegen angrenzende Partien des Diencephalon gedrückt, dass hier sekundäre Verwachsungen entstehen. — An anderen Stellen falten sich die Hemisphärenwände und bilden sog.

Fissuren oder Totalfurchen,

d. h. Furchen, welche die ganze Hirnwand betreffen und also tief genug sind, um an der Ventrikelseite Falten oder Leisten hervorzurufen.

Zuerst entsteht die sog. Fissura chorioidea (Fig. 186). Vom Foramen Monroi aus und nach hinten bildet sich diese Furche an einer Wandpartie aus, welche sich stark verdünnt und keine Nervenzellen bildet. Die Furche wird von gefässreichem Mesenchym ausgefüllt, welches die Epithelwand vor sich her in den Seitenventrikel immer tiefer hineinstülpt. Auf diese Weise entsteht Hand in Hand mit der Ausbildung der Fissura chorioidea der Plexus chorioideus jedes Seitenventrikels.

Später entsteht etwas höher in der unverdünnten Wandpartie die Fissura hippocampi, welche mit der Fissura chorioidea etwa parallel verläuft und an der Ventrikelseite einen dicken Vorsprung, den Hippocampus, erzeugt. (Fig. 186).

Die zwischen diesen beiden Fissuren liegende Gehirnwandpartie wird Gyrus dentatus genannt. Diese Hirnwindung und die sie begrenzenden beiden Fissuren werden bei den oben beschriebenen Lageveränderungen des ursprünglich hinteren Pallium-poles (= Polus temporalis) um dem Stammlappen herum halbringförmig ausgezogen.

[1]) Die Verbindung desselben mit dem Stammlappen spielt wahrscheinlich hierbei eine wichtige mechanische Rolle.

Nach der Ausbildung des Polus occipitalis entstehen an der medialen Seite des definitiven Palliumteils zwei oft von einem gemeinsamen Stamm ausgehende Fissurzweige, die Fissura parieto-occipitalis und die Fissura calcarina (vgl. Fig. 182 u. 183, S. 290). Die von der erstgenannten hervorgerufene Prominenz verschwindet bald wieder. Die Fissura calcarina erzeugt dagegen an der Innenseite des Hinterhornes den noch beim Erwachsenen persistierenden Calcar avis. — Zuletzt entsteht an der nach innen und unten gerichteten Seite des Temporallappens die Fissura collateralis, welche im Boden des Unterhornes einen bisweilen noch beim Erwachsenen persistierenden Vorsprung, die Eminentia collateralis hervorruft.

Umwandlungen des embryonalen Gyrus dentatus. Entstehung der Grosshirnkommissuren und des Fornix.

Die oben angedeuteten sekundären Verwachsungen der medialen Gehirnmantelwände finden nur im Gebiete des embryonalen Gyrus dentatus statt und zwar nur in demjenigen Teil dieser Gehirnwindung, welcher nach oben vom Thalamus liegt. Der untere, nach unten und vorn umgebogene Teil dieser Windung deviiert stark lateralwärts von demjenigen der anderen Seite, mit welchem er also nicht verwachsen kann.

Die betreffende Verwachsung der beiden Gyri dentati beginnt nach vorn vom Foramen Monroi in unmittelbarem Anschluss an der Lamina terminalis. Hier verwachsen indessen nur die peripheren Partien der beiden Gyri miteinander. Zentralwärts (in der Verwachsungsgegend) bleiben also die beiden Gyri voneinander frei, eine allseitig geschlossene, spaltförmige Höhle, den Ventriculus septi pellucidi, begrenzend. Die diese Höhle einschliessenden Partien der beiden Gyri dentati werden recht stark verdünnt und stellen beide zusammengenommen ein durchsichtiges Septum (das Septum pellucidum) zwischen den Vorderhörnern der beiden Seitenventrikel dar.

Nach hinten vom Septum pellucidum wird die Verwachsung der beiden Gyri dentati eine Strecke weit total, d. h. es findet hier keine sekundäre Ventrikelbildung statt. Diese totale Verwachsung der Gyri dentati setzt sich nach hinten bis über die Epiphyse fort.

Die so entstandene Verwachsungsfläche wird in ihrem oberen Teil von transversalen, in ihrem unteren Teil von longitudinalen Nervenfasern durchwachsen. (Fig. 186.)

Die transversalen Fasern bilden grösstenteils den sog. Corpus callosum (die Commissura cerebri magna). Diese Fasern sind Kommissurenfasern, welche die Rinden-Nervenzellen der einen Hemisphäre mit denjenigen der anderen Hemisphäre in Verbindung setzen.

Wo der Corpus callosum in die Lamina terminalis übergeht, bildet sich sehr früh (und zwar sogar früher als der Corpus callosum) eine andere kleinere Kommissur, die Commissura anterior aus. Die durch diese Kommissur verlaufenden Fasern verbinden die Riechcentra der einen Hemisphäre mit derjenigen der anderen.

Die longitudinalen Nervenfasern der Gyri dentati stellen die Anlage des Fornix dar. In der Gegend des Septum pellucidum laufen diese Fasern an der hinteren unteren Seite des Ventriculus septi pellucidi.

Diese longitudinellen Fasern sind nicht (wie die Kommissurfasern) von der sekundären Verwachsung abhängig. Sie setzen sich daher auch in die nach unten und vorn umgebogene, freie Partie des Gyrus dentatus fort, die Crura und Fimbria fornicis bildend. Auch die vordersten, unter dem Foramen Monroi gelegenen paarigen Fornixanlagen verwachsen nicht; sie bilden die sogenannten Columnae fornicis.

Der Fornix bildet sich etwa gleichzeitig mit dem Corpus callosum aus. Er wird grösstenteils aus Fasern zusammengesetzt, welche als Ausläufer der primären (meistens in dem Lobus olfactorius gelegenen) Riechcentra ausgehen und diese mit den sekundären im definitiven Hippocampus und in der Rinde des Gyrus hippocampi gelegenen Riechcentra derselben Seite verbinden.

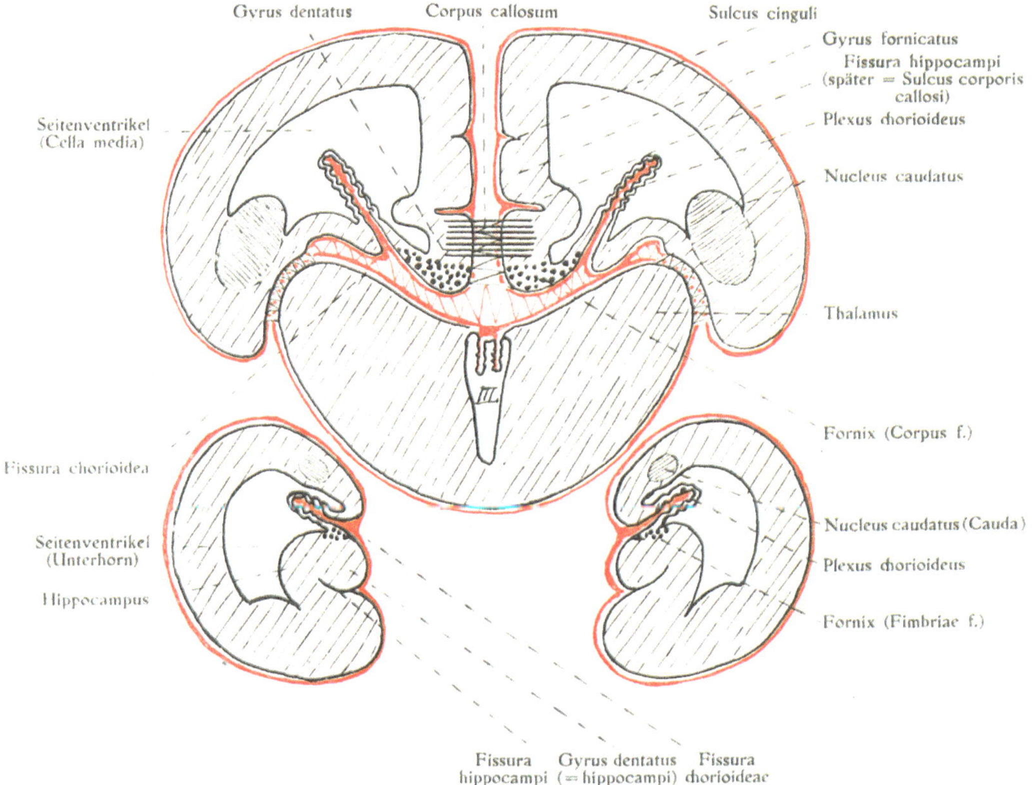

Fig. 186.

Schematischer Frontalabschnitt des Vorderhirns, die Veränderung des embryonalen Gyrus dentatus etc. zeigend. *III.* Dritter Ventrikel. Die Pia mater ist rot. Die Stellen der sekundären Verwachsung sind durch Zickzacklinien angedeutet.

Bei der Ausbildung des Corpus callosum und des Fornix verliert die vordere, obere Partie des embryonalen Gyrus dentatus das Aussehen einer Hirnwindung. Von grauer Rindensubstanz persistiert in dieser Partie nur das Septum pellucidum und das sog. Induseum griseum, welches als eine sehr dünne, kaum bemerkbare Schicht die obere Fläche des Corpus callosum bedeckt.

Die untere, umgebogene und freie Partie des Gyrus dentatus behält dagegen einigermassen das typische Aussehen einer Gehirnwindung. Durch eine longitudinelle Furche wird sie schon im fünften Embryonalmonat in zwei dünne Gyri geteilt, von welchen der eine die Fortsetzung des Fornix, der andere eine Fortsetzung des Induseum griseum bildet. Der erstgenannte wird — wie schon erwähnt — Fimbria genannt. Der letztgenannte erhält Mitte der Embryonalzeit ein eingekerbtes Aussehen, was zu seinem Namen: Fascia dentata (Tarini) Anlass gegeben hat.

Aus demselben Grund hat auch die ganze embryonale Hirnwindung, von welcher die Fascia dentata (Tarini) nur eine kleine Partie bildet, den Namen Gyrus dentatus erhalten, obgleich er im übrigen gar nicht gekerbt ist.

Bei der Ausbildung des Corpus callosum verdickt sich die obere Wandpartie des Pallium beträchtlich. Hierbei verschwindet die obere Partie der von der Fissura hippocampi erzeugten Prominenz vollständig. Die entsprechende (über dem Corpus callosum gelegene) Partie dieser Fissur wird daher von dieser Zeit ab nicht mehr Fissura hippocampi, sondern Sulcus corporis callosi genannt.

Die untere umgebogene Partie der Fissura hippocampi erzeugt dagegen noch beim Erwachsenen die unter dem Namen Hippocampus im Unterhorn des Seitenventrikels einbuchtende Prominenz (Fig. 186).

Plexus chorioidei der Seitenventrikel.

Schon oben (S. 296) wurde die Entstehung der Plexus chorioidei der Seitenventrikel in Zusammenhang mit derjenigen der Fissurae chorioideae kurz erwähnt.

Das gefässreiche Mesenchym, welches — jederseits diese Fissur ausfüllend — den betreffenden Plexus chorioideus bildet, ist nichts anderes, als eine Partie der weichen Gehirnhautanlage. Diese Pia-Anlage umgibt die Gehirnanlage allseitig und dringt in alle Fissuren hinein. Aber nur in solchen Fissuren, deren Wände besonders stark verdünnt werden, entwickelt sie sich mit diesen zusammen zu Plexus chorioidei.

In den Seitenventrikeln werden nun die Plexus chorioidei besonders stark entwickelt. Sie sind schon Ende des zweiten Embryonalmonats zu erkennen und entwickeln sich in den nächsten Monaten so stark, dass sie die Cella media und das Unterhorn der Seitenventrikel fast vollständig ausfüllen. In späteren Embryonalstadien werden sie aber wieder relativ verkleinert und nehmen die Seitenventrikel nur zum kleinen Teil auf.

Das ursprüngliche Aussehen als ein direkter Fortsatz der Pia mater behält der Plexus chorioideus lateralis nur im Unterhorn (Fig. 186). In der Cella media bilden (von der Mitte des Embryonallebens an) die Plexus chorioidei laterales die lateralen freien Kanten einer gefässreichen, dreieckigen Bindegewebsplatte, deren nach hinten gerichtete Basis zwar in die Pia übergeht, deren Lateralseiten und Vorderspitze dagegen blind zu endigen scheinen. Die median unter dem Fornix gelegene Partie derselben Bindegewebsplatte sendet nach unten die unbedeutenden, paarigen Plexus chorioidei des dritten Ventrikels aus (Fig. 186).

Diese dreieckige Bindegewebsplatte setzt sich ursprünglich sowohl seitwärts wie nach vorn, oben und hinten in die übrige Pia-Anlage fort. Bei den oben geschilderten sekundären Verwachsungen wurde sie aber zuerst (bei der Verwachsung der Hemisphärenblasen mit der Thalamusanlage) seitwärts und dann (bei der Ausbildung des Corpus callosum und des Fornix) nach vorn und oben von der übrigen Pia so zu sagen abgeschnürt. An denjenigen Stellen, wo sekundäre Verwachsungen zwischen Gehirnohrwänden stattfinden (vgl. die schwarzen Zickzacklinien in Fig. 186), atrophiert nämlich im allgemeinen das sie bedeckende Mesenchym.

Graue und weisse Substanz.

Die Achsenzylinderfortsätze, welche von den Hemisphärenzellen auswachsen, lagern sich denselben (gleich wie im Cerebellum) gewöhnlich so an, dass die zellulare, graue Substanz die Rinde, die aus Nervenfasern gebildete weisse Substanz dagegen das Mark bildet. Hand in Hand mit dieser Ausbildung des weissen Markes werden die Seitenventrikel relativ kleiner und nehmen ihre definitive Form an.

An einigen Stellen werden indessen graue Massen durch weisse Substanz von der Rinde grösstenteils abgesprengt und in das weisse Mark hinein disloziert. Auf diese Weise entstehen die grauen Kerne der Hemisphären.

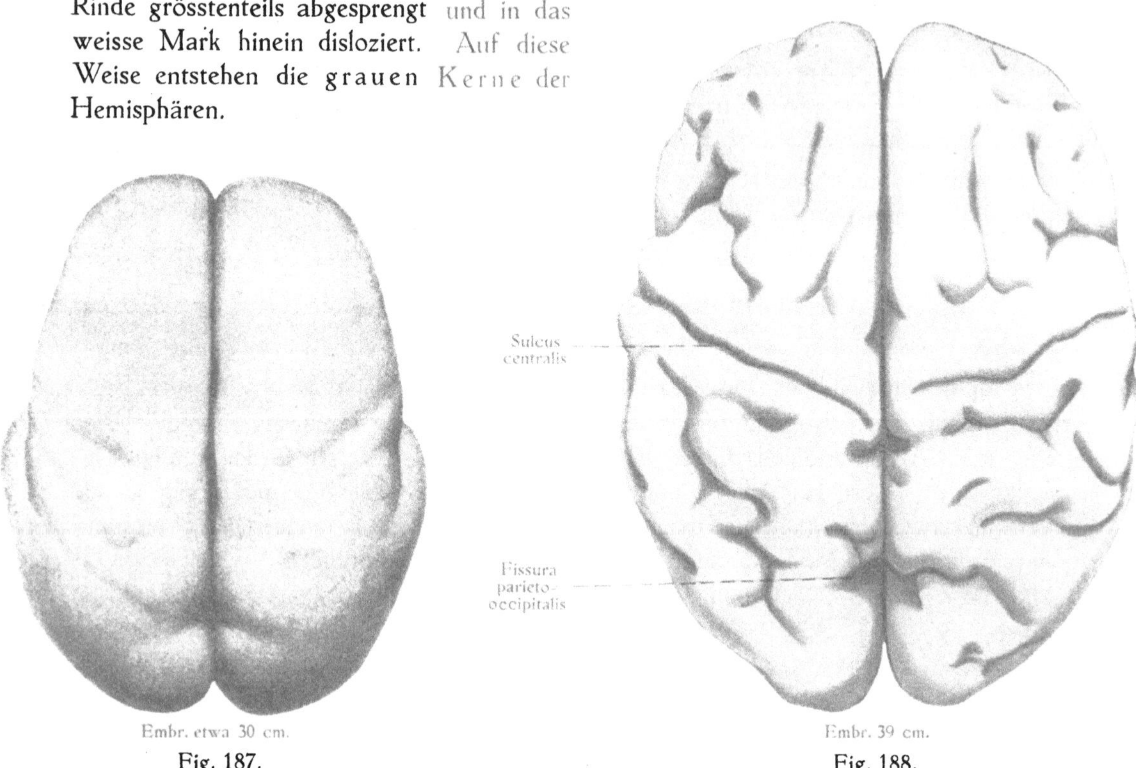

Fig. 187. Fig. 188.

Fig. 187 u. 188.
Obere Fläche der embryonalen Gehirnanlage in verschiedenen Entwicklungsstadien. Natürliche Grösse. Nach G. Retzius (1896).

Von diesen ist — wie schon erwähnt — die Anlage des Corpus striatum schon Anfang des zweiten Embryonalmonats als eine Verdickung der lateralen, unteren Hemisphärenblasenwand zu erkennen. Bei der folgenden sichelförmigen Biegung des Pallium bleibt die grösste Partie der betreffenden Wandverdickung von der Biegung unbeeinflusst. Eine kleine, mediale Partie nimmt dagegen an der Biegung teil. So entsteht die Cauda des sog. Nucleus caudatus. Der übrige Teil der betreffenden Wandverdickung, welcher der Insula Reili gegenüber zu liegen kommt, wird durch einwachsende weisse Substanz in mehrere kleinere Kerne zersprengt, von welchen die lateralste das Claustrum, und die medialste den dicken Vorderteil (Caput et Corpus) des Nucleus caudatus bildet. Die intermediären Kerne stellen zusammengenommen den Nucleus lentiformis dar. Dieser wird nach vorne nur unvollständig vom Nucleus caudatus getrennt. Graue Streifen verbinden hier zeitlebens die beiden Kerne, welche daher oft unter dem Namen Corpus striatum zusammengefasst werden.

Sowohl der Nucleus lentiformis wie das Claustrum werden nicht vollständig von der grauen Rinde abgeschnürt, sondern bleiben in der Gegend der Substantia perforata anterior mit derselben in Verbindung.

In der Nähe des Temporalpols wird noch ein grauer Kern, der Nucleus amygdalae, von der Rinde abgeschnürt. Aber auch dieser behält mit der grauen Rindensubstanz zeitlebens Verbindung.

Das Corpus striatum ist eine Zeitlang durch eine tiefe Furche von der medialen (mit dem Thalamus verwachsenen) Hemisphärenblasenwand geschieden. In späteren Embryonalstadien verschwindet aber diese Furche und das Corpus striatum wird so mit dem Thalamus mehr direkt verbunden.

Sulci. Nachdem die Wände der Hemisphärenblasen durch die Bildung der weissen Marksubstanz beträchtlich an Dicke zugenommen haben, hält zuerst das Wachstum der Rindensubstanz mit demjenigen der Marksubstanz gleichen Schritt. Bald beginnt aber die graue Rindensubstanz sich rascher als die Marksubstanz auszubreiten. Hierbei muss sie sich in oberflächliche Falten (Gyri) legen, in welche nur unbedeutende Fortsätze der weissen Substanz eindringen. Diese Falten werden durch Furchen getrennt, welche auch relativ oberflächlich sind und daher auf der Ventrikelfläche der Hirnwand keine Prominenzen erzeugen. Sie werden darum auch Rindenfurchen, Sulci, genannt.

Die Sulci treten nicht alle gleichzeitig auf (vgl. Fig. 184 u. 185, 187 u. 188). Zuerst und zwar Mitte des Embryonallebens tritt an der Aussenseite jeder Hemisphäre der Sulcus centralis Rolandi (Fig. 184) auf, welcher den Stirnlappen vom Scheitellappen abgrenzt. Fast gleichzeitig bildet sich an der medialen Hemisphärenfläche eine andere Furche aus, welche zwischen dem Sulcus corporis callosi und dem oberen Hemisphärenrande (und mit diesem parallel) verläuft. Diese Furche wird Sulcus calloso-marginalis oder Sulcus cinguli (Fig. 186) genannt; sie trennt den Sichellappen von den Stirn- und Scheitellappen (vgl. auch Fig. 183, S. 290).

In den 7.—9. Embryonalmonaten treten neue Rindenfurchen auf, welche die Grosshirnlappen in kleinere Abteilungen gesetzmässig aufteilen. Es sind diese die sog. Primär- oder Hauptfurchen.

In späteren Entwicklungsstadien (im neunten und zehnten Embryonalmonat und in den ersten Kinderjahren) entstehen die sog. Nebenfurchen oder Sekundär- und Tertiärfurchen, welche im allgemeinen weniger tief und sehr variierend sind. Diese Furchen, welche bei verschiedenen Individuen sehr verschieden zahlreich auftreten, komplizieren das Aussehen der Grosshirnwindungen so stark, dass es kein Wunder nehmen darf, dass man in denselben gar keine Gesetzmässigkeit finden konnte, ehe ihre Entwicklungsgeschichte klargestellt worden war.

Das Gewicht des Gehirns

beträgt zur Zeit der Geburt etwa $^1/_3$ kg. Dieses Gewicht verdoppelt sich schon während der ersten neun Monate des extrauterinen Lebens. Nach dieser Zeit wächst das Gehirn aber immer langsamer. Bei Kindern von $2^1/_2$ Jahren wiegt es 1 kg und bei Erwachsenen etwa $1^1/_3$ kg.

Die Entwicklung des sympathischen Nervensystems

findet grösstenteils während der ersten Hälfte des 2. Embryonalmonats statt. Die erste deutliche Anlage desselben tritt bei etwa 7 mm langen menschlichen Embryonen (HIS) auf und zwar in Form von visceralen Nervenfaserzweigen, welche von den segmentalen Nervenstämmen medialwärts gehen (Fig. 189).

Die Visceralnerven treten meiner Erfahrung nach beim menschlichen Embryo zuerst in der Höhe der Bauch- und Beckenorgane — d. h. in der unteren Hälfte der definitiven Brustregion und in der Bauchregion auf. Unmittelbar lateralwärts von der einfachen Aorta abdominalis biegen sie winkelig nach vorne um, in der Richtung gegen die Wurzel des dorsalen Mesenteriums weiter wachsend.

Die betreffenden Nervenfasern scheinen Ausläufer zum Teil von motorischen Rückenmarkszellen, zum Teil von Spinalganglienzellen zu sein. Mit den Zellenausläufern werden bald einzelne Neuroblasten (von den Spinalganglien und vielleicht auch direkt vom Rückenmark stammend) peripherwärts verschoben (His jun.) und sammeln sich gruppenweise dorso-lateralwärts von der Aorta an den obenerwähnten Winkelbiegungsstellen der Visceralnerven (vgl. Fig. 189).

Diese dislozierten Neuroblastengruppen stellen die ersten Anlagen der sympathischen Grenzstrangganglien dar.

Nach Kohn (1907) und Streeter (1911) sind die betreffenden Neuroblasten amöboid beweglich und wandern aktiv heraus, ehe die Nervenfasern noch herausgewachsen sind.

In jeder Körperhälfte liegen die sympathischen Ganglien der verschiedenen Körpersegmente — dank der ventral konkaven Biegung des Embryos — einander recht nahe. Indem sich nun die Zellen derselben vermehren, bilden die Grenzstrangganglien kranial- und kaudalwärts gerichtete, zelluläre Fortsätze aus, welche bald miteinander verschmelzen. Auf diese Weise entsteht jederseits von der Aorta abdominalis ein longitudinal verlaufender Zellenstrang, die erste Anlage des sympathischen Grenzstranges.

Die zwischen den ursprünglichen Grenzstrangganglien entstandenen Partien jeden Grenzstranges verdicken sich bald, so dass der Grenzstrang überall etwa gleich dick wird und das segmentale Aussehen verliert.

Anfang des zweiten Embryonalmonats schreitet die Bildung der beiden Grenzstränge an den dorso-lateralen Aortaseiten kranialwärts bis zur oberen Halsgrenze fort. Zu dieser Zeit sind in der definitiven Brustgegend noch zwei Aortae descendentes vorhanden, welche nach oben recht weit lateral von der Medianebene liegen, nach unten dagegen sich der Medianebene allmählich nähern, um in die einfache Aorta abdominalis zu münden. Diese Tatsache ist, glaube ich, die Ursache davon, dass die beiden Grenzstränge, welche bei ihrer Entstehung von der Lage der grössten Körperarterien gewissermassen abhängig zu sein scheinen, zeitlebens in der Brustregion mehr lateral als in der Bauchregion zu liegen kommen.

Auch in der oberen Kopfregion entstehen sympathische Ganglien, welche den Grenzstrangganglien gewissermassen gleichzustellen sind. So entstehen jederseits vom Ganglion trigemini (Gasseri) vier sympathische Ganglien: das Gangl. ciliare, das Gangl. sphenopalatinum, das Gangl. oticum und das Gangl. submaxillare.

An der Bildung des Gangl. oticum nehmen Neuroblasten von dem Gangl. glossopharyngei teil und an derjenigen des Gangl. sphenopalatinum und des Gangl. submaxillare Neuroblasten von dem Gangl. geniculi (faciale).

Diese sympathischen[1]) Kopfganglien (welche — wie Sympathicusganglien überhaupt — durch ihre multipolaren Ganglienzellen von den aus bipolaren Nervenzellen zusammengesetzten Spinalganglien zu erkennen sind) werden später durch longitudinale, den grossen Arterien folgende Nervenfasern mit den obersten Grenzstrangganglien verbunden.

---

[1]) Sie werden nunmehr auch parasympathische Ganglien genannt.

In der oben erwähnten Region, wo die Grenzstränge zuerst angelegt wurden, behalten sie in der weiteren Entwicklung einen beträchtlichen Vorsprung. Schon bei etwa 1 cm langen Embryonen isolieren sich hier grosse Ganglienzellengruppen grösstenteils von den Grenzsträngen und lagern sich allmählich an der ventralen Seite der Bauchaorta.

Diese von den Grenzsträngen isolierten Ganglienzellengruppen stellen die Anlage der sekundären Sympathicusganglien und der akzessorischen Sympathicusorgane der Bauch- und Beckenhöhle dar. Nach oben behalten sie jederseits mit dem betreffenden Grenzstrang

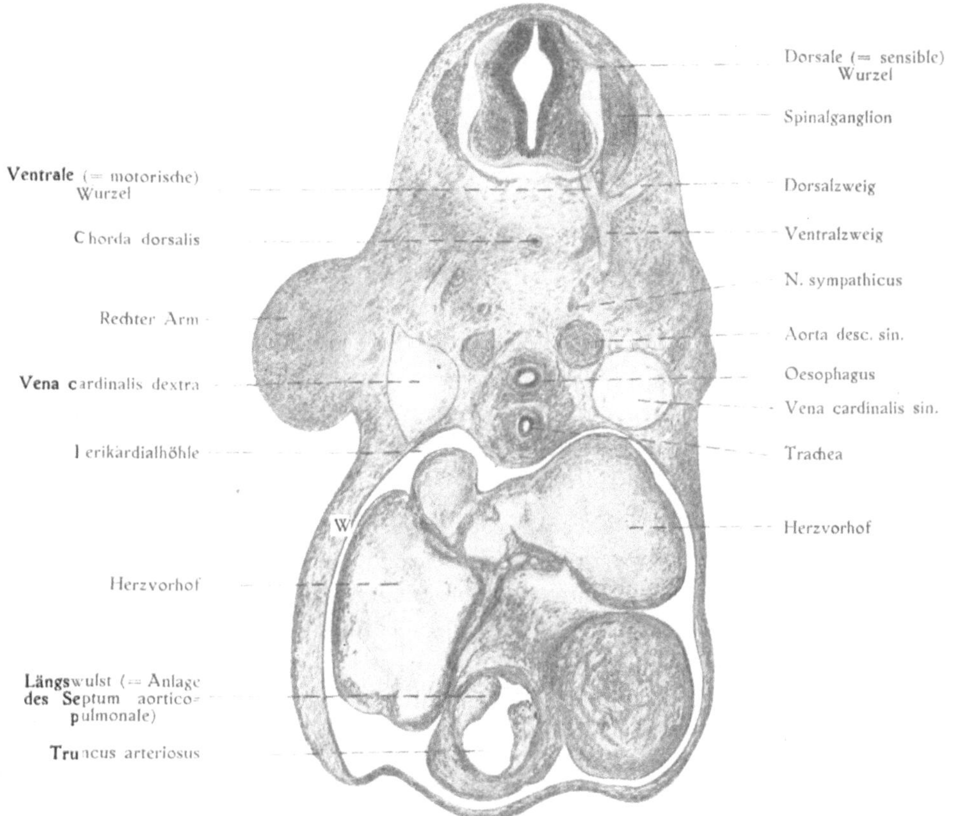

Fig. 189.

Querschnitt eines 8,3 mm langen Embryos, die Lage der Sympathicusgrenzstränge etc. zeigend.

gewöhnlich zwei Verbindungen, aus welchen die Nervi splanchnici gebildet werden. Bei der folgenden starken Kaudalwärtsverschiebung der oberen Bauchorgane werden die sekundären Sympathicusbauchganglien auch mitverschoben und dadurch werden die Nervi splanchnici allmählich stark descendent und in die Länge gezogen.

Wenn nachher die dorsalen Zwerchfellpartien sich teilweise von dorsalen Körperwandteilen ausbilden, in welchen die Nervi splanchnici (von der unteren Hälfte der definitiven Brustregion ausgehend) eingebettet liegen, werden diese Nerven als Perforanten in die Lumbalportionen des Zwerchfelles aufgenommen.

Die nach vorne von der Aorta abdominalis verschobenen Sympathicuselemente bilden zuerst kompakte Massen von Fasern und Zellen. Diese Massen werden aber später aufgelockert und in Nervennetze umgewandelt, welche sich besonders um die grossen ventralen und lateralen Aortenzweige umher gruppieren und die Plexus sympathici der Bauch- und Beckenhöhle darstellen.

Diese Plexusbildungen werden teilweise von Nervenfasern und teilweise von Nervenzellen gebildet, welche letztgenannten von den sekundären Sympathicusganglien isoliert worden sind und im allgemeinen in den Knotenpunkten der Netzbildungen liegen. Solche Sympathicusganglien dritter Ordnung sind nach His jr. schon früh (bei etwa 1 cm langen Embryonen) an den beiden Curvaturen des Magens zu beobachten.

Von solchen tertiären, in der Nähe des Magen-Darmkanals gelegenen Sympathicusganglien werden wiederum einzelne Ganglienzellen isoliert und zusammen mit einwachsenden Nervenfasern in die Magen- bezw. Darmwände hinein verschoben. Hier bilden die Sympathicuselemente zuerst einen einfachen Plexus, welcher bei der Ausbildung der Ringmuskelschicht sich in zwei von dieser Muskelschicht getrennte Plexus, den Plexus myentericus und den Plexus submucosus differenziert.

Aus den von den Grenzsträngen dislozierten Sympathicusmassen, welche in unmittelbarer Nähe der Aorta liegen bleiben, entwickeln sich einesteils der die Aorta umspinnende Plexus aorticus und die sekundären Sympathicusganglien (von denen die grossen, die Nervi splanchnici aufnehmenden Ganglia coeliaca besonders wichtig sind); zweitens gehen aber auch aus den betreffende Sympathicusmassen (durch histologische Veränderung der Zellen) sogenannte Nebenorgane des Sympathicus (Zuckerkandl, 1901) hervor.

Zuckerkandl's Organe. Diese Nebenorgane des Sympathicus sind noch bei etwa 15 mm langen Embryonen nicht von den Geflechtganglienanlagen des Sympathicus zu unterscheiden. Anfang des dritten Embryonalmonats differenziert sich aber die gemeinsame Anlage in dunklere Plexusganglienzellen und lichtere Nebenorganzellen. Die letztgenannten bilden jederseits eine längliche, zusammenhängende Masse, welche nach oben dünn, nach unten (in der Höhe der A. mes. inf.) allmählich voluminöser wird.

Später löst sich die intermediäre Partie der betreffenden Zellenmasse auf. Bei etwa 6 cm langen Embryonen findet man daher jederseits einen kranialen (in der Nebennierenhöhe gelegenen) und einen kaudalen Nebenkörper. Der letztgenannte ist der grössere und stellt das noch beim Neugeborenen persistierende Zuckerkandl'sche Organ (der betreffenden Seite) dar.

Bei Neugeborenen sind die Zuckerkandl'schen Organe als zwei zu beiden Seiten der Arteria mesenterica inferior an der Vorderseite der Aorta liegende, etwa zentimeterlange (3—20 mm), lichtbraune Körper zu sehen. Bisweilen sind ihre oberen Pole durch eine Querbrücke (Isthmus) miteinander verbunden. Mit dem sympathischen Aortaplexus sind sie nur locker verbunden. Bei mikroskopischer Untersuchung findet man in denselben gar keine sympathischen Ganglienzellen. Dagegen enthalten sie neben zahlreichen Gefässen und kleineren indifferenten Zellen zahlreiche grosse sog. chromaffine Zellen, welche bei Behandlung mit Chromsalzen eine braune oder gelbe Färbung annehmen. Ähnliche chromaffine Zellen sind zuerst (v. Henle [1865]) in der Marksubstanz der Nebenniere und später in den akzessorischen Nebennieren, in der Steissdrüse, in den Carotisdrüsen und vereinzelt im Sympathicusgrenzstrang gefunden worden.

Bei Erwachsenen sind diese ZUCKERKANDL'schen Organe zurückgebildet und nur rudimentär zu finden. — Die kranialen Nebenorgane des Bauchsympathicus verschwinden als solche schon in der Fetalzeit. Wahrscheinlich gehen ihre Zellen teilweise in der Bildung des Nebennierenmarkes bezw. der akzessorischen Nebennieren ein.

Nicht nur in den Digestionskanal, sondern auch in andere Bauch- und Becken-organe dringen sekundär sympathische Ganglienzellen ein. Dieses ist sicher mit den Nebennieren und dem Uterus der Fall.

Auch von den Halsteilen der sympathischen Grenzstränge werden Nerven- und Zellenmassen ventro-medialwärts disloziert. Sie schliessen sich hier dem — zu dieser Zeit (in der 6. Embryonalwoche) noch in der Halsgegend liegenden — Herzen an und stellen die Anlage des Plexus cardiacus mit den Herzganglien dar. Von den letztgenannten dringen mehrere mit den Sympathicusfasern in die Herzwände hinein.

Bei der später stattfindenden Kaudalwärtsverschiebung des Herzens werden die ursprünglichen Verbindungen des Plexus cardiacus mit den Grenzsträngen (die Rami cardiaci) lang ausgezogen und descendent.

Wie schon oben hervorgehoben wurde, geht die ursprüngliche Segmentierung der sympathischen Grenzstränge sehr früh zugrunde. Sekundär tritt aber wieder eine Segmentierung der Grenzstränge auf, indem diese sich durch Ausbildung von longitudinell, interganglionär verlaufenden Nervenfasern verlängern. Die sympathischen Ganglienzellen sammeln sich hierbei wieder in distinkt abgegrenzte Häufchen, die definitiven Grenzstrangganglien, deren Zahl und Lage im allgemeinen derjenigen der ursprünglichen Grenzstrangganglien entspricht. Eine Ausnahme hiervon machen indessen die definitiven Grenzstrangganglien der Halsregion, welche jederseits nur in Zwei- oder Dreizahl auftreten (bei etwa 10 cm langen Embryonen) und also Aggregate der ursprünglichen Grenzstrangganglien darstellen.

Kopfganglien.

Schon vor der Bildung der Spinalganglienleiste und zwar schon ehe die Gehirn-anlage sich zu einem Rohr geschlossen hat, entsteht nach O. VEIT (1918) jederseits im Anschluss an den vorderen Teil des Rhombencephalon eine Kopfganglienleiste, aus welcher später die Kopfganglien hervorgehen.

Die Kopfganglien werden beim menschlichen Embryo sehr früh sowohl von dem Ektoderm und der Gehirnanlage wie voneinander vollständig getrennt. Schon Ende der dritten Embryonalwoche sind sie jederseits als vier distinkte Zellenhäufchen zu erkennen, von welchen zwei nach vorn und zwei nach hinten von der Gehörblase liegen (Fig. 174, S. 286).

Das vorderste Zellenhäufchen ist von allen das grösste. Es liegt lateralwärts von der Pons-Anlage und stellt die Anlage des Ganglion trigemini (Gasseri) dar. Ventralwärts verzweigt es sich und lässt hier drei para-sympathische Ganglien (das Ganglion ciliare, das Ganglion sphenopalatinum und das Ganglion oticum) aus sich hervorgehen.

Das zweite Zellenhäufchen, das unmittelbar nach vorn von der Gehörblase liegt, bildet die Anlage des Ganglion acustico-faciale. Dasselbe teilt sich später in ein Ganglion acusticum, welches bald in zwei Ganglien (das Ganglion vestibulare und das Ganglion spirale oder cochleare) zerfällt, und ein Ganglion faciale. Das letztgenannte wird dorthin verschoben, wo der Nervus facialis knieförmig umbiegt, und wird daher auch Ganglion geniculi genannt. Von diesem Ganglion sollen die para-sympathischen Nervenzellen stammen, welche das Ganglion submaxillare bilden.

Unmittelbar nach hinten von der Gehörblase tritt die Anlage des Ganglion glossopharyngeum als ein sehr kleines Zellenhäufchen auf (Fig. 174). Dieses Ganglion ist ursprünglich einfach, teilt sich aber in späteren Entwicklungsstadien gewöhnlich in zwei Ganglien, ein oberes (Ganglion jugulare glossopharyngei) und ein unteres (Ganglion petrosum).

Etwas weiter nach hinten liegt bei 3 mm langen menschlichen Embryonen ein dorso-ventral in die Länge gezogenes Zellenhäufchen (Fig. 174), das die Anlage des Ganglion vagi darstellt. Dieses Ganglion teilt sich konstant in ein oberes Ganglion, das Ganglion jugulare vagi, und ein unteres, das Ganglion nodosum.

B. Peripheres Nervensystem.

Histogenese des peripheren Nervensystems.

Die Frage, in welcher Weise die peripheren Nerven entstehen, ist seit langer Zeit eine Streitfrage gewesen. Und noch heute gehen die Ansichten hierüber weit auseinander.

Die meisten Autoren sind aber der Ansicht, dass jede Nervenfaser von einer einzigen Nervenzelle gebildet worden ist und zwar, dass jede motorische Nervenfaser von einer im Rückenmark oder Gehirn gelegenen Nervenzelle, und dass jede sensible Nervenfaser von einer Spinal- (bezw. Gehirn-) Ganglienzelle ausgewachsen ist. Die Nervenfasern stellen also kolossal in die Länge gewachsene Ausläufer, sog. Achsenzylinderfortsatze, der Nervenzellen dar. Jede Nervenzelle bildet — mit anderen Worten zusammen mit ihrem Achsenzylinderfortsatz und ihren kürzeren Ausläufern (die sog. Dendriten) eine histologische Einheit, das Neuron.

Bei seinem allerersten Auswachsen ist der Achsenzylinderfortsatz nackt, d. h. von keinem besonderen Zellenrohr umgeben. Bald sammeln sich aber um den Achsenzylinderfortsatz Mesenchymzellen, welche — wenn der Fortsatz länger wird — allmählich an Zahl zunehmen und zusammen die sog. SCHWANN'sche Scheide des Achsenzylinderfortsatzes bilden.

Wenn man diesen Standpunkt einnimmt, erklärt sich die Tatsache, dass die im zentralen Nervensystem verlaufenden Achsenzylinderfortsätze von keinen SCHWANN'schen Kernen umgeben sind, einfach daraus, dass hier keine Mesenchymzellen die Fortsätze umhüllen.

Die Tatsache, dass die Nervenfasern sehr gesetzmässig verlaufen und auch nach Umwegen ihr richtiges, oft weit entferntes Ziel erreichen, braucht nicht durch die Annahme von primären, unsichtbaren Verbindungen erklärt zu werden. Viel wahrscheinlicher finde ich die Hypothese, dass das Auswachsen der Nervenfasern nach den richtigen Endorganen auf einen Richtungsreiz (Tropismus) zurückzuführen ist, welcher von letzteren auf erstere ausgeübt wird. — Die sensiblen Nerven werden nach Roux (1899) sowohl vom Bindegewebe wie vom Epithelgewebe angelockt (Desmotropismus bezw. Epitheliotropismus), die motorischen Nerven von den speziellen Muskelanlagen bezw. Muskeln (Myotropismus).

Dass der zentrale Teil einer abgeschnittenen Nervenfaser bei der Regeneration von der in Zerfall begriffenen Nervensubstanz des peripheren Nerventeils angelockt wird (Neurotropismus), ist durch experimentelle Untersuchungen von FORSSMAN (1898, 1900) bewiesen.

Die Myelinscheide der Nervenfaser entsteht nach KOELLIKER und WESTFAL (1898) als eine Ausscheidung des Nervenzellen-Cytoplasmas, die von vornherein als feinster Überzug des Achsenzylinders auftritt, aber erst in späten Embryonalstadien — durch beträchtliche Verdickung — deutlich sichtbar wird.

Entwicklung der Rumpfnerven.

Die motorischen Nervenwurzeln.

Anfang der vierten Embryonalwoche (bei 4—5 mm langen Embryonen) wachsen von den motorischen Medullarrohrzellen Achsenzylinderfortsätze aus, welche das Medullarrohr verlassen und sich ventro-lateralwärts in dem Mesenchymgewebe verlängern (Fig. 140, S. 218). Diese Nervenfasern treten ursprünglich in einer kontinuierlichen Reihe aus dem Medullarrohr heraus, sammeln sich aber lateralwärts in getrennte Bündelchen, deren Fasern gegen je ein Myotom konvergieren (Fig. 172, S. 284).

Die Bündelchen, deren Zahl also derjenigen der Körpersegmente entsprechen, bilden die ventralen (= motorischen) Wurzeln der Spinalnerven.

In späteren Entwicklungsstadien sammeln sich die Fasern der verschiedenen ventralen Wurzeln auch medialwärts zu einfachen Bündelchen, welche — durch Abstände voneinander getrennt — vom Rückenmark ausgehen.

Die sensiblen Nervenwurzeln.

Diese Wurzeln entstehen etwas später als die motorischen. Wie schon (S. 284) erwähnt, werden sie von den Spinalganglien und von den daraus auswachsenden Nervenfasern gebildet. In einem Entwicklungsstadium, wenn die Spinalganglien ventralwärts voneinander segmental abgeschnürt sind, dorsalwärts aber noch miteinander zusammenhängen, wachsen von den Spinalganglienzellen je zwei Ausläufer aus, von welchen der eine dorsomedialwärts verläuft, um in die dorsale Medullarrohrzone einzudringen, der andere dagegen ventralwärts geht, um sich einer motorischen Wurzel anzuschliessen (Fig. 190).

Die zentralen Ausläufer der Spinalganglien dringen von Anfang an in einer ununterbrochenen Reihe in das Medullarrohr hinein und werden nie zu segmentalen Bündeln vereinigt. Dagegen sammeln sich die peripheren Ausläufer jedes Spinalganglions von Anfang an zu einem segmentalen Bündelchen, das sich mit der ventralen Wurzel zu einem gemischten Nervenstamm, dem Spinalnerv, verbindet (vgl. Fig. 190).

Verzweigung der segmentalen Spinalnervenstämme.

Jeder Spinalnervenstamm — welcher also beim Menschen (und bei den höheren Wirbeltieren) gemischter Natur ist — sendet einen kleinen, fast rekurrent verlaufenden, dorsalen Zweig aus (Fig. 190), setzt sich aber mit seiner Hauptmasse ventralwärts fort, den ventralen Hauptzweig bildend. Dieser verläuft nun grösstenteils in der Körperperipherie, sendet aber medialwärts einen (grösseren oder kleineren) Visceralzweig (Fig. 190) gegen das dorsale Mesenterium zu aus.

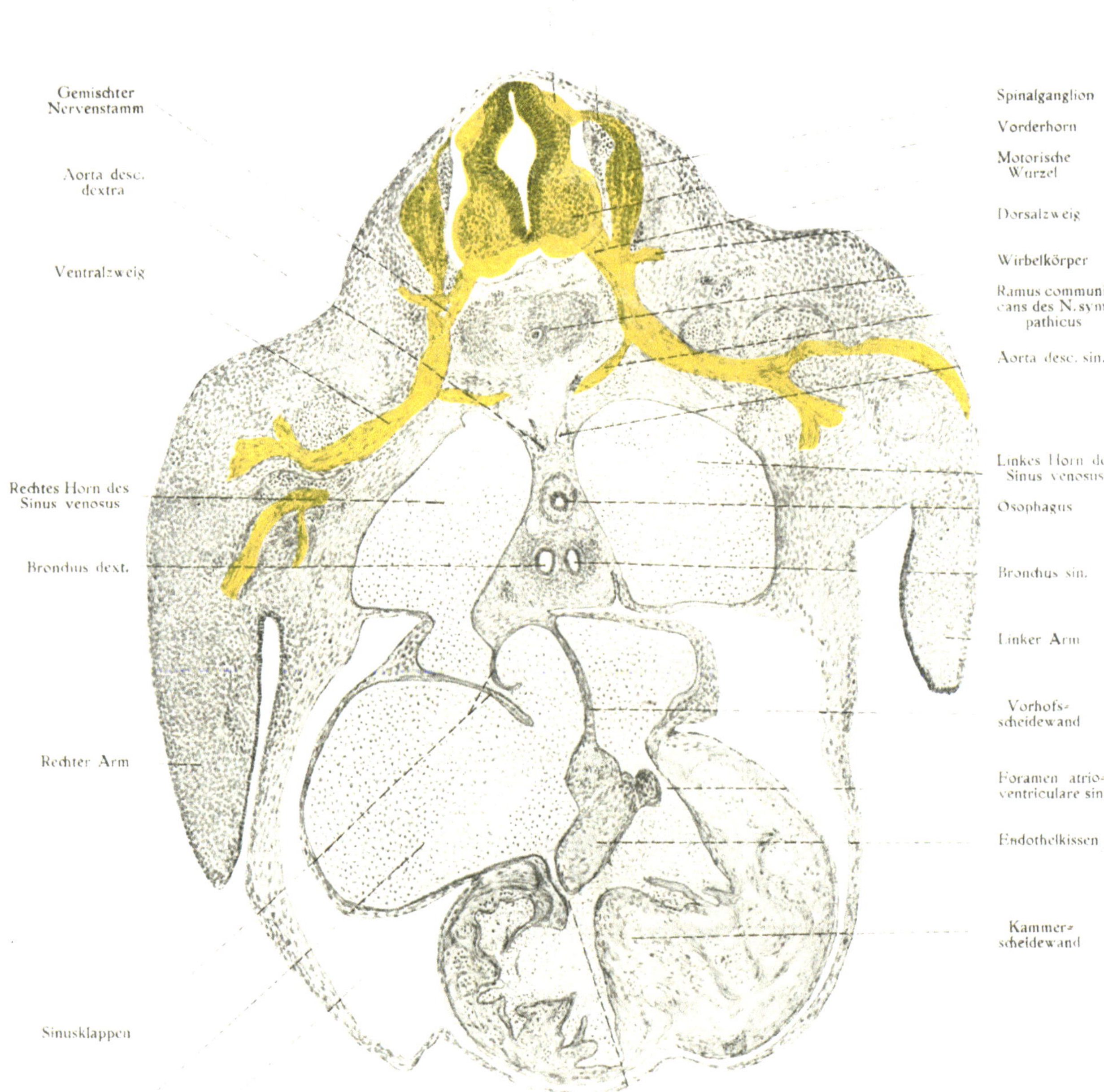

Fig. 190.
Querschnitt eines 11,7 mm langen Embryos, die Lage der grossen Nerven (gelb) zeigend.

Diese Visceralzweige werden — wie oben (S. 301) erwähnt — bei ihrem Auswachsen von Nervenzellen gefolgt, welche sich jederseits zu einer sympathischen Grenzstranganlage sammeln. Die proximalen Partien dieser Visceralzweige stellen die Communicanten der Spinalnerven mit dem Sympathicus dar.

Die ventralen Hauptzweige sind im übrigen hauptsächlich für die Innervation der lateralen und der ventralen Körperwände reserviert. Da indessen die Extremitäten von den lateralen Körperwänden als relativ sehr grosse, sich über mehrere Segmente erstreckende Knospen auswachsen, werden sie auch von diesen Nerven und zwar von einer beträchtlichen Zahl derselben versorgt. So erhalten die oberen Extremitäten, welche von dem oberen Brustsegment und von den vier unteren Halssegmenten hervorgegangen sind, ihre Nerven von den ventralen Hauptzweigen dieser Segmente. Und die unteren Extremitäten, welche von den fünf Lumbalsegmenten und den drei oberen Sakralsegmenten stammen, bekommen ihre Nerven von den ventralen Hauptzweigen dieser Segmente. Die ventralen Hauptzweige der vier oberen Halssegmente bilden den Plexus cervicalis, diejenigen der Brustsegmente die Nervi intercostales und diejenigen der zwei unteren Sakralsegmente und des ersten Coccygealsegmentes den Plexus pudendus et coccygeus.

Entwicklung der Brachial- und Lumbosacralplexus.

Gleichzeitig damit, dass die Extremitätanlagen in die Länge auswachsen, werden sie im Verhältnis zum ganzen Embryonalkörper relativ dünner. Der Ausgangsstelle einer Extremität vom Rumpfe entsprechen also z. B. Anfang der fünften Embryonalwoche nicht mehr so viele Körpersegmente wie im Anfang der vierten Embryonalwoche. Daraus erklärt sich, wenigstens teilweise, dass die betreffenden Spinalnervenzweige gegen jede Extremität konvergieren müssen. Da diese Nervenzweige nun — wie die Nerven in frühen Embryonalstadien überhaupt — relativ kolossal dick sind, werden sie an der engen Eingangsstelle zu der betreffenden Extremität so stark zusammengedrängt, dass sie hier eine Zeitlang als ein einziger Nervenstamm imponieren (Fig. 190). Zu dieser Zeit werden die Nerven von bindegewebigen Scheiden (Neurilemmata) umgeben, welche die einzelnen Nervenfasern in kleinere und grössere Bündel verpacken. Hierbei passiert es oft, dass Nervenfasern, welche weder denselben Ursprung noch dasselbe Ziel haben, mehr oder weniger weit zusammen zu einem gemeinsamen Bündel verpackt werden. Wenn nun in späteren Entwicklungsstadien die betreffende Extremität sich relativ zu den Nerven stark verdickt, und die Nerven also relativ dünner werden, so lockert sich der obenerwähnte Extremitätnervenstamm in seinen Bündeln auf und stellt jetzt eine verwickelte, netzartige Bildung, den Nervenplexus der Extremität dar.

Wie His gefunden hat, entsteht der Plexus brachialis schon bei etwa 7 mm langen Embryonen, während der Plexus lumbo-sacralis erst bei etwa 10 mm langen Embryonen fertig gebildet ist. Dieser Zeitunterschied erklärt sich daraus, dass das Auftreten der Spinalnerven zuerst in der Halsgegend zu beobachten ist und von hier aus allmählich kaudalwärts fortschreitet. Die Lumbosacralnerven entstehen also später als die Brachialnerven und bleiben diesen in der Entwicklung eine Zeitlang nach.

Entwicklung der Gehirnnerven.

In ähnlicher Weise wie im Gebiete des Rückenmarks gehen im Gehirngebiet die sensiblen Nerven von Ganglien, die motorischen direkt von dem Medullarrohr aus (His, 1887).

Indessen ist die einfache Anordnung von gemischten Segmentalnerven im Kopfgebiete des Menschen nicht mehr zu erkennen, obgleich anzunehmen ist, dass eine solche Anordnung in der Phylogenese ursprünglich auch hier vorhanden gewesen ist. Die segmentale Anordnung der Kopfnerven ist wahrscheinlich verloren gegangen einesteils dadurch, dass gewisse Gehirnganglien zugrunde gegangen sind, und andernteils dadurch, dass gewisse (zwei oder mehr) Segmentalnerven sich jederseits zu einem einfachen Nervenstamm vereinigt haben.

Ausserdem werden aber die Gehirnnerven dadurch kompliziert, dass die Kerne der motorischen Nervenfasern nicht wie in der ventralen Rückenmarkszone in einer einfachen Reihe liegen.

In dem Kopfgebiet teilt sich nämlich die ventrale, motorische Abteilung des Medullarrohres in ein ventrales und ein laterales Horn, von welchen beiden motorische Nerven ausgehen (HIS, 1887). Die motorischen Gehirnnervenwurzeln gehen also jederseits in zwei Reihen von dem Medullarrohr aus: in einer ventralen und in einer lateralen Reihe.

In der ventralen Wurzelreihe (welcher die einfache Reihe der motorischen Rückenmarkswurzeln entspricht) befinden sich nach HIS die Fasern der ausschliesslich motorischen Gehirnnerven: der Augenmuskelnerven und des Zungenmuskelnervs (des Hypoglossus).

In der lateralen Wurzelreihe befinden sich die motorischen Fasern der gemischten Gehirnnerven (des Trigeminus, des Acustico-Facialis, des Glossopharyngeus und des Vago-Accessorius). Die zentralen Ausläufer der betreffenden Ganglien gehen unmittelbar dorsalwärts von den lateralen Wurzeln in das Gehirn hinein.

Die zwei vordersten Gehirnnervenpaare (der Olfactorius und der Opticus) nehmen unter den Gehirnnerven eine besondere Stellung ein, indem sie ausschliesslich sensibler Natur sind und ausserdem eine von den anderen sensiblen Nerven recht abweichende Entwicklung haben.

I. Nervus olfactorius. Die sensorischen Zellen der Riechgrube (die sog. Riechzellen) senden während der fünften Embryonalwoche gehirnwärts je einen langen Ausläufer aus, welcher 1—2 Wochen später in die Anlage des Bulbus olfactorius hineinwächst.

Gleichzeitig mit der Bildung der knorpeligen Lamina cribrosa des Siebbeines wird der N. olfactorius hier in mehrere kleinere Nervenbündel, die Fila olfactoria, zersprengt.

II. Nervus opticus. Dieser Nerv wird von Fasern gebildet, welche hauptsächlich von den sog. Ganglienzellen der Retina auswachsen und durch den betreffenden Augenblasenstiel und dann durch die beiden Tractus optici zu den Thalami, Corpora quadrigemina anteriora und den Lobi occipitales cerebri ziehen.

V. Nervus trigeminus. Schon Ende des ersten Embryonalmonats (bei etwa 7 mm langen Embryonen) sendet das Ganglion trigemini (GASSERI) peripherwärts drei Hauptstämme aus, von welchen der erste (der Ramus ophtalmicus) zur Augenbechergegend, der zweite (der Ramus maxillaris) zum Oberkiefer und der dritte (der Ramus mandibularis) zum Unterkiefer geht. Die zentralen Ausläufer der Ganglienzellen sammeln sich zu einem gemeinsamen, dicken Bündel, welcher in die laterale Partie der Brückenanlage eindringt. In unmittelbarer Nähe von dieser Stelle kommt aus der Gehirnrohrwand die kleine motorische Wurzel des N. trigeminus heraus. Die meisten Fasern dieser motorischen Wurzel verbinden sich mit dem Ramus mandibularis, den sie aber bald wieder verlassen, um die Kaumuskeln und einzelne Muskeln des Mundbodens, des Gaumens und des Mittelohres zu innervieren.

III., IV. und VI. Die Augenmuskelnerven wachsen Anfang des 2. Embryonalmonats von ihren Kernen aus und erreichen bald die Orbitalmuskelanlagen.

VII. und VIII. Nervus acustico-facialis. Die motorischen Fasern dieses Nervenkomplexes gehen von einem (nach hinten vom Abducenskern) im Myelencephalon liegenden Kern (dem Facialis-Kern) aus. Die Ausläufer dieses Kernes verlassen aber nicht direkt das Gehirn, sondern laufen zuerst eine recht weite Strecke intracerebral, und zwar zunächst einen Bogen um den Abducens-Kern bildend.

Nach dieser Biegung kehren die betreffenden Nervenfasern aber beinahe zu ihrem Ausgangspunkt zurück und verlassen in dieser Höhe das Gehirn. Sie bilden die Hauptpartie des Nervus facialis, welcher ursprünglich im zweiten Visceralbogen (dem Hyoidbogen) verläuft und die Anlage des M. platysma myoïdes innerviert.

Da nun aber bald die obere Partie dieses Muskels aus dem Halsgebiet in die Kopfregion disloziert wird und hier in die sog. mimische Muskulatur des Kopfes zerfällt, wird die Folge die, dass die zugehörige Nervpartie gleichzeitig eine ähnliche Dislokation und Zerklüftung erfährt (C. Rabl). So wird also der Nervus facialis erst sekundär zu dem motorischen Gesichtsnerv.

Der sensible Teil des Nervus acustico-facialis wird von dem oben (S. 306) beschriebenen Ganglion acustico-faciale aus gebildet. Dieses Ganglion zerfällt bald in drei Ganglien: das Ganglion vestibulare, das Ganglion cochleare (= G. spirale oder G. acusticum im engeren Sinne) und das Ganglion faciale oder geniculi.

Die Ganglien des Acustico-facialis werden recht weit vom Gehirn verschoben und bei der Bildung des Schläfenbeines in der Pars petrosa dieses Knochens eingeschlossen.

IX. Nervus glossopharyngeus. Dieser Nerv wächst in den dritten Visceralbogen hinein. Die motorischen Fasern, welche — wie die motorischen Wurzeln überhaupt — früher als die sensiblen entstehen (Streeter), sind wenig zahlreich und innervieren nur zwei Pharynxmuskeln (M. constrictor medius und M. stylopharyngeus).

Die von dem Ganglion glossopharyngeum peripherwärts ausgehenden sensiblen Fasern gehen hauptsächlich zu der Pharynxwand und zu dem hinteren Drittel der Zunge.

X. und XI. Nervus vago-accessorius. Der Nervus vagus und der Nervus accessorius, welche gewöhnlich als getrennte Nerven beschrieben werden, sind nach Streeter (1905) als ein einziger gemischter Gehirnnerv zu betrachten.

Der gemeinsame motorische Kern ist lang ausgezogen und während der Phylogenese (Streeter) teilweise in die 3—4 oberen Halssegmente verschoben worden. Von diesem Kern gehen Fasern aus, welche die meisten Pharynxmuskeln, grosse Partien des M. trapezius und des M. sternocleidomastoideus, die Larynx-, Ösophagus- und Magenmuskulatur und teilweise das Herz innervieren.

Das Ganglion vago-accessorium teilt sich schon früh in zwei grössere (das G. jugulare und das G. nodosum vagi) und mehrere kleinere, mehr oder weniger rudimentäre Ganglien (die Accessoriusganglien Streeter's). Die peripheren Ausläufer der Vago-accessoriusganglien verlaufen kaudalwärts, um nach einem mehr oder weniger langen Verlauf in Pharynx, Ösophagus, Magen, Leber, Pankreas, Milz, Larynx, Trachea, Bronchien und Lungen ihre Ausbreitung zu finden.

Erst Ende der vierten Embryonalwoche (bei etwa 7,5—8 mm langen Embryonen) erreichen die Nervi vagi den Ösophagus. Diesem entlang wachsen sie dann schnell kaudalwärts und bilden schon bei etwa 10 mm langen Embryonen um die Ventrikelanlage einen mächtigen Plexus.

XII. Nervus hypoglossus. Anfang des 2. Embryonalmonats soll der Nervus hypoglossus ein gemischter Nerv sein.

Nach dieser Zeit ist er aber ein ausschliesslich motorischer Nerv, dessen Fasern die eigentliche Zungenmuskulatur innervieren.

Der bogenförmige Verlauf des Hypoglossus ist schon in der fünften Embryonalwoche zu erkennen. Mit diesem Nerv verbinden sich bald nachher Fasern aus den drei oberen Halsnerven um die sog. Ansa hypoglossi zu bilden.

Entwicklung der Sinnesorgane.

Die Entwicklung der Geruchs- und Geschmacksorgane ist schon oben (S. 102 und 110) beschrieben worden.

Es erübrigt sich also, hier die Entwicklung des Auges, des Ohres und der Haut zu schildern.

Entwicklung des Sehorgans.

Entwicklung der Augenblasen. Die allererste Entwicklung der Augenanlagen ist beim menschlichen Embryo bisher nicht beobachtet worden. Ende der dritten

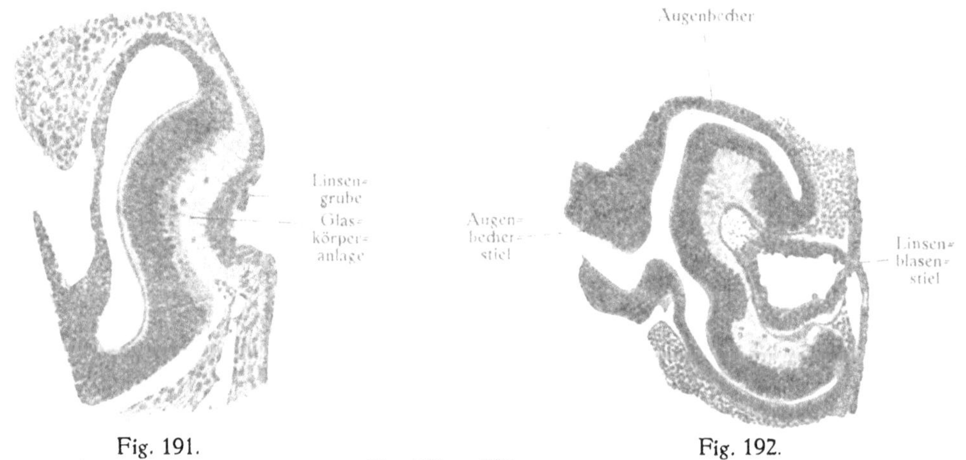

Fig. 191. Fig. 192.

Fig. 191 u. 192.

Schnitte durch Augenbecher und Linsenanlage. $\frac{100}{1}$. Fig. 191 von einem 5 mm langen Embryo. Nach HAMMAR. Fig. 192 von einem 7,2 mm langen Embryo. Nach HAMMAR. (Vgl. auch Fig. 193, S. 313).

Embryonalwoche (bei etwa 3 mm langen Embryonen) sind die Augenanlagen schon recht weit entwickelt (Fig. 48, S. 91). Sie bilden zwei seitwärts und nach oben von dem primären Vorderhirn ausbuchtenden Hirnwandblasen, die Augenblasen, deren Lumen mit demjenigen des primären Vorderhirnes in Verbindung steht.

Diese verlieren bald ihre ursprüngliche Trichterform, indem die Kommunikationsöffnungen mit dem Hirnventrikel kleiner, die periphere Augenblasenpartie dagegen grösser wird. Jetzt erst verdienen sie recht den Namen Augenblasen. Ihre periphere Partien bilden nämlich jetzt je eine blasenähnliche Auftreibung, welche durch einen dünneren Stiel mit der Hirnwand in Verbindung bleibt. Dieser Augenblasenstiel stellt die Anlage des Nervus opticus, die eigentliche Augenblase (im engeren Sinne) dagegen die Anlage der Retina dar. — Wenn der Augenblasenstiel in die Länge gezogen wird, geht sein Lumen in einen schmalen Kanal über. Durch diesen Zentralkanal des Augenblasenstieles kommuniziert die Höhlung der Augenblase mit dem 3. Gehirnventrikel.

Entwicklung des Augenbechers. Anfang der vierten Embryonalwoche tritt die Linsenanlage auf, und gleichzeitig beginnt die Augenblase, sich in den sog. Augenbecher umzuwandeln (vgl. Fig. 191—193).

Diese Umwandlung wird dadurch eingeleitet, dass die laterale (später vordere) Augenblasenwand, welche in naher Beziehung zur Linsenanlage liegt, sich gegen die mediale Augenblasenwand einstülpt. Die Höhlung der Augenblase wird hierbei zunächst zu einer engen Spalte reduziert (vgl. Fig. 191—194) und geht in späteren Stadien vollständig

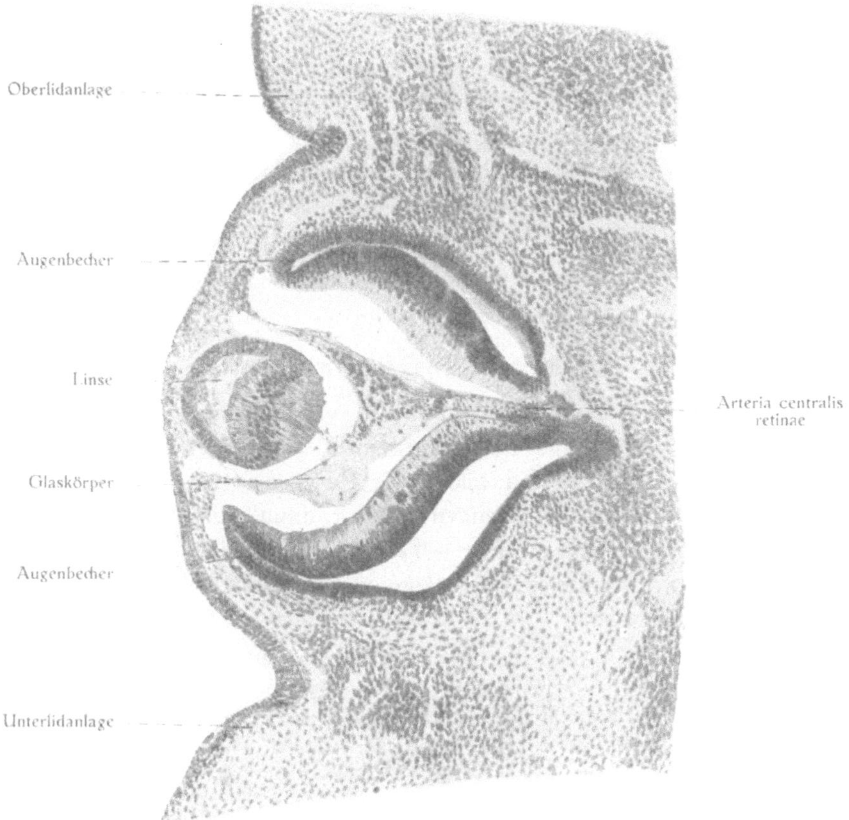

Fig. 193.

Schnitt durch Augenbecher und Linsenanlage von einem 11 mm langen Embryo. $\frac{100}{1}$
(Vgl. auch Fig. 191 u. 192, S. 312.)

verloren, indem das eingestülpte, innere Blatt — das sog. Retinalblatt — des Augenbechers mit dem äusseren Blatt — dem sog. Pigmentblatt — desselben verschmilzt.

Die Augenblase hat sich also in einen doppelwandigen Augenbecher umgewandelt, dessen Fuss von dem früheren Augenblasenstiel gebildet wird. Dieser Becher ist indessen an der unteren Seite defekt. Die Einstülpung des Retinalblattes hat sich nämlich hier auf die periphere Partie des Stieles fortgesetzt. Die hierdurch entstandene Spalte — die Augenbecherspalte — verschwindet wieder in der 6.—7. Embryonalwoche und zwar dadurch, dass die Ränder der Spalte miteinander verwachsen.

Erst nachdem diese Verwachsung stattgefunden hat, verdient der Augenbecher recht seinen Namen. Die Eingangsöffnung des Augenbechers bildet von nun ab ein kreisrundes Loch, welches die Anlage der Pupille darstellt.

In dem dieses Loch begrenzenden, freien Rande des Augenbechers gehen von Anfang an das Retinalblatt und das Pigmentblatt ineinander direkt über. Ursprünglich ist diese Eingangsöffnung des Augenbechers relativ gross und wird von der Linsenanlage ausgefüllt (Fig. 192—194); später wird sie allmählich relativ kleiner und kommt hierbei an der vorderen Fläche der Linse zu liegen (Fig. 195). Die Linse wird, mit anderen Worten, in die Höhlung des Augenbechers vollständig aufgenommen.

Während die Wände der Augenblase einander sehr ähnlich waren, ist dies mit den entsprechenden Wandpartien des Augenbechers nicht mehr der Fall. Das äussere Blatt desselben verdünnt sich nämlich stark, bis es aus einer einfachen Schicht kubischer Zellen besteht, während die Hauptpartie des inneren Blattes sich stark verdickt, um die eigentliche Retina zu bilden. Ausserdem bilden die Zellen des äusseren Blattes in ihrem Inneren Pigmentkristalle, welche dieses Blatt auch an ungefärbten Präparaten stark hervorheben, während die Hauptpartie des inneren Blattes unpigmentiert bleibt.

Entwicklung des Retinalblattes.

Das innere Blatt des Augenbechers hat in verschiedenen Partien eine sehr verschiedene Entwicklung. Diejenige Partie desselben, welche in dem Bechergrund liegt, verdickt sich nämlich sehr stark und bildet die Pars optica retinae; während die in der Nähe des Becherrandes liegenden Partien dünn ausgezogen werden und die Pars coeca retina (= Pars ciliaris + Pars iridica) bilden. Die Grenze zwischen der dicken Pars optica und der dünnen Pars coeca markiert sich schon früh als eine gezackte Linie (Ora serrata).

Pars optica retinae. Diese Partie des inneren Augenbecherblattes verdickt sich — wie erwähnt — stark. In ihr kann man bald zwei Schichten unterscheiden, von welchen die äussere (dem Pigmentepithel anliegende) erheblich dicker ist und mehrere übereinander gelagerte, einförmige Kerne besitzt, während die innere Schicht dünn und kernlos ist (Fig. 195). In diese Schicht wachsen die Nervenfortsätze zuerst hinein, wenn sie ihren Weg von der Retina aus zu dem Nervus opticus zu suchen haben.

Bei etwa 20 mm langen Embryonen hat sich die erwähnte Kernschicht der Retina in zwei Schichten gesondert, von denen die äussere aus zahlreicheren, kleinen Zellen besteht und sich stärker färbt, während die innere eine kleinere Zahl grösserer Zellen besitzt, welche weniger färbbar sind. Diese Zellen stellen die Anlagen der grossen Ganglienzellen der Retina dar, von welchen die zuerst auftretenden Opticusfasern Ausläufer sind.

Von den Zellen der äusseren Retinalschicht wandeln sich einige in stützende Elemente, die sog. MÜLLER'sche Radialfaser, um; aus den anderen entstehen (in beim Menschen noch nicht näher bekannter Weise) die übrigen Schichten der Retina. Die Membrana limitans externa bezw. interna sind relativ früh zu erkennen. — Zuletzt entwickeln sich die Stäbchen und Zapfen.

Pars coeca retinae. In der ganzen Pars coeca retinae verdünnt sich das innere Augenbecherblatt, bis es aus einer einfachen Schicht kubischer Zellen besteht. In der hinteren Partie der Pars coeca, welche an der Bildung des Ciliarkörpers teilnimmt, bleiben diese Zellen unpigmentiert; in der vorderen Partie dagegen, aus welcher die Iris teilweise hervorgeht, nehmen in späteren Stadien auch die Zellen des inneren Augenbecherblattes Pigment auf und zwar in solcher Menge, dass sie zuletzt nicht mehr von den Zellen des äusseren Augenbecherblattes unterschieden werden können.

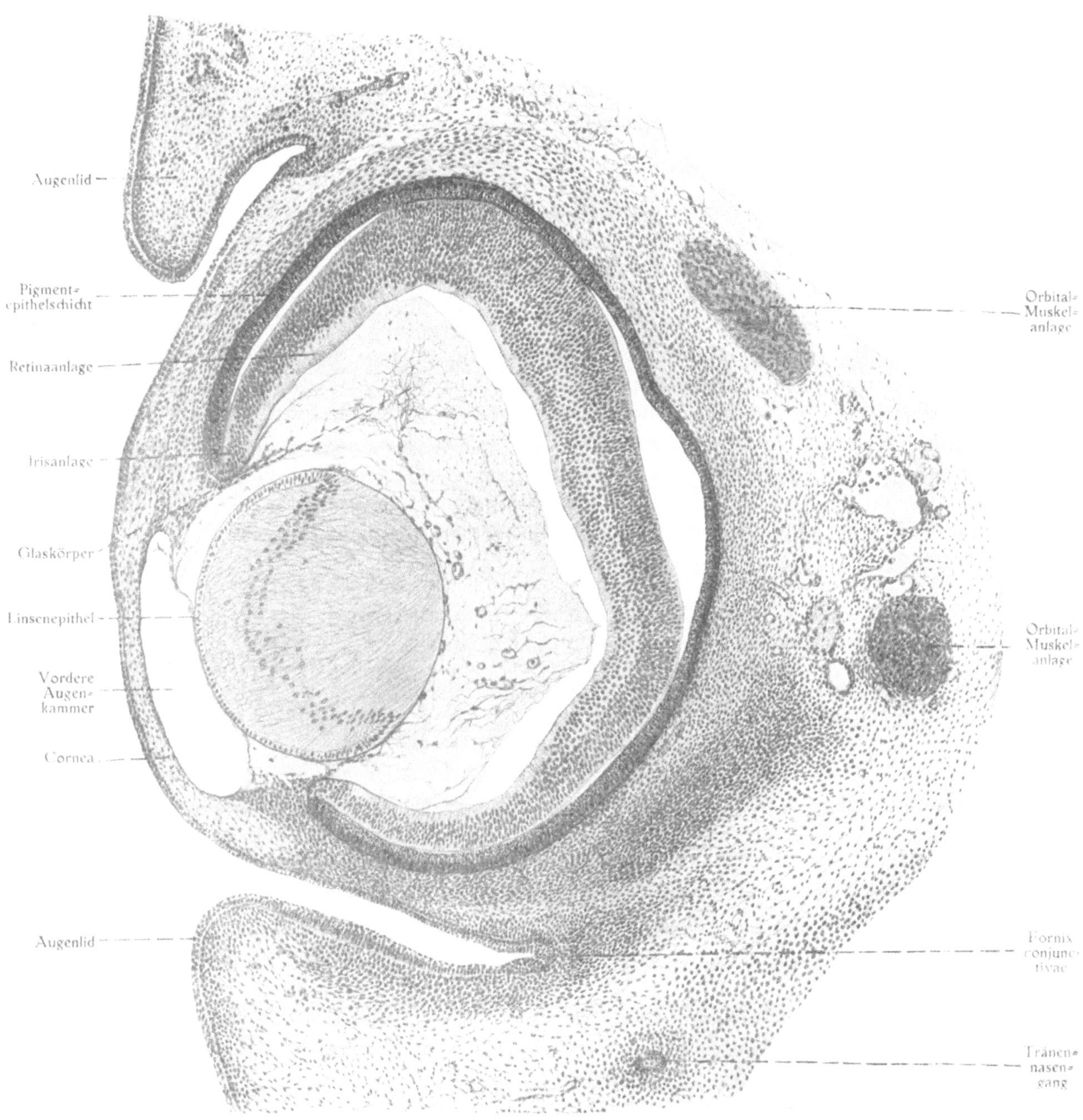

Fig. 194.
Schnitt durch die Augenanlage eines 25 mm langen Embryos. $\frac{80}{1}$. (Vgl. auch Fig. 195, S. 317.)

Entwicklung des Corpus ciliare.

Bei etwa 15 cm langen Embryonen beginnt der Ciliarteil des Augenbechers sich zu falten. Die Falten, welche unter sich parallel sind und den Linsenäquator in radiärer Richtung umgeben, werden nicht nur von den beiden Blättern des Augenbechers gebildet, sondern auch von dem das embryonale Auge umgebenden Mesenchym (Fig. 195), welches in die betreffenden Falten hineindringt. Die diese Falten tragende Mesenchympartie verdickt sich und bildet einen in das Innere des Auges einbuchtenden Ringwulst, welcher die Hauptpartie des Corpus ciliare darstellt. In diesem bindegewebigen Ringwulst entwickelt sich der Akkommodationsmuskel, der M. ciliaris. — Durch die sog. Zonulafasern, welche zwischen dem Linsenäquator und dem Ciliarkörper gebildet werden, wird die Linse an diesem fixiert (vgl. S. 319).

Entwicklung der Iris.

Die Irispartie des Augenbechers bildet nur die hinteren Schichten der definitiven Iris (die Uvea). Die vordere Irisschicht ist mesenchymatischer Herkunft, sie wird bei der Entstehung der vorderen Augenkammer von der Corneaanlage getrennt. Eine zeitlang geht diese Mesenchymschicht der Iris in die mesenchymatische Linsenkapsel direkt über (Fig. 195). Ein wahres Pupillarloch existiert also zu dieser Zeit nicht. Sie wird, mit anderen Worten, durch eine mesenchymatische Membran, die Pupillarmembran (Fig. 196), ausgefüllt, welche in die vordere Irisschicht übergeht.

Entwicklung der Binnenmuskeln des Auges.

Von den Binnenmuskeln des Auges soll der Akkomodationsmuskel, der M. ciliaris, aus Mesenchymzellen hervorgehen. Dagegen sind die Muskeln der Iris epithelialen Ursprunges. Sowohl der Sphincter iridis (Nussbaum, 1900, Szili, 1901) wie der Dilatator (Heerfordt, 1900, Szili, 1901) stammen nämlich aus dem Iristeil des Augenbechers.

Entwicklung des Nervus opticus.

Die Einstülpung der Augenblasenwand, welche die Augenblase in den Augenbecher umwandelt, setzt sich, wie erwähnt, auch an der ventralen Wand des Augenblasenstieles fort. Hierbei geht etwa die periphere Hälfte des letztgenannten in eine mit doppelter Epithelwand versehene Halbrinne über, welche durch gefässhaltiges Mesenchym ausgefüllt wird. Indem nun später die Ränder der Halbrinne sich nähern und untereinander verwachsen, wird das oben erwähnte Mesenchym, welches die Anlagen der Arteria und Vena centralis retinae einschliesst, in die periphere Hälfte des Augenbecherstiels aufgenommen.

Der Augenbecherstiel stellt gewissermassen die Anlage der Sehnerven dar. In ihm wachsen nämlich die Opticusfasern als Ausläufer der Retinazellen nach dem Gehirn.

Hervorzuheben ist indessen, dass der Augenbecherstiel den Opticusfasern bei ihrem fortschreitenden Wachstum nur als Leitstrang dient. Die den Augenbecherstiel ursprünglich bildenden Epithelzellen nehmen nicht an der Nervenfaserbildung teil, sondern werden von den einwachsenden Nervenfasern allmählich auseinander gedrängt und wandeln sich in die Neurogliazellen des Sehnerven um.

Später dringt noch gefässführendes Bindegewebe in das Innere des Sehnerven hinein und zerklüftet ihn in eine grosse Anzahl gröberer und feinerer Faserbündel.

Der Zentralkanal des Augenblasenstieles, welcher den Hohlraum der Augenblase mit dem dritten Gehirnventrikel verband, obliteriert, wenn die Opticusfasern den Augenbecherstiel einnehmen.

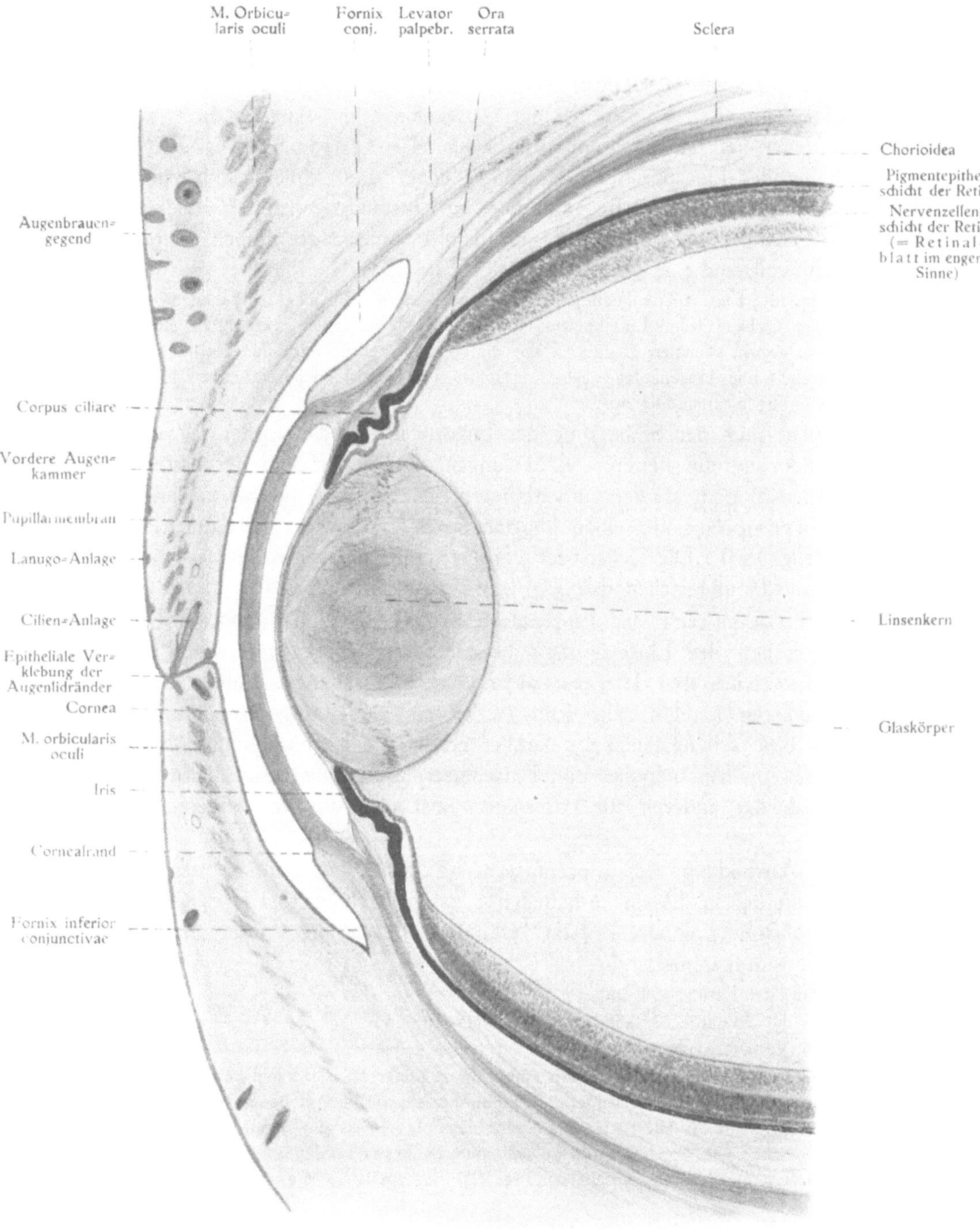

Fig. 195.
Schnitt durch die Augenanlage eines 17 cm langen Embryos.

Entwicklung der Linse.

Gegenüber den Augenblasen entstehen Anfang der vierten Embryonalwoche zwei ektodermale Verdickungen (Linsenplatten), welche die ersten Linsenanlagen darstellen. Hand in Hand mit der Umbildung der Augenblase in Augenbecher (vgl. S. 313) wandelt sich jederseits diese Linsenplatte in eine Linsengrube (Fig. 191) um. Die Eingangsöffnung der Linsengrube wird immer enger und schliesst sich zuletzt, indem ihre Ränder miteinander verwachsen. Die so entstandene (mit Flüssigkeit gefüllte) Linsenblase hängt kurze Zeit noch mit dem Ektoderm zusammen, wird aber bald von demselben vollständig abgeschnürt (Fig. 192 u. 193).

Zu der Zeit der Linsenplattenbildung besteht das Ektoderm aus einer einfachen niedrigen Zellenschicht, welche im Gebiete jeder Linsenplatte schnell höher wird. Hier verlängern sich nämlich die Ektodermzellen zu hohen, schmalen Zylinderzellen, die so dicht stehen, dass ihre Kerne nicht in gleicher Höhe Platz finden. Die Linsenanlage sieht darum — obgleich fortwährend einschichtig — bei flüchtiger Untersuchung mehrschichtig aus.

Unmittelbar nach der Schliessung der Linsenblase ist die vordere Wand derselben fast ebenso dick wie die hintere. Bald fangen aber die Zellen der hinteren Linsenblasenwand an, sich noch stärker zu verlängern. Sie wachsen hierbei zu langen Fasern, sog. Linsenfasern, aus, die einen hügelartigen Vorsprung in das Lumen der Linsenblase bilden (Fig. 193). Die Zellen der vorderen Linsenblasenwand werden umgekehrt kürzer, fast kubisch, und stellen das sog. Linsenepithel dar (Fig. 194).

Nach dem Äquator der Linsenblase zu gehen die Linsenfasern allmählich in die kubischen Zellen des Linsenepithels über. Diese Übergangszone ist zugleich die Proliferationszone der Linsenfasern. Die ursprünglich hinteren Zellen der Linsenblase verlieren nämlich sehr früh (wenn sie eine Länge von etwa 0,18 mm erreicht haben) ihre Teilungsfähigkeit; nachher erfolgt die Faserneubildung ausschliesslich auf der Grenze von Linsenepithel und Linsenfasermasse, und zwar dadurch, dass eine Epithelzelle nach der anderen zur Faser auswächst und sich der früheren Fasermasse auflagert.

Bei der Ausbildung der Linsenfasermasse geht das Lumen der Linsenblase (unter Resorption der in diesem enthaltenen Flüssigkeit) bald (bei etwa 20 mm langen Embryonen) vollständig verloren. Jetzt verbinden sich also die Vorderenden der Linsenfasern mit dem Linsenepithel.

Der Zuwachs der Linse findet statt:

1. durch die erwähnte Neubildung der Linsenfasern; und
2. durch Verlängerung und Verdickung der (schon gebildeten) Linsenfasern.

Wenn die zuerst gebildeten Linsenfasern eine gewisse Länge (z. B. 0,5 mm beim Kaninchen) erreicht haben, können sie sich nicht weiter verlängern. Da nun die Apposition von neuen Linsenfasern fortdauert und diese etwas länger als die älteren werden, wird die Folge, dass die zuerst gebildeten Linsenfasern nicht nur von den Seiten her, sondern auch an dem hinteren bezw. vorderen Linsenpole von den später gebildeten Linsenfasern umschlossen werden (vgl. Fig. 195). So entstehen Kern und Rindensubstanz der Linse.

Die embryonale Linse ist kugelig und relativ gross. Beim Neugeborenen hat sie ihre definitive Dicke (etwa 4 mm) aber nur etwa $^{2}/_{3}$ ihrer definitiven Grösse erreicht. Das Wachstum der Linse (durch Apposition) soll nach Priestley Smith während des ganzen extrauterinen Lebens fortdauern.

Die zuerst gebildeten (zentralen) Linsenfasern verlieren schon während der Embryonalzeit ihre Zellkerne. Sie werden von den äusseren kernhaltigen Linsenfasern allseitig umschlossen und komprimiert und bilden die zentrale, härteste Partie des Linsenkernes.

Der Linsenkern des Erwachsenen wird von der ganzen Fasermasse der embryonalen Linse gebildet. Erst in höherem Alter (im 45. bis 50. Lebensjahre) wird indessen der Linsenkern deutlich härter als die Rindensubstanz und zwar dadurch, dass er Wasser verliert. Gleichzeitig mit dem Härterwerden nimmt der Linsenkern einen gelben Ton an. Diese gelbe Farbe und das Härterwerden der Linse verringert natürlich allmählich immer mehr die Sehschärfe und das Akkommodationsvermögen des Auges.

Entwicklung der Linsenkapsel.

Schon im zweiten Embryonalmonat wird die Linse von einer sehr dünnen, hyalinen Kapsel umgeben, welche sehr elastisch ist und bekanntlich für die Akkomodation grosse Bedeutung bekommt. Diese Kapsel ist wahrscheinlich grösstenteils eine cuticulare Bildung, ein Ausscheidungsprodukt der Linsenzellen. Die vorderen Linsenzellen produzieren eine dickere Kapselschicht als die hinteren, welche ihre Hauptaufgabe als Linsenfasern bekommen und wahrscheinlich bei der Verlängerung ihre cuticulabildende Fähigkeit grösstenteils verlieren. Zu dieser cuticularen Kapselschicht kommt später eine äussere Kapselschicht, welche die Verbindung der Linse mit den Zonulafasern vermittelt und in einer gewissen Entwicklungsperiode zahlreiche Gefässe enthält (Capsula vasculosa lentis).

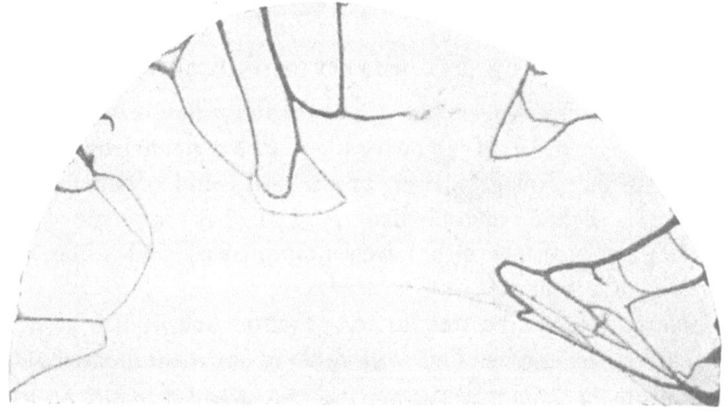

Fig. 196.
Obere Hälfte der Pupillarmembran eines 40 cm langen Embryos. Von dem Irisrand herausgeschnitten und frisch mit Gentianaviolett gefärbt. $\frac{20}{1}$.

Entwicklung des Glaskörpers.

Die Höhlung des Augenbechers wird ursprünglich von der Linsenanlage ausgefüllt. Indem aber der Augenbecher stärker als die Linsenanlage an Grösse zunimmt, entsteht zwischen der Pars optica retinae und der hinteren Linsenseite ein Zwischenraum, welcher zunächst durch ein kernarmes Gewebe ausgefüllt wird. Dieses Gewebe, welches den sog. primitiven Glaskörper (Fig. 191, S. 312) bildet, stammt aus dem Retinalblatt des Augenbechers, ist also ektodermaler Herkunft.

Zunächst beteiligt sich das ganze Retinalblatt an der Bildung des primitiven Glaskörpers. Von denjenigen Zellen, welche später zu den stützenden Elementen der Retina werden, wachsen cytoplasmatische Fortsätze in den oben erwähnten Zwischenraum hinein, wo sie ein dichtes Netzwerk bilden. Dieser Prozess hört in der Pars optica retinae auf, sobald diese Partie sich gegen die Pars coeca histologisch abgegrenzt hat. In der Pars coeca dauert er aber noch eine Zeitlang fort und liefert hier sowohl Zuwachs zum Glaskörper wie vor allem die Fasern der Zonula ciliaris (Zinnii), welche die Linse am Corpus ciliare befestigen (Fig. 195).

Kurze Zeit, nachdem die Bildung des primitiven Glaskörpers angefangen hat, wächst gefässreiches, kernarmes Mesenchymgewebe (der sog. mesodermale Glaskörper [KOELLIKER]) durch die Augenbecherspalte in die Augenbecherhöhlung hinein, wo es in den primitiven Glaskörper hineindringt und sich mit ihm intim verbindet. Auf diese Weise entsteht der definitive Glaskörper, welcher also doppelter (sowohl ektodermaler wie mesodermaler) Herkunft ist (vgl. Fig. 193).

Von den Gefässen des mesodermalen Glaskörpers, welche bei der oben (S. 313) erwähnten Verwachsung der Augenbecherspalte in dem Innern des Augenbechers bezw. des Augenbecherstieles zu liegen kommen, persistieren beim Menschen nur diejenigen Zweige, welche die Retina nutrieren (Arteria bezw. Vena centralis retinae). Die weiter nach vorne ziehenden Zweige, welche den Glaskörper selbst (Vasa hyaloidea) und die Linse (Vasa lentis) nutrieren, gehen während des späteren Embryonallebens vollständig verloren.

Ein mit wasserheller Flüssigkeit erfüllter Hohlkanal, der Canalis hyaloideus, welcher in der Glaskörperachse bis zur hinteren Linsenfläche verläuft, markiert indessen noch beim Erwachsenen die frühere Lage der Hauptstämme der Vasa hyaloidea.

Gleichzeitig mit den Vasa lentis geht auch die Pupillarmembran, in welcher ihre peripheren Zweige Gefässchlingen bilden, spurlos zugrunde.

Entwicklung der äusseren Augenhäute.

Die äusseren Häute des Auges (die Chorioidea, die Sclera und die Cornea) sind alle mesenchymatischen Ursprungs. — Etwa gleichzeitig mit der Ausbildung des Augenbechers tritt die Anlage dieser Häute auf, und zwar in der Form einer Mesenchymkapsel, welche sowohl den Augenbecher wie die Linse gemeinsam umgibt (vgl. Fig. 193, S. 313). In dieser Mesenchymkapsel sind schon früh zwei verschiedene Schichten zu erkennen:

1. eine innere, gefässreiche und locker gebaute, und
2. eine äussere, gefässarme und von Anfang an mehr kondensierte Schicht.

In den hinteren und seitlichen Partien des Auges bleiben diese beiden Schichten miteinander (und mit dem Augenbecher) in intimer Verbindung und stellen hier die Anlagen der Chorioidea und Sclera dar (Fig. 194, S. 315).

In der vorderen Partie des embryonalen Auges werden dagegen die entsprechenden Mesenchymschichten voneinander getrennt und zwar dadurch, dass an der Grenze derselben die vordere Augenkammer auftritt. Die äussere Mesenchymschicht, welche an der vorderen Seite der Augenkammer zu liegen kommt, wird hier durchsichtig und bildet die Cornea. Die innere Mesenchymschicht, welche an der hinteren Seite der vorderen Augenkammer zu liegen kommt, nimmt teilweise an der Bildung der Capsula vasculosa lentis teil und bildet mehr peripherwärts die vordere, bindegewebige Schicht der Iris und das Ligamentum pectinatum iridis (Fig. 195, S. 317).

Entstehung der Augenkammer. Unmittelbar nachdem die Linsenblase sich vom Ektoderm abgeschnürt hat, liegt sie noch mit ihrem Mutterboden in Kontakt. Bald dringen aber in den Zwischenraum zwischen der Linse und dem Ektoderm Mesenchymzellen hinein, welche zu einer dünnen, aber Linse und Ektoderm vollständig trennenden Schicht konfluieren. In dieser Mesenchymschicht, welche sich allmählich verdickt, entstehen bei etwa 20 mm langen Embryonen kleine, mit heller Flüssigkeit gefüllte Gewebelücken, deren zarte Scheidewände bald zugrunde gehen. Auf diese Weise entsteht eine einheitliche grössere Gewebelücke (Fig. 194), welche, wie oben erwähnt, Cornea und Pupillarmembran von einander trennt und die Anlage der vorderen Augenkammer darstellt.

Die vordere Augenkammer dehnt sich bald peripherwärts aus, die Iris und ihr Ligamentum pectinatum von der Cornea trennend (Fig. 195, S. 317).

Hervorzuheben ist, dass die hintere Augenkammer sich nicht selbständig entwickelt, sondern als eine Erweiterung der vorderen Augenkammer entsteht. Daraus erklärt sich gewissermassen, dass die hintere Augenkammer viel später als die vordere entsteht und zwar erst nachdem die Pupillarmembran (Fig. 196) atrophisch geworden ist.

Chorioidea. Schon in der sechsten Embryonalwoche (v. KOELLIKER) ist die Anlage der Chorioidea als eine gefässreiche Mesenchymschicht zu erkennen, welche das Pigmentblatt des Augenbechers zunächst umgibt.

Sclera. Diese Augenhaut entwickelt sich — wie erwähnt — aus der äusseren, gefässarmen Schicht der Mesenchymkapsel. Das Mesenchym nimmt hier eine fibrilläre, fast sehnenähnliche Struktur an, welche zu der weissen Farbe der Sclera Anlass gibt.

Die Sclera verdickt sich allmählich und bekommt erst beim Erwachsenen ihre definitive Dicke. Dass sie beim Kinde nicht ganz weiss, sondern etwas bläulich erscheint, hängt davon ab, dass sie hier noch genügend dünn ist, um das unterliegende Pigment hindurchschimmern zu lassen.

Cornea. Gleich wie die Sclera entwickelt sich diese Augenhaut aus der äusseren Schicht der Mesenchymkapsel. Diejenige Partie dieser Mesenchymschicht, welche bei der Bildung der vorderen Augenkammer nach vorn von dieser zu liegen kommt, wird durchsichtig und bildet die Cornea (vgl. Fig. 193—195).

Entstehung der Augenlider der Conjunctiva und der Nickhaut.

Wie schon oben (S. 76) erwähnt wurde, entstehen die Augenlider im zweiten Embryonalmonat und zwar jederseits als eine niedrige Hautfalte, die die bisherige nackte Sclero-Cornealanlage ringförmig umgibt (Fig. 36, Taf. I).

Die den späteren Lidwinkeln entsprechenden Partien dieser Ringfalte bleiben bald im Wachstum stehen, während die oberen und unteren Partien der Ringfalte immer stärker in die Breite wachsen, je weiter sie von den Lidwinkeln entfernt sind. Auf diese Weise wird die anfangs fast kreisförmige oder ovale Öffnung zwischen den Lidrändern nicht konzentrisch eingeengt, sondern zur Lidspalte umgewandelt (Fig. 43, S. 78).

Anfang des dritten Embryonalmonats fangen die Lidanlagen an, sehr stark in die Breite zu wachsen. Die Ränder der beiden Lidanlagen werden einander bald bis zur Berührung genähert und werden jetzt miteinander durch epitheliale Verklebung vereinigt (vgl. Fig. 44, S. 78 und Fig. 199).

Die epitheliale Lidrandverklebung persistiert beim Menschen gewöhnlich nur bis zum siebenten oder achten Embryonalmonat. Bei vielen Säugetieren dauert sie aber regelmässig noch eine zeitlang nach der Geburt (die Jungen dieser Tiere werden, wie man sagt, „blind geboren").

Das vom Ektoderm gebildete Epithel der Augenvorderwand entwickelt nie ein Stratum corneum, sondern nimmt das Aussehen einer Schleimhaut an. Das Cornealgewebe wird direkt von diesem Epithel bedeckt. Peripherwärts von der Cornea entwickelt sich dagegen zwischen dem Epithel und der Sclera eine dünne Schicht lockeres Bindegewebe, welches zusammen mit dem betreffenden Epithel die sog. Conjunctiva bulbi bildet. In ähnlicher Weise wie diese entwickelt sich die die Innenseiten der Augenlider auskleidende Conjunctiva palpebrarum, welche einerseits (an den Fornices) in die Conjunctiva oculi, andererseits (an den Augenlidrändern) in die äussere Haut direkt übergeht.

Schon zur Zeit der Lidrandverklebung legt sich die Nickhaut als eine kleine Konjunktivalfalte am inneren Lidwinkel an. Dieselbe ist anfangs recht dick, wird aber später zusammengepresst und dünner. Bis zur Mitte des Embryonallebens entwickelt sich die Nickhaut zu einer relativ ansehnlichen Bildung, die dem dritten Augenlid niederer Wirbeltiere[1]) vollständig entspricht; nach dieser Zeit bleibt die Nickhaut aber in der Entwicklung immer mehr zurück und stellt beim Neugeborenen normalerweise nur ein rudimentäres Organ, die sog. Plica semilunaris dar.

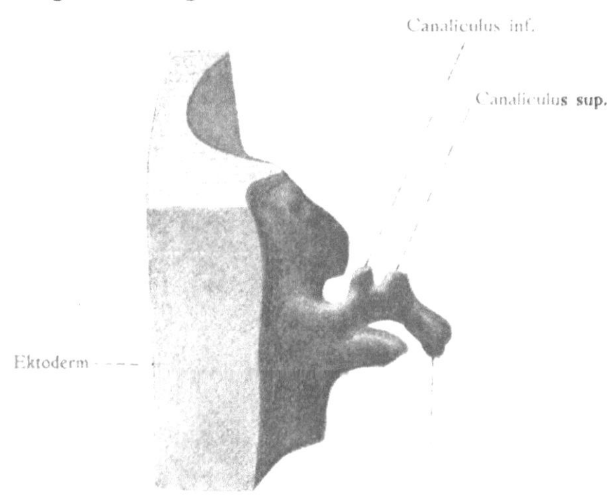

Fig. 197.
Rekonstruktionsmodell der linken Tränenkanalanlage (noch nicht vollständig vom Hautepithel abgeschnürt) eines 11 mm langen Embryos. Schief von innen gesehen. Nach FLEISCHER (1906).

Entwicklung der Tränenableitungswege.

Anfang des zweiten Embryonalmonats senkt sich von dem Epithel der Tränennasenfurche ab in die Tiefe eine Epithelleiste ein, die von dem Oberflächenepithel bald vollständig abgeschnürt wird (vgl. Fig. 197). Auf diese Weise entsteht ein solider Epithelstrang, der allseitig von Mesenchym umgeben wird und die Anlage des Ductus naso-lacrimalis darstellt. Derselbe verlängert sich sowohl nach unten wie nach oben. Das untere Ende des Epithelstranges stellt sich zuletzt mit dem Epithel der betreffenden Nasenhöhle in Verbindung.

---

[1]) Bei gewissen Tieren (z. B. bei Vögeln und Anuren) wird die Nickhaut so stark entwickelt, dass sie die ganze vordere Augenfläche zu überspannen imstande ist.

Von dem oberen Ende des soliden Epithelstranges sprossen schon früh die Anlagen der Canaliculi lacrimales als solide Knospen heraus (Fig. 197). Zuerst entsteht das untere Tränenröhrchen und etwas später das obere. Beide sind von Anfang an relativ ansehnliche Bildungen, die der Anlage des Ductus naso-lacrimalis an Dicke etwa gleichkommen.

Erst bei etwa 33 mm langen Embryonen erreichen die Anlagen der beiden Tränenröhrchen das Lidrandepithel, mit welchem sie bald verschmelzen. Diese Verschmelzung findet am Oberlid in unmittelbarer Nähe des inneren Lidwinkels statt, am

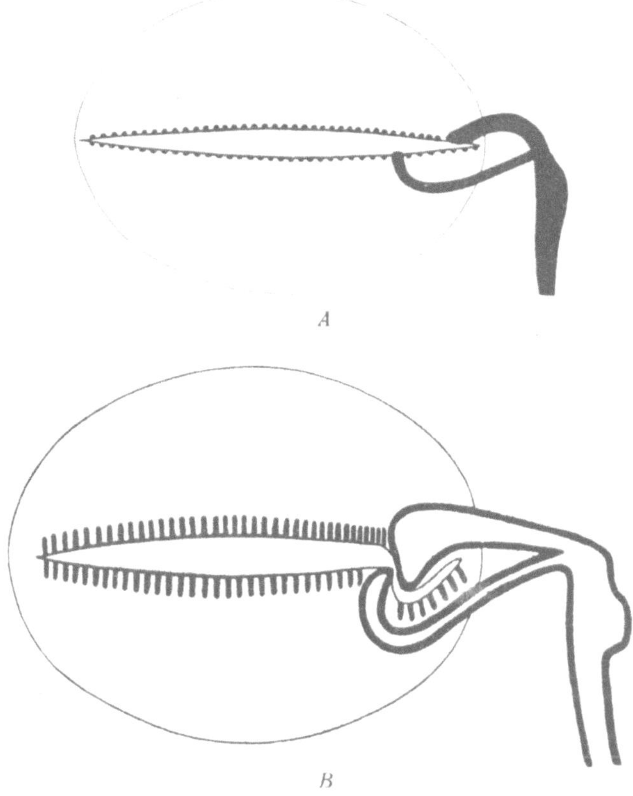

Fig. 198.
Schemata, die Entstehung des Tränenkarunkels aus dem untern Augenlid zeigend.
Nach Ask! Anat. Anz. (1907).

Unterlid dagegen (entsprechend der grösseren Länge des unteren Tränenröhrchens) bedeutend mehr lateral (Fig. 198 *A*).

Etwas unterhalb der Stelle, wo sich die beiden Tränenröhrchenanlagen vereinigen, markiert sich schon früh als eine Verdickung die Anlage des Tränensacks (Fig. 198).

An dieser Stelle beginnt zuerst die Aushöhlung der bisher überall soliden Kanalanlage. Anfang des vierten Embryonalmonats schreitet die Lumenbildung bis zu den Mündungsstellen fort, die noch eine zeitlang solid bleiben. Die Mündungsstelle des Ductus naso-lacrimales in der Nasenhöhle bricht Anfang des fünften Embryonalmonats durch. Die werdenden Mündungsstellen der Canaliculi lacrimales markieren sich zu dieser Zeit schon als Erhabenheiten (die sog. Puncta lacrimalia), werden aber erst im siebenten Embryonalmonat kanalisiert (Ask, 1908).

Entwicklung der Lidrandhaare und Drüsen.

Einige Zeit, nachdem die Lidränder miteinander vollständig epithelial verklebt worden sind, beginnen an denselben die Anlagen der Wimpern (Cilien) aufzutreten.

Die Cilien werden in 2—3 Reihen hintereinander angelegt. Von diesen tritt die vorderste Reihe zuerst, die hinterste Reihe zuletzt in Erscheinung. — Die Cilienanlagen stellen Epithelknospen dar, welche von dem Lidrandepithel aus in die mesenchymatöse Lidpartie hineinwachsen.

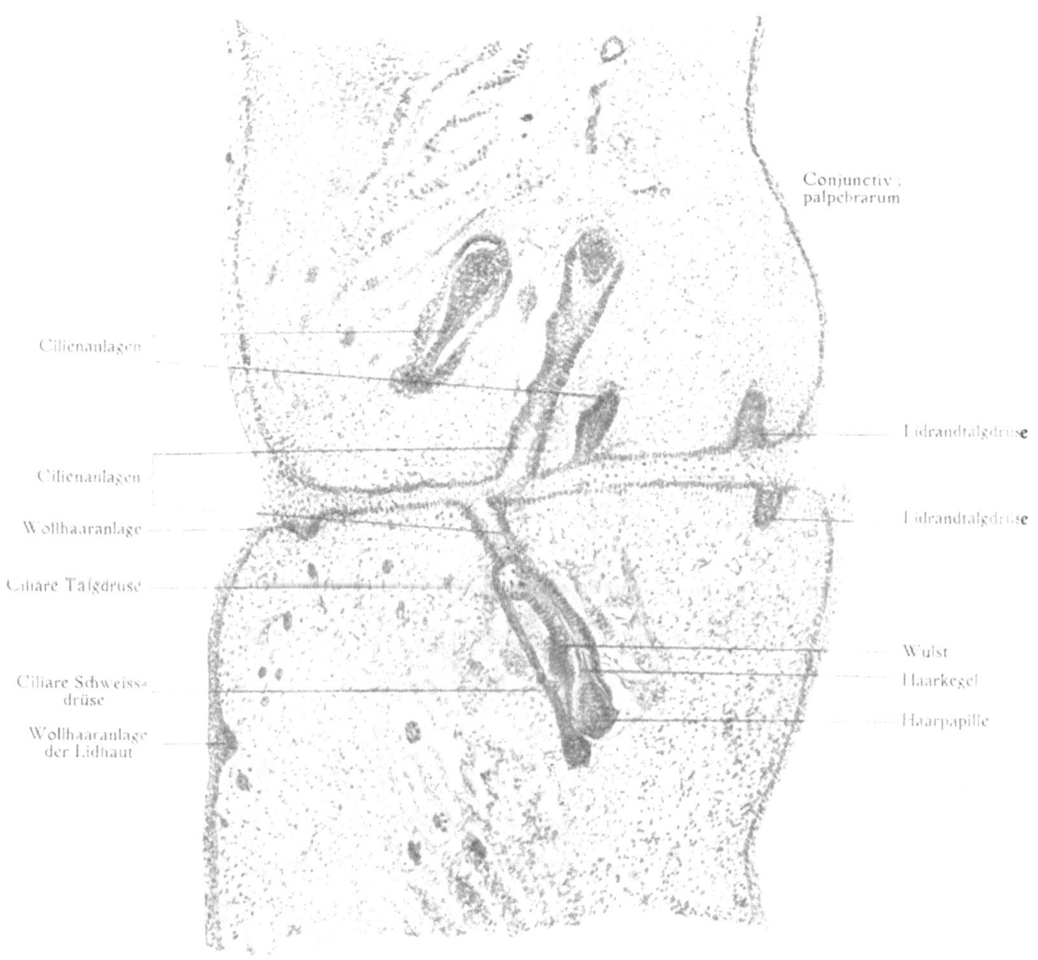

Fig. 199.
Schnitt durch die verklebten Lidränder eines 17 cm langen Embryos. $\frac{100}{1}$.
Nach ASK: Anat. Hefte, Bd. 36 (1908).

Schon im vierten Embryonalmonat werden an den zuerst angelegten Cilien die Talgdrüsenanlagen als Ausbuchtungen erkennbar. In einem etwas späteren Stadium (vgl. Fig. 199) werden von den Cilienanlagen aus auch Schweissdrüsen (sog. MOLL'sche Drüsen) angelegt (ASK, 1908).

Hinter der hintersten Cilienreihe entsteht bei etwa 13 cm langen Embryonen an jedem Lidrand eine Reihe von Epithelknospen, die den Cilienanlagen anfangs sehr ähnlich sind. Es sind dies die Anlagen der Lidrandtalgdrüsen (der sog. MEIBOM'schen

Drüsen). Aus den betreffenden Epithelknospen entstehen nämlich gar keine Haare, sondern sie werden ganz und gar zu der Bildung von Talgdrüsenzellen verwendet.

Aller Wahrscheinlichkeit nach sind aber diese Lidrandtalgdrüsen in der Phylogenese aus einer rückgebildeten Cilienreihe hervorgegangen.

Die Anlagen der Lidrandtalgdrüsen wachsen anfangs nur langsam in die Länge (vgl. Fig. 199). Im fünften Embryonalmonat verlängern sie sich aber tief in das Lidbindegewebe hinein und bekommen zahlreiche Seitensprossen. Gleichzeitig beginnen ihre Ausführungsgänge durch Zerfall der zentralen Zellen ausgehöhlt zu werden. Von diesem Stadium (Embryo 25 cm) ab kann man also von einer anfangenden Sekretion der Lidrandtalgdrüsen sprechen.

Wenn die Anlagen der Lidrandtalgdrüsen einigermassen gross geworden sind, sammeln sich um sie herum eine gemeinsame, immer dichtere Bindegewebshülle, die zuletzt fast knorpelähnlich hart wird und die Anlage des sog. Tarsus darstellt.

Entwicklung der Caruncula lacrimalis.

Es wurde oben hervorgehoben: 1. dass die embryonalen Tränenröhrchenanlagen relativ sehr voluminöse Bildungen darstellen und 2. dass dieselben sich zu den beiden Augenlidern verschieden verhalten, indem das obere Tränenröhrchen dem inneren Lidwinkel sehr nahe inseriert, während das untere Tränenröhrchen sich recht weit lateral davon mit dem Lidrand verbindet (Fig. 198 *A*).

Wie Ask (1907) gezeigt hat, kommt hierbei das obere Punctum lacrimale medial von allen Cilien- und Drüsenanlagen des oberen Lidrandes zu liegen, während durch das untere Tränenröhrchen einige (allerdings erst später zum Vorschein kommende) Cilien- und Drüsenanlagen des Unterlidrandes von der übrigen Reihe, so zu sagen, abgeschnitten werden und nasalwärts von dem unteren Tränenpunkte zu liegen kommen. Wenn nun in den folgenden Stadien die Tränenröhrchen sich noch mehr vergrössern, scheint diese isolierte Drüsen- und Ciliengruppe in dem eigentlichen Lidrande keinen genügenden Raum mehr zu finden (Fig. 198 *B*). Die ganze Gruppe mit dem sie einhüllenden Mesenchymgewebe wird daher vom unteren Augenlid immer mehr geschieden und hebt sich bald als eine Falte auf, die wir als Karunkelanlage bezeichnen können.

Die Karunkelanlage behält nur kurze Zeit ihre ursprüngliche Beziehung zum unteren Lidrand. Allmählich wird sie nämlich in die Tiefe und nach dem medialen Lidwinkel hin verschoben und kommt zuletzt zusammen mit der rudimentären Nickhaut zu liegen.

Dass die Caruncula lacrimalis des Erwachsenen nicht nur Talgdrüsen (den Lidrandtalgdrüsen und den Cilientalgdrüsen entsprechend) sondern auch kleine Haare (den Cilien entsprechend) enthält, darf also jetzt mehr, seitdem wir ihre Entwicklung kennen, kein Wunder nehmen.

Entwicklung der Conjunctivaldrüsen.

Die erste Anlage der Tränendrüse habe ich bei einem 30,5 mm langen menschlichen Embryo gefunden und zwar jederseits in Form von zwei kleinen Epithelknospen an der lateralen Partie des oberen Fornix conjunctivae. In der Nähe von diesen entstehen bald mehrere, so dass man schon bei 31 mm langen Embryonen eine Reihe von 5 – 8 Drüsenknospen finden kann. Im vierten Embryonalmonat können noch 1—2 Drüsenanlagen hinzukommen, so dass die Reihe im ganzen aus 9—10 Einzel-Drüsen zu bestehen kommt. Von diesen scheinen immer die zuerst gebildeten in der Entwicklung weit voraus zu bleiben (Fig. 200).

Anfangs einfach und solid, werden die betreffenden Drüsenanlagen bald verzweigt und ausgehöhlt. Die zuerst gebildeten wachsen stark in die Länge und dringen hierbei temporalwärts hervor, der Konvexität der Bulbusanlage zuerst genau folgend. Hierbei werden sie von den Anlagen der Levatorsehne bezw. der TENON'schen Kapsel gekreuzt und in je zwei Portionen, eine distale und eine proximale, gesondert.

Die proximalen Portionen der längeren Drüsenanlagen werden zusammen mit den später gebildeten, kürzeren Drüsenanlagen von einer gemeinsamen Bindegewebshülle umgeben und stellen die sog. Lidportion der Tränendrüse dar. Die distalen Portionen der längeren Drüsenanlagen werden ebenfalls von einer gemeinsamen Bindegewebshülle umgeben und bilden zusammen die sog. Orbitalportion der Tränendrüse.

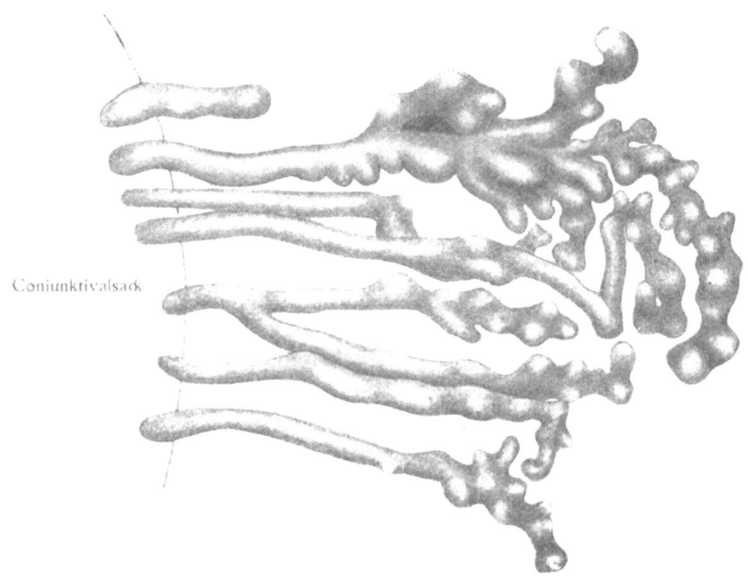

Fig. 200.

Rekonstruktionsmodell der Tränendrüsenanlage eines 55 mm langen Embryos. $\frac{40}{1}$. Nach ASK (1910).

Entwicklung des Gesichtssinns.

Die Erregbarkeit der Netzhaut und die Fähigkeit, Licht zu empfinden, sind schon zwei Monate vor dem normalen Geburtstermin vorhanden (KUSSMAUL, PREYER). Denn ein bis zwei Monate zu früh geborene Kinder zeigen bald (einige Minuten oder Stunden) nach der Geburt Pupillenverengerung bei starker Beleuchtung und wenden sich oft wiederholt dem Lichte zu. Wenn neugeborene Kinder im Dunkeln schlafen, kneifen sie die Lider stark zusammen, ja erwachen sogar, wenn plötzlich ein helles Licht den Augen sehr nahe kömmt (PREYER).

In den ersten Tagen nach der Geburt wird sicherlich nur der Unterschied von Hell und Dunkel empfunden. Erst viel später (vielleicht erst im zweiten oder dritten Lebensjahre) wird das Kind fähig, verschiedene Farben zu unterscheiden. Dieselben werden früher als Grau empfunden (PREYER).

Erst vom dritten Monat an scheint die Lichtperzeption des Kindes allmählich in eine Bildperzeption, d. h. ein wirkliches Sehen überzugehen.

Der Akkommodationsapparat kann schon im dritten Kindermonat oder früher unwillkürlich in Tätigkeit gesetzt werden. Eine willkürliche Akkommodation kann dagegen erst viel später (Ende des ersten oder Anfang des zweiten Lebensjahres) konstatiert werden.

Wenn wir diese langsame Entwicklung des menschlichen Gesichtssinnes in Betracht ziehen, muss es Wunder nehmen, dass gewisse Tiere (z. B. Hühnchen, Schwein) schon in den ersten Stunden nach der Geburt allem Anschein nach sowohl wahre Gesichtswahrnehmungen wie Akkommodation besitzen. — Andererseits gibt es aber auch Säugetiere (wie Hunde, Katzen, Kaninchen, Mäuse, Fledermäuse etc.), welche in den ersten Tagen nach der Geburt vollständig blind sind, indem, wie erwähnt, ihre Augenlider noch durch epitheliale Verklebung fest verschlossen sind.

Entwicklung des Ohres.

Das innere Ohr.

Etwa Anfang der dritten Embryonalwoche entsteht in der hinteren Kopfgegend — jederseits vom Hinterhirnbläschen — eine Ektodermverdickung, welche sich bald in das unterliegende Mesenchym einsenkt und so zu einem Ohrgrübchen vertieft wird (Fig. 32, S. 67). Die Eingangsöffnung jedes Ohrgrübchens wird bald immer kleiner und obliteriert zuletzt, indem die Einstülpungsränder des Grübchens mit einander verwachsen. So entstehen aus den beiden Ohrgrübchen zwei Ohrbläschen (oder Labyrinthbläschen), welche Ende der dritten Embryonalwoche (bei etwa 3 mm langen menschlichen Embryonen) noch durch je einen epithelialen Stiel mit dem Ektoderm verbunden sind, bald aber dieses Zeugnis ihrer Herkunft vollständig verlieren. Jedes Ohrbläschen, von einer wasserhellen Flüssigkeit (der Endolymphe) gefüllt, ist jetzt eiförmig und ohne Ausbuchtungen. Unmittelbar nach vorne von dem Bläschen liegt das Ganglion acusticofaciale (Fig. 174, S. 286), dessen Zellenausläufer sich einerseits mit dem naheliegenden Nachhirn, andererseits mit gewissen Zellen des Ohrbläschens in Verbindung setzen. — Vom Ektoderm wird das Gehörbläschen durch eine relativ dicke Mesenchymschicht getrennt.

Ende der vierten Embryonalwoche wächst von der medialen, oberen Partie des Ohrbläschens ein nach oben blind endigender Gang, der Ductus endolymphaticus (Fig. 201, S. 328), aus.

Bald nach der Bildung des Ductus endolymphaticus, entstehen ebenfalls aus der oberen Partie des Ohrbläschens die drei halbzirkelförmigen Kanäle (bei 10—15 mm langen Embryonen). Diese Bogengänge werden als abgeplattete, taschenförmige Ausstülpungen mit halbzirkelförmigen Umrissen angelegt. Im Randteil jeder Tasche persistiert nun das Lumen. Dagegen geht dieses in der mittleren Taschenpartie bald verloren und zwar dadurch, dass die beiden Epithelwände sich hier fest aufeinander legen und, wie es scheint, einer Art Druckatrophie anheimfallen. Die bei der Resorption der mittleren Taschenpartie entstandenen „Wundflächen" heilen dann zusammen und der Bogengang ist gebildet. Von den beiden Enden des Bogenganges, welche mit dem Labyrinthbläschen in Verbindung bleiben (Fig. 202 u. 203), ist das eine von Anfang an bauchig erweitert und bildet die sog. Ampulle.

Die obere Abteilung des Ohrbläschens, in welche die Bogengänge münden, bildet die Anlage des Utriculus. Diese wird schon früh durch eine nach innen vorspringende Falte von der unteren Bläschenpartie abgegrenzt.

Von diesem unteren Teil der Labyrinthblase, welcher die Anlage des Sacculus darstellt, beginnt schon Ende der fünften Embryonalwoche der Schneckengang, Ductus cochlearis, auszuwachsen. Dieser bildet zuerst nur eine Lagena-ähnliche Ausbuchtung

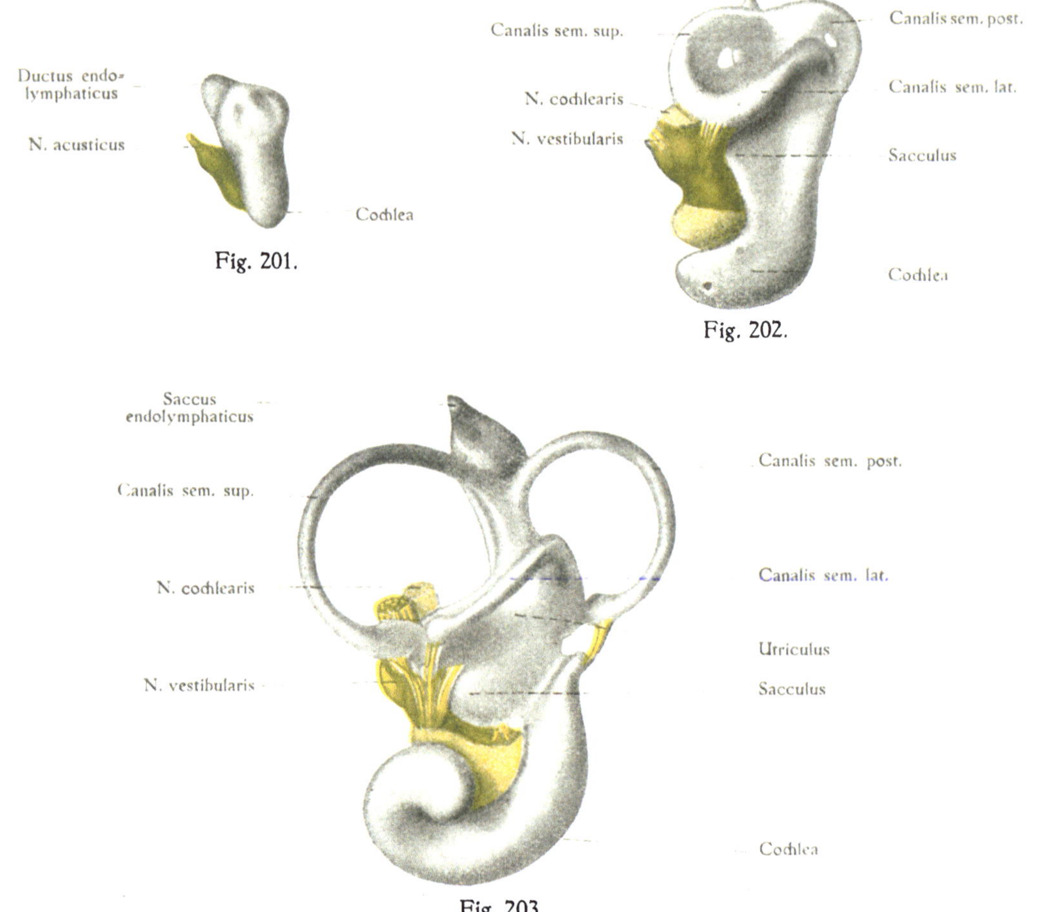

Fig. 201–203.
Rekonstruktionsmodelle, die laterale Seite des Labyrinthbläschens zeigend. Fig. 201 von einem 6,6 mm langen Embryo. Fig. 202 von einem 13 mm langen Embryo. Fig. 203 von einem 20 mm langen Embryo. Nach STREETER: Amer. Journ. of Anat., Vol. VI, 1907.

der Sacculuswand (Fig. 202), verlängert sich aber bald zu einem langen, spiralig gebogenen Rohr, welches schon im dritten Embryonalmonat (bei etwa 3 cm langen Embryonen) die definitiven $2^1/_2$ Windungen bildet.

In der letzten Entwicklungsperiode des Labyrinthbläschens sondern sich die jetzt beschriebenen Teile desselben immer mehr voneinander. So wird der Schneckengang grösstenteils vom Sacculus abgeschnürt. Von der ursprünglich weiten Verbindung persistiert nur ein kurzes, feines Rohr, der Canalis reuniens (HENSEN). — Andererseits wird der Sacculus auch vom Utriculus grösstenteils isoliert. Die diese Bläschenpartien trennende Falte wächst nämlich stark. Hierbei trifft sie gerade auf die Einmündungsstelle des Ductus endolymphaticus, dessen unteres Ende in zwei Schenkel gespaltet wird. Der eine von diesen Schenkeln kommt jetzt vom Utriculus, der andere vom Sacculus. Sacculus und Utriculus kommunizieren also nicht mehr direkt, sondern nur unter Vermittelung von den beiden Wurzelschenkeln des Ductus endolymphaticus miteinander.

Ursprünglich waren die epithelialen Zellen des Labyrinthbläschens einander alle gleich. Während der oben beschriebenen Formentwicklung des häutigen Labyrinthes differenzieren sich aber diese Zellen nach zwei verschiedenen Richtungen hin. Diejenigen Zellen, welche von den oben erwähnten Ausläufern der Ganglienzellen getroffen werden, verlängern sich nämlich, bekommen auf der freien Oberfläche Haare und entwickeln sich zu perzipierenden Sinneszellen, während die anderen Zellen der Labyrinthblase sich entweder zu Stützzellen der Sinneszellen ausbilden, oder sich mehr oder weniger stark abplatten und die indifferente Epithelwand der grösseren Partie des häutigen Labyrinthes bilden.

Wie oben erwähnt, lag das Ganglion acusticum ursprünglich an der vorderen Seite des Labyrinthbläschens. Dasselbe wird aber bei der Vergrösserung des letztgenannten bald nach der medialen Seite desselben hin disloziert. Die peripheren Ausläufer der Ganglienzellen setzen sich jetzt mit Epithelzellen der medialen Bläschenwand in Verbindung, und diese Epithelzellen wandeln sich dann in Sinneszellen, Neuroepithelzellen um. Zuerst bilden diese nebst ihren Stützzellen eine einzige primäre Macula, welche die gemeinsame Anlage der definitiven Maculae und Cristae acusticae sowie des CORTIschen Organs darstellt. — Bei der Entstehung der drei Bogengänge werden nun drei kleinere Neuroepithelzellengruppen von der oberen Partie der primären Macula durch indifferente Epithelzellen isoliert und je in eine Ampulle hineingeschoben. So entstehen die drei Cristae „acusticae", dessen Sinneszellen auf der freien Oberfläche relativ lange Haare bekommen.

In ähnlicher Weise wird eine untere Partie der primären Macula isoliert und in die medialwärts gerichtete Wand des Ductus cochlearis eingezogen. Hand in Hand mit der spiraligen Verlängerung des Schneckenganges verlängert sich auch diese Zellengruppe und bildet so das spiralförmig ausgezogene CORTI'sche Organ, dessen Sinneszellen sich speziell für die Schallperzeption ausbilden.

Der mittlere Rest der primären Macula wird bei der Abschnürung des Utriculus vom Sacculus in zwei Teile gesondert, welche die beiden definitiven Maculae „acusticae", die Macula utriculi und die Macula sacculi, darstellen. Über die Entwicklung der diese Maculae deckenden Otolithmembranen und der Otolithen beim Menschen wissen wir noch nichts Bestimmtes.

Gleichzeitig mit der Teilung der primären Macula wird auch der ursprünglich überall einfache Nervus acusticus in entsprechend viele Zweige zerlegt.

Das Ganglion acusticum bleibt nach der Trennung desselben vom Ganglion faciale (= geniculi) längere Zeit ein einheitliches Ganglion. Bei der Ausbildung der Cochlea wird indessen die untere Ganglionpartie von der oberen isoliert und in der knöchernen Schnecke (als das sog. Ganglion spirale) eingeschlossen. Die obere Partie des Ganglion acusticum bleibt dagegen ausserhalb des knöchernen Labyrinthes liegen. Sie bildet das in der Tiefe des Meatus auditorius internus gelegene Ganglion vestibulare.

Entwicklung des perilymphatischen Raumes.

Die die Labyrinthblase am nächsten umgebende Schicht der Blastemkapsel geht nicht in Vorknorpel und Knorpel über, sondern wandelt sich in perilymphatisches Schleimgewebe um, welches allmählich immer mehr verflüssigt und so die perilymphatischen Räume bildet.

Die perilymphatischen Räume konfluieren zu einem zusammenhängenden grösseren Raum, welcher das ganze häutige Labyrinth mehr oder weniger vollständig umgibt und sich durch einen engen von der Schnecke ausgehenden Gang, den Ductus perilymphaticus, mit dem Subarachnoidalraum in Verbindung setzt.

Zuerst tritt die Bildung des perilymphatischen Raumes an den lateralen Seiten des Sacculus und des Utriculus auf. (Hier bleibt die Tiefe des perilymphatischen Raumes auch zeitlebens am grössten.) Später werden auch die übrigen Seiten des Sacculus und Utriculus (mit Ausnahme von denjenigen

Stellen, wo Nervenfasern zu dem häutigen Labyrinth treten) von dem perilymphatischen Raum umflossen. Diese den Sacculus und den Utriculus gemeinsam umschliessende Partie des perilymphatischen Raumes benennen wir Vestibulum.

Von dem Vestibulum aus schreitet die Hohlraumbildung zuerst in die Bogengangkapsel ein. Hier werden die drei Bogengänge von dem perilymphatischen Raum je für sich allseitig umgeben. — In ganz anderer Weise verhält sich die Hohlraumbildung in der Schnecke. Der Ductus cochlearis wird nämlich nicht allseitig sondern nur auf zwei Seiten vom perilymphatischen Raum umgeben.

Entwicklung der Schnecke.

Die Bildung dieser Hohlräume ist mit der Entwicklung der eigentlichen Schnecke eng verknüpft. Ich werde sie darum zusammen beschreiben. Als Ausgangspunkt nehme ich ein Stadium, worin der Ductus cochlearis sich schon in zwei Spiralwindungen gelegt hat. In einem Frontalschnitt wird er also viermal getroffen. Die betreffenden Querschnitte desselben sind rund und liegen recht weit voneinander getrennt. Die knorpelige Kapsel umgibt den ganzen Ductus cochlearis ohne zwischen den verschiedenen Windungen desselben Scheidewände einzuschieben. Die knorpelige Schneckenkapsel bildet — mit anderen Worten — eine einfache, linsenförmige Höhle, welche ausser dem Ductus cochlearis und den zu demselben gehenden Nerven und Gefässen eine recht grosse Menge Mesenchym einschliesst.

Dieses Mesenchym wandelt sich grösstenteils in faseriges Bindegewebe um. An der unteren[1]) Seite des ganzen Ductus cochlearis geht indessen das Mesenchym in Schleimgewebe über. Diese spiralförmige Schleimgewebepartie verflüssigt bald und gibt zur Entstehung eines perilymphatischen Raumes Anlass, welcher unter dem Namen Scala tympani[2]) bekannt ist. — Etwas später bildet sich an der oberen Seite des Ductus cochlearis in ähnlicher Weise ein zweiter perilymphatischer Raum, dessen basales Ende von Anfang an mit dem Vestibulum zusammenhängt. Dieser obere perilymphatische Raum der Schnecke wird darum Scala vestibuli genannt.

Die Bildung dieser beiden Scalae schreitet von der Schneckenbasis aus allmählich gegen die Schneckenspitze hin. An der letztgenannten Stelle konfluieren zuletzt die beiden (perilymphatischen) Scalae, welche sonst überall voneinander getrennt sind. Durch diese Kommunikationsöffnung (Helicotrema) kommt also die Scala tympani sekundär mit dem Vestibulum in direkte Verbindung.

Zuerst sind die beiden perilymphatischen Scalae klein und schliessen fast nur den Ductus cochlearis (= die Scala media oder die endolymphatische Scala) zwischen sich ein. Später vergrössern sich ihre Querschnitte stärker als die des Ductus cochlearis. Dieser bleibt hierbei in der Nähe der knorpeligen Schneckenkapsel liegen und sein Querschnitt wird unter dem Drucke der perilymphatischen Scalae triangulär. Die letztgenannten dehnen sich besonders zentralwärts in der Schnecke stark aus und werden hier nur durch eine (Nerven und Gefässe einschliessende) Membran, die Lamina spiralis voneinander getrennt. Peripherwärts bleiben sie durch den Ductus cochlearis getrennt.

Von den beiden Scheidewänden der drei Scalae ist die obere von Anfang an die schwächere. Sie bekommt nur sehr wenig faseriges Bindegewebe und wird zu der dünnen Membrana Reissneri ausgezogen. Die die Scala media und die Scala tympani trennende Scheidewand bekommt mehr faseriges Bindegewebe, und wird bedeutend dicker; sie bildet die periphere Partie der Lamina spiralis und ist die Trägerin des CORTI'schen Organs.

Ausbildung des knöchernen Labyrinthes.

Im fünften Embryonalmonat (bei 20—25 cm langen Embryonen) geht nun die knorpelige Labyrinthkapsel durch endochondrale Verknöcherung in spongiöse Knochensubstanz über. Ausserdem findet aber in den aus faserigem Bindegewebe bestehenden Aussenwänden des perilymphatischen Raumes eine direkte Verknöcherung statt, welche zu der Entstehung des elfenbeinharten knöchernen Labyrinthes Anlass gibt.

---

[1]) Ich denke mir hierbei (wie man bei der Beschreibung der Schnecke zu tun pflegt) die Schneckenanlage mit der Spitze nach oben gerichtet.

[2] Weil derselbe nur durch die Membrana tympani secundaria von der Trommelhöhle getrennt ist.

Die Form des so gebildeten knöchernen Labyrinthes stimmt, im Grossen gesehen, mit derjenigen des häutigen Labyrinthes überein.

Von dieser Regel gibt es aber zwei Ausnahmen:

1. Sacculus und Utriculus werden zusammen mit der als Vestibulum bezeichneten Partie des perilymphatischen Raumes von einer gemeinsamen Knochenkapsel umhüllt;
2. auch in der Schnecke ahmt die Form des knöchernen Labyrinthes nicht genau derjenigen des häutigen Labyrinthes nach.

Das in der Schneckenachse gelegene, faserige Bindegewebe verknöchert zuerst und bildet den Modiolus. Von diesem aus geht die Verknöcherung peripherwärts zwischen den Schneckenwindungen, welche allseitig von kompaktem Knochen umgeben werden. Ausserdem schreitet die Verknöcherung vom Modiolus aus in die Lamina spiralis ein, jedoch ohne die Peripherie derselben zu erreichen. Durch diese unvollständige Verknöcherung wird die Lamina spiralis in zwei Teile gesondert: Eine mediale, mit dem Modiolus zusammenhängende Lamina spiralis ossea und eine laterale, das CORTI'sche Organ tragende Lamina spiralis membranacea (= Membrana basilaris). Mit Ausnahme von dieser Lamina spiralis membranacea und der Membrana Reissneri tritt in dem faserigen Bindegewebe des Inneren der Schneckenanlage überall Verknöcherung ein.

An denjenigen Stellen, wo der Ductus endolymphaticus und der Ductus perilymphaticus liegen, wird natürlich die Labyrinthkapsel defekt oder — mit anderen Worten — von entsprechend verlaufenden Kanälen durchsetzt. Der den Ductus endolymphaticus einschliessende Kanal geht vom Vestibulum aus und wird darum Aquaeductus vestibuli genannt. Der den Ductus perilymphaticus enthaltende Kanal kommt von der Scala tympani cochleae und wird Aquaeductus cochleae genannt.

Entwicklung des Mittelohrraumes und der Tuba.

In der Entwicklung der Mittelohrraumes lassen sich nach HAMMAR (1902) drei gut charakterisierte Perioden unterscheiden:

1. Eine Anlegungsperiode, während welcher die Anlage des Mittelohrraumes sich aus der ersten Schlundtasche und der lateralen Partie des Schlunddaches herausdifferenziert. Diese Periode beginnt Ende der dritten und erstreckt sich bis in die siebente Embryonalwoche.

2. Eine Abtrennungsperiode, während welcher die gemeinsame Anlage des Mittelohrraumes und der Tube durch eine oralwärts fortschreitende Einschnürung von dem Schlunde grösstenteils getrennt wird und nur eine kleine Kommunikationsöffnung in diesem behält. Diese Periode ist relativ sehr kurz und endet schon im Anfange des dritten Embryonalmonats.

3. Eine Umformungsperiode, während welcher der ursprünglich kleine und einfache Mittelohrraum sich mehr oder weniger unregelmässig vergrössert und hierbei seine komplizierte definitive Form annimmt. Diese Periode dauert das ganze folgende Embryonalleben und setzt sich auch im extrauterinen Leben fort.

Das Lumen der Trommelhöhle wird während der Umformungsperiode zuerst — durch relativ starke Vergrösserung der angrenzenden Gewebepartien — absolut verkleinert, ja sogar fast vernichtet (HAMMAR). Bald vergrössert es sich aber wieder und zwar grösstenteils unter Vermittlung des sog. peritympanalen Gallertgewebes.

Dieses Gewebe, welches etwa um die Mitte des Embryonallebens in dem die Trommelhöhle zunächst umgebenden Bindegewebe zur deutlichen Ausbildung kommt, erfährt in den letzten Embryonalmonaten eine Erweichung, wodurch mehrere mit Flüssigkeit erfüllte, submuköse Höhlen gebildet werden.

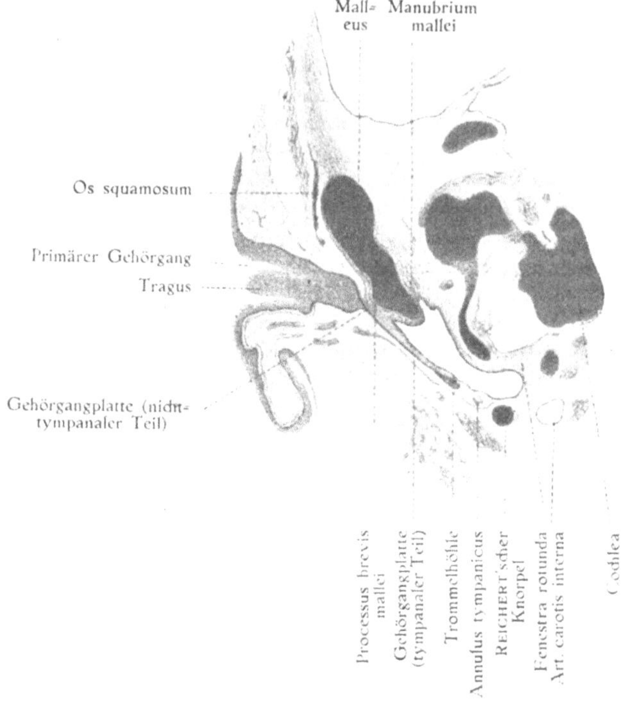

Fig. 204.

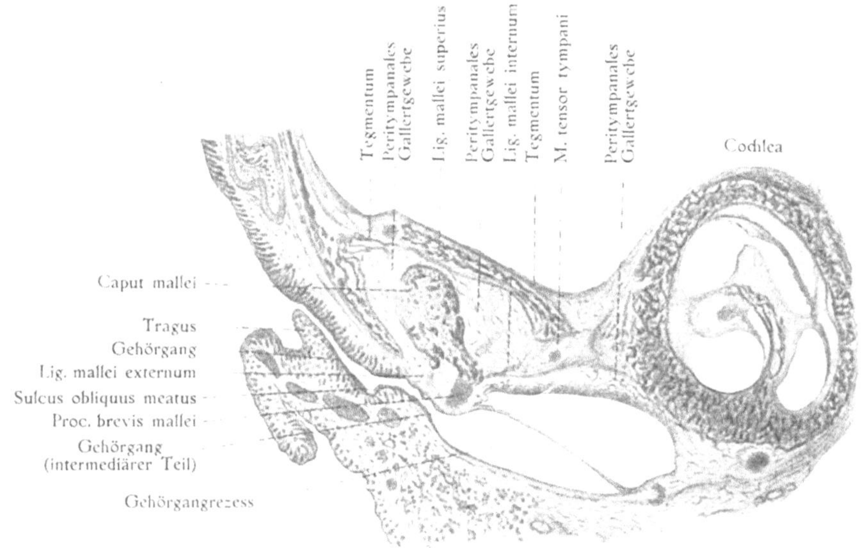

Fig. 205.

Fig. 204 und 205.
Frontalschnitte durch die Anlage des äusseren Gehörgangs und der Trommelhöhle. Fig. 204 eines 7 cm langen *(Sch.-St.-L.)* Embryos. $\frac{10}{1}$. Fig. 205 eines 19 cm langen *(Sch.-St.-L.)* Embryos. $\frac{5}{1}$. Nach HAMMAR: Arch. f. mikr. Anat., Bd. 59 (1902).

Der Inhalt jeder solchen Höhle scheint, nachdem die Erweichung einen gewissen Grad erreicht hat, sehr schnell resorbiert werden zu können. Daraus erklärt sich, dass die Trommelhöhle, welche sich auf Kosten solcher entleerten Höhlen vergrössert, sich nicht allmählich, sondern „sprungweise" (HAMMAR) erweitert.

Bei dieser durch das peritympanale Gallertgewebe vorbereiteten Erweiterung der Trommelhöhle kommen die Gehörknöchelchen und andere Bildungen (Chorda tympani, Ligamente und Muskelsehnen), welche sich ursprünglich ausserhalb der Trommelhöhle befanden, zuletzt scheinbar frei in die Trommelhöhle zu liegen. Sie liegen aber in der Tat fortwährend ausserhalb der die Trommelhöhle auskleidenden Schleimhaut, welche sie umgibt und durch mesenterienähnliche Falten (z. B. die Amboss-Steinbügelfalte) mit der Trommelhöhlenwand verbindet.

Die meisten durch Erweiterung und Ausbuchtung der Trommelhöhlenschleimhaut entstandenen Schleimhauttaschen konfluieren schon während der Embryonalzeit, indem die sie trennenden Schleimhautfalten zugrunde gehen. Einzelne Taschenbildungen, welche festere Begrenzungen haben, persistieren dagegen als solche und bilden, wenn die Kommunikationsöffnungen mit der Trommelhöhle klein sind, praktisch wichtige Stellen, wo sich bei Otitis media langdauernde Eiterungen etablieren können. Als solche wichtige, konstante Schleimhauttaschen sind die sogenannte Gipfelbucht und die obere Trommelfellbucht (PRUSSAK'scher Raum) zu nennen. Diese Taschen entstehen beide erst gegen das Ende des Embryonallebens.

Zu dieser Zeit vergrössert sich die eigentliche Trommelhöhle zwischen der Tensorfalte und der Amboss-Steigbügelfalte nach hinten und oben. So entsteht der Aditus ad antrum, von welchem aus das Antrum mastoideum bald (durch Erweiterung des Mittelohrraumes nach hinten und unten) gebildet wird.

Beim reifen Embryo haben sowohl die eigentliche Trommelhöhle wie der Aditus ad antrum und das Antrum mastoideum alle fast ihre definitive Grösse erreicht. Dagegen sind zu dieser Zeit noch keine Cellulae mastoideae gebildet, was indessen selbstverständlich erscheint, wenn wir in Betracht ziehen, dass der diese Zellen (beim Erwachsenen) einschliessende Processus mastoideus noch nicht existiert. — Erst in den 2.—20. Lebensjahren kommt dieser Processus zur vollständigen Ausbildung, und Hand in Hand hiermit entstehen die Cellulae mastoideae als nach unten gerichtete Fortsetzungen des Antrum mastoideum.

Unmittelbar nach der Abtrennung der eigentlichen Trommelhöhlenanlage von dem Schlunde ist die Tubaanlage ganz kurz und relativ weit. In der Umformungsperiode nimmt die Tube aber rasch relativ stark an Länge zu, und bildet nun ein verhältnismässig schmales Rohr mit rundlichem Querschnitt (HAMMAR). Mit der Ausbildung des Tubenknorpels Ende des vierten Embryonalmonats bekommt die Tube allmählich das definitive spaltförmige Lumen, welches nur bei Schluckbewegungen erweitert und durchgängig wird.

Beim reifen Embryo ist die Tube indessen noch recht kurz. Dagegen ist sie ein wenig weiter als beim Erwachsenen. Das Ostium pharyngeum tubae liegt während der Embryonalzeit ursprünglich tiefer als der harte Gaumen, rückt aber in der späteren Entwicklung allmählich höher als dieser. Beim Neugeborenen liegt es in der Höhe des harten Gaumens.

Der Mittelohrraum ist während der Embryonalzeit von einer gewöhnlich wasserhellen gelblichen Flüssigkeit (Fruchtwasser?) erfüllt, welche nach der Geburt im allgemeinen erst nach mehrstündigem Atmen (LESSER) vollständig ausgetrieben und durch Luft ersetzt wird.

Entwicklung der Muskeln des Mittelohres.

Der Musculus tensor tympani wird schon früh und zwar im Zusammenhang mit dem Musculus tensor veli palatini angelegt.

Obwohl phylogenetisch älter, entsteht der Musculus stapedius beim menschlichen Embryo etwas später.

Entwicklung des äusseren Ohres.

Das äussere Ohr entwickelt sich aus der ersten Schlundfurche und aus den beiden diese Furche begrenzenden Bogen (vgl. Fig. 35 u. 36, Taf. I). — Nicht die ganze Schlundfurche nimmt aber an der Bildung des äusseren Ohres teil. Sowohl die ventrale (an der ventralen Körperwand gelegene) wie die dorsale (ursprünglich mit der Wand des tubotympanalen Raumes verbundene) Partie der Furche verstreichen nämlich sehr früh. Die persistierende, intermediäre Partie vertieft sich und bildet die Ohrmuschelgrube (Fossa conchae).

Die Ohrmuschelgrube behält eine zeitlang nach oben und nach unten den Charakter einer Furche, breitet sich aber bald in der Mitte aus und bildet hier die Anlage der Cavitas conchae. Der obere Abschnitt der persistierenden Furche bildet später die Cymba conchae; der untere Abschnitt derselben ist die Anlage der Incisura intertragica (HAMMAR, 1902).

Aus der Anlage der Cavitas conchae wächst nach HAMMAR in der späteren Hälfte des zweiten Embryonalmonats (bei etwa 17 mm langen Embryonen) ein trichterförmiges, von Anfang an hohles Rohr (der primäre Gehörgang) einwärts. Die untere Wand dieses Rohres setzt sich Anfang des dritten Embryonalmonats in eine solide, epitheliale Platte, die Gehörgangplatte, nach innen fort (Fig. 204).

Diese Gehörgangplatte verlängert sich nach innen und unten, schiebt sich hierbei an der unteren Wand der Trommelhöhle entlang und wächst zu einer grossen, rundlichen Scheibe aus, welche die Anlage des Trommelfelles begrenzt.

Im siebenten Embryonalmonat spaltet sich die Gehörgangplatte in zwei Blätter. Indem nun diese Spalte der Gehörgangplatte mit dem Lumen des primären Gehörganges in Verbindung tritt, entsteht der sekundäre oder definitive Gehörgang (vgl. Fig. 204 u. 205).

Entwicklung des Trommelfells. Die Anlage des äusseren Gehörganges liegt ursprünglich recht viel ventralwärts von der Trommelhöhlenanlage. Indem aber die letztgenannte ventralwärts verschoben wird, rückt sie der Gehörganganlage immer näher. Die ursprünglich dicke Mesenchymwand, welche diese beiden Anlagen trennte (vgl. Fig. 63, S. 108) und in welcher sich der Griff und der kurze Fortsatz (Proc. lateralis) des Hammers entwickeln, wird hierbei immer dünner und stellt die Anlage des Trommelfelles dar. Die Trommelfellanlage hat also nichts mit der Verschlussmembran der ersten Schlundspalte zu tun.

Eine freie laterale (= untere) Fläche erhält die Trommelfellanlage erst mit der Spaltung der Gehörgangplatte. Die mediale (= obere) Fläche derjenigen Trommelfellpartie, welche der eigentlichen Trommelhöhle gegenüber liegt — der Pars tensa — ist von Anfang an frei. Dagegen bekommt die Pars flaccida erst im zehnten Embryonalmonat (bei der Entstehung des sie begrenzenden PRUSSAK'schen Raumes) eine freie mediale Fläche (HAMMAR).

Erst Ende der Embryonalzeit ist also das Trommelfell an beiden Seiten vollständig frei. Zu bemerken ist, dass es zu dieser Zeit schon fast seine definitive Grösse erreicht hat.

Entwicklung des Gehörganges. In der Peripherie der Pars tensa entsteht im dritten Embryonalmonat durch direkte Verknöcherung der Annulus tympanicus.

Der Radius des (nach oben unvollständigen) Knochenringes ist Ende des dritten Embryonalmonats etwa viermal kleiner als bei der Geburt. Hand in Hand mit der Vergrösserung des Trommelfelles vergrössert sich auch der Annulus tympanicus und zwar in der Weise, dass die Knochenbildung allmählich peripherwärts fortschreitet unter gleichzeitiger Knochenresorption in den zentralwärts gerichteten Partien. Zufolge dieser Knochenresorption ist der Annulus tympanicus bei der Geburt noch (im Querschnitt) recht dünn.

Nach der Geburt schreitet die Verknöcherung lateralwärts in den oben erwähnten fibrösen Boden des Gehörganges ein. Der Annulus tympanicus wandelt sich — mit anderen Worten — in das rinnenförmige Os tympanicum um.

Von praktischem Interesse ist, dass die betreffende Knochenbildung nicht gleichmässig fortschreitet. An zwei einander gegenüberliegenden Stellen erfolgt die Knochenneubildung schneller. Die hierbei entstandenen Knochenspitzen wachsen sich entgegen und vereinigen sich endlich. So entsteht in dem knöchernen Gehörgangboden ein unregelmässiges Loch, welches gewöhnlich erst im fünften Lebensjahre durch Knochengewebe vollständig verschlossen wird (BÜRKNER).

Beim neugeborenen Kinde ist das spaltförmige Lumen der medialen Gehörgangpartie durch abgestossene Epithelzellen und das trichterförmige Lumen der lateralen Gehörgangpartie durch Vernix caseosa erfüllt. Das Trommelfell hat eine mehr horizontale Stellung als beim Erwachsenen. Dach und Boden der medialen Gehörgangpartie liegen einander darum noch sehr nahe, vordere und hintere Wand fehlen hier noch.

Nach SYMINGTON nimmt indessen während der ersten zwei Monate nach der Geburt die Länge des Gehörganges mit etwa 2 mm ab, gleichzeitig damit, dass das Trommelfell eine mehr aufrechte Stellung annimmt. Hierbei entfernen sich Boden und Dach der medialen Gehörgangpartie voneinander, — so dass man beim zweimonatlichen Kind von einer vorderen bezw. hinteren Wand dieser Partie sprechen kann.

Entwicklung der Ohrmuschel. Die persistierende Partie der ersten Schlundfurche, die Fossa conchae, wird schon frühzeitig von sechs mehr oder weniger deutlich getrennten Höckern (den Ohrhöckern oder Auricularhöckern) umgeben. Von diesen gehören drei dem Mandibular- und drei dem Hyoidbogen an (GRADENIGO, SCHWALBE). Hinter den drei letztgenannten erhebt sich (ebenfalls aus dem Hyoidbogen [GRADENIGO]) eine Falte, die sog. freie Ohrfalte (SCHWALBE).

Aus dieser Ohrfalte und den Ohrhöckern geht nun die Ohrmuschel hervor. Den grössten Teil derselben bildet die Ohrfalte. — Am oberen Teil der Ohrfalte entsteht eine Spitze, die sog. DARWIN'sche Spitze, welcher die Spitze des gewöhnlichen Säugetierohres entspricht. Diese Spitze verschwindet im allgemeinen während des intrauterinen Lebens, kann aber unter Umständen persistieren.

Über das Schicksal der einzelnen Ohrhöcker herrscht grosse Meinungsverschiedenheit, was nicht Wunder nehmen darf, da die Höcker oft undeutlich abgegrenzt und darum schwer zu verfolgen sind. So viel scheint indessen sicher zu sein, dass der Tragus, das Crus helicis und die Helix ascendens vom Mandibularbogen stammen und dass die übrige, grössere Partie der Ohrmuschel vom Hyoidbogen herzuleiten ist.

Während es nun bei den meisten Säugetieren zu einer starken Vergrösserung der freien Ohrfalte kommt, erfährt diese beim Menschen eine mehr oder weniger starke Reduktion und rollt sich an ihrem freien Rande ein. Der hintere freie Rand der Helix descendens (mit der DARWIN'schen Spitze, wenn sie persistiert) wird hierbei nach aussen und vorn umgeklappt.

Entwicklung des Ohrknorpels. Die Anlage des Ohrknorpels stammt, wie oben erwähnt, aus den beiden oberen Visceralskelettbogen. Etwa Mitte des zweiten Embryonalmonats werden nämlich die die Ohrmuschelgrube begrenzenden Partien der lateralen Teile der beiden Skelettbogen von diesen isoliert und als eine zusammenhängende Blastemmasse in die Ohrmuschelanlage hineingezogen. Diese Blastemmasse geht später in Vorknorpel und bald nachher in Knorpel über.

Die so entstandene einheitliche Knorpelplatte wird schon bei etwa 2 cm langen Embryonen durch einen Isthmus in Muschel- und Gehörgangsknorpel geschieden (MÜNCH, 1897). In dem letztgenannten entstehen durch Schwund von Knorpelsubstanz die beiden sog. SANTORINI'schen Incisuren.

Entwicklung des Gehörsinns.

Der menschliche Embryo hat vor seiner Geburt keinerlei Schallempfindungen. Auch das neugeborene Kind ist vollständig taub (KUSSMAUL, 1859, PREYER, 1882). Als Ursache hiervon würde man in erster Linie die den Mittelohrraum erfüllende Flüssigkeit und die Undurchgängigkeit des äusseren Gehörganges betrachten können. Denn Ansammlung von Flüssigkeit im Mittelohr und Verstopfung des äusseren Gehörganges durch einen Ohrenschmalzpropf machen bekanntlich je für sich auch Erwachsene taub oder wenigstens schwerhörig. — Aber auch nach dem Wegbarwerden der schallzuleitenden Teile des Ohres (einen Viertel-Tag bis mehrere Tage nach der Geburt) ist die Schallunterscheidung nicht vorhanden (PREYER). Noch am siebenten Tage pflegt sogar starkes Anrufen das Kind nicht zu erwecken.

Bald nachher beginnt das Kind den Schall undeutlich wahrzunehmen. Die Schallempfindlichkeit nimmt von nun ab stetig zu und schon in der fünften Woche ist sie so gross geworden, dass der Schlaf selten bei Tag eintritt, wenn man im Zimmer umhergeht oder spricht (PREYER)

Die Entwicklung der Haut und ihrer Anhangsgebilde (Drüsen, Haare und Nägel).

Entwicklung der Oberhaut (Epidermis).

Die äussere, epitheliale Hülle des Körpers, die Oberhaut oder Epidermis, stammt von dem embryonalen Ektoderm her.

In frühen Embryonalstadien wird die Epidermisanlage gewöhnlich nur von zwei Zellschichten gebildet, nämlich:

1. einer oberflächlichen Lage platter Zellen, dem sog. Periderm, und
2. einer tiefen Lage kubischer Zellen, dem sog. Stratum germinativum (=Keimschicht).

Die anfangs kugel- oder linsenförmigen Peridermzellen werden allmählich ganz platt und, von der Hautoberfläche gesehen, sehr gross. Gleichzeitig bilden sie eine hornartige Hülle aus. Sie stellen jetzt eine Art harter Deckschicht des Körpers dar.

Hand in Hand damit, dass die Peridermzellen hornartig fest werden, büssen sie ihre Fortpflanzungsfähigkeit ein. In späteren Embryonalstadien werden die älteren Peridermzellen allmählich abgeblättert und stetig durch neue Peridermzellen (von dem Stratum germinativum stammend) ersetzt.

An gewissen Stellen des Embryonalkörpers (z. B. an den Eingängen von Nase und Mund) können die Peridermzellen zwei- bis mehrschichtig werden und sogar ganze Hügel bilden.

Die Zellen des S t r a t u m g e r m i n a t i v u m, die K e i m s c h i c h t z e l l e n, sind anfangs niedrig kubisch mit relativ grossem Kern. Sie bleiben weich und fortpflanzungsfähig und erzeugen durch ihre wiederholten Mitosen alle neue Zellen der Epidermis (einschliesslich aller epithelialen Anhangsgebilde der Haut).

Im dritten Embryonalmonat wird die Epidermis allmählich zuerst dreischichtig und dann mehrschichtig.

Zwischen den beiden ersten Zellschichten, dem Periderm und der Keimschicht, tritt nämlich zu dieser Zeit ein S t r a t u m i n t e r m e d i u m auf, das anfangs nur eine einfache Schicht bildet, später aber zwei- bis mehrschichtig wird. Die Zellen dieses Stratum intermedium sind polygonal und haben querovale Kerne. Sie stammen, wie schon oben angedeutet wurde, aus den Keimschichtzellen, die jetzt höher kubisch und zuletzt immer höher z y l i n d r i s c h werden.

Die Kerne der zylindrisch gewordenen Keimschichtzellen sind längsoval und liegen alle in den oberen Partien der Zellen. Sie werden von Kernfärbungsmitteln sehr stark gefärbt und bilden eine ganz gleichmässige Reihe, die sich gewöhnlich stark gegen die untere kernlose Zone abhebt. Die früher glatten Unterflächen der Keimschichtzellen werden jetzt z a c k i g und greifen mit ihren Zacken immer mehr in das unterliegende Bindegewebe (die Lederhaut) ein.

Hierdurch wird die anfangs nur sehr lose Fixierung der Oberhaut an die Lederhaut immer fester.

Das S t r a t u m i n t e r m e d i u m bleibt bis zum Ende des vierten Embryonalmonats mit einigen Ausnahmen (z. B. in der Gegend des Mundes, der Nase etc.) einfach. Erst während des letzten Teiles des Fetallebens wird dasselbe zwei- bis mehrschichtig. Gleichzeitig hiermit entstehen zwischen den Zellen s t a c h e l ä h n l i c h e Z e l l b r ü c k e n, die dem Stratum intermedium ein charakteristisches Aussehen verleihen und ihm den Namen S t a c h e l s c h i c h t verschafft haben.

Der V e r h o r n u n g s p r o z e s s der Peridermzellen beginnt im Anfang des dritten Embryonalmonats und zwar an solchen Stellen, wo die betreffenden Zellen in mehreren Schichten angehäuft liegen (z. B. um den Mund, um die Nase, vor den Ohrmuscheln).

Diese erste embryonale Verhornung zeichnet sich dadurch von dem späteren Verhornungsprozess aus, dass d i e v e r h o r n t e n Z e l l e n k e r n h a l t i g bleiben und in ihrem Inneren weder K e r a t o - h y a l i n noch E l e i d i n ausscheiden.

Der definitive Verhornungsprozess ist vor allem dadurch gekennzeichnet, dass, gleichzeitig mit der beginnenden eigentlichen Verhornung (= K e r a t i n b i l d u n g) in dem E x o p l a s m a, K e r a t o h y a l i n k ö r n e r in dem E n d o p l a s m a auftreten. In späteren Entwicklungsstadien der betreffenden Zellen wandeln sich die Keratohyalinkörner zuerst in die E l e i d i n t r o p f e n und später in eine w a c h s a r t i g e S u b s t a n z um.

Hierdurch wird die H o r n s c h i c h t der Oberhaut in drei histologisch leicht unterscheidbare Lagen gesondert, nämlich

1. ein tiefes S t r a t u m g r a n u l o s u m (mit Keratohyalinkörnern),
2. ein mittleres S t r a t u m l u c i d u m (mit Eleidintropfen) und
3. ein oberflächliches S t r a t u m c o r n e u m (mit wachsartiger Substanz).

Die Bildung des S t r a t u m g r a n u l o s u m beginnt erst am Ende des dritten Embryonalmonats und zwar an solchen Stellen, wo die Oberhaut am dicksten ist.

Von nun ab beginnt die bisher glasig durchsichtige Haut des Embryos immer mehr undurchsichtig weiss zu erscheinen, was sich durch die starke Lichtbrechung der jetzt auftretenden Keratohyalinkörner erklärt (UNNA).

In den untersten (der Lederhaut am nächsten liegenden) Epidermiszell-Lagen entstehen gewöhnlich erst n a c h d e r G e b u r t mehr oder weniger zahlreiche (je nach der Rassenfarbe) P i g m e n t k ö r n e r.

Sogar Negerkinder kommen hellfarbig zur Welt. Sie beginnen aber schon am ersten oder zweiten Tag zu dunkeln und werden nach etwa sechs Wochen fast gleich so dunkel wie die Erwachsenen (FALKENSTEIN). Die Australnegerkinder werden noch frühzeitiger dunkel gefärbt (GANN). Die Kinder der Singalesen bekommen schon Ende des ersten Kindermonats ihre definitive dunkle Farbe.

Entwicklung der Lederhaut (Corium).

Das unterhalb der Epidermis liegende Mesenchym stellt die gemeinsame Anlage der eigentlichen Lederhaut (des Corium) und des Unterhautgewebes (der Tela subcutanea) dar. Das betreffende Mesenchym wandelt sich in der oben (S. 247) beschriebenen Weise in lockeres Bindegewebe um.

Solange die Spannung der Haut noch nach allen Richtungen hin völlig gleich ist, bleiben die Bindegewebsfasern der Lederhautanlage unregelmässig gelagert. Ende des dritten Embryonalmonats beginnen aber, durch ungleichmässiges Wachstum der verschiedenen Körperteile, in der Lederhautanlage Spannungen aufzutreten, die zu einer mehr gleichmässigen, fast parallelen Richtung der Bindegewebsbündel führen. Mit dem Beginn dieser parallelen Anordnung der Bindegewebsbündel entsteht auch eine gesetzmässige Spaltbarkeit der Haut (BURKARD, 1903).

Von Interesse ist, dass die Spaltrichtung einer gewissen Hautpartie in der Regel während der weiteren Entwicklung nicht dieselbe bleibt, sondern 2—3 mal gesetzmässig wechselt.

Das Corium differenziert sich in

a) eine oberflächliche, feinfaserige Lage mit sowohl parallel wie senkrecht zu der Hautoberfläche verlaufenden Fasern, und

b) eine tiefe, grobfaserige Lage, dessen Bindegewebsbündel meistens der Hautoberfläche parallel verlaufen.

Von der letztgenannten Lage beginnt sich im dritten Embryonalmonat die Tela subcutanea abzugrenzen.

Die Zellen der Lederhaut stellen zum grössten Teil gewöhnliche Bindegewebszellen dar. Teilweise wandeln sich aber diese in Pigmentzellen oder in Fettzellen um.

Grosse, relativ tief gelegene Pigmentzellen können schon im vierten Embryonalmonat im Corium auftreten. Später erscheinen kleinere Pigmentzellen, die eine mehr oberflächliche Lage haben.

Fettzellen beginnen schon im vierten Embryonalmonat im Corium und in der Tela subcutanea aufzutreten. Erst im sechsten Embryonalmonat werden aber die subcutanen Fettzellenanhäufungen so gross, dass sie makroskopisch erkennbar sind.

Gemeinsame Formentwicklung der aneinander grenzenden Schichten von Epidermis und Corium. Entstehung von Hautleisten und Hautfalten.

Die Unterfläche der Epidermis liegt zuerst glatt auf der Oberfläche des Corium an und ist mit dieser nur lose verbunden. Ende des dritten Embryonalmonats entstehen aber, wie oben erwähnt, an der Unterfläche der Epidermis zahlreiche kleine Zacken, die in entsprechenden Aushöhlungen des Corium, so zu sagen, verzahnt sind.

Von nun ab bleiben die aneinander grenzenden Schichten von Epidermis und Corium miteinander intim und fest verbunden. Diese Verbindung wird auch durch alle Verschiebungen im Laufe der normalen Entwicklung nie getrennt (PINKUS, 1910).

Auf den schon vorher angelegten sog. Tastballen (vgl. oben S. 78) der Finger- und Zehenspitzen beginnt Ende des dritten Embryonalmonats (bei etwa 9 cm langen Embryonen) eine aus abwechselnden hellen und dunklen Linien gebildete Streifung aufzutreten. Diese Streifung wird von Epidermis-Leisten hervorgerufen, die sich in das unterliegende Corium einsenken (Fig. 206).

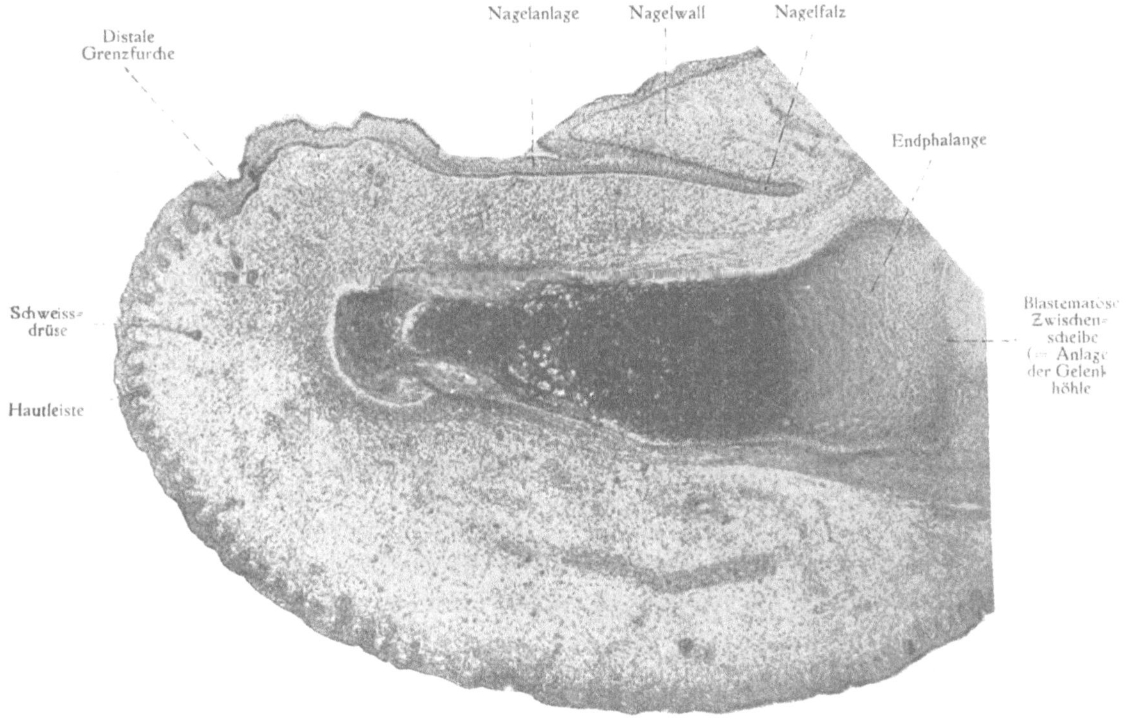

Fig. 206.
Längsschnitt durch ein Fingerende eines 16 cm langen Embryos, die Hautleisten zeigend. $\frac{60}{1}$.

Diese zuerst gebildeten Epidermisleisten werden auch Drüsenleisten (BLASCHKO) genannt. An ihrer unteren Kante kommen nämlich bald die Schweissdrüsenanlagen in regelmässigen Abständen voneinander hervor (Fig. 206).

Nach der Bildung der Drüsenleisten bleibt die Epidermisoberfläche über denselben noch eine zeitlang vollständig glatt. Mitte des fünften Embryonalmonats bildet sich aber über jede Drüsenleiste eine entsprechend verlaufende Erhebung (Crista epidermidis superficialis [HEIDENHAIN]) an der Epidermisoberfläche. Die Epidermisleistenbildung schreitet in der Folge im allgemeinen proximalwärts an den Handtellern und Fusssohlen fort, dabei von Anfang an die definitiven Leistenmuster ausbildend.

Zwischen den Drüsenleisten entstehen später kleinere Epidermisleisten, welche sich ebenfalls in die obere Coriumschicht einsenken und den Drüsenleisten parallel verlaufen. Von diesen Zwischenleisten gehen keine Drüsenanlagen aus.

Zwischen den erwähnten beiden Längsleistenarten entstehen dann feinere, seichtere Querleisten, welche die angrenzenden Längsleisten miteinander verbinden. — An den behaarten Körperteilen bilden sich Netzwerke von Epidermisleisten zwischen den Haaren. Die Haaranlagen liegen je inmitten eines Sternes solcher flachen Epidermisleisten.

Die Bedeckung der Handteller und Fusssohlen mit Epidermisleisten ist etwa Mitte des Embryonallebens beendet. Nach dieser Zeit entstehen von den Leisten aus niedrige, papillenförmige Epidermisbildungen (sog. Retezapfen), die ebenfalls in die obere Coriumlage eindringen.

Diese obere Coriumlage wird selbstverständlich wie ein Abguss der unteren Epidermisfläche gestaltet und Hand in Hand mit der Ausbildung der Epidermisleisten und -Zapfen an ihrer Oberfläche immer mehr uneben. Zwischen den Epidermisleisten und -Zapfen sendet sie jetzt sog. Coriumpapillen hinauf. Von nun ab nennt man auch die ganze Oberschicht des Corium den Papillarkörper.

Entwicklung der Haare.

Die ersten Haaranlagen treten im Gesicht (bei etwa 3 cm langen Embryonen) auf und zwar in der Augenbrauengegend und an der Oberlippe. Wahrscheinlich entsprechen diese Haaranlagen den Spürhaaren der übrigen Säugetiere.

Das allgemeine Lanugohaarkleid beginnt erst viel später (bei etwa 10 cm langen Embryonen) angelegt zu werden. Die Lanugohaare werden einzeln angelegt. An vielen Körperstellen entstehen aber bald in unmittelbarer Nähe der ersten Haaranlagen je zwei neue, so dass sog. Dreiergruppen zustande kommen. — Alle Haare, grosse und kleine, frühe und späte, werden in gleicher Weise angelegt.

Die Histogenese der verschiedenen Haare können wir daher gemeinsam behandeln.

Die erste deutliche Anlage eines Haares („Haarkeim") ist derjenigen einer Schweissdrüse zur Verwechslung ähnlich. Sie besteht aus einer hügelförmigen Ansammlung von Epidermiszellen, die in das Corium einbuchtet.

Der Haarkeim wächst immer länger in die Tiefe und bildet so einen Haarzapfen, der aus einer Aussenschicht von Zylinderzellen und aus einer Innenpartie von polygonalen Zellen besteht. Bei seinem Längenwachstum stellt sich der Haarzapfen immer etwas schief zur Hautoberfläche ein.

An einer gewissen Seite des Haarzapfens bilden sich schon frühzeitig zwei flache Ausbuchtungen, eine obere (die Anlage der Haartalgdrüse) und eine untere (die Anlage des Haarbeetes oder Haarwulstes). Gleichzeitig wird das untere Ende des Haarzapfens zuerst abgeflacht und dann bald konkav eingebuchtet. Die Einbuchtung wird von besonders kernreichem Choriongewebe ausgefüllt, das allmählich Papillenform annimmt und die sog. Haarpapille bildet.

Der Haarzapfen verlängert sich, wird unten dicker und gleichzeitig immer tiefer ausgehöhlt. Von nun ab nennen wir die Haaranlage (mit Stöhr) Bulbuszapfen.

Hand in Hand mit der tieferen Aushöhlung des Bulbuszapfenendes wird die die betreffende Höhle ausfüllende Haarpapille immer höher. Über der Spitze der Haarpapille vermehren sich die hohen Zylinderzellen des Bulbuszapfens stark und bilden eine konische Zellenmasse, deren Spitze nach oben gerichtet ist. Diese in dem Innern des Bulbuszapfens sich differenzierende Zellenmasse stellt den sog. Haarkegel dar. Die denselben seitlich umgebende Partie des Bulbuszapfens bildet die Anlage der äusseren Wurzelscheide des werdenden Haares.

Nur die innere Partie des Haarkegels stellt die eigentliche Haaranlage dar. Die äussere Zellenschicht des Haarkegels wird zu der sog. inneren Wurzelscheide des werdenden Haares.

Haarkeim, Haarzapfen und Bulbuszapfen stellen also grösstenteils die Anlage des Haarfollikels und nur zum kleineren Teil die Anlage des eigentlichen Haares dar.

Die innere Wurzelscheide verhornt zu allererst und am stärksten. Die innerhalb derselben gebildete Haaranlage verhornt erst etwas später. Durch Neubildung am Follikelgrunde, wo die sog. Matrixzellen des Haares liegen, wächst das Haar in die Länge und wird gleichzeitig mit seiner Spitze immer mehr nach oben verschoben.

Zwischen den Matrixzellen des Haares entstehen verästelte Pigmentzellen, die weiterhin im Haar mit emporsteigen und später den anderen Haarzellen ebenfalls Pigmentkörnchen mitteilen (PINKUS).

Das verhornte Haar wird bald der inneren Wurzelscheide zu lang. Es perforiert dann das obere Ende dieser Scheide und dringt durch die äussere Wurzelscheide und die Epidermis durch den sog. Follikeltrichter weiter. Hierbei passiert das Haar durch eine Epidermispartie, die sich zu einer Art Haarkanal präformiert hat, und bricht zuletzt an der Epidermisoberfläche durch. Die Richtung der an der Hautoberfläche sichtbar gewordenen Haare ist von Anbeginn gesetzmässig angelegt und hängt wohl von der Wachstumsart der Haut und der unterliegenden Gewebe ab (VOIGT, 1857).

In der schon im Stadium des Haarzapfens aufgetretenen Talgdrüsenanlage beginnt bald die spezifische Verfettung der zentralen Zellen. Die Drüse bekommt dann einen hohlen Ausführungsgang, der an der schmalsten Stelle des Haarfollikels (dem „Isthmus") in die äussere Wurzelscheide mündet.

An derselben Seite des Haares, wo Talgdrüse und Haarbeet liegen, tritt im Corium die Anlage des Musculus arrector pili in Gestalt länglicher Zellen auf.

Zur Zeit der Geburt scheinen die Haare schon vollzählig angelegt zu sein. Ja, an gewissen Stellen sind sie beim Neugeborenen sogar zahlreicher als beim Erwachsenen. Offenbar gehen also einige Haare zugrunde ohne durch neue ersetzt zu werden. Die ersten Haare haben nur kurze Lebensdauer. Teilweise werden sie schon vor der Geburt abgestossen. In der Regel nimmt aber gleichzeitig ein neues Haar den Platz des alten ein.

Dieser Haarwechsel findet in folgender Weise statt:

Zuerst hören die Zellen der inneren Haarwurzelscheide auf, sich zu vermehren und werden vom nachwachsenden Haar mit emporgenommen. Sodann hört die Haarmatrix auf, das Haar selbst zu bilden. Dieses verhornt sich jetzt bis an sein unteres Ende, das (unterhalb der inneren Wurzelscheide) zum „Haarkolben" anschwillt. Das Haar steigt jetzt schnell empor. Die Haarmatrix und die Haarpapille steigen ebenfalls, obwohl langsamer und nicht so weit in die Höhe. Der hierbei nicht mehr vom Haar eingenommene Raum zwischen Haarkolben und Haarmatrix wird von einer weichen Epithelzellenmasse, dem sog. Wurzelzylinder, eingenommen.

Hat die Haarpapille ihren höchsten Stand erreicht, so wandelt sich der Wurzelzylinder zu einem neuen Haarzapfen um, in welchem zuerst eine neue innere Wurzelscheide und dann ein neues Haar entsteht.

Durch das Längenwachstum des neuen Haares werden Haarmatrix und Haarpapille wieder in die Tiefe gedrängt. — Die obere Haarspitze sucht sich gleichzeitig ihren Weg durch den alten Follikelkanal, von welchem jetzt das alte Haar wegfällt.

Erst in der zweiten Haargeneration beginnt der grosse Unterschied zwischen Kopf- und Körperhaar. — In späteren Entwicklungsperioden werden immer mehr Lanugohaare durch starke Haare ersetzt. Bei beiden Geschlechtern treten solche zu Beginn der Pubertät in dem Genitaltractus und in den Achselhöhlen auf, bei männlichen Individuen später ausserdem im Gesicht (Barthaare), sowie an gewissen Stellen des Rumpfes und der Extremitäten.

Entwicklung der Nägel.

Die hornigen Nägel beginnen erst im fünften Embryonalmonat gebildet zu werden. Schon im dritten Embryonalmonat fangen aber die Vorbereitungen der Nagelbildung an.

Bereits bei 3 cm langen Embryonen wird nämlich am Rücken jeder Endphalange das sog. primäre Nagelfeld mikroskopisch erkennbar, indem das Epithel hier 3—4schichtig wird und die Keimschichtzellen kubisch sind.

Etwas später markiert sich das primäre Nagelfeld auch äusserlich (genau an dem Platz des werdenden Nagels) sowohl durch eine scharfe Umgrenzung (vgl. Fig. 45 *B*, S. 78), wie durch ein glattes Aussehen und eine festere Anheftung an das Corium.

Die scharfe Umgrenzung wird proximal und an den Seiten durch eine Erhebung, den Nagelwall hervorgerufen. An der Grenze zwischen Nagelwall und Nagelfeld stülpt sich die Epidermis in das Corium ein, den sog. Nagelfalz bildend (Fig. 206).

Der wahre Nagel selbst entsteht später ohne Keratohyalinbildung in einer tieferen Epidermisschicht und weiter proximal (am Eingang des proximalen Nagelfalzes) und lässt sich hierdurch leicht von dem ersterwähnten sog. „falschen Nagel" unterscheiden.

Die wahre Nagelanlage bildet unterhalb der proximalen Grenzfurche zwischen Nagelwall und Nagelfeld eine kleine Hornlamelle, die sich bald proximalwärts bis zum proximalen Nagelfalzrand und distalwärts bis zur distalen Grenze der sog. Lunula ausbreitet.

Die in diesem Entwicklungsstadium unterhalb der ganzen Nagelanlage liegende Epidermisschicht nimmt überall an der Nagelbildung teil und wird daher als Nagelmatrix bezeichnet. Von dieser Nagelmatrix (der späteren „Lunula" entsprechend) aus wird der Nagel vom ersten Beginn an gerade so gebildet und distalwärts verschoben wie später während des ganzen Lebens.

Der distale Rand des neugebildeten Nagels verschiebt sich zuerst innerhalb der Epidermis des Nagelfeldes distalwärts. Die den Nagel deckenden Epidermisschichten (Periderm, Keratohyalinschicht und blasige Zellenschicht), die gewöhnlich mit dem gemeinsamen Namen Eponychium bezeichnet werden, werden erst in späteren Entwicklungsstadien von dem Nagel abgeblättert. Auf diese Weise bekommt der Nagel seine definitive, oberflächliche Lage.

Hervorzuheben ist aber, dass das Eponychium nicht vollständig zugrunde geht, sondern proximal zeitlebens als schmaler (1—3 mm) Saum bestehen bleibt, der mit dem Nagel stetig aus dem Falz hervorwächst.

Wenn der Nagel die vordere Hauptpartie des Nagelfeldes durchwachsen hat, beginnt sein Vorderrand erst frei zu werden. Derselbe ist anfangs sehr dünn. Erst nach der Geburt wird er allmählich stärker.

Wie schon oben angedeutet wurde, trägt die Hauptpartie des Nagelbetts vor der Lunula zur Nagelbildung nicht das geringste bei, obgleich sie mit der Unterfläche des Nagels in Verbindung bleibt. Diese Nagelbettpartie bildet zu gleicher Zeit, wenn auch sonst an den Fingern und Zehen Epidermisleisten und -Zapfen entstehen, die Längsleisten des Nagelbettes mit ihren Zapfen aus.

Entwicklung der Schweissdrüsen.

Die Schweissdrüsen beginnen im vierten Embryonalmonat zu entstehen und zwar zu allererst an solchen Körperstellen (Handteller, Fusssohlen), die zeitlebens haarlos bleiben. Die jungen Schweissdrüsenanlagen sind, wie schon erwähnt, den jungen Haaranlagen zur Verwechslung ähnlich. Gleich wie diese bestehen sie nämlich aus soliden Epidermisknospen, die sich in das unterliegende Corium einsenken.

Diese Epidermisknospen verlängern sich allmählich zu soliden, flaschenförmigen Epidermiszapfen (Fig. 206), die sich dadurch von den Haarzapfen zu unterscheiden anfangen, dass an ihren Enden keine Papillanlagen von dem Corium gebildet werden.

Von diesem Stadium ab lassen sich also die Drüsenzapfen auch an behaarten Körperstellen diagnostizieren. Sie verlängern sich in den folgenden Entwicklungsstadien immer mehr und beginnen im sechsten Embryonalmonat, sich unten zu schlängeln.

Bis zum siebenten Embryonalmonat bleiben sie ohne Lumen. Zu dieser Zeit erzeugt aber eine beginnende Sekretion der Drüsenzapfenzellen hier und da Interzellularspalten, die weiterhin zu einem gemeinsamen Hohlraum zusammenfliessen. Auf diese Weise (und also nicht, wie in den Talgdrüsen, durch Zugrundegehen der zentralen Zellen) entsteht das Lumen der Schweissdrüse.

Die dieses Lumen begrenzende Schweissdrüsenwand besteht anfangs überall aus zwei Epithelzellschichten. Diese persistieren als solche zeitlebens in dem Ausführungsgang der Drüse.

In dem sezernierenden Drüsenteil aber flacht sich die äussere Epithelschicht ab und wandelt sich in eine Schicht glatter Muskulatur um (Koelliker, 1889).

Beim Menschen entstehen die meisten Schweissdrüsen direkt aus der Oberflächenepidermis und also ohne Beziehung zu den angrenzenden Haaranlagen. Nur in der Mammargegend, an den Augenlidrändern und in den Achselhöhlen werden die Schweissdrüsen oft von dem Haarfollikelepithel aus angelegt. Vereinzelt kann dies aber auch an anderen Körperstellen vorkommen.

Was in diesem Falle beim Menschen Ausnahme ist, ist aber bei den meisten bisher untersuchten Säugern die Regel. Bei diesen entstehen die Schweissdrüsen aus dem Haarfollikelepithel und rücken erst nachträglich mit ihren Mündungen an die Oberfläche der Epidermis herauf. — Anzunehmen ist wohl auch, dass in der menschlichen Phylogenese die Schweissdrüsen (ebenso wie noch die Talgdrüsen) als Nebenorgane der Haare auftraten und sich erst sekundär von diesen isolierten.

In gewissen Körpergegenden verändern sich die Schweissdrüsen nach der Geburt, so dass sie beim Erwachsenen von dem gewöhnlichen Schweissdrüsentypus mehr oder weniger stark abweichen. So z. B. bilden sich die grossen Axillardrüsen, die zum Teil verzweigt werden, aus einigen der gewöhnlichen Schweissdrüsen dieser Körpergegend aus und zwar bei Mädchen schon im neunten Lebensjahr, bei Knaben dagegen erst zur Zeit der Pubertät (Lüneburg, 1902).

Als ähnliche modifizierte Schweissdrüsen sind auch die Warzenvorhof-, die Inguinal- und die Scrotaldrüsen zu betrachten. Die Entwicklung dieser Drüsenarten ist noch nicht genauer verfolgt worden.

Entwicklung der Milchdrüsen.

Die Milchdrüsen werden ebenfalls von den meisten Autoren als modifizierte Schweissdrüsen betrachtet. Die Entstehung dieser Drüsen ist aber zu einer viel früheren Entwicklungsperiode verlegt, als diejenige der eigentlichen Schweissdrüsen.

Meiner Ansicht nach sind die Milchdrüsen phylogenetisch aus den Drüsen des Seitenlinienorgans herzuleiten (Broman, 1920).

Schon am Ende des ersten Embryonalmonats (bei etwa 6,5 mm langen Embryonen) entsteht ein breiter Streifen höheren Epithels, der zwischen oberer und unterer Extremitätanlage derselben Seite verläuft und als Milchstreifen (SCHWALBE) bezeichnet worden ist.

In dem Milchstreifen entwickelt sich etwas später (bei 9 mm langen Embryonen) als leistenförmige Epithelverdickung die sog. Milchleiste, die sich beim Menschen in fast derselben Weise wie bei Säugetieren, welche mit zahlreichen Milchdrüsen versehen

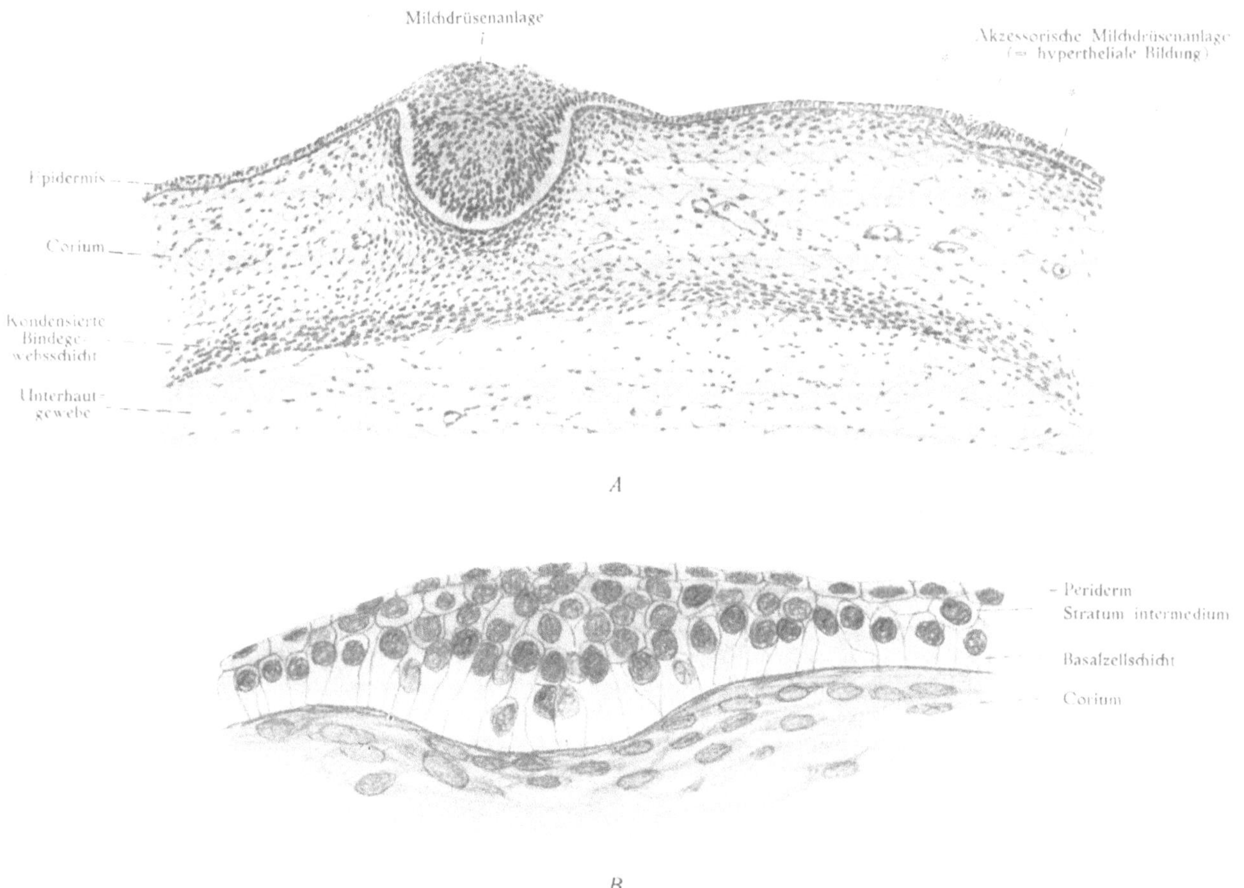

Fig. 207.

A Querschnitt durch die Brusthaut eines 25 mm langen Embryos in der Höhe der Milchdrüsenanlage, $\frac{100}{1}$, *B* die Partie zwischen * * mit der akzessorischen Milchdrüsenanlage, stärker vergrössert, $\frac{500}{1}$.

sind, von der Achselhöhle bis zur Inguinalgegend erstreckt und später in regelmässigen Zwischenräumen die eigentlichen Drüsenanlagen bildet, und zwar dies in etwa ähnlicher Weise wie mehrere Zahnanlagen aus einer Zahnleiste entstehen.

Bei Säugetieren mit reduzierter Zahl der Milchdrüsen kommt gewöhnlich entweder nur der thorakale Teil (wie beim Menschen) oder nur der abdominale bezw. inguinale Teil der Milchleiste (wie beim Rind) zur stärkeren Entwicklung.

Fast regelmässig scheinen auch beim menschlichen Embryo mehrere Drüsenanlagen aus jeder Milchleiste zu entstehen. Dieselben gehen aber im dritten Embryonalmonat grösstenteils wieder zugrunde, und nur eine einzige Milchdrüsenanlage entwickelt sich jederseits weiter.

Die Milchdrüsenanlage ist nach REIN (1882) zuerst hügelförmig, dann linsenförmig und dann zapfenförmig. Im vierten Embryonalmonat wird die zapfenförmige Milchdrüsenanlage durch besonders starkes Wachstum ihrer unteren Partie kolbenförmig.

Von der Peripherie des Epithelkolbens beginnen (im fünften Embryonalmonat) einfache, solide Drüsenzapfen auszuwachsen. Diese fangen im achten Embryonalmonat an, hohl zu werden und sich zu verzweigen. Zu dieser Zeit verhornt die innere Partie des Epithelkolbens und wird durch Wegfall der zentralen verhornten Zellen ausgehöhlt. Die auf diese Weise entstandene zentrale Höhle tritt jetzt mit den eigentlichen Drüsenlumina in Verbindung.

Diese Höhle wird gewöhnlich im 8.–10. Embryonalmonat ausgekrempelt, so dass ihr Epithel die Spitze der sich etwa gleichzeitig aufhebenden Brustwarze bedeckt.

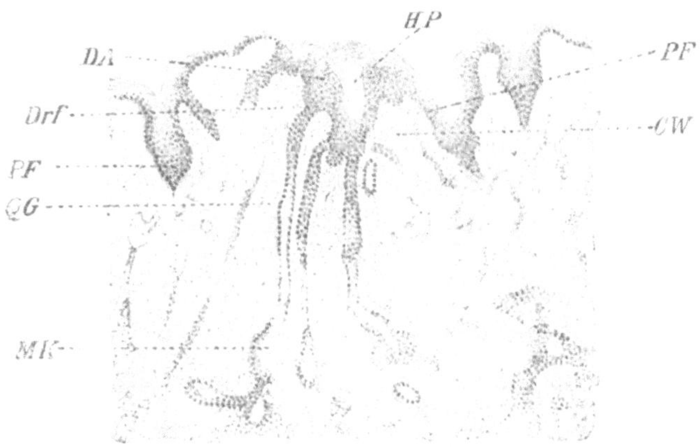

Fig. 208.
Schnitt durch die Milchdrüse eines 44,5 cm langen Fetus. Nach KNAPP (1904) aus v. WINCKEL's Handbuch d. Geburtsh., Bd. II, 1. *DA* Drüsenanlage; *Drf* Drüsenfeld; *CW* Cutiswall; *PF* Papillenfurche; *HP* Hornpropf; *QG* Ausführungsgang; *MK* Milchkanal.

Die Milchdrüsen sind schon zur Zeit der Geburt, obgleich sie dann noch relativ klein sind, sekretionsfähig. Durch Druck auf die Milchdrüsen lassen sich dann kleine Sekrettropfen (sog. Hexenmilch) hervorpressen, die im wesentlichen dieselben Bestandteile wie normale Frauenmilch enthalten.

Bei männlichen Individuen entwickeln sich die Milchdrüsen normalerweise nie weiter. Bei weiblichen Individuen beginnen sie sich dagegen zur Zeit der Pubertät weiter zu entwickeln. Zu dieser Zeit beginnen die Milchdrüsengänge auch von reichlichen Fettmassen umgeben zu werden. Ihre definitive Entwicklung, die sich durch Bildung von Drüsenbläschen kundgibt, erreichen aber die Milchdrüsen erst, wenn Gravidität, Partus und Stillen sie zum Funktionieren zwingen.

Wie bedeutungsvoll der mechanische Reiz des Stillens für die Milchsekretion ist, beweisen Fälle, in welchen sogar „unberührte" Jungfrauen und Männer mit Frauenbrüsten (sog. Gynäkomasten) Milch produzieren konnten.

Nach Beendigung der Laktation erfahren die Milchdrüsen eine nicht unbeträchtliche Reduktion. Jede neue Gravidität führt aber wieder zu Neubildung von Drüsensubstanz.

Zur Zeit des Klimakteriums beginnt das eigentliche Milchdrüsengewebe stark einzuschrumpfen. Die terminalen Drüsenbläschen verschwinden hierbei nach ZACHER ganz; auch die Milchgänge obliterieren meist oder erfahren stellenweise eine cystische Entartung. An Stelle des geschwundenen Drüsengewebes tritt meist reichliches Fettgewebe, so dass das Volum der Brust sich nicht verkleinert, sondern im Gegenteil zuweilen entsprechend der Fettbildung im übrigen Körper sich vergrössert (BIZOZZERO und OTTOLENGHI, 1900).

Der Warzenvorhof markiert sich deutlich erst, wenn die Lanugohaare der Brusthaut hervorsprossen und zwar zunächst nur dadurch, dass derselbe haarlos bleibt. — An demselben beginnen im fünften Embryonalmonat die Anlagen der Glandulae areolares (= verzweigte Schweissdrüsen) aufzutreten.

Entwicklung des Gefühlsinns.

Die Sensibilität des Embryos tritt relativ spät auf und zwar viel später als die Motilität (PREYER, 1885). Ende des achten Embryonalmonats soll indessen die Reflexerregbarkeit (beim Kitzeln der Handinnenfläche, der Fusssohle oder der Nasenschleimhaut) etwa dieselbe wie bei reifen Neugeborenen sein (KUSSMAUL, GEUZMER).

Über die Entwicklung der sensiblen Nervenendungen inklusive der sog. Terminalkörperchen wissen wir nicht vieles. So viel scheint indessen sicher zu sein, dass die Terminalkörperchen alle aus dem Mesenchym entstehen und also nicht — wie von einigen Autoren angenommen wurde — epidermoidaler Herkunft sind.

Die Anlagen der VATER'schen Körperchen sind nach W. KRAUSE (1860) schon bei menschlichen Embryonen vom Ende des fünften Monats zu unterscheiden. — Bei Neugeborenen sind die Körperchen schon ganz denen der Erwachsenen ähnlich, nur kleiner und aus einer geringeren Anzahl von Kapseln bestehend (HENLE u. KOELLIKER, 1844).

Die Tastkörperchen sind erst beim siebenmonatlichen Embryo in den Papillenspitzen der Vola manus nachweisbar (KRAUSE, 1860). „Das neugeborene Kind besitzt bereits ebensoviel Tastkörperchen und folglich Nervenendapparate an seinen viel kleineren Fingern und Zehen, wie der Erwachsene. Es hat auch entsprechend feineren Raumsinn. Mithin entstehen keine neuen Tastkörperchen (und wohl überhaupt keine neuen Terminalkörperchen) nach der Geburt" W. (KRAUSE, 1902).

ALPHABETISCHES REGISTER.

P.

R.

S.

T.

U.